Health Information Management

보건정보관리

김유미 · 박일수 · 곽미숙 · 김미선 · 김예은 · 김선림 · 윤은주 · 임현숙 · 임지혜 · 박종호

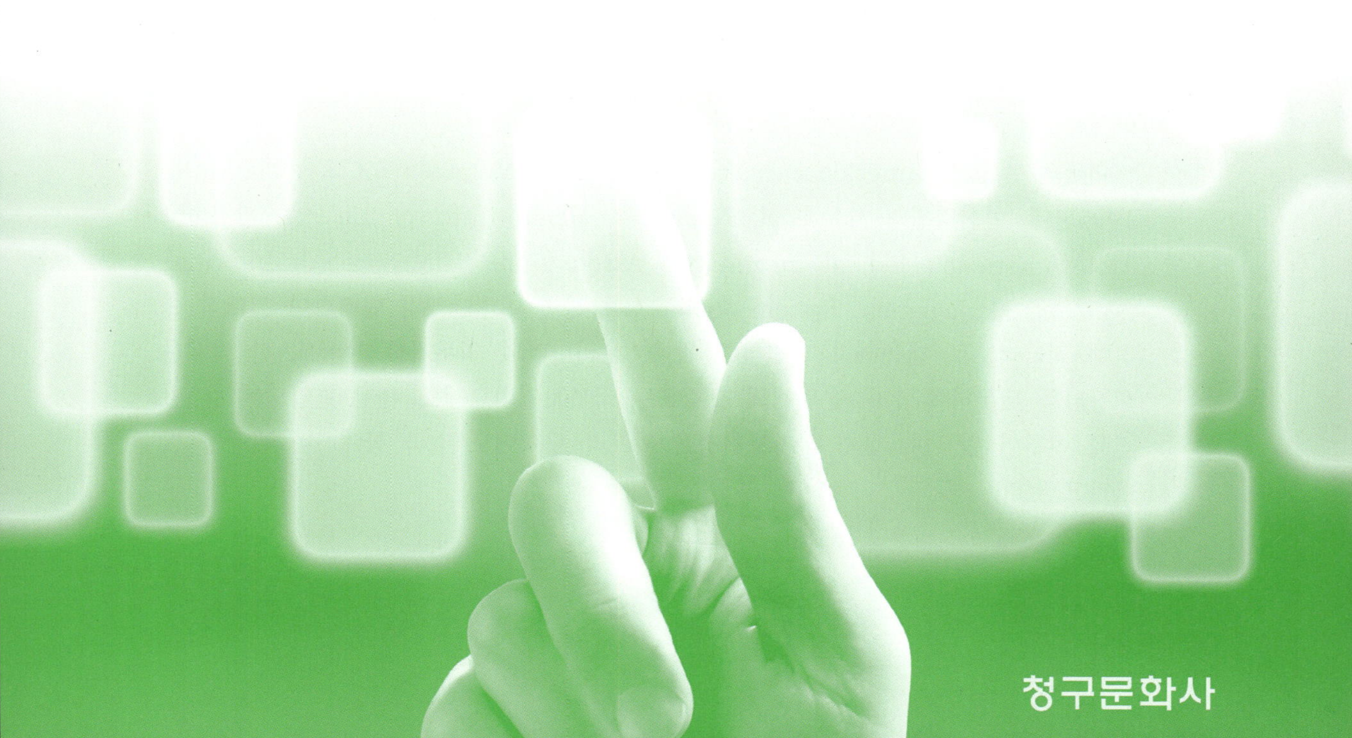

청구문화사

머리말

인류가 지난 반세기 동안 이루어온 정보과학의 발전은 눈부시다. 그러나 앞으로 이루어갈 혁명에 비하면 이러한 발전은 인프라의 마련에 지나지 않을 것이다. 보건의료계에도 정보과학의 발전에 힘입어 빠른 속도로 환경변화가 일어나고 있다. 스마트 헬스케어, 빅데이터, 사물인터넷, 로봇과학, 유전자 맞춤의학, 나노기술 등이 미래의 보건의료 환경에 미칠 영향은 광대하다. 이러한 시대에 보건정보, 특히 환자의 진료정보를 담고 있는 의무기록에 대한 시각을 재조명해 볼 필요가 있다. 21세기에 들어서면서 전자의무기록 기반의 국가보건의료 환경을 구현하려는 노력이 선진국을 중심으로 시작되어 이미 성숙기에 접어들었다. 우리나라도 최근 국가적으로 보건정보환경의 인프라를 재정비하려는 노력이 시작되고 있다.

사실 정보환경이 어떻게 변화하든 보건정보관리의 궁극적인 목표는 양질의 정보(high quality information)를 통해 양질의 의료(high quality health care)를 제공할 수 있도록 지원하는 것이다. 지금까지 이러한 활동은 의료기관의 의무기록을 중심으로 이루어져 왔으나, 보건산업의 발전과 정보기술을 기반으로 보건정보관리의 개념이 확장되고 있다. 즉 보건정보는 이제 정보과학의 발전에 힘입어 환자진료의 의사소통의 도구일 뿐만 아니라 임상 및 병원경영 의사결정지원, 의학 및 역학연구, 환자 및 소비자 정보, 공중보건의 영역까지 확대되고 있다. 따라서 보건정보관리자의 역할은 양질의 보건정보관리를 통해 환자를 포함한 국민건강향상에 기여할 수 있어야 한다.

이러한 의미에서 본 저서는 과거 의료기관 중심의 전통적인 의무기록관리 기능을 확대하여 의료기관의 경영 및 질 관리, 임상 및 역학연구, 환자 및 소비자 정보, 보건정책 등의 영역에서 보건정보관리의 기능을 재조명하고자 하는 시도로 저술하였다.

미국의 AHIMA(American Health Information Management Association)는 1991년에 협회명칭의 'Medical Record'를 'Health Information'으로 변경하고 AMIA(American Medical Informatics Association), HIMSS(Health Information and Management System Society) 등 관련 이해단체와 협력하여 시대적 환경에 적극적으로 대응하며 발전하여 왔다. 우리나라의 의무기록 분야도 전 박제윤 회장님을 비롯하여 선대 운영진의 노력으로 국가보건의료제도 속에 편입되어 큰 발전을 이루어 왔으며, 현재 국가보건정보 인프라 구축에도 적극 참여하여 발전을 이어가고 있다.

본 저서는 세 개 분야와 아홉 개의 장으로 구성되어 있다. 제1부는 보건정보관리의 개념, 제2부는 보건정보시스템과 기반기술, 제3부는 보건정보의 활용분야로 구분된다. 제1부에는 보건정보관리의 중요성, 보건정보관리자의 역할 등을 다루고(제1장), 일차보건정보인 의무기록의 개념(제2장)과 전자의무기록을 포함한 형태별 관리 방안(제3장)에 대해 알아본다. 제2부는 전자의무기록을 구성하는 의료용어체계(제4장)와 보안을 포함한 보건정보의 법률적 의미(제5장), 보건정보기술과 시스템(제9장)에 대해 알아본다. 마지막 제3부는 보건정보가 활용되는 대표적인 분야인 보건의료통계(제6장), 의료의 질관리(제7장), 보건의료 이차정보(제8장)에 대해 알아본다.

본 저서는 보건정보의 기초 단위인 의무기록을 넘어서서 보다 넓은 차원의 보건정보를 다루고자 하였으나 전자의무기록과 개인건강기록, 의무기록의 중요한 기능 중 하나인 공공 및 민간 건강보험제도, 임상 및 역학연구 지원을 위한 보건정보관리를 아직 포함하지 못하였다. 또한 인적자원, 재무 및 조직관리 등의 보건정보의 관리영역을 다루지 못하였다. 이에 대하여는 일반 기초경영학 및 의료경영학 서적을 참고하기 바란다.

여전히 부족한 저서를 세상에 내놓게 되어 겸연쩍기가 그지없지만 개정판을 기약하고자 한다. 끝으로 본 저서가 나오기까지 물심양면으로 지지하여 주신 강현옥 과장님, 윤금자 교수님, 정영일 교수님, 홍준현 교수님, 박제윤 수녀님께 깊이 감사드린다.

2014년 가을
대표저자 김유미, 박일수 識

Contents

PART 01

Foundations of Health Information Management

보건정보관리의 개요

학습목표

1. 보건의료 환경 변화를 이해한다.
2. 보건의료 정보기술의 변화를 이해한다.
3. 보건정보의 개념을 이해한다.
4. 보건정보의 역사와 발전을 이해한다.
5. 보건정보관리자의 역할에 대해서 이해한다.
6. 보건정보관리자의 향후 역할을 이해한다.

핵심용어

- 전자의무기록(electronic health records, EHRs)
- 서비스 사이언스(service science)
- 보건정보관리(health information management)
- 보건정보기술 (health Information technology)
- 보건정보관리자(HIM profession)
- 개인건강기록(personal health records, PHRs),
- 의료최적화(healthcare optimization)
- 의무기록(patient records)
- 인증제도(accreditation)
- 의무기록사(medical record administrator)

1. 보건의료 환경의 동향

노인인구의 증가, 신 의료기술의 도입 등으로 국민의료비는 크게 증가하여 우리나라 GDP에서 국민의료비가 차지하는 비중은 2010년에는 7.1%로 급격히 상승하였고, 2020년에는 11.2%정도 될 것으로 전망되고 있다. 국민의료비는 급속하게 증가하고 있으나 국민들이 제공받고 있는 의료서비스의 질적 수준 및 효율성은 여전히 미흡한 실정이다. 특히 우리나라 의료의 효율성은 매우 낮은 편이다. 퇴원환자의 평균재원일수는 세계에서 가장 높은 수준으로, 특히 급성심근경색 질환의 경우 2009년 OECD 평균재원일수가 7.2일인데 비해 우리나라는 13.7일로 OECD 국가 중 가장 길었다. 하지만 급성심근경색의 입원 후 30일 이내의 연령표준화사망률 OECD 평균이 5.4%인데 비해 한국은 6.3%로 오히려 더 높았다. 즉 재원일수가 긴데도 사망률은 오히려 높아 의료서비스가 비효율적으로 운영되고 있다고 할 수 있다.

이와 같이 국내 의료비는 지속적으로 증가하나 의료의 질적 수준은 크게 향상되지 못하는 문제를 안고 있다. 향후에도 노인인구의 증가로 의료비는 더욱 증가하고, 생활수준의 향상에 따라 국민들의 양질의 의료에 대한 욕구는 계속적으로 증가할 전망이다. 따라서 우리나라 의료계는 의료비 증가를 억제하면서 의료의 질적 수준을 향상시킬 수 있는 방안을 마련해야 하는 어려운 입장에 처해 있다. 이러한 시대적인 필요성에 부응하기 위해서는 보건정보관리자도 종래의 보건정보 관리 수준에서 역할을 확대하여 의료기관 및 보건기관의 경영 효율화에 주도적인 역할을 수행하여야 할 것이다.

2. 보건의료 정보기술 동향

현재 보건의료 분야는 환자중심(patient-centric) 및 근거기반(evidence-based) 환경으로 급격히 이동 중에 있으며 이러한 저변에는 정보기술의 발전이 원동력이 되고 있다. 이에 따라 보건의료 정보를 생성, 이용, 관리하는 방식에 있어서도 혁신적인 변화를 이루고 있다. 전자의무기록(electronic health records, EHR), 개인건강기록(personal health records, PHR), 건강정보교환(health information exchanges, HIE) 등이 대표적인 예이다. 2001년 미국 의학원(Institute of Medicine, IOM)의 획기적인 보고서 “Crossing the Quality Chasm” 에서는 미래에 안전하고 질 높으며 비용효과적인 보건의료 시스템 구현을 위해 정보기술의 활용은 필수적이라고 하였다(IOM, 2001). 보건의료전달체계가 보다 세분화되고, 첨단 과학화되고, 더욱 복잡해짐에 따라, 보건의료시스템의 각 분야에서 보건정보관리 전문가에 대한 요구도가 높아지고 있는 실정이다.

정보화 강국답게 우리나라의 의료정보화 수준은 매우 높은 편이다. 2011년의 건강보험심사평가원의 조사결과에 따르면 EMR(electronic medical record, 전자의무기록)의 경우 종합병원 66%, 병원급 52%가 사용하고 있다. 특히 OCS(order communication system, 처방전달시스템)는 종합병원 93%와 병원급 74%가 사용하고 있고, PACS (picture archiving and communication system, 의료영상저장전송시스템)도 종합병원의 96%, 병원급 43%가 사용하고 있는 것으로 나타났다. 특히 종합병원의 경우 거의 모든 병원들이 OCS와 PACS를 사용하고 있고, EMR도 66% 정도 사용하고 있는 것으로 나타났다.

이와 같이 병원이 디지털화됨에 따라 이제 병원의 운영 및 정보관리는 종래의 수작업 방식에서 벗어나 IT기술을 이용하여 보다 적은 비용으로 양질의 의료를 제공해야 한다. 따라서 병원의 경영과 정보관리는 종래와는 다른 새로운 패러다임의 변화를 맞이하였다. 이제는 단순히 병원 전산화를 확대하는 개념에서 벗어나 구축된 병원 전산시스템을 이용하여 새로운 부가서비스를 창출하고 병원 업무의 효율화를 도모하여야 할 것이다.

IT업계의 선두 주자로 현대 IT산업을 이끌며 컴퓨터 사이언스를 창시했던 IBM은 치열한 경쟁화에서 전산화만으로는 생존할 수 없다고 판단하여 새로이 서비스 사이언스라는 분야로 영역을 확대하고 있다. 서비스 사이언스(service science)는 서비스산업의 본질을 규명하고, 이를 바탕으로 서비스 수준을 혁신하고, 생산성을 높이기 위해 경영학, 사회과학, 산업공학 등 여러 분야의 지식을 종합하는 시도에서 비롯된 학문이다. 이러한 서비스 사이언스를 통해 서비스에 대한 과학적 분석이 이루어져야 생산성 혁신과 경쟁력 확보를 이룰 수 있다. IBM에서는 이러한 서비스 사이언스 개념을 의료분야에 적용할 수 있는 솔루션을 제공 하고 있다. IBM에서 제공하는 Blue Medics와 같은 플랫폼을 활용하면 다양하고 방대한 의료정보를 기반으로 표준화된 지식베이스를 구축하고 환자별 맞춤 진료 지침, 실시간 모니터링 기능 및 사용자간의 효과적인 협업 서비스를 지원하여 환자중심의 의료서비스를 구축할 수 있게 해준다. 즉, 서비스 사이언스 방법론을 의료에 도입하여 새로운 서비스 모형을 구축할 필요성이 있다.

서비스 사이언스 방법론을 기반으로 하여 새로운 의료서비스 패러다임을 설정한 후 이를 구현하기 위해서는 의료최적화 기법을 활용하여야 할 것이다. 의료최적화(healthcare optimization) 기법은 산업공학과 경영과학의 기법을 이용하여 보다 적은 비용으로 양질의 의료를 제공할 수 있는 구체적인 방안을 마련하게 해주는 방법론으로 최근 미국에서는 국가 차원에서 이를 활용하기 위해 노력하고 있다.

이와 같이 현재의 보건정보화 수준은 종래의 병원 업무의 단순 전산화에서 벗어나 정보기술을 기반으로 하여 새로운 의료서비스 모형을 개발하고 의료최적화 기법을 이용하여 이를 효율적으로 구현하는 시대로 변화하고 있다.

3. 보건정보관리의 변화

3.1 개요

보건의료 분야의 일차적인 정보인 의무기록(patient records)은 종이형태로 보관되고 있었으나 전자적 형태인 전자의무기록(electronic health record)으로 저장되면서, 이제 의무기록은 환자를 안전하게 진료하고 진료의 질을 향상시키며 의료비용을 절감하는데 더욱 효율적으로 이용될 뿐만 아니라 지역주민의 건강을 상시적으로 감시하고 관리하는 형태로 진화하여 궁극적으로 인류의 건강을 향상시키는데 기여할 수 있게 되었다.

이에 따라 의료기관에서 진료기록을 보관·관리하는 보건정보관리자(의무기록사)의 역할은 보건의료 전반에서 보건정보를 효과적으로 이용할 수 있도록 관리하는 등 의료전달체계에서의 역할이 확대되었다. 또한 최근 의료산업 및 융합학문이 크게 성장함에 따라 의무기록사의 역할은 이제 병원내의 역할에서 의료산업 전반 및 융합분야로 영역을 확대해야 할 시점이다.

3.2 보건정보와 보건정보관리의 정의

의무기록(medical records, patient records, health records)은 환자의 질병에 관계되는 모든 사항과 병원이 환자에게 제공해준 검사, 치료 및 결과에 관한 사항을 기록한 문서 또는 정보를 말한다. 즉 진료과정에서 의료인이 작성한 정보이다. 이러한 의무기록은 종래에는 종이에 기록되고 보관, 관리되었으나 최근에는 전자적 형태로 저장·보관·활용되고 있다. 반면 보건정보(health information)는 의무기록을 포괄하는 의미로서, 질병을 치료한 기록 뿐 아니라 건강할 때부터 질병 치료 후 재활, 사회복귀까지의 건강개념을 포함한다. 정보관리(information management)란 정보를 효과적으로 수집하여, 저장, 처리, 평가(분석), 유통하고 보관하도록 시스템을 유지·관리하는 활동이다.

따라서 보건정보관리(health information management, HIM)는 병의원, 보험회사, 보건의료 관련 기관 등에서 전통적인 종이형태 또는 전자적 형태의 보건정보(health records)를 유지하고 관리하는 활동을 말한다. 보건정보관리의 목적은 '정보기술(information technology)' 을 이용하여 '양질의 보건정보(quality information)' 를 관리하고 이를 제공함으로써 '양질의 의료(quality care)' 를 가능하도록 지원하는 것이다. 따라서 보건정보관리자는 양질의 보건정보를 수집하고 유지, 관리함으로써 정보의존적 특성이 강한 보건의료조직을 지원하는 역할을 한다고 하겠다. 즉 보건의료전달체계 내에서 보건정보관리자는 환자진료(임상), 병원경영, 보건행정 기능을 연결하는 중요한 교두보 역할을 담당한다.

최근 보건의료 분야는 정보기술과 컴퓨터 과학을 이용하여 눈부신 발전을 이루고 있다. 따라서 정보를 관리하는 보건정보관리자는 보건정보학(health informatics)과 보건정보기술(health information technology)에 대한 지식이 매우 중요하게 요구되고 있다.

3.3 보건정보관리의 변화

1928년 미국에서 보건정보관리에 대한 개념이 시작되던 초기에 보건정보관리란 의무기록관리를 의미하는 것으로, 의무기록을 어떻게 잘 '기록(documentation)' 함으로써 진료에 도움을 줄 수 있을까 하는 문제와 민감한 정보인 의무기록을 어떻게 안전하게 유지관리 할 것인가 하는 '보안(privacy, confidentiality, and security)' 의 문제로 집약할 수 있다.

그러나 현대에는 의무기록의 매체가 종이형태에서 전자적 형태로 급속히 전환되면서 정보의 '활용' 에 대한 문제가 화두가 되었다. 어떻게 하면 환자진료를 보다 '안전하고 양질의 의료를 제공할 수 있도록(quality health care)' 정보시스템을 구축할 것인가, 어떻게 하면 보안을 유지하면서도 행정, 경영, 임상진료, 연구 및 공공보건에 이르기까지 적법하게 보건정보를 '잘 이용하게 하는가(legitimate uses)' 가 중요한 이슈가 되고 있다. 즉, 과거에는 정보보호에 치중한 반면 현재는 정보의 보안과 적법한 활용간의 균형을 유지하는 형태로 발전하고 있다.

정보통신기술의 발달은 의무기록을 포함한 보건 데이터와 정보를 수집, 처리, 유통, 관리하는 방식을 근원적으로 바꾸어 놓았다. 어떻게 하면 안전하게 환자를 치료하고(patient safety) 의료의 질을 향상시키면서도(quality patient care) 적정하게 의료비용을 관리하고(controlling health care costs), 공공보건의료감시시스템(public health surveillance)까지 효과적으로 구축할 수 있을지가 중요한 이슈가 되고 있다.

의료기관 내에서 보건정보관리의 역할은 과거에 '의무기록관리' 라는 용어로 대변할 수 있듯이 의무기록을 수집, 분석, 완성시키는 역할에서 의무기록 자료보안, 진료통계, 전사, 암등록, 의무기록서식 관리 등이 주요 역할이었다. 현재와 미래의 의료기관 내에서 보건정보관리는 전자의무기록 개발에 활발히 참여하는 역할로서 인터페이스의 모니터링과 조정, 데이터 무결성 감시, 새로운 전자의무기록 응용프로그램 설계, 정보교환·정보보호·보안 문제의 해결하는 것이다.

이와 같이 보건정보관리자인 의무기록사의 역할도 양질의 정보를 생성하게 하고 보안을 유지하는 역할을 넘어 보건정보를 필요한 사람에게 잘 이용하게 하는 역할로 변화되고 있다. 이에 따라 의무기록을 단순하게 유지·관리하는 역할에서 정보기술을 이용하여 진료, 연구, 정책, 병원경영 효율화 등에 보건정보를 적극적으로 활용하고 지원하는 역할을 하여야 한다.

4. 의무기록과 보건정보

4.1 의무기록과 보건정보의 정의

의무기록(patient records)은 보건의료 산업에서 보건 데이터와 정보의 가장 기본적인 정보원으로 보건의료 '일차자료' 이다. 의무기록은 종이형태, 전자적 형태, 그리고 종이와 전자적 형태가 합쳐진 하이브리드(hybrid) 형태의 기록으로 나뉜다. 의무기록은 환자의 진료에 관한 데이터로 구성되고 이것은 기록된다.

데이터(data)란 가공되지 않는 사실, 문자, 기호와 같은 것인데 이것을 정리하고 처리하면 정보(information)라고 하는 의미 있는 자료가 생산된다. 전문적 지식(knowledge)은 사용자에 의해서 정보를 조직화하고, 분석하고 종합한 결과로서 도출된 것을 말한다.

기록(record)이라는 것은 특정 사람이나 물건에 대해 알려지고 기록된 사실을 말한다. 개인이 의료인으로부터 진료를 받을 때 진료에 관한 기록이 생성된다. 환자로부터 수집된 데이터는 환자기록에 보관된다. 환자기록은 생성되는 보건의료 환경의 의도에 따라서 환자기록(patient record), 의무기록(medical record), 건강기록(health record), 임상기록(clinical record), 레지던트기록(resident record) 등으로 불린다. 또 만약에 의료정보기술을 사용해서 기록이 생성되었으면 그 기록들은 EHR(electronic health record)이나 EMR(electronic medical record)로 불리기도 한다. 환자기록은 보건의료 전달의 직접적 결과로써 생성된 것이다. 이것은 실제로 의료인이나 보건의료 전문가가 개인에게 제공한 치료의 법적 기록(legal record)이다.

보건정보(health information)는 의무기록을 포괄하는 의미로서 보건정보의 종류는 의무기록에 해당하는 임상자료 외에도 역학자료, 인구학적 자료, 재정자료, 임상연구자료, 보건의료지식자료, 코드화된 자료 등을 포함한다. 이러한 맥락에서 전술한 바와 같이 의무기록과 보건정보를 다시 정리하면 표 1-1과 같다.

- 의무기록: 환자의 질병에 관계되는 모든 사항과 병원이 환자에게 제공해준 검사, 치료 및 결과에 관한 사항을 기록한 문서 또는 정보
- 보건정보: 의무기록을 포괄하는 의미로서 질병 치료 기록 뿐 아니라 건강할 때부터 질병 치료 후 재활, 사회복귀까지의 건강개념 포함

표 1-1. 보건정보(health information)의 종류

보건정보의 종류	설명
임상자료 (Clinical data)	진단, 치료 및 환자진료과정에서 생성 의료비 청구, 진료계획 수립 및 연구목적으로 이용
역학연구자료 (Epidemiological data)	인구집단에 대한 축적된 데이터로 질병의 추이를 파악
인구학적 자료 (Demographic data)	지역주민, 환자 및 의료인의 개인 식별정보
재정자료 (Financial data)	진료과정에서 발생하며, 진료비 청구를 위해 이용
임상연구자료 (Research data)	특정 연구목적 또는 임상시험을 위해 수집된 데이터
보건의료지식자료 (Reference data)	문헌, 연구결과, 프로토콜, 규정, 진료계획, 임상진료경고(clinical alert/reminder) 임상적 지식 또는 의사결정을 지원하기 위함
부호화 자료 (Coded data)	표준용어 및 분류체계를 이용하여 코드화함 의사결정 목적으로 수집, 분석, 비교됨

출처: Health Information Management: Professional definition from the AHIMA 1999 and 2000 Committees on Professional Development. 2001.

4.2 보건정보의 용도

일반적으로 넓은 범위에 자료를 포함하는 보건정보(health information)는 다양한 목적으로 활용된다. 이와 같은 보건정보의 용도는 다음과 같다.

- 개인에게 제공된 보건의료서비스의 내용을 기록함으로써 보건의료 제공자 사이에서 지속적인 의사소통과 의사결정을 돕는다.
- 개인에게 제공된 보건의료서비스 기록들은 법적문제가 발생할 경우 증거 자료로 사용될 수 있다.
- 제공된 보건의료서비스의 효율성과 효과성을 평가하는 자료로 이용될 수 있다.
- 제공된 보건의료서비스에 대한 기록은 보험자에게 진료비 상환(청구)을 위해 사용된다.
- 전략적 기획, 행정적 의사결정, 공중보건 감시, 연구 활동 및 보건의료와 관련된 공공정책개발 즉 규정, 법령 및 인증기준들을 제정하는 데에 사용된다.

현대 의학이 발전하면서 환자진료에 있어서 의사결정이 더욱 빨라지고 보건의료전달체계 또한 점점 복잡해지면서 의무기록 이용에 대한 중요성이 증대되고 있다. 환자가 의료기관에서 치료를 받을 때 의료기관에서는 가장 효과적인 의료서비스를 제공하기 위해 많은 보건의료 제공자들이 협력한다. 이때 의무기록은 의사결정을 위한 기본 정보이자 의사소통의 수단으로 이용되면서 보건의료 제공자들 사이의 진료협력을 강화한다.

의무기록은 의료비 청구와 상환의 기본이 된다. 국민건강보험공단과 민간보험회사와 같은 제3의 지불자는 환자에게 제공된 치료의 증거로써 의무기록의 정보를 이용한다. "If you did not document it, it was not done" 라는 슬로건과 같이 제공된 진료를 뒷받침하는 적절한 기록이 없다면 보험자들은 진료비를 상환을 하지 않는다.

의무기록을 포함한 보건정보는 환자가 가능한 가장 효과적이고 효율적인 방법으로 양질의 진료를 받았는지를 증명하는 자료로서 사용된다. 의료비는 국가재정의 가장 중요한 부분을 차지하고 지속적으로 증가하는 보건 의료비를 통제하기 위해 최근 의료기관의 진료활동을 평가하는데 활발하게 이용되고 있다.

의무기록은 발생된 건강문제에 적절하게 치료가 제공되었는지를 확인하는 법적문서(legal document)로 사용된다. 의무기록은 환자의 질병과 치료 과정에서 문제가 발생할 경우 법정의 증거자료로 쓰인다. 이때의 의무기록을 'legal health record(LHR)' 이라고 부른다.

의무기록을 포함한 보건정보는 의료기관이 제공한 의료서비스의 효과를 비교연구하고, 보건사업을 평가하며 공공보건 정책연구에 필요한 중요한 기본 자료원이다. 이러한 정보는 정부나 민간기관의 데이터베이스에 저장되기도 하므로 '이차환자자료(secondary patient data)'라는 용어로 사용되는데, 보통 개별 환자의 데이터가 직접 이용되는 것이 아니라 집합적 자료(aggregated data)의 형태로 사용된다.

AIDS, 성병, 감염질환, 중증급성호흡기질환(SARS)이나 조류독감(H1N1)과 같은 급성 전염질환의 유행에 대한 보도 자료들은 의무기록에 정보에 기초한 것이다. 2012년 초에 처음 발표된 병원별 사망률 등 의료기관 평가 자료도 이러한 보건정보를 근거로 한다. 앞으로도 이와 같은 정책을 확대하여 소비자에게 의료기관에 대한 정보를 공개함으로써 환자의 의료기관 선택에 도움을 주게 될 전망이다. 환자진료 과정에서 생성된 의무기록과 이차적인 보건정보는 한정된 의료비라는 재원으로 양질의 의료를 제공하기 위해 가장 효과적인 방법을 찾기 위한 정책개발에 중요한 역할을 맡고 있다.

5. 보건정보의 역사와 발전

오늘날의 보건의료 환경에서 의무기록이 중요한 역할을 하는 것은 명백하나 어떻게 환자기록이 보건의료정보의 주요 정보원으로 발전되었고 그 중요성에 영향을 미친 요인들이 무엇인지 살펴볼 것이다. 또한 오늘날의 전자의무기록 시스템과 국가보건의료정보의 기반을 구축하게 된 역사적 이정표는 무엇인지 설명할 것이다.

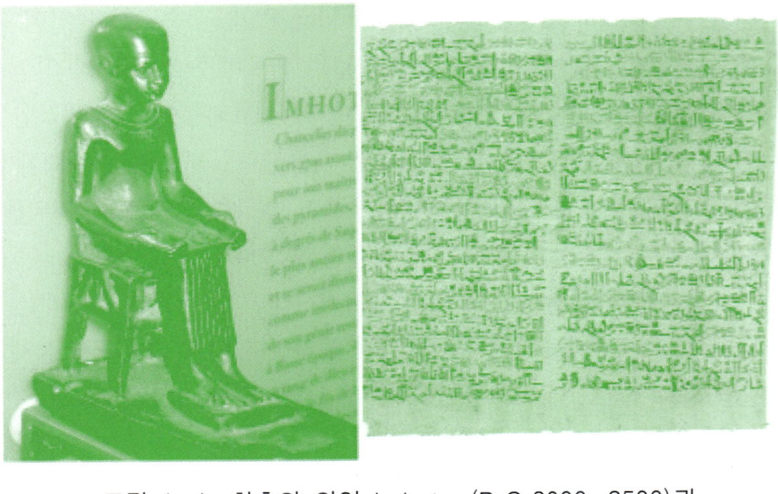

그림 1-1. 최초의 의인 Imhotep(B.C.3000-2500)과
최초의 정식 의무기록인 Edwin Smith Papyrus

5.1 초기 역사

의무기록의 가치는 선사시대 이후부터 중요하게 여겨져 왔고 질병을 치료하기 위해 시도된 초기 기록에 사용된 방법들은 매우 원시적이었고 지금 이용되고 있는 전자의무기록과는 확연히 차이가 난다.

선사시대 동굴벽화는 질병을 치료하는 최초의 보고로 여겨지는데 이 동굴벽화들은 두개 개두술(skull trephination)과 손가락과 사지부분 절단술을 묘사하고 있는 것도 있다. 문명이 발달함에 따라 이러한 회화에 이어 조각이나 부조가 등장하고 종이와 필기도구가 개발되면서 인간의 언어와 생각들을 기록하기 시작했다.

환자기록을 보관하는 방법들도 서서히 발전이 있었는데 초기 병원들은 축약된 형태의 서식(abbreviated form)들을 사용했고 많은 병원들이 환자에 대한 최소정보(예를 들어 환자의 이름, 주소, 생년월일, 중요한 건강상에 대한 문제)를 기록하기 위해 은행이나 호텔 등에서도 사용한 '등록장부(ledger)' 를 병원에서도 사용하기 시작했다.

1751년에 Benjamin Franklin은 Dr. Thomas Bond와 함께 필라델피아에 펜실베니아 병원(Pennsylvania Hospital)을 미국에서 최초로 개원했고 Franklin의 필체로 만들어진 등록장부에는 환자이름, 주소, 질병명이 포함되었다. 1771년에 개원한 뉴욕병원(New York Hospital)은 1790년까지 환자의 임상정보를 전혀 기록하지 않았으며 1808년부터 오늘날의 의무기록과 유사한 기록을 작성했다. New Orleans의 자선병원에서 등록장부에 최초로 의무기록과 비슷한 항목들을 포함하였다. 1821년에 개원한 매사추세츠 종합병원(Massachusetts General Hospital)은 개원 시부터 환자기록들을 보관해왔다. 이 의무기록들은 환자정보를 질병과 수술별로 분류할 수 있을 만큼 충분히 포괄적이었다. 1911년에 개원한 Virginia의 한 병원에는 초기부터 50명에서 100명 정도 환자기록을 묶어서 가죽 폴더에 보관했다. 의무기록의 역사는 의학의 역사와 궤를 같이 하는데 보다 상세한 사항은 표 1-2를 참고하기 바란다.

등록장부 형식의 의무기록은 초기병원에서 많이 사용되었고 기록의 내용이 더욱 상세해지고 치료경험의 공유와 학습에 대한 요구도가 증가함에 따라 최소한의 항목을 기재하는 방식은 더 이상 충분하지 못하게 되었다. 초기병원에서 환자기록의 보관관리자는 좀 더 환자의 기록을 빨리 찾기 위해 다양한 방법을 생각한 결과, 등록장부 형식에서 '환자별로 의무기록' 을 만드는 것이 유용하다는 것을 깨달았다.

초기병원은 소수의 의료인들만이 환자기록에 접근했었고 그 기록들은 간단했고 모든 항목을 일일이 손으로 기록하였다. 이후에 의무기록은 환자의 과거력과 신체 검진, 수술기록, 경과기록, 간호기록, 검사결과, 진료지원부서의 기록을 포함한 다양한 형태의 기록으로 구조화되었다. 의료인들의 교육과정을 지원하기위해 몇 개의 병원들은 함께 비슷한 질병과 치료에 관한 기록들을 정리하기도 했다.

한편 질병 및 치료별 '색인(indexes)'을 만들어 특정 환자기록과 연결시킬 수 있게 되었다. 1874년 타자기가 발명되었을 때, 초기 병원들은 보건의료 데이터를 처리하기 위해 처음으로 '정보기술(information technology)'을 적용하였다. 이 때 수술기록과 병력 및 신체검진과 같은 다소 긴 문장의 수기기록들을 타이핑하기 시작했다.

이후 의무기록은 검사결과 등의 수치 자료를 포함하고, 그 형태와 보관 매체도 다양하게 변화되었으며, 다양한 이유로 의무기록에 접근하고자 하는 사용자가 증가하였다. 아직까지 종이형태의 의무기록을 유지하고 있는 의료기관이 많지만 종이의무기록은 발전하는 정보 수요를 충족시키는데 한계가 있다. 종이의무기록은 한 번에 한 장소에서만 존재할 수 있고, 일단 종이기록에 들어간 정보는 데이터에 존재하는 연관관계나 추세를 바로 파악하는 일이 거의 불가능하다.

많은 요인들이 의무기록과 그 정보의 중요성에 영향을 미쳤고, 종이기록에서 전자기록의 형태로의 변화를 이끌었다. 다음은 의무기록의 발전에 영향을 준 역사적 사실들을 살펴볼 것이다.

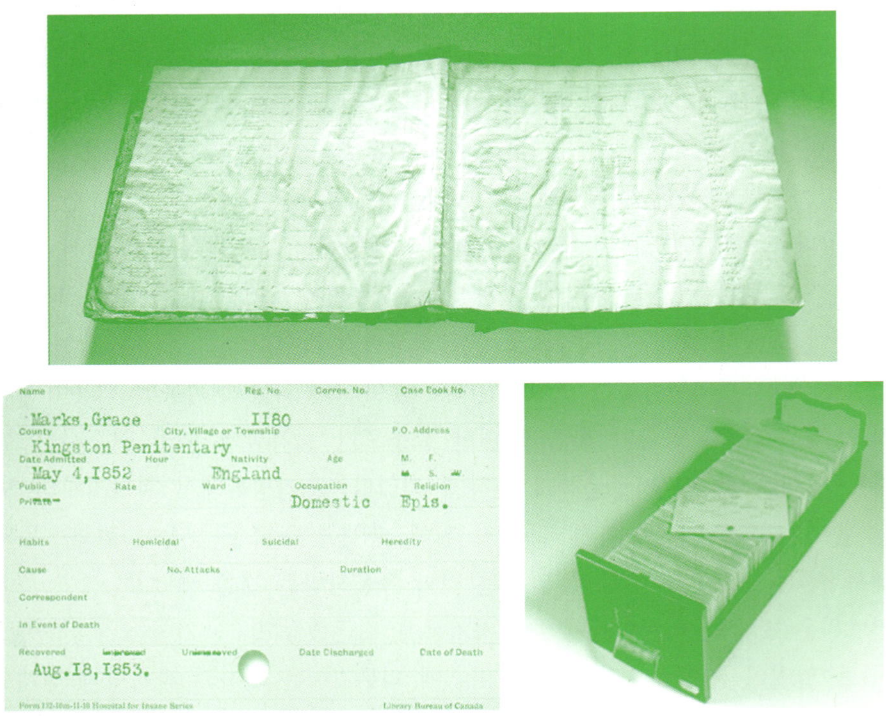

그림 1-2. 환자등록부와 색인카드

표 1-2. 의학과 의무기록의 역사

구분	내용
고대	• 의학의 역사와 함께 시작됨 • 의학을 시행한 증거로서의 초기 의무기록형태 • 기원전 25,000년대의 동굴벽화(스페인의 석굴벽화), 조각판, 바빌론과 나니베의 구운 점토판, 이집트의 묘소와 사원벽의 상형문자
이집트 시대	• 인간의 위대한 업적을 신에게 돌리고 위대한 업적을 남긴 사람을 신격화함 • Thoth: 문자, 발명, 지혜의 신으로 42권의 책 저술, 그 중 6권은 의학서적으로 인체, 질병, 기구, 약물, 안질환, 부인병에 대해 기록, 당시 의사들은 Thoth를 의사들의 수호신으로 숭배함 • Imhotep(B.C. 3000~B.C. 2500): 실재했던 최초의 의사, Edwin Smith Papyrus의 저자로 알려짐(The text is attributed by some to Imhotep, an architect, high priest, and physician of the Old Kingdom) • Edwin Smith Papyrus(B.C. 1500): 최초의 의무기록으로 고대 이집트의 48건의 외상수술에 대한 기록으로 외상의 유형, 환자검사, 진단, 예후, 치료 등 일정한 형식을 따라 기록되어 있으며, 19세기 미국 이집트 학자 Edwin Smith가 발견함 • Papyrus Ebers(B.C. 1550): 심장질환, 혈액을 포함한 체액, 산과 및 부인과 질환의 진단, 내장질환, 안질환 및 피부질환 등의 신체적 질병뿐만 아니라 정신질환에 대한 내용을 포함, 오늘날 치료법과 부합되는 면이 많은 고대 의무기록 중 하나, 1873~1874년경에 독일 이집트 학자 Georg Ebers가 구매하여 Papyrus Ebers라 명명함
그리스 시대	• 이전 시대보다 과학적이고 진보적인 치료를 시작함 • Aesculapius: 그리스 시대의 대표적인 명의로 지팡이 주위에 꼬여있는 뱀으로 그를 묘사하는 그림은 현재에도 의학의 상징으로 사용하고 있음, Aesculapiadae는 의술을 배우기 위하여 따르는 의사들의 집단을, Aesculapia는 Aesculapius의 공적을 기리며 의사들을 훈련하고 환자들을 치료하는 사원임, Aesculapia의 기둥에는 환자이름, 간단한 병력 및 치료여부에 관한 기록이 새겨져 있음 • Hippocrates(B.C. 460~B.C. 370): 의학의 아버지, Cos 섬의 Aesculapium에서 의학지식을 습득하였으며, 과학적인 근거에 의해 의술을 시행함. 히포크라테스 선서(the Hippocratic Oath)는 의술을 시행하는 중 환자로부터 얻은 의료정보는 비밀로 지켜야 한다는 윤리개념의 효시임
그리스 로마시대	• Galen(A.D. 129~A.D. 199): 황제를 치료했으며 동맥의 기능에 대한 정의, 담석증의 통증에 대한 이론 발표 • Romana Acta Diurna: 최초의 의학 잡지 • A.D. 390년 St. Jerome에 의해 "Hospital"이라는 용어가 처음 사용됨(주인 또는 손님을 뜻하는 Hospes라는 라틴어에서 유래됨)

비잔틴 시대	• 의학자체나 의학에 관한 저술은 발전하지 못함, Hippocrates나 Galen 등의 초기 의사들의 저술을 복사하는 일 • Oribasius, Aetius, Alexander, Paul 등의 사제들
유태시대	• 성경과 탈무드 • 성경은 예방조치를 강조하여 오늘날 예방의학의 기초가 됨
모하메드 시대	• Hippocrates나 Galen의 업적을 아랍어로 번역하여 아랍인들에게 의학연구를 장려함 • Rhazes(865~925): 저서 "천연두와 홍진에 관한 연구 (Treatise on Smallpox and Measles)" 는 감염성 질환에 대한 첫 연구이자 두 질병을 구별한 연구, 양의 창자를 꼬아 봉합사로 사용, 알코올로 상처를 소독함 • Avicenna(980~1037): Hippocrates의 업적에 기초를 둔 최초의 순회의사로 순회를 통해 얻은 임상지식을 활용하여 의학논문을 저술함
중세	• St. Bartholomew`s Hospital: 중세에 설립되어 현존하는 유일한 병원으로 Rahere에 의해 영국 런던에 건립됨, 1137년부터 기록을 보관하기 시작하였고 1667년에는 오늘날의 의무기록실에 해당하는 의학도서관을 설치함
르네상스 시대	• 의무기록관리를 위한 규정이 만들어짐, 의무기록작성 및 유지와 비밀보장의 중요성이 강조됨(St. Bartholomew`s Hospital) • Andreas Vesalius(1514~1564): 인체해부학을 연구, "Fabrica" 라는 해부학 책 저술(1543) • 로마교황이 시체 해부를 허가하는 칙령(Papal decree)(1556)을 발표하여 이때부터 해부학이 본격적으로 연구되고 발전 됨
17세기	• 17세기 초 치료 증례를 기록하고, 지시사항(order)을 남기도록 제도화 • St. Bartholomew`s Hospital의 William Harvey에게 의사지시사항을 기록하는 것이 의사의 책임이라는 의무가 주어짐 • Captain John Graunt(1661): 런던 사망일람표(London Bills of Mortality)를 발표함으로써 생정통계(Vital Statistics)에 대한 개념 대두
18세기	• Pennsylvania Hospital(1751): 최초의 법인체 병원, Benjamin Franklin이 사무장으로 근무, 초기의 50년간의 기록은 환자의 성명, 주소, 장애, 입퇴원, 치료결과 등을 기재한 등록부 형태, 1803년부터 가치 있는 기록을 곁들여 자세하게 기록함, 1873년부터 병력기재와 환자색인(patient index) 시작 • New York Hospital(1771): 1808부터 진단명, 연령, 입원일, 직업, 질병상태, 치료내용, 경과기록 등 오늘날의 의무기록과 유사한 기록 작성, 1862년부터 질병색인(disease index) 실시
19세기	• Massachusetts General Hospital(1821): 개원 시부터 모든 환자의 임상기록 작성, 1897년에 최초의 의무기록사서 Mrs. Grace Whiting Myers(1859~1957)를 채용(초대 북미주 의무기록협회장)

5.2 20세기 의무기록의 발전에 영향을 미친 환경

(1) 인증제도

20세기 초 미국의 병원들은 의학교육과 의료의 질에 관심을 가지기 시작하였다. 1918년 미국외과학회(American College of Surgeon, ACS)가 처음으로 양질의 의무기록의 필요성을 인지했다. 즉 의사교육의 질과 환자에게 제공한 치료의 결과를 평가하기 위해서는 자료가 필요했고 이를 위한 기본 데이터(primary data)가 의무기록이었다.

미국외과학회는 최초로 병원을 평가하고 인증제도(accreditation)를 실시하였는데 당시 100병상 이상 규모 병원 692개소의 의무기록을 조사한 결과 89개 병원(13%)만이 '최소기준(minimum standards)' 을 충족하였다. 최소기준은 미국외과학회에서 의료기관에서 행해진 수술의 질을 높이기 위해서 환자기록의 내용에 대해서 세부 항목과 작성 기한 등을 정한 것이다. 미국외과학회의 이러한 활동은 병원인증기구로 발전하였고, 북미지역 의무기록협회의 설립을 도왔다.

(2) 의료비 지불제도

1965년에 미연방정부에서 65세 이상의 노인환자와 저소득층에 대한 의료보장 제도로서 '메디케어/메이케이드(Medicare and Medicaid) 프로그램' 을 도입하였다. 연방정부는 Medicare 환자에 대해서 모니터링을 하는 시스템을 세우고 병원자원을 적절하게 사용했는지 환자진료의 질을 검토했다. 많은 검토대상은 주요 정보원인 의무기록에 중점을 두었다. "기록되지 않았다면 행해지지 않은 것이다(If you did not document it, it was not done)" 라는 슬로건이 이때 나온 것인데 이것은 Medicare 프로그램에서 의무기록을 제대로 기록하는 것이 중요하다는 인식을 증대시킨 계기라 할 수 있다.

Medicare & Medicaid 프로그램은 원래 행위별 수가제(fee-for-service)를 기반으로 한 의료비 지불제도였다. 행위별 수가제는 의료비용의 상승을 유도하였는데 1980년부터 포괄수가제 또는 DRGs(diagnosis-related groups)라고 불리는 선지불제도(prospective payment system) 방식으로 점진적으로 바뀌었다. 의료비 지불제도의 변천과 더불어 환자의 의무기록은 진료비 청구를 증명하기 위한 '주요 정보원' 으로서 그 중요성이 커지게 되었다. 이에 따라 증가되는 정보에 대한 요구도와 양질의 의료를 보장하기 위해 의무기록의 데이터를 수집, 처리, 전달, 관리하는 방법을 지속적으로 향상시킬 필요가 있었다.

우리나라에서도 2000년도 건강보험심사평가원의 출범과 함께 진료비 심사 기능이 강화되면서 의무기록의 중요성도 함께 증대되었다. 최근 포괄수가제의 확대와 의료기관평가의 중요성이 커지면서 우리나라도 의무기록의 발전에 대한 요구가 지속적으로 이루어질 전망이다.

(3) 기술

20세기를 거치면서 이룩한 기술의 혁신은 환자 진료와 직접적으로 관련된 진단, 치료, 모니터링, 의학교육 활동들을 지원하기 위한 도구로써 활용되었다. 이러한 진보된 환자진료 관련 기술은 일차 환자기록인 의무기록에 적용한 결과로서 고스란히 담겨있다. 정보기술들은 수년을 걸쳐 더욱더 발전되었고 더 많은 정보에 대한 요구들이 계속 증가하였는데 이러한 환경에 의해 환자기록에 대한 새로운 접근방식이 나타나게 되었다. 즉 이미지, 음성, 소리 등의 데이터가 종이형태로 표현되지 않고도 전자적 형태로 의무기록에 통합되어 보관되었다.

1980년대 퍼스널컴퓨터(PC)와 데이터 전송기술이 시장에 나오면서 데이터와 정보의 처리과정에 획기적인 변화가 나타났다. 이 기술들은 병원과 의료인들이 정보중심 산업에서 경쟁력 있는 수단으로써 보건정보기술(health information technology, HIT)에 더 많이 의지하게 만들었고, 종이의무기록에서 전자의무기록 형태로의 이동을 가능하게 했다.

5.3 21세기 보건의료 환경변화와 보건정보관리

(1) 전자의무기록의 발전

2020년경에는 거의 모든 의료기관에서 전자의무기록 환경이 구현될 것으로 예측됨에 되고 있음에 따라 앞으로 보건정보관리는 전자의무기록을 기반으로 이루어지게 될 것이다.

1989년 미국 의학원(IOM)에서는 컴퓨터를 활용한 의무기록에 대한 연구를 시작하였다. IOM의 보고서에 따르면 미래의 전자의무기록은 완전하고 정확한 정보에 접근가능하고 의학지식을 실시간 연결하여 임상지원시스템을 구축하고 알람, 경고 기능을 포함하게 될 것이라고 하였다. 또한 컴퓨터에 있는 의무기록은 동시에 여러 사용자가 접근이 가능하게 할 것이며, 연구자가 특정질병에 대한 연구를 위해 의무기록을 필요로 할 때에는 개인환자정보를 제외한 집합적 자료형태(aggregate form)의 정보에 접근할 수 있을 것이라고 하였다. 이후 정부와 민간이 공동으로 CPR Institute를 설립하였으며, 1990년도의 전자의무기록 발전을 이끌었다. 1990년대 인터넷, 웹기반 프로그램, 무선통신 등 정보통신기술(ICT)의 발전에 따라 보건의료 분야에도 e-health의 개념이 출현하게 하였다. e-health는 보건의료와 우리 삶의 전반에 영향을 미치게 되었으며 국가 및 전세계적으로도 전염병과 같은 공중보건감시시스템과 테러감시를 위한 시스템의 필요성이 증대되었다.

또한 환자를 소비자라고 하는 개념은 개인이 자신의 건강기록(personal health record, PHR)을 소유할 수 있다는 개념을 발전하였고, 보건정보기술을 통해 환자와 의료인이 웹상에서 만나는 방식은 미래의 의료전달시스템에서 중요한 변화를 이끌 것이다.

(2) 의료산업의 발전

소득 증가, 수명 연장, 인구의 고령화와 함께 의료의 주요 문제가 전염성 질환에서 만성질환으로 변화함에 따라 치료보다는 예방이 중요시되고 있고, 의료기관에서의 질병치료(health care)뿐만 아니라 가정 및 사회에서의 예방 및 관리(social care)가 중요시되고 있다. 또한 현재와 미래는 치료과정에 환자가 적극적으로 참여하는 환자중심의 의료, 개인건강기록과 유전자 정보 등의 빅데이터를 기반으로 한 맞춤형 의료, 정보통신기술을 이용한 스마트 의료의 시대로 향하고 있다. 이를 지원하기 위해서 의료산업 분야가 크게 발전하고 있다. 즉 과거의 의료수요는 질병 및 부상의 치료를 위해 발생하는 필수적인 의료서비스가 중심이었지만 현재는 필수 의료서비스를 포함한 건강관리, 미용 등 다양하고 적극적인 의료수요가 많이 발생하고 있고 결과적으로 의료산업은 성장잠재력이 높은 고부가가치산업으로 인식이 바뀌고 있다.

의료산업은 질병의 치료와 건강의 유지 및 증진과 관련된 재화 및 서비스의 생산과 유통을 담당하는 산업으로서 '의약품, 의료기기, 식품, 화장품산업과 의료서비스산업' 등을 말한다. 또한, 건강을 증진시킬 수 있는 모든 제품들과 서비스들을 포함하며 병의 예방, 치료 또는 병을 경감시킬 수 있는 모든 것들을 포함하는 보건의료기술(healthcare technology, HT)을 의미한다.

현대의 생명공학기술(BT)과 정보통신기술(IT) 등 관련 기술의 발전은 의료서비스산업의 성장에 영향을 미쳐왔고, 생명공학기술은 의료기술발전의 가속화에 기여하고 있으며, 정보통신기술은 의료서비스와의 통합으로 원격의료서비스를 제공하는 U-Health 등 새로운 의료수요를 창출할 수 있어 생명공학기술 및 정보통신기술의 발전은 의료서비스 산업 수요확대에 기여할 것으로 예견된다.

세계적으로 의료산업의 시장규모가 커짐에 따라 세계 각국이 의료산업을 발전시키기 위해 노력하고 있다. 우리나라에서도 의료산업을 신성장 동력사업 중의 하나로 선정하여 집중적으로 육성함에 따라 보건정보관리자들도 의료산업 분야에서 정보관리 전문가의 역할을 수행할 필요가 있다.

(3) 융합시대의 도래

최근 세상의 문제들이 복잡해지고 한 가지 분야의 전문성으로는 이를 해결하기 어려움에 따라 여러 분야의 전문지식을 융합(convergence)하여 문제를 해결하려는 경향이 늘고 있다. 특히, 보건의료문제는 매우 복잡하므로 이를 해결하기 위해서는 융합적 접근이 필요하다. 융합은 서로 다른 두 분야에 대한 깊은 이해를 통해서 남들이 보지 못하는 연결 고리를 발견하고, 새로운 가치를 창출하는 것이다. 의료분야에 대한 융합적 접근을 위해서는 타 분야의 전공자에게 의료의 현황과 문제점을 정확하게 전달하여야 한다. 이를 위해서는 보건정보관리자의 전문지식과 객관적인 정보가 매우 중요하므로 융합시대에 부응하는 보건정보관리자의 새로운 역할에 대하여 고민하여야 할 것이다.

(4) 의료서비스 효율화 시대의 도래

국민들의 건강권을 보장하기 위해 그동안 의료서비스의 접근성을 향상시키기 위해 국가 차원에서 다양한 노력이 이루어졌다. 또한 의료서비스에 있어서 효과성(effectiveness)을 중시하여 새로운 의료기술과 장비 및 시설 등에 많은 투자가 이루어졌다. 그러나 향후에는 고령화 등으로 의료비가 크게 증가하나 국가의 재정이 이를 충분히 지원하지 못함에 의료서비스의 효율성(efficiency)을 향상시키기 위한 다양한 노력이 이루어질 전망이다.

표 1-3. 융합기술과 의료

특히 21세기에 들어와 거세게 불기 시작한 첨단 기술의 융합에 관한 연구개발 사업은 20세기의 분과 학문 체계의 비효율성을 지적하면서 새로운 융합학문의 모색을 강력히 주문하고 있는데 이제 분과 학문의 전문성 대신 학문의 융합이 중요한 화두로 등장하게 된 것이다. 융합은 21세기 문명의 새로운 키워드다. 다수의 미래학자들은 “가까운 미래에는 새로운 지식과 기술 그리고 산업은 융합을 통하여 창출된다” 고 주장한다. 심지어 어떤 기업의 최고경영자(CEO)는 “지구상에 새로운 물질은 더 이상 없고 새로운 융합만 존재한다” 고 주장하기도 한다. 이 주장들은 가까운 미래에 실현될지도 모른다. 의료와 바이오 그리고 기계 분야가 융합하여 인공 대체 장기를 만들고, 나노와 재료 기술 분야가 융합하여 새로운 기능성을 지닌 특정한 구조의 신물질들을 만드는 등 실제로 인간이 영위하는 거의 모든 생활에서 활용될 수 있는 최첨단 기술인 정보기술(IT), 생명공학기술(BT), 나노기술(NT) 분야들은 최근 융합을 통해 새로운 분야(곧 NBIT)를 창출하고 새로운 기술을 개발하여 인간의 생활세계 전반을 새롭게 변화시켜

가고 있다는 사실은 이를 잘 뒷받침해 준다. 해외에서도 융합기술(IT-BT, IT-NT)은 초기발전 단계로 향후 폭발적이 시장 확대가 전망되고 있다. Forester Research의 "Who Pays for Healthcare Unbound?" (2004)에 따르면 미국은 만성질환자를 대상으로 하는 홈& 모방일 헬스케어 시장이 2006년에는 9.7억 달러에서 2010년 67억달러, 2016년 886억달러로 급성장 할 것이 전망되어지는데 우리나라도 점차 인구의 고령화로 인한 만성질환자수의 증가로 인해 U-healthcare의 시장 확대가 예상된다. 이에 관한 예로 고령자 생활지원시스템은 무선통신 센서를 이용하여 고령자의 일상 행위 분류와 이상 징후 감지를 통한 원격 건강생활 지원 시스템이다. 감지된 징후는 휴대폰과 웹을 통해 가족과 담당자에게 알려질 수 있다. 세계보건기구는 2008년 인구의 고령화로 인한 성인병과 같은 만성질환자가 급증하고 65세 이상의 고령자 6200명 중 76%가 만성 질환으로 정기적으로 약을 복용하고 있다고 보고하였다. 약복용환자의 60%이상이 약을 정해진 시간에 정량을 복용하지 않아 질병 치료를 실패하거나 악화시키는 원인이 되거나 잘못된 약복용으로 16%가 병원에 입원하게 이에 대비하여 약복용 스케줄관리, 복용안내 등을 인공지능으로 관리해주는 Smart약상자를 개발함으로써 사회적 의료비용을 줄이고 건강을 개선시키는 역할을 담당하게 하고 있다. 이는 IT-의료 융합시장의 창출이 가능함을 보여주는 또 하나의 예이다.

출처: 장원익 등. IT기반 융합기술(의료, IT 융합 중심) 사업화 동향. 전자통신동향분석, 2008:23(5).

6. 보건정보관리자

보건정보관리자란 '개인, 조직, 사회적으로 환자진료, 질병예방, 건강증진, 효과적인 의료, 지불보상(진료비 상환), 기록, 연구 및 정책분석, 규제 및 승인에 양질의 진료정보를 활용할 수 있도록 데이터를 수집, 분석, 활용하는 전문가' 로 정의된다. 여기서는 보건정보관리자의 역사적 발전과정과 역할변화에 대해 살펴보고 전문자격제도에 대해 알아보기로 한다.

6.1 보건정보관리자의 역사적 발전

(1) 보건정보관리자와 AHIMA

1918년 미국외과학회의 병원표준화사업은 보건정보관리 전문가(HIM profession)의 탄생과 직접적으로 관련되어 있다. 즉 보건의료를 향상시키고 표준화시키는 하나의 수단으로서 환자의 진료와 치료에 관한 정확하고 완전한 의무기록에 대한 필요성이 제기되었고 이에 따라 보건정보관리 전문가가 출현하였다. 미국외과학회의 Dr. Malcolm

MacEachern은 의무기록의 질적 변화에 대한 필요성을 절감하고 미국과 캐나다의 의무기록 관리자들을 미국외과학회 임상회의에 초청하였다. 이 모임의 결과로 1928년 의무기록 부서에서 일하는 사람들이 북미주 의무기록사서협회(ARLNA, Association of Record librarians of North America)를 결성하게 되었다. Grace Whiting Myers(Librarian Emeritus of Massachusetts General Hospital, 도서관 명예사서)가 협회 초대회장으로 선출되었고 북미주 의무기록사서협회의 설립은 보건정보관리자의 전문화된 교육을 향한 첫걸음이 되었다. 북미주 의무기록사협회의 첫 연례모임은 다음 해 시카고에서 개최되었고 53명의 초기 회원들은 협회의 강령과 규정을 채택하고 의무기록사서의 교육과 정보교류를 위한 방안을 토론하였다. 또한 분기별로 북미주 사서협회보(Bulletin of the Association of Record Librarians of North America)를 발행할 것을 결정하였다. 더불어 위원회는 의무기록사서를 위한 교육과정을 만들기로 결정하였는데, 이 교육과정이 보건정보관리 학사, 석사, 박사수준 프로그램의 초석이 되었다. 표준화된 교과목의 개발에 따라, 북미주사서협회는 1933년에 자격관리 위원회를 설치하고 회원들의 기준을 규정하였으며, 그 결과 RRL(Registered record Librarian) 자격제도가 만들어졌다.

1939년 ARLNA는 국가 규모의 협회가 되기 위해 주 협회들의 규정을 개정했다. 이에 따라 캐나다 회원은 독립적인 조직을 결성하게 하고 1944년 북미주 사서협회(ARLNA)는 미국의무기록사서협회 (AAMRL, American Association of Medical Record Librarians)로 이름을 변경했다. 미병원협회(AHA)의 도움으로 시카고에서 처음으로 사무국을 열었다. 이후 30년 동안 협회는 교육 프로그램 개발과 발전, 교육 프로그램 인증(program accreditation), 전문자격제도(professional certification)의 운영, 회원 교육(continuing education) 등의 활동에 역량을 총 집중하였다. 1970년에는 미국의무기록협회(AMRA, American Medical Record Association)로 이름이 바뀌었고 1991년 미국보건정보관리협회(AHIMA, American Health Information Management Association)로 변경하여 오늘날에 이르고 있다.

1990년대 초반 협회이름의 변경은 전자의무기록 시대의 보건의료 산업의 환경변화를 예측하고 회원들의 역할과 책임을 확장시키기 위해서 도모한 것이었다. 즉 종이의무기록이 전자의무기록으로 대체되고 보건의료 분야의 정보관리도 정보관리의 디지털 시대로 재편되는 미래를 내다보고 직업의 전망을 위해 이름을 변경한 것이다. 또한 협회는 전자의무기록시대의 정보보안의 중요성을 인지하면서 1990년대를 통하여 보건의료정책 개발에 역할을 확대했다.

(2) IFHIMA

국제보건정보관리자연맹(International Federation of Health Information Management Association, IFHIMA)은 개별 보건정보관리자와 국가별 협회가 보건정보관리를 위한 운영기법을 향상시킬 수 있도록 지원하기 위해 설립되었다.

IFHIMA는 WHO와 협력관계에 있는 비정부 비영리기관으로 현재 WHO 국제분류군(Family of International Classifications) 프로젝트를 위해 'WHO-FIC IFHIMA Joint Collaboration'을 결정하여 활동하고 있다. 이 협력기구는 국제전문코더자격증을 개발하는 일을 포함하고 있다.

IFHIMA는 3년마다 국제총회(International Health Records Congress)를 개최하는데, 2004년 제15차 총회는 서울에서 개최하였고, 2016년 제18차 총회는 도쿄에서 개최될 예정이다. 이 외에 IFHIMA는 교육프로그램 정보를 제공하고, 특정 과제별로 위원회와 Task Groups를 운영하고 있다.

6.2 보건정보관리자의 향후 역할

(1) 미국의 보건정보관리자 역할 개발을 위한 노력

미국의 AHIMA에서는 변화하는 환경에 능동적으로 대처하기 위하여 1996년에 Vision 2006, 2003년에 e-HIM, 2011년에 'A Core Model for the HIM Future'에서 미래의 역할과 비전을 제시하였다. 2011년에 개발된 모델에서는 향후 10년간 건강정보관리자의 역할을 다음의 5가지 주요 기능적 영역에 초점을 두어 기술하였다.

- 데이터 수집, 검증, 유지관리(Data capture, validation, and maintenance)
- 데이터/정보 분석, 변환, 의사결정 지원(Data/information analysis, transformation, and decision support)
- 정보 보급 및 연결(Information dissemination and liaison)
- 보건정보 자원관리 및 혁신(Health information resource management and innovation)
- 정보 거버넌스 및 통제(Information governance and stewardship)

또한 의료정보의 관리에서 영역을 확대하여 정책, 연구, 표준, 연구 등으로 영역을 확대할 것을 주장하였다. 이는 이제까지 보건정보 관리의 실무자의 역할에서 보건정보관리학이라는 새로운 학문 영역으로 발전하기 위하 노력의 시발점이라 할 수 있다. 이를 볼 때 향후의 의무기록은 새로운 학문영역으로 독창성을 확보할 것이라 전망된다.

(2) A New HIM Professor Core Model의 주요 내용

보건정보관리자의 주요 활동 영역을 정책, 표준화, 연구, 교육으로 분류하였다. 이러한 분야에서 보건정보관리자의 주요 역할은 데이터 관리자로서 데이터를 수집, 검증, 보관, 분석, 의사결정지원, 정보 활용 등의 기능을 수행하는 것이다. 특히, 보건의료정보관리 및 혁신, 의료의 질 및 환자안전에 큰 역할을 수행하는 것으로 정리하였다.

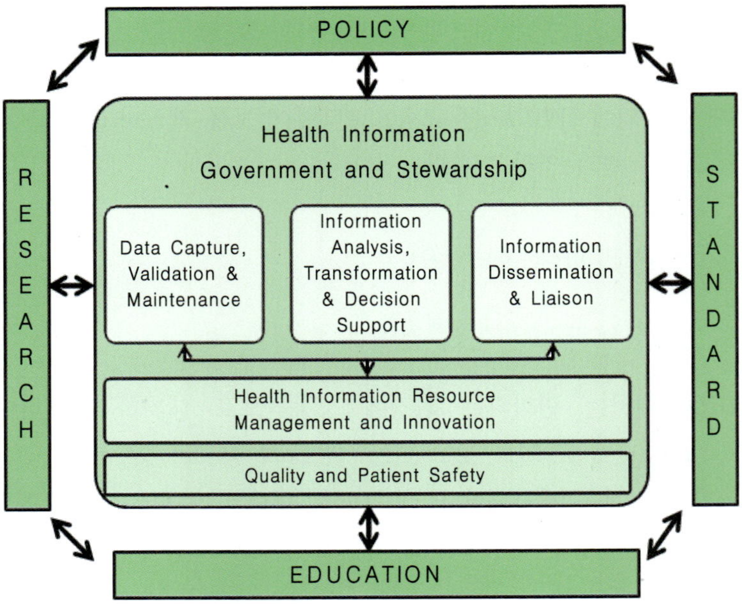

그림 1-3. The HIM Profession Core Model

(출처: AHIMA(2011). A New View of HIM: Introducing the Core Model)

(3) 보건정보관리자의 주요 활동 영역

A New HIM Professor Core Model에서는 보건정보관리자의 주요 활동 영역을 다음과 같이 제시하였다.

1) 정책

보건의료 산업은 환자와 공공의 이익을 보호하기 위해 통제된다. 법률과 규정은 환자와 공공의 이익을 보호하기 위한 기준을 확립하고 체계화한 것으로 보건정보관리자는 환자와 환자의 개인정보를 보호하는 법률과 규정을 준수하는데 기여한다.

2) 표준화

표준화는 비용을 절감하고 진료를 지원하기 위한 정보의 활용을 지원한다. 또한 표준화는 정보기술의 효율적 개발과 도입을 가능하게 한다. 보건정보관리자는 의료제공 관점과 영역에 대한 이해를 통해 표준화를 확장하는데 기여한다. 보건정보관리자가 표준화 확장을 위해 기여할 수 있는 영역에는 공급자 관점, 소비자 관점, 공중보건 관점의 영역, 진료관리 및 전달체계 영역, 개인정보보호 및 보안 영역, 재무행정 영역, 의료의 질 관리 및 평가 영역 등이 있다.

3) 연구

보건정보관리자는 환자 안전 및 의료의 질에 대한 연구의 발전에 기여한다. 연구영역에서 보건정보관리자는 환자 안전 및 의료의 질에 대한 위험요인과 개선이 필요한 부분에 대한 결정을 지원한다. 환자 안전 및 의료의 질에 대한 연구가 지속적으로 증가하고 있음으로 보건정보관리자는 연구자로서 연구방법론과 통계의 기술을 습득하여야 한다.

4) 교육

보건정보관리자는 보건정보의 사용자 및 환자에 대한 교육을 개발하고 이를 제공함으로써 보건의료 교육에 기여한다.

(4) 보건정보관리자의 핵심 역할

1) 데이터 수집, 검증, 유지관리

보건정보관리자는 보건의료 데이터를 수집(capture)하고 검증(validation)하고 보관하는 데이터 수집, 검증, 유지관리(보관)자로서의 역할이 요구된다. 보건정보관리자는 타당성 있고 신뢰성 있는 보건의료 데이터를 효율적이고 효과적으로 수집하기 위해 표준 정책 및 절차를 개발하고 이를 실행하는 역할을 수행하여야 한다. 보건정보관리자가 데이터 수집, 검증, 보관자로서의 역할을 수행하기 위해서는 보건의료 데이터의 질 관리와 데이터의 완전성 관리, 보건의료 데이터의 구조 및 용어 관리, 최적의 정보교류를 지원하기 위한 정책, 절차 개발 및 실행에 관한 명확한 이해가 필요하다.

2) 데이터/정보 분석, 변환, 의사결정 지원

보건정보관리자는 보건의료 데이터를 분석하고 정보로 변환하여 의사결정을 지원하는 데이터 분석자 및 의사결정 지원자로서의 역할이 요구된다. 보건정보관리자는 보건의료 데이터 분석을 효과적이고 신뢰성 있는 정보로 변환하고 의사결정을 지원하기 위해 표준 정책 및 절차를 개발하고 이를 실행하는 역할을 수행하여야 한다. 보건정보관리자의 보건의료 데이터 분석자 및 의사결정 지원자로서의 역할은 환자의 치료, 의료서비스의 질 향상, 의학연구, 의료기관 운영 등에 중요한 영향을 미친다.

3) 정보 보급 및 연결

데이터의 기능은 데이터와 관련된 정보를 보고하고 전파하는 것이다. 보건정보관리자의 역할에는 정보 및 보고서, 기타 지식기반의 자산을 서식에 맞춰 제공하는 것을 포함한다.

4) 보건정보 자원관리 및 혁신

보건의료 정보 자원을 관리하는 것은 보건정보관리자의 필수적인 역할이다. 보건정보관리자는 보건정보관리 절차, 책임 및 규정에 준수하여 의료진 등 보건정보 사용자들에게 교육하여야 하며, 보건의료 데이터를 관리하여야 한다. 혁신적이면서 보다 발전된 보건의료 정보관리 절차를 도입하는 것은 보건정보관리자의 매우 중요한 역할이다.

5) 정보 거버넌스 및 통제

법률, 규정, 표준 조직의 정책에 따라 보건의료 정보의 사용 및 관리를 보장하고 있다. 정보의 보호에 있어 보건정보관리자의 역할과 기능은 보건의료 정보를 보호하고 윤리적인 사용을 보장하는 것이다.

(5) 보건정보관리자의 진출분야

A New HIM Professor Core Model에서는 보건정보관리자의 진출분야를 크게 9가지로 제시하였는데 그 주요 내용은 다음과 같다.

1) Healthcare Provider Organizations(보건의료 제공자 관련 단체)
2) Healthcare Data Organizations(보건의료 데이터 관련 단체)
3) Healthcare Payer Organizations(보건의료 비용지급자 단체)
4) Healthcare Supplier Organizations(보건의료 공급자 단체)
5) Planning Organizations, Regulators, and Industry Support(보건의료 기획, 규

제, 산업 지원 단체)
6) Educational Institutions(보건의료 교육기관)
7) Research Institutions(보건의료 연구기관)
8) Third-Party Compliance Organizations(보험심사평가기관)
9) Consumer Organizations(보건의료 소비자 단체)

6.3 전문자격제도

(1) 미국의 자격제도

1) RHIA (Registered Health Information Administrator)

학사학위(4년제) 수준의 자격으로, 보건정보관리자를 양성하는 대학을 평가하는 기관인 CAHIIM(Commission on Accreditation for Health Informatics and Information Management)에 의해 인정된 HIM 프로그램의 교과목을 이수하거나, 상호협정관계에 있는 외국 협회에 의해 인정된 HIM 프로그램을 졸업한 경우, 지역에서 인증한 전문대학이나 대학에서 학사학위를 이수하고 CAHIIM에서 인증한 HIM프로그램들을 이수한 경우 RHIA시험을 치를 자격이 주어진다.

RHIA는 보건의료서비스, 보건정보시스템과 건강에 관련된 데이터 사용해서 보건의료를 기획, 전달, 평가하는 관리자 역할을 담당한다.

2) RHIT (Registered Health Information Technologist)

준 학사(2년제)에 해당하는 자격으로, CAHIIM이 인정한 HIM 프로그램의 교과목을 이수한 경우에 RHIT를 치를 수 있는 자격이 주어진다.

RHIT는 보건데이터를 수집, 분석, 모니터링의 전문적인 역할을 담당하고 또한 청구목적을 위한 진단 및 처치 '코딩' 에서 전문적 역할을 담당하고 있다.

3) CCA, CCS, CCS-P (Certified Coding Associate, Certified Coding Specialist, Certified Coding Specialist-Physician Based)

1992년에 AHIMA는 진단명과 처치수술명의 코딩과 관련된 실무 영역에서 자격이 필요하다는 것을 인식하고 전문자격증을 개설하였다. 코더(coder)들은 보건의료조직에서 의료정보서비스팀(의무기록팀, 의료정보팀)에 소속된 기술적 전문가이다. 그들의 주요 업무는 환자기록을 검토하고 그것을 토대로 국가나 기관의 지침에 따라 임상 데이터를 진단 및 처치 코드로 변환하는 것이다.

코딩의 정확도는 병원수익, 진료비 청구, 연구목적을 위해 매우 중요하다. 그렇기 때문에 양질의 코딩을 보장하는 필수자격을 소유한 코더들에 대한 수요가 증가하였고, 이에 따라 AHIMA는 초급과 고급수준의 코딩 자격증을 만들게 되었다. 코딩은 또한 RHIT와 RHIA 자격시험을 위한 과정에도 포함된다.

세 가지 자격증 응시 자격은 고등학교를 졸업하거나 그에 준하는 수준의 교육을 받아야 한다. 경력은 꼭 필요한 요건은 아니지만 병원 또는 의원(외래) 코딩 영역에서의 경력을 권장한다. CCA는 하급(초급)에 해당하는 자격증으로 2002년에 만들어졌다. 이 자격은 6개월의 경력이나 AHIMA가 인정한 코딩 자격 프로그램 또는 다른 공식적 훈련프로그램의 이수를 필요로 한다. CCS자격은 1992년에 만들어졌고, CCS-P는 1997년에 만들어졌다. CCS는 입원 의무기록 코딩을 위한 자격이고, CCS-P는 병원 외래 또는 의원(ambulatory care)의 코딩을 위한 자격이다. CCS나 CCS-P 자격증 둘 다 상위 경력의 코더들을 위한 것이고 이 시험을 통과하기 위해서는 적어도 3년 이상의 코딩경력을 가질 것을 권고한다.

4) CHDA (Certified Health Data Analyst)

전자의무기록과 증가하는 보건의료 데이터의 사용은 양질의 정보를 수집, 관리, 해석, 변환할 수 있는 인력을 필요로 했다. 그래서 2009년에 AHIMA에서 만든 CHDA의 주요 직무는 보건의료 데이터를 분석하고 총괄하는 전문가로서, 해당 기술을 가진 사람들에 자격을 부여한 것이다. 이 자격증의 요구조건은 학사 이상의 학위와 5년의 경력 또는 RHIA자격, 적어도 1년간의 보건의료데이터 관련 경력을 가지고 있어야 한다.

5) CHPS (Certified In Health Care Privacy and Security)

1996년에 제정된 HIPAA(Health Insurance Portability and Accountability Act)는 보건의료인, 지불자, 보험회사에게 개인정보 보안담당자를 임명하고, 이들이 정보보호와 관련된 임무를 이행할 것을 요구하였다. 2002년 AHIMA는 처음으로 CHS(Certified in Health Care Security)에 이어 CHP(Certified in Healthcare Privacy) 자격을 만들었고, 2007년에는 두개의 자격을 합쳐서 CHPS자격제도를 시행하였다.

CHPS자격은 모든 형태의 보건의료 관련 기관에서 상세한 개인정보와 보안을 담당하는 프로그램을 설계, 개발, 관리하는 전문가임을 인정하는 것이다. CHPS시험의 응시 자격사항은 다음과 같은 조건 중에 적어도 하나 이상을 필요로 한다.

- 학사학위와 4년 이상의 보건의료관리 경력
- 석사나 박사학위 이상의 학위와 2년간의 보건의료관리 경력
- 학사 이상의 학위와 RHIA나 RHIT를 소유하고 2년간의 보건의료관리 경력

6) 자격증의 유지관리 및 평생교육

일단 AHIMA의 자격증을 취득한 후 자격증을 유지하기 위해서는 지속적인 교육이 필요하다. AHIMA는 1939년부터 정식으로 지속적 교육기관과 평생교육을 제안했다. 1973년 AHIMA는 자격증의 종류별로 지속적 교육 점수(CEU, Continuing Education Unit)를 이수하도록 하는 공식적 자격유지 프로그램을 도입했다. 자격유지프로그램은 현장의 변화를 지속적으로 반영하여 새로운 자격제도를 개발해나갔다. 정해진 CEU는 매 2년마다 보고해야 하며 자격증의 수와 종류에 따라 2년 내에 점수를 취득해야 한다.

평생교육은 세계, 경제, 기술의 지속적인 변화에 따른 직업 환경에서 경쟁력을 확보하고자 하는 모든 개인들에게 과제일 것이다. AHIMA는 Live Learning Center를 통해 오디오 세미나(audio seminars), 웹기반세미나(webinars), e-learning 등의 온라인교육을 지원하고 있다.

7. 한국 의무기록사의 역사와 제도

7.1 우리나라의 자격제도

(1) 직제

우리나라에서 1965년 이전에는 의무기록 실무자들이 전문 직종으로 인정받지를 못했었다. 1965년 연세의학기술수련원에 의무기록사서 과정이 시작되어 학사학위 소지자로서 이 과정을 이수한 자들을 '의무기록사서' 라고 불러오다가 1978년부터 대한의무기록협회에서 주관한 자격시험에 합격하면 미국에서의 호칭대로 의무기록행정가(RRA, Registered Record Administrator)라 불렀다. 한편 고등학교 졸업 이상의 학력으로 대한의무기록협회에서 주관하는 1년 과정 의무기록교육을 이수하고 역시 협회 주관의 자격시험에 합격한 자를 의무기록사(ART, Accredited Record Technician)라 불렀다. 그러나 1982년 3월에 의무기록사제도가 임시 국회에서 통과되고, 1982년 4월에 의료기사법 중 개정 법률안이 정식 공포됨에 따라 국가면허시험에 합격한 자에게는 '의무기록사' 라는 단일 호칭이 부여되었다. 1985년 제1회 의무기록사 국가시험이 실시된 이후 현재까지 19,000여 명이 의무기록사 면허를 취득하였다. 의무기록사 직제와 관련 사항은 '의료기사 등에 관한 법률' 에 명시되어 있다.

(2) 우리나라 교육제도

1965년 캐나다 의료선교사인 Dr. Florence J. Murray가 연세의학기술 수련원에 의무기록사서 1년 교육과정을 개설하였는데 이것이 우리나라의 최초의 의무기록사 교육과정이다. 1975년 가을 대한병원협회 주관으로 진행된 의무기록 세미나에 참석한 각 병원의 의무기록 담당자들은 협회창설의 필요성을 논의하여 그 자리에서 가칭 '대한의무기록협회' 발족이 전원의 찬성으로 이루어지게 된다. 1977년 대한의무기록협회가 사단법인체로 보건복지부의 인가를 받은 후 1978년부터 의무기록 교육과정을 개설하였고, 교과과정에는 해부생리학, 의무기록학, 의학용어, 공중보건학, 의료법규, 실습 등이 포함되었다. 1981년 이후 2년제 대학에서, 1980년대 후반부터는 4년제 대학에서 의무기록관련 교육을 시작하였고, 2014년 5월 현재 2,3년제 대학은 75개교, 4년제 38개교, 총 113개 대학교에서 의무기록 관련 교육을 실시하고 있다.

(3) 국가시험 교과목

의무기록사 국가면허 시험에 응시하기 위해서는 표 1-4와 같은 과목들과 제시된 과목을 이수하여야 한다. 국가시험은 필기시험과목과 실기시험으로 나뉘며, 2014년부터 필기시험 과목은 의무기록정보학(의무기록정보관리, 질병 및 의료행위분류, 의학용어, 기초 및 임상의학, 암등록, 건강보험, 보건의료통계분석)과 의료관계법규(의료법, 의료기사 등에 관한 법률, 감염병의 예방 및 관리에 관한 법률, 국민건강보험법, 암관리법과 그 시행령 및 시행규칙)이고 실기시험은 '의무기록정보 실무에 관한 것' 으로 되어있다.

의무기록사 국가시험에 응시하기 위해서는 한국보건의료인국가시험원에 '응시자격 사전심의 신청' 을 하여야 하는데 대상자는 '보건복지부장관이 응시자격을 인정한 대학(학과)에서 의무기록 관련 40학점(이수증명서 제출)을 이수한 졸업예정자 또는 졸업자(복수전공, 부전공 불인정) 중 처음 국가시험에 응시하는 자' 로 규정되어 있다.

표 1-4. 의무기록사 국가시험 과목

필기시험 과목	실기시험의 범위
의무기록정보학: 의무기록정보관리, 질병및의료행위분류, 의학용어, 기초 및 임상의학, 암등록, 건강보험, 보건의료통계분석	의무기록 정보실무에 관한 것
의료관계법규: 「의료법」·「의료기사등에관한법률」·「감염병의예방및관리에관한법률」·「국민건강보험법」·「암관리법」과 그시행령및시행규칙	

7.2 한국의 보건정보관리자

병원업무의 전산화와 보건의료환경 변화로 인해 우리나라 의무기록분야와 정보분야에 보다 세부적이고 융합적인 지식을 가진 전문 자격인을 필요로 하고 있다. 2003년도부터 대한의무기록협회에서는 보건정보관리자 초급과정 교육으로 병원통계, 보건의료데이터베이스, 데이터마이닝 등의 정보기술교육을 실시하고 있으며 이 과정을 이수한 자들에게 자격시험을 보게 하여 합격한 자에게는 보건의료정보사 자격을 부여하고 있다. 또한 의료시장 개방으로 인해 국제적 코딩 및 의료정보와 관련된 자격증(RHIA, RHIT, CCS, CCS-P 등)의 요구가 생기고 개인정보보호에 관한 법률의 강화로 인해 점차 '의료정보 보호'에 관련된 전문가 자격증이 생겨나기 시작했다. 또한 보건의료산업이 발전함에 따라 현장의 요구를 수용할 전문 자격증들이 점점 생겨나고 또 의무기록사와 동시에 취득할 필요성이 발생하고 있다. 최근 민간생명보험 시장에서 요구되는 손해사정사도 대표적인 하나의 예이다.

8. 한국에서 보건정보관리자의 역할

이제 한국에서 보건정보관리자는 의료기관 내의 의무기록부서에서 근무하는 전문가에서 나아가 병원경영 전문가, 보건행정 전문가로서의 영역을 확대해야 할 것이다.

8.1 진출분야

보건의료산업이 복잡해지고, 정보기술이 발달함에 따라 이제 보건정보관리자의 역할은 보건의료 산업 전반으로 확대될 것이다. 특히 한국에서 보건정보관리자는 산업이 세분화된 미국과는 다소 다르게 의료기관 뿐만 아니라, 공공기관, 보건의료 산업분야에서 '행정 및 경영전문가'로 역할을 할 수 있을 것이다. 향후 해외기관에서도 역할을 할 것으로 기대되는데 이를 대비하기 위해서는 국제자격증을 준비하는 노력이 있어야 할 것이다.

8.2 진출분야에서 역할

(1) 의료기관

의료기관에서 보건정보관리자의 역할은 크게 실무적 역할과 기획총괄 역할로 나눌 수 있다. 실무적 역할 중 전통적인 의무기록 분야에서는 진료정보 관리를 통한 진료 지원, 의무기록의 검토와 정질량분석, 질병 및 수술 코드를 생성하고, 진료통계 산출 및 정보보안 역할을 한다. 최근 전산(정보시스템)부서에서의 역할도 증대하고 있는데, 주요 역할은 데이터베이스 아키텍처 설계, 임상용어 관리, 레지스트리 및 서식 개발, 프로젝트 관리 등의 역할을 수행한다. 보험심사 및 원무 분야에서의 역할은 의무기록을 검토하여 청구자료를 생성하는 것이다. 이 외에 행정분야로 원무, 총무, 경리부서에서도 병원의 주요 정보를 관리하고 분석하는 역할을 수행할 수 있다.

기획 분야는 기획실과 QI(Quality Improvement, 의료질관리 부서) 분야를 들 수 있다. 특히 QI 분야는 전통적으로 의무기록을 바탕으로 그 기능을 수행해왔다. 또한 의료 질 향상 활동에서 통계 및 각종 자료분석 방법론은 필수적인 능력으로 요구된다. 또 다른 하나는 연구지원 분야이다. 주로 대학병원급 의료기관에서 이러한 역할에 요구도가 많다. IRB(Institutional Review Board)라고 하는 임상시험심사위원회(기관생명윤리위원회)에서는 임상연구와 관련한 각종 데이터 관리, 연구비 관리를 위한 행정 전문가를 필요로 한다.

의료기관 종별로 볼 때, 최근 요양병원, 전문병원의 보건정보관리자의 요구도도 증가하고 있다. 특히 요양병원의 인력요건으로 의무기록사 채용 시 수가 가산율이 책정되므로, 향후 요양병원에서의 보건정보관리자의 역할이 확대될 것으로 기대된다.

(2) 공공기관 및 협회

보건의료 관련 공공기관에서는 국민의 건강과 관련된 각종 정책을 수립하고 실행한다. 대표적인 기관으로는 질병관리본부, 국민건강보험공단, 건강보험심사평가원, 한국보건산업진흥원, 한국보건사회연구원 등을 들 수 있다. 보건의료시스템을 이해하여야 하고, 특히 해당 기관의 연구원 등으로 근무하고자 한다면, 보통 석사 이상의 학위를 요구한다.

또한 보건직 공무원 또는 통계청 등의 국가공무원으로 일을 할 수 있다. 특히 의무기록사 면허가 있는 경우 채용시 가산점이 주어진다.

이외에도 의사협회, 병원협회, 의무기록협회 등 보건의료 전문가 단체 및 협회에서 보건정보관리자로서의 역할을 수행할 수 있다. 이 밖에 의료기관평가인증원, 의료분쟁조정위원회, 한국보건복지정보개발원 등 표준원이 있다.

(3) 보건산업 분야

의료기관 등에 비해 현재 보건산업 분야에서 보건정보관리자의 역할과 기능은 아직 초기단계이지만, 최근 민간 생명보험시장을 중심으로 보건정보관리자에 대한 수요가 증대되고 있는 실정이다. 또한 제약회사, 의료기기회사, 화장품 및 건강식품 시장의 성장과 동시에 조직 내에서 정보를 관리할 보건정보관리자에 대한 수요도 증가할 것으로 본다. 병원컨설팅 회사나 의료정보회사 등 전통적으로 정보기술과 정보관리에 대한 능력이 요구되는 분야에서는 그 역할이 확대될 것이다.

(4) 해외기구 및 산업 분야

보건정보관리에 대한 국내 자격증뿐만 아니라 미국 및 국제자격증을 취득할 경우, 그 역할을 해외시장으로 확대할 수 있다. 현재 주한미군병원에서 근무하고 있는 한국 의무기록사는 미국의 CCS, CCS-P 자격증을 대부분 소유하고 있다. 해외병원의 국내 진출 시 국제자격증에 대한 준비는 이러한 기회를 제공할 수 있다. 최근 정부의 병원 해외진출 사업과 관련하여 해외 병원의 개원 및 의료인력의 교육 과정에서 역할을 할 수 있다.

표 1-5. 한국 보건정보관리자의 진출분야

의료기관	의무기록, 전산(정보시스템), 보험심사, 원무행정, 기획총무, QI, 연구지원(임상연구센터, IRB) ※ 요양병원, 전문병원
공공기관 및 협회	질병관리본부, 국민건강보험공단, 건강보험심사평가원, 한국보건산업진흥원, 한국보건사회연구원, 국립암센터, 각종 보건의료 관련 협회, 보건직 공무원
보건산업	보험회사, 제약회사, 의료기기분야, 화장품 및 건강식품분야, 병원컨설팅분야, 의료정보회사
해외기구 및 산업분야	해외원조사업(ODA), WHO 등 국제기구, 외국보험사 등(RHIA, CCS, CCS-P 등의 국제 자격증 필요)

참고문헌

1. 강성홍, 김병인, 전치혁, 최병관, & 이신호. (2013). 의료서비스 최적화 : 현황 및 활성화 방안. 대한산업공학회지, 39(4), 313-324.
2. 김광재, 김용세, 김현수 등. (2011). 서비스사이언스, 생능출판사.
3. 최용수. 병원정보화 선진국과 u-헬스 후진국, 두개의 얼굴. 데일리메드, 2011.05.29
4. 홍준현. 의무기록정보관리학[6차개정판]. 6th ed. 고문사(KMS); 2009.
5. Abdelhak M, Grostick S, Hanken MA, Jacobs E. (2011). Health information: Management of a strategic resource. 4th edition. Philadelphia: Saunders.
6. AHIMA, AMIA. (2006). Buiding the Work Force for Health Information Transformation.
7. AHIMA. (2007). VISION 2016: A Blueprint for Quality Education in Health Information Management.
8. AHIMA. (2011). A New View of HIM: Introducing the Core Model (Review Draft). Available from http://library.ahima.org/xpedio/groups/public/documents/ahima/bok1_049283.pdf
9. CAHIIM. (2013). CAHIIM Accreditation Standards. [Internet]. Available from http://www.cahiim.org/accredstnds.html
10. Institute of Medicine, Committee on Quality of Health Care in America. (2001). Crossing the quality chasm: A new health system for the 21st century. Washington, D.C. ; National Academy Press.
11. Institute of Medicine. (1997). The computer-based patient record: An essential technology for health care, National Academy Press.
12. Johns M. (2006). Health information management technology: An applied approach, second edition with workbook 2nd ed. AHIMA (American Health Information Management Association)
13. LaTour KM, Eichenwald-Maki S. (2010). Health information management: Concepts, principles, and practice, third edition. Chicago: AHIMA (American Health Information Management Association)
14. OECD. (2012). Health at a Glance 2011: OECD Indicators, OECD Publishing.

연습문제

1. 보건의료 환경 변화와 정보기술 동향에 대해 설명하시오.

2. 의무기록과 보건정보의 정의와 종류를 설명하시오.

3. 보건정보의 용도에 대해 기술하시오.

4. 의무기록의 발전에 영향을 미친 20세기의 주요 환경요인을 설명하시오.

5. AHIMA에서 제시한 보건정보관리 핵심 모델에 대해 설명하시오.

6. AHIMA의 보건정보관리 자격종류와 우리나라의 자격에 대해 설명하시오.

7. 우리나라에서 보건정보관리자의 진출분야와 전망에 대해 설명하시오.

PART 02

Health Data Concept

의무기록의 내용

학습목표

1. 의무기록의 정의와 목적에 대해서 이해한다.
2. 의무기록의 기능에 대해서 이해한다.
3. 의무기록의 내용에 대해서 이해한다.
4. 의무기록의 구조와 형태에 대해서 이해한다.

핵심용어

- 지식계층구조
- 이차환자기록
- 일차이용목적
- 의무기록저장기능
- 입퇴원기록
- 수술기록
- 산과기록
- 환자건강기록
- 법적건강기록
- 이차이용목적
- 의료법시행규칙제14조
- 병력 및 신체검진기록
- 간호기록
- 문제지향식의무기록
- 일차환자기록
- 평생건강기록
- 데이터질관리모형(DQM)
- 의료법제22조
- 경과기록
- 신생아기록
- 자료지향식의무기록

1. 의무기록의 정의와 목적
   - 1.1 정의
     - (1) 의무기록/건강기록과 정보
     - (2) 지식계층구조
     - (3) 의사결정과 정보수집
     - (4) 환자건강기록
     - (5) 법적 건강기록
     - (6) 평생 건강기록
   - 1.2 의무기록의 목적과 이용자
     - (1) 의무기록 이용 목적
     - (2) 의무기록/보건정보의 이용자
2. 의무기록의 기능
   - 2.1 환자진료기록 저장 기능
     - (1) 질
     - (2) 보안성
     - (3) 유연성
     - (4) 연결성
     - (5) 효율성
   - 2.2 의무기록 저장 매체
3. 의무기록의 내용
   - 3.1 의무기록 내용에 대한 규정
   - 3.2 의무기록 작성에 대한 책임
   - 3.3 환자 식별정보
   - 3.4 의무기록 서식별 내용
     - (1) 임상 서식
     - (2) 수술 서식
     - (3) 산과 서식
     - (4) 신생아 서식
     - (5) 간호 서식
     - (6) 검사결과 및 진료지원부서 서식
     - (7) 행정 서식
   - 3.5 의무기록의 일반적 작성지침
     - (1) 일반적 작성 지침
     - (2) 약어와 기호
     - (3) 인증서명
     - (4) 종이기록의 작성지침
4. 의무기록의 구조와 형태
   - 4.1 의무기록 내용의 구조
     - (1) 자료지향식 의무기록
     - (2) 문제지향식 의무기록
     - (3) 문제지향식 의무기록의 장·단점
   - 4.2 의무기록의 보관 형태

1. 의무기록의 정의와 목적

1.1 정의

(1) 의무기록/건강기록과 정보

의무기록(medical record)이란 환자의 질병에 관계되는 모든 사항과 의료진이 시행한 검사, 처치내용 및 그 결과에 관한 모든 내용을 기록한 문서이다. 건강기록(health record)이 예방 및 조기검진을 포함하는 보다 포괄적인 용어인 반면, 의무기록은 대개 질병으로 인한 행위에 국한된 용어이다.

최근 반세기 동안 급속도로 발전한 컴퓨터 등 전산처리 기기에 의한 데이터 처리 의존도가 높아짐에 산업 전반에 '정보(information)' 라는 개념이 일반화되었고, 이에 따라 의료기관의 의무기록도 의료정보(medical information)라는 개념으로 변화되고 있다.

여기서 정보(information)의 본질적 의미에 대해 알아볼 필요가 있다. 일반적으로 '정보' 를 설명하기 위해서 데이터(data), 정보(information), 지식(knowledge)에 대한 개념적 차이를 비교하여 설명한다. 여기에 지혜(wisdom)의 개념을 부가하여 의사결정(decision making) 과정을 설명한 것이 지식계층구조이다. 진료가 제공되는 모든 단계에서 사용되는 환자기록의 데이터는 임상적, 행정적 의사결정에서 중요한 자원이 된다. 이러한 데이터는 종종 다양한 사용자들의 요구를 충족시키기 위해 정리되고 표현된다. 그렇다면 일차적으로 수집된 데이터가 정보가 되고 정보가 축적되어 지식이 되어 의사결정에 영향을 주는 과정을 살펴보기로 하자.

(2) 지식계층구조

데이터는 데이터 질의 특성에 맞게 수집되고, 정리되어 유용한 정보를 생성하고, 여기에 의미가 부여되어 지식으로 이어지며, 의사결정을 위한 판단력에 영향을 준다. Ackoff는 이러한 프로세스를 지식계층구조(knowledge hierarchy) 또는 DIKW(data, information, knowledge, wisdom) 피라미드라고 하였다. 표 2-1은 각 단계별로 부가되는 가치에 따라 DIKW 피라미드를 설명하고 있으며, 저체중아의 감소 방안을 마련하기 위해 출생증명서 데이터를 사용한 사례를 보여주고 있다.

표 2-1. 데이터-정보-지식-지혜(DIKW) 피라미드

단계	설명	부가되는 가치	예 : 저체중아
➔ 지혜 (wisdom)	지식+통찰+실행	실행 가능한 지식: 측정가능한 목표의 설정과 달성; 현명한 의사결정	공중보건 프로그램 및 서비스의 개발, 개선, 교육 캠페인
↑ 지식 (knowledge)	정보+의미	연결: 비교, 결론, 대화(토론)	산전진료, 사회경제적 상태, 추세, 벤치마킹 등과의 비교
↑ 정보 (Information)	데이터+통합	해석: 맥락화, 범주화, 예측, 요약	분석 보고된 데이터 예를 들면, 엄마나이, 인종, 주거지
↑ 데이터 (data)	정보의 기초	관찰: 개별적인, 객관적 사실, 형상 등	출생시 체중이 기재된 개별 출생증명서

'데이터(data)'는 주어진 주제에 대한 사실(raw facts)과 상황(figures)의 집합을 말하는데 문자, 숫자, 기호, 그림 등으로 표현된다. 이러한 사실, 생각, 개념은 수기로 혹은 전자적으로 취합, 전달, 처리된다. 각각의 데이터는 자료의 특성과 관련이 있다. 흔히 '데이터'라는 단어는 복수형으로 하나 이상의 데이터 항목을 표현할 때 사용하며, 한 개의 데이터를 표현하는 용어는 'datum'이다.

'정보(information)'는 사용자들에게 어떠한 가치를 부여하여 수기이든 컴퓨터를 이용하든 의미있는 형태로 처리되어진 데이터이다. 정보는 각각의 데이터를 연결(context)하여 예전에 알지 못한 새로운 사실을 전달해 준다. 예를 들어 혈당 그래프는 개개의 값으로는 알 수 없지만 일정 기간의 데이터를 연결하면 추세 정보를 알 수 있다. 또 어떤 사람에게는 정보가 될 수 있는 것이 다른 사람에게는 정보가 아닐 경우도 있다.

'지식(knowledge)'은 의미(meaning)가 더 강화된 정보이다. '어떻게'와 '왜'라는 것을 설명함으로써 정보가 더 명확히 이해되도록 한다. '지식기반(knowledge-base)'은 정보시스템과 전자건강기록의 부분을 이루며 조직의 자원으로써 임상의와 행정가에게 유용성이 증가되고 있다.

'지혜(wisdom)'는 지식을 확장하여 다른 분야나 상황에서도 적용 가능하도록 하여 의사결정과 목표 달성을 할 수 있게 한다.

(3) 의사결정과 정보수집

효과적인 의사결정(decision making)은 문제 확인, 데이터 수집 및 분석, 대안 개발, 대안의 선택, 실행, 평가의 5단계를 거친다. 특히 데이터 수집은 의사결정 과정의 효율성과 효과성에 중요한 영향을 끼치기 때문에 의사결정의 다른 단계와 상호의존적이다. 따라서 데이터는 잘 정의되고 정확하게 수집되어야 한다.

정보수집의 효율성 측면에서 필요 이상의 데이터를 수집하여서는 안된다. 의료기관에서 의료진의 데이터 입력, 검토, 관리, 컴퓨터 처리시간 및 저장용량 등 데이터의 수집과 관련한 모든 것이 비용과 관련되기 때문이다. 따라서 요구사항과 문제를 명확히 확인하여 필수 데이터를 수집하여야 하며, 이는 보건정보관리자의 주요 역할 중 하나이다. 일단 데이터가 수집되면 병원의 모든 정보시스템에서 이용된다. 또한 병원 데이터의 정보처리기술이 발전함에 따라 활용도도 증가하고 있다. 이에 따라 의무기록 데이터의 활용가치가 확장되고 환자, 의료진, 의료기관, 공중보건에 이르기까지 효과적이고 효율적인 정보의 관리 필요성이 증대되고 있다.

(4) 환자건강기록

환자건강기록(patient health record)은 한 환자에 대한 데이터와 정보를 수집하여 종이 또는 전자적으로 기록이 생성된다. 이는 의료시스템을 통해 한 사람에게 제공된 의료서비스를 기록한 법적 문서라고 할 수 있다. 즉 의료기관의 임상기록 및 행정기록 뿐만 아니라, 건강관련 기관의 기록과 예방적 진료, 생활방식 평가(lifestyle evaluation), 연구 프로토콜(research protocol) 등 다양한 임상 데이터베이스를 포함한다. 이러한 정보는 의료진과 환자 또는 환자에 대한 개인 정보를 제공하는 사람과의 상호작용에 의한 직접적인 산출물이다. '환자건강기록(patient health record)' 라는 용어는 일반적으로 의무기록(medical record), 건강기록(health record), 환자진료기록(patient care record), 일차환자기록(primary patient record), 고객기록(client record), 수련의기록(resident record)과 유사하게 사용된다. '의무기록(medical record)' 이 대체로 질병과 관련하여 많이 활용되어진다면, 이에 반해 '건강기록(health record)' 은 예방과 집단검진 데이터를 포함하는 더 포괄적 용어라는데 주목할 필요가 있다. 환자건강기록은 사용하는 단계에 따라 1차 환자기록과 2차 환자기록으로 설명할 수 있다.

- 일차환자기록(primary patient record): 일차환자기록은 환자에게 의료서비스를 제공하는 과정에서 환자데이터를 검토하기 위해 의료인들이 사용하는 기록 또는 환자에 대한 관찰소견, 진료행위, 의사지시를 기록한 것을 말한다.
- 이차환자기록(secondary patient record): 이차환자기록은 일차기록에서 비롯하

였으며 데이터 일부 항목들을 선택적으로 포함한다. 이러한 이차환자기록 혹은 데이터베이스는 환자진료를 지원하고, 평가하고, 향상시키는데 있어서 임상의와 비임상의(환자진료에 직접 참여하지 않는)에게 도움을 준다. 이차환자기록은 다양한 목적으로 사용되는데 '환자진료지원(patient care support)', '환자진료평가(patient care evaluation)', '환자진료향상(patient care advance)'에 따라 사용 목적을 분류할 수 있다. '환자진료지원'은 행정, 법률 및 규제, 진료비 지불 활동 등을 의미하고, '환자진료평가'는 질 보장, 이용도조사, 의학적 또는 법적 감시활동을 말하며, '환자진료향상'은 연구 활동을 의미한다.

(5) 법적 건강기록

건강기록의 내용과 매체가 복잡해짐에 따라 건강기록의 정의에 대한 경계가 모호해지고 있다. 법적 건강기록(legal health record)은 개인에게 제공된 보건의료서비스에 대한 기록으로 의료기관의 일종의 업무기록(business record)이라고 할 수 있으며, 외부기관에 적절한 인증절차를 가지고 공개하는 기록을 의미한다. 이 기록은 법적 문서로서의 기능을 가지고 있으며 외부에서 요청 시 공개할 수 있는데 법적 건강기록에 포함되는 내용, 외부에서 공개요청 시 응할 수 있는 목적과 범위에 대해서는 각 기관에서 정의할 수 있다.

(6) 평생 건강기록

평생 건강기록(longitudinal patient record)은 출생에서 사망까지 한 개인의 전 생애에 걸쳐 작성된 개인의 건강에 관련된 포괄적 기록을 의미한다. 환자의 과거력 뿐만 아니라 알러지, 약물 반응, 약물 및 식품 상호작용 등을 모두 포함하고 있어 임상 결정 시 중요한 역할을 한다. 또한 진단적 검사 및 치료의 중복을 줄여 비용을 절감하고, 알러지, 약물부작용 등에 대한 의학정보를 제공함으로써 환자안전에 기여한다.

1.2 의무기록의 목적과 이용자

ASTM[1]에서 제시하는 의무기록의 5가지 고유의 역할(five unique roles of the patient health record)은 다음과 같다(ASTM E1384-07).

---

1) ASTM International. "ASTM E1384—07 Standard Practice for Content and Structure of the Electronic Health Record (EHR)." www.astm.org/Standards/E1384.htm.

- 환자의 건강 병력을 설명해 준다. 즉, 환자의 건강상태와 시간경과에 따라 제공받은 서비스에 대한 기록 문서이다.
- 임상적 의사소통의 역할을 한다. 즉, 환자를 맡고 있는 개별 의료진 간의 치료 계획을 세우기 위한 기초자료가 된다.
- 환자에게 제공한 의료서비스를 설명하는 합법적 문서의 역할을 한다.
- 임상연구, 보건서비스 연구자료 등 각종 연구를 위한 데이터의 원천이 된다.
- 의료 인력을 교육하기 위한 주요 자원이 된다.

(1) 의무기록 이용 목적

의무기록은 다양한 목적으로 사용된다. 일차목적(primary purpose)으로는 환자에게 진료서비스를 제공하는 것과 직접적으로 연관된 것이며, 이차목적(secondary purpose)은 보건의료서비스를 제공하는 환경과 관련된 것이다. 여기서 주의하여야 할 것은 2차 목적은 특정 환자진료와 관련되지 않는다는 것이다.

표 2-2. 의무기록의 일차 및 이차 이용 목적

1차 목적(primary purpose)	2차 목적(secondary purpose)
• 환자(Patient)	• 교육(Education)
– 제공받은 서비스에 대한 문서	– 보건의료 전문가의 경험을 기록
– 신원 보증을 위한 자료	– 집담회와 발표 준비
– 자가관리 의료	– 보건의료분야 학생 지도
– 지불 입증자료	• 법률(Regulation)
• 의료인(Provider)	– 소송에서의 증거로 제공
– 진료의 연속성 보장	– (약품)시판 후 조사 위탁
– 질병과 원인을 기술	• 연구(Research)
– 진단과 치료결정에 도움	– 신제품 개발
– 개별 환자에 대한 위험을 평가, 관리	– 임상연구 활동
– 임상적 행동지침에 따른 진료 용이	– 기술 평가
– 환자위험요인을 기록	– 환자 치료결과 연구
– 환자 예후와 환자안전을 평가하고 기록	– 환자진료의 효과 및 비용효과 연구
– 진료계획 수립	– 위험 집단 인지
– 예방 혹은 건강유지를 위한 결정	– 특정 만성 질환의 등록
– 임상의에게 알림 제공	– 기록시스템의 비용효과 평가
– 간호업무 지원	• 공중보건 및 국토방위
– 제공한 서비스에 대한 문서	(Public health and homeland security)

- 환자관리(Management)
  - 의료기관내 혹은 진료과별 질병구조
  - 질병의 중증도 분석
  - 진료지침서 체계화
  - 위험관리
  - 서비스 이용의 특성파악
  - 이용도 조사의 기초자료 제공
  - 질관리 수행
- 경영지원(Support)
  - 자원분배
  - 추이분석 및 예측
  - 업무량 분석
  - 부서간 정보 전달
- 재정/행정(Financial/administrative process)
  - 서비스에 대한 계산/지불
  - 보험청구 제출
  - 보험청구 조정
  - 보상 결정
  - 비용 관리
  - 비용 보고
  - 보험 통계 분석
  - 공중보건 감시
  - 생물학적 테러행위 감시
- 정책입안(Policy making and support)
  - 자원분배
  - 전략적 기획 수립
- 산업(Industry)
  - 연구 및 개발 활동
  - 경영전략 기획

(2) 의무기록/보건정보의 이용자

의무기록의 주된 역할은 환자의 진단과 치료방향을 결정하는 과정에서 의사결정을 지원하는 것이다. 뿐만 아니라 환자 의무기록은 개인, 단체에 의해 다양하게 이용되고 이들은 데이터의 수집, 분석, 해석, 보고의 단계에 있어서 양질의 정보를 요구하고 있다. 앞에서 설명한 바와 같이 의무기록은 진료 외에 다양한 2차 목적으로도 이용되고 있으므로 보건정보(health data)라는 개념에서 정보를 활용하는 주체별로 의무기록의 이용에 대해 알아보기로 한다.

1) 환자

환자(patient)는 자신에게 제공된 진료에 대해 이해하고, 자신의 건강을 유지, 향상시키기 위한 적극적인 조력자로서 그들의 진료 데이터를 사용한다. 추가적인 치료가 필요할 때 치료를 모니터링 하는 용도로도 데이터는 활용된다. 예를 들면, 당뇨나 고혈압을 가진 환자들은 의무기록을 확인함으로써 자신의 건강상태를 조절하고 모니터링 하는데 적극적으로 참여할 수 있다. 또한 환자는 자신이 받은 의료서비스를 기록하고, 자신의 질병을 입증하고, 청구된 의료서비스를 확인하기 위해서도 의무기록을 이용한다. 미국보건정보관리협회(AHIMA)는 최근 웹사이트 "http://www.myPHR.com" 를 통해 소비자교육프로그램을 운영함으로써 개인건강기록(personal health record, PHR)에 대한 이해를 증진시키기 위한 노력을 하고 있다.

2) 의료인

환자를 치료하는 의사, 간호사, 기타 의료인(health care practitioner)은 의사소통을 위한 일차적인 도구로써 의무기록을 이용한다. 퇴원 후 전원한 의료기관이나 시설에서 의사는 환자에 대해 연속적인 진료를 위하여 의무기록 정보를 이용한다. 요양시설 등에서도 간호사는 환자의 진료계획을 세우기 위해 환자데이터를 검토하고 평가한다. 의료인 등은 환자를 진료하는 모든 단계에서 기초자료로서 의무기록을 활용한다.

3) 병원: 의료공급자와 관리자

의료공급자(health care providers)라는 용어는 광범위하다. 이는 병원, 의원, 장기요양시설, 가정간호시설, 호스피스와 같이 의료서비스를 제공하는 기관을 말한다. 또한 공급자는 의사와 같은 개인이 될 수도 있다. 이와 같은 기관들의 건강기록은 환자에게 제공한 보건의료서비스가 기록된 문서이므로 공급자들은 이러한 데이터를 이용하여 진료내용을 평가하고, 자원사용을 감시하고, 서비스에 대한 진료비 지불청구를 위한 근거자료로 사용한다.

또한 병원에서 관리자(health care administrators)는 의료기관의 경영 및 기획 업무를 위해 재무 분석, 환자 질병구성 정보 파악 등에 건강기록을 활용한다.

4) 보험자: 제3의 지불자

의무기록에 기록된 데이터는 환자에게 제공된 의료서비스에 대한 진료비 청구의 기초자료가 된다. 제3의 지불자(third-party payers)는 건강보험심사평가원을 비롯한 국가기관 뿐만 아니라 민간보험회사 등의 진료비 청구와 관련된 기관을 말한다. 의무기록 데이터는 질병의 치료, 예방과 건강증진을 위해 제공된 서비스에 관한 것이기 때문에 진료비 지불의 적절성을 결정하는 기초자료가 된다. 행위별수가제에서 포괄수가제 등으로 진료비 지불방식이 변경된다 하더라도 마찬가지이다. 우리나라와 같이 국가보험체계를 운영하는 국가는 환자를 대상으로 제공된 진료와 서비스에 대해 적극적으로 감시활동을 한다.

5) 이용도 및 사례관리자

진료 데이터는 제공된 서비스와 그 정당성을 설명할 수 있어야 한다. 이용도 조사(utilization management)에 있어서 의무기록은 공급물품, 장비, 서비스, 의료인력을 포함한 모든 조직의 자원이 어떻게 이용되었나를 파악하는데 활용된다. 사례관리자(case manager)는 진료에 있어서 가장 비용-효과적인 방식으로 환자가 진료를 받을 수 있도록 조정하기 위해 노력하는 사람으로 만성질환 환자와 같이 질병관리가 중요한 환자의 의무기록을 활용하여 환자의 입원, 재원, 퇴원과 일반적인 관리를 할 수 있다. 이러한 이용도 및 사례관리 활동은 우리나라에서 포괄수가제가 확대되면서 더욱 그 필요성이 증가하게 될 것이다.

6) 의료질관리 위원회

진료의 질에 대해서는 진료가 발생하고 있는 그 시점뿐만 아니라 후향적으로 연속성을 가지고 감시하는 것이 중요하다. 이러한 질 평가 활동의 기초는 진료제공 당시에 작성된 의무기록이 될 것이다. 질 평가 및 향상 위원회는 환자에게 제공한 진료의 질에 대한 분석, 연구, 평가를 위한 기초로 의무기록 정보를 이용한다.

7) 인증, 면허, 자격기관

인증(accreditation), 면허(license), 자격(certification) 기관은 환자에게 제공된 진료의 질에 대한 공식적인 근거를 확인하기 위해 의무기록을 검토한다. 의무기록은 의료기관 인증기관 및 면허/자격기관에서 평가기준에 부합되는지를 확인하는 증거자료가 된다.

8) 정부기관과 공공의료기관

정부기관(governmental agencies)은 의료기관, 교육 및 재활시설에 정부의 재정자원을 적절하게 사용하기 위한 의사결정을 위해 의료 데이터를 이용한다. 이러한 검토과정은 지속적이면서 후향적으로 이루어진다. 공공의료(public health)는 개인의 치료에 초점을 둔 의학적 치료와는 달리 국민 건강데이터 분석에 기초한 사회집단의 전반적인 건강 상태와 관련이 있다. 정부기관은 전염병 관리, 백신접종과 같은 예방, 건강증진 활동을 감시하고 통제하기 위해서 공공의료 부서와 함께 사업을 계획한다.

9) 법률 관계자

변호사(attorney)와 법정(court)은 법률적 이해관계자인 환자, 의료제공자, 치료시설, 공공을 보호하기 위해 환자 치료과정의 증거자료로 진료기록을 이용한다. 의무기록은 민사 및 형사사건의 판결에 기초 증거자료가 된다. 의무기록은 경우에 따라 개인의 주장을 입증하기도 하고, 때로는 의미 있는 증거자료가 되기도 한다. 또한 정신과적 치료를 위해 입원을 결정하는 데에 있어서 도움이 되기도 한다.

10) 기획 및 정책 입안자

보건의료 담당부서는 공공정책의 입안이나 필요에 의한 개별적 상황의 조정을 위해서 생정통계, 질병의 발병과 유행, 아동 및 노인학대 보고 등과 관련된 정보를 이용한다. 이러한 데이터는 의료시설에 의한 서비스나 새로운 서비스가 지속적으로 필요하다는 것을 입증하는 기초자료가 되기도 한다. 일반적으로 의료전달체계는 개별 공급자와 공공집단에 대한 현재의 요구와 미래의 수요에 대한 평가를 필요로 하는 하나의 거대한 프로세스이다.

11) 교육 및 훈련자

보건의료분야에는 양질의 의료서비스 전달에 대한 다양한 기술을 학습하는 분야가 많다. 이들에게 진료기록은 교실 안에서 진료의 실전적인 측면을 배우는데 도움을 준다. 이미 행해진 진료에 대한 토론과 발표는 의료인력을 교육하고 훈련하는데 유용한 자료가 된다. 환자기록에서 나온 데이터는 지속적인 교육 프로그램과 치료결과를 검토하는 과정에서 중요한 기초자료가 된다.

12) 임상연구자와 역학자

임상연구는 의학의 발전과 치료의 효과 및 향후 치료의 발전적 대안을 평가하는 중요한 분야이다. 임상연구자(researcher)은 건강데이터를 활용하여 환자 진료의 비용효과를 연구하고 치료결과를 검토하며 의료기술 사용에 대해 평가한다. 인구집단의 건강상태에 대한 연구를 하는 역학자(epidemiologist)들에게도 건강데이터를 통하여 질병을 조기에 발견하고 이에 대한 대책을 마련할 수 있도록 한다.

13) 직장 고용주

이 외에도 작업장에서의 작업효과를 저해하는 작업적 위해요인을 판별하고 직업과 관련된 건강상태와 상해를 평가 및 사정하기 위해 진료기록을 사용한다. 고용주(employer)는 직원의 장애의 범위를 판단하고 작업조건을 개선하고 직원 복지 프로그램을 운영하기 위해 데이터를 활용한다. 고용주와 종업원에 대한 의료복지 비용은 계속 증가하고 있다.

14) 언론

라디오, 텔레비전, 인쇄물, 웹 기반의 언론매체들은 공중보건에 영향을 주는 건강위험과 질병들, 의학연구에서의 새로운 발전을 공공에 알리기 위해 의료데이터를 이용하여 보도한다.

2. 의무기록의 기능

의무기록의 가장 중요한 기능은 환자 진료과정에서 발생한 정보를 기록하고 저장하는 것이다. 이 외에도 의무기록은 의사, 간호사 등의 의료제공자가 진단을 확정하고 치료를 선택하는 과정에 도움을 주는 기능을 한다. 종이기반의 의무기록형태는 이러한 임상적 의사결정에 있어서 한계가 있으며, EHR시스템의 적용이 확대됨에 따라 임상적 문제를 해결하거나 의사결정에 있어서 의무기록의 기능이 점점 증대되고 있다. 여기서는 의무기록의 기능 중 '저장기능' 을 중심으로 살펴보기로 한다.

2.1 환자진료기록 저장 기능

미국의학원(Institute of Medicine, IOM)의 보고서에 따르면 진료기록의 주요한 기능은 환자진료에 대한 사항을 저장하는 것이다. 이러한 저장기능과 관련 있는 속성은 질(quality), 접근성(accessibility), 보안성(security), 유연성(flexibility), 연결성(connectivity), 효율성(efficiency)이며 이들 속성이 충족되어야 환자진료 정보로써의 기능을 충분히 달성할 수 있다(Dick et al., 1997).

(1) 질

의사, 환자, 행정, 연구자를 포함한 모든 개인이나 기관차원의 의무기록 이용자는 의무기록에서 제공하는 정보의 질을 중요시 한다. 대부분 이러한 정보의 질(quality)은 원천 정보를 수집하는 절차나 기관의 시스템 설계에 의해 결정된다.

의료정보는 환자와 그 가족 등 다양한 정보원으로부터 수집된다. 의료진은 환자를 접하기 전에 의무기록에서 정보를 검색하고, 환자를 대면하여 환자에 대한 직접 관찰 소견을 기록하고 임상적 문제를 평가하고 진단과 치료서비스를 제공하며, 치료의 결과를 평가하는 과정에서 정보를 생성시킨다. 각종 진단 혹은 모니터링 장비를 통해 수집된 데이터도 의무기록으로 포함된다. 이러한 모든 정보들은 종이양식이나 컴퓨터에 기록되어 진다.

의무기록의 1차, 2차 이용목적을 달성하기 위해서는 높은 수준의 데이터의 질이 보장되어야 한다. 불완전하거나 누락된 데이터는 환자 진료에 위험을 줄 수도 있으며, 부정확한 정보는 정책 결정에도 영향을 줄 수 있고, 나아가 부정확한 연구결과를 초래할 수 있다. 따라서 의료정보관리 전문가들의 가장 중요한 역할 중의 하나가 질 높은 의무기록을 유지하도록 하는 것이다.

1998년 AHIMA 보고서에서는 그림 2-1과 같이 4가지 영역에 기초한 '데이터 질관리 모형(data quality model, DQM)'을 제시하고 있다.

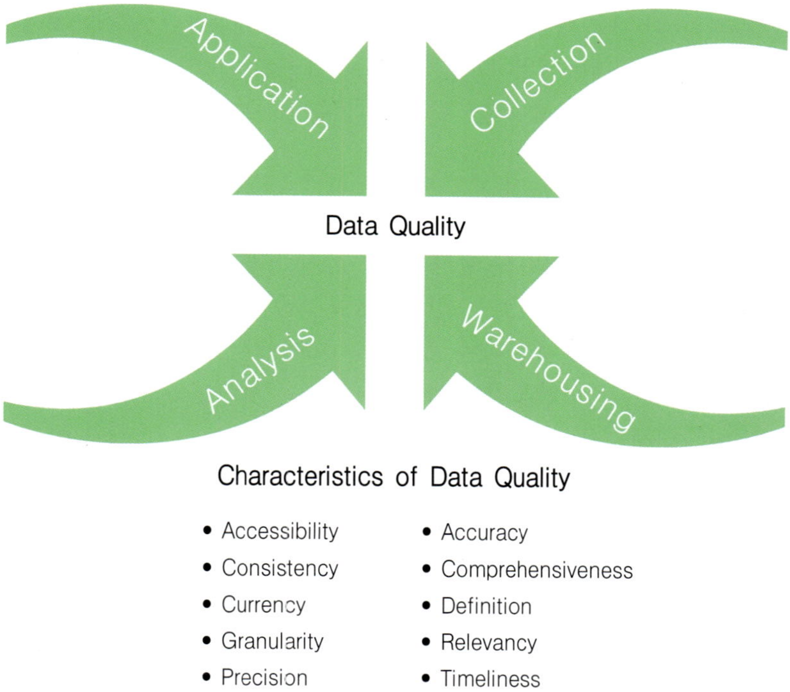

그림 2-1. 데이터 질관리 모형(Cassidy et al.1998)

데이터 질관리 모형에서 데이터 질에 대한 네 가지 영역은 다음과 같다.

- 데이터 활용(data application): 데이터 수집의 목적
- 데이터 수집(data collection): 데이터 수집의 절차
- 데이터 저장(data warehousing): 데이터 접근에 위한 시스템 및 절차

- 데이터 분석(data analysis): 응용프로그램을 이용하여 데이터를 정보로 전환하는 처리과정

위의 네 가지 영역에 있어서 데이터의 질은 다음과 같은 속성에 의해 관리된다.

- 정확성(accuracy): 의료진의 인터뷰 기술, 장비의 성능 등과 연관
- 접근성(accessibility): 필요시 이전 의무기록에 대한 접근성
- 포괄성(comprehensiveness): 의무기록 포함내용
- 일관성(consistency): 입원 시부터 퇴원 시까지의 진단의 일관성
- 통용성(currency): 가장 최근의 사건이나 관찰을 기록
- 명확성(definition): 데이터가 가지는 명확한 의미
- 입도(granularity): 데이터 수집의 최소단위 (예: 숫자형 검사수치의 소수자리)
- 정밀도(precision): 데이터의 값이 가지는 범위 (예: 성별 - 남자, 여자, 불명)
- 적합성(relevancy): 데이터의 분량. 길이, 의미
- 적시성(timeliness): 데이터 수집 및 처리 기능

(2) 보안성

의무기록은 의료행정가, 제3의 지불자, 정부기관, 인증기관 등의 다양한 사용자들이 다양한 목적으로 이용한다. 합법적인 정보요구에 의한 정보공개 및 제공과 환자의 개인정보보호 및 프라이버시 존중이라는 정보보안 사이에서 균형적 접근이 필요하다.

개인정보보호(privacy), 비밀유지(confidentiality), 보안(security)은 연관된 개념이지만 분명히 다른 의미이다. 개인정보보호(privacy)는 그들의 사적인 건강정보에 대한 접근을 통제하는 개인의 권리이다. 비밀유지(confidentiality)는 개인정보를 의도된 목적을 위해서 사용할 때 의료제공자와 공유하는 것과 관련 있다. 보안(security)은 의무기록의 비밀유지와 개인정보를 보호하는 것이다. 다시 말하면 보안성은 권한 있는 사용자만 의무기록에 접근하도록 허용하는 것이다. 광범위한 의미로는 손상, 분실, 불법변조로부터 의료정보를 보호하는 것도 보안에 포함된다.

(3) 유연성

의무기록의 다양한 이용자의 이용목적을 충족시키기 위해서는 유연성(flexibility) 있는 데이터를 제공해야 한다. 종이기반의 의무기록시스템에서는 이러한 것들이 완전히 충족하기가 어려웠지만 EHR시스템은 사용자가 원하는 방식대로 정보를 조회할 수 있도록 지원한다. 예를 들어 데이터를 특정한 문제, 날짜, 값 등으로 사용자가 원하는 기준으로 조회할 수 있다.

(4) 연결성

연결성(connectivity)은 정보시스템 간 의사소통의 통로가 제공되고, 의무기록 데이터의 교환 가능여부와 관련이 있다. 이때 통신기술은 개별 의료기관 내에서 의료정보를 포함하고 있는 여러 정보시스템 간의 연결을 위해서 사용된다. 전자적 형태에 저장되지 않는 의무기록정보는 종이형태로만 이용 가능하겠지만, EHR이 적용된 시스템에서는 기술적으로 모든 의료정보를 활용할 수 있다.

(5) 효율성

효율성(efficiency)은 의무기록 저장방식이 컴퓨터기반 시스템으로 발전함으로써 필연적으로 따라오게 되는 요소이다. 종이기반의 의무기록은 진료절차에 따라 의료제공자 또는 시설 간 기록을 이동시켜야 하므로 비효율적으로 이용할 수밖에 없었다. 의료기관 내부에서 기록을 이용한다 할지라도 종이기록은 동시에 두 명의 사용자가 이용할 수 없으며 기록이 잘못 배열되는 경우 많은 이용자들에게 불편을 초래한다.

또 다른 요인에서의 효율성은 데이터의 구조에 있다. 최근 많은 의무기록이 종이기록을 스캔된 형태로 컴퓨터에 저장하고 있다. 하지만 대부분의 데이터가 구조화되어 있지 않아 의미있는 비교자료로 활용될 수 없다. Full-EHR시스템은 표준양식으로 용어사전이나 코드셋(code set)에서 정의된 구조화된 데이터(structured data) 형태로 데이터를 수집하므로 컴퓨터 소프트웨어를 통해 더욱 효율적으로 분석하고 이용할 수 있다.

2.2 의무기록 저장 매체

의사, 간호사 등 의료제공자들은 의사결정과정(진단과 치료방법의 선택)에서 다양한 형태의 환자의무기록을 이용한다. 종이, 전자, 그리고 종이기록에서 전자적 형태로 이동하는 중간단계인 하이브리드(hybrid) 기록으로 구분되는데, 현재의 대부분의 의료기관은 하이브리드 환경이라고 할 수 있다. 의무기록 저장매체에 따른 의무기록의 기능과 전자의무기록 등에 관해서서는 제3장에서 보다 상세히 다루기로 한다.

3. 의무기록의 내용

환자기록은 개별 환자의 치료를 결정하기 위해서나 연구나 기타 목적으로 수집된 자료이기 때문에 진료의사결정 과정에서 중요한 역할을 한다. 종이 혹은 전자형태의 기록은 환자 진료에서 '누가', '무엇을', '언제', '어디서', '왜', '어떻게'와 관련된 주요 질문에 대한 답을 제공하는 본질적인 데이터와 정보를 포함하고 있다.

의무기록의 내용은 크게 행정/인구통계학적 자료(administrative/demographic data)와 임상자료(clinical data)로 구성되어 있다. 행정/인구통계학적 자료에는 환자성명, 주소, 연락처, 주민등록번호 등의 인적정보와 배우자, 연고자 등의 등록자료(registration data), 보험정보, 각종 환자의 권리에 대해 설명한 후 보관한 환자서명이 포함된 확인서, 각종 서비스에 대한 동의/신청서(service agreement) 등이 포함된다.

모든 의무기록에는 환자를 구별할 수 있는 환자식별(patient identification) 정보가 포함되어 있으며, 기록은 정확하고 알아보기 쉽게 작성되어야 하며, 작성자의 서명이 반드시 포함되어야 한다.

본 장에서는 의무기록의 내용을 서식중심으로 살펴볼 것이다. 의무기록 서식의 개발은 국가적인 표준이나 규칙 및 규정에 따라야 한다. 우리나라에서 의무기록의 내용을 규정하는 것으로는 의료법과 의료기관평가 인증제도 등이 있다.

3.1 의무기록 내용에 대한 규정

현행 의료법 시행규칙 제14조에는 진료기록부에 기재할 내용에 대해 다음과 같이 명시하고 있다.

의료법 시행규칙 제14조(진료기록부 등의 기재 사항) 법 제22조에 따른 진료기록부 · 조산기록부와 간호기록부(이하 "진료기록부등"이라 한다)에는 다음 각 호의 구분에 따라 해당 사항을 한글과 한자로 적어야 한다. 다만, 질환명, 검사명, 약제명 등 의학용어는 외국어로 적을 수 있다.

1. 진료기록부
   - 가. 진료를 받은 자의 주소 · 성명 · 주민등록번호 · 병력(病歷) 및 가족력(家族歷)
   - 나. 주된 증상, 진단 결과, 진료경과 및 예견
   - 다. 치료 내용(주사 · 투약 · 처치 등)
   - 라. 진료 일시분(日時分)
2. 조산기록부
   - 가. 조산을 받은 자의 주소 · 성명 · 주민등록번호

나. 생 · 사산별(生 · 死産別) 분만 횟수
다. 임신 후의 경과와 그에 대한 소견 및 보건지도 요령
라. 임신 중 의사에 의한 건강진단의 유무(결핵 • 성병에 관한 검사를 포함한다)
마. 분만 장소 및 분만 연월일시분(年月日時分)
바. 분만의 경과 및 그 처치
사. 산아(産兒) 수와 그 성별 및 생 · 사의 구별
아. 산아와 태아부속물에 대한 소견
자. 임부(姙婦) · 해산부(解産婦) · 산욕부(産褥婦) 또는 신생아에 대한 지도 요령
차. 산후의 의사의 건강진단의 필요성 유무

3. 간호기록부
가. 체온 · 맥박 · 호흡 · 혈압에 관한 사항
나. 투약에 관한 사항
다. 섭취 및 배설물에 관한 사항
라. 처치와 간호에 관한 사항

현실적으로는 의료법으로 명시한 사항 외에도 국내외의 각종 인증이나 의료기관평가, 응급의료기관평가, 기능수행평가 등에서 명시한 내용을 충족시키기 위해 의료기관 내부에서는 보다 많은 서식과 항목에 대해 필수 기재사항을 규정에 명시하여 관리하고 있음을 밝혀 둔다.

업무 환경이나 기술의 발전, 법률, 규정, 지침 등의 변화로 과거에는 사용되었으나 현재 사용하지 않거나 사용빈도가 미미한 서식도 있다. 예를 들면, 입원 순서대로 입원일, 퇴원일, 진단명, 수술명 등의 요약내용을 기재한 진단요약 색인기록지(diagnostic summary index)는 현재는 거의 사용되지 않는다. 기록의 효율성이나 이중 작성의 중복 업무를 배제하기 위해 두 가지 이상의 양식을 통합하거나 하나를 폐지하는 경우도 있다. 예를 들면, 입 · 퇴원기록(admission and discharge record)와 퇴원요약지(discharge summary)를 통합하여 입퇴원요약기록(admission and discharge summary record)을 사용하기도 한다. 또한, 입원 후 24시간 이내에 환자의 병력을 기록하기 위해 인턴이 작성하던 병력기록 및 신체검진기록(history and physical examination note) 혹은 인턴기록은 입원초진기록(admission note)의 내용에 중복으로 작성되기 때문에 현재에는 사용하지 않는 병원도 많다. 사실 우리나라에서는 국가적으로 의무기록서식이나 최소 항목에 대한 규정이나 표준화가 노력은 있어왔으나 아직까지 확립이 되지 않은 영향이기도 하다.

모든 기록에는 환자식별정보를 포함하여 의료법에서 명시한 작성날짜와 기록자의 서명이 반드시 포함되어야 한다. 현행 의료법 제22조와 제23조에 의하면 진료기록은 반드시 기록 후 서명이 필요하며, 전자의무기록으로 보관 시에는 전자서명이 기재된 전자문서로 작성할 수 있다는 내용을 다음과 같이 명시하고 있다.

의료법 제22조(진료기록부 등) ①의료인은 각각 진료기록부, 조산기록부, 간호기록부, 그 밖의 진료에 관한 기록(이하 "진료기록부등"이라 한다)을 갖추어 두고 환자의 주된 증상, 진단 및 치료 내용 등 보건복지부령으로 정하는 의료행위에 관한 사항과 의견을 상세히 기록하고 서명하여야 한다.

②의료인이나 의료기관 개설자는 진료기록부등[제23조제1항에 따른 전자의무기록(電子醫務記錄)을 포함한다. 이하 제40조제2항에서 같다]을 보건복지부령으로 정하는 바에 따라 보존하여야 한다. <개정 2008.2.29, 2010.1.18, 2013.3.5>

제23조(전자의무기록) ①의료인이나 의료기관 개설자는 제22조의 규정에도 불구하고 진료기록부등을 「전자서명법」에 따른 전자서명이 기재된 전자문서(이하 "전자의무기록"이라 한다)로 작성·보관할 수 있다.

②의료인이나 의료기관 개설자는 보건복지부령으로 정하는 바에 따라 전자의무기록을 안전하게 관리·보존하는 데에 필요한 시설과 장비를 갖추어야 한다. <개정 2008.2.29, 2010.1.18>

③누구든지 정당한 사유 없이 전자의무기록에 저장된 개인정보를 탐지하거나 누출·변조 또는 훼손하여서는 아니 된다.

3.2 의무기록 작성에 대한 책임

의무기록은 환자에게 직접 진료를 행한 사람(의사, 조산사, 간호사)이 기록한다. 의무기록 작성에 대해서는 앞서 살펴본 의료법 제22조와 제23조에 명시되어 있다. 완전하고 정확한 의무기록을 작성하는 최종책임은 환자를 진료한 주치의에게 있으며, 의무기록과 관련된 책임은 다음과 같다.

- 주치의: 정확하고 완전한 의무기록을 작성하는 최종 책임을 진다.
- 의무기록/의료정보 부서장: 의무기록 정보의 발생, 작성, 수집과 전달, 분석 및 처리, 이용과정에서 양질의 의무기록이 작성되고 안전하게 유지되도록 관여한다.
- 의무기록사: 의무기록의 분석 및 정보의 적합성을 검토하고, 환자정보가 효율적으로 검색되고 활용될 수 있도록 관리한다.
- 의무기록위원회: 의무기록 서식의 제정 및 개정 심의, 의무기록 관리 규정 제정, 개정 또는 폐지에 관한 심의, 의무기록의 항목, 보존 및 관리와 연구개발에 관한

사항을 심의한다.

- 병원장: 의무기록이 안전하게 유지되도록 관리하는 책임을 의무기록 부서장에 게 위임한다. 원활하게 의무기록부서가 운영될 수 있도록 인력, 시설, 장비 및 공간을 지원한다.
- 이사회: 의무기록에 대하여 직접적인 책임은 없으나, 병원 운영과 관리에 대한 법적, 도의적 최종 책임을 진다.

3.3 환자 식별정보

모든 종이양식과 컴퓨터 기반의 진료기록 화면을 포함한 의무기록 양식에는 환자를 식별할 수 있는 정보가 반드시 포함되어야 한다. 그리고 이러한 환자 식별정보(patient identification)는 일반적으로 해당 환자의 의무기록에 접근할 수 있는 유일한 번호로 저장된다. 따라서 환자 등록번호 또는 병원 등록번호로 불리며 의무기록에서 환자데이터를 수집하거나 데이터베이스에 접근하기 위한 쿼리(query)에 이용된다. 환자성명과 등록번호는 환자마스터(master patient index, MPI)라고 하는 데이터베이스에 보관되어야 한다.

3.4 의무기록 서식별 내용

일반적으로 의무기록은 임상자료와 행정자료의 두 가지 내용을 포함하고 있다. 임상자료(clinical data)는 환자의 의학적 상태, 진단, 치료 및 처치에 대한 기록이고 행정자료(administrative data)는 진료 제공과 환자 개인정보를 다루는 것과 관련한 여러 동의와 인증 뿐 아니라 인구학적, 재정적 정보를 포함하고 있다.

표 2-3. 미국의 의무기록 주요 서식

Administrative Forms	Clinical Forms
• Registration record • Consent to treatment • Acknowledgement of HIPAA privacy notice • Consent to release information • Acknowledgement of patient' s rights • Advance directives • Consent to special procedures • Patient' s legal status • Property/valuables list • Service agreement • Transfer/referral form • Birth certificate • Death certificate	• Registration record • Emergency record • Problem list • Medical history/review of systems • Psychiatric/psychological history • Physical examination • Encounter record • Interdisciplinary patient care plan • Physician' s orders • Progress notes • Consultation report • Discharge/interval summary
Operative Forms	**Nursing Forms**
• Anesthesia report • Recovery room report • Operative report • Pathology report	• Nursing notes • Graphic sheet • Medication sheet • Special care units
Obstetrical Data	**Neonatal Data**
• Antepartum record • Labor and delivery record • Postpartum record	• Birth history • Neonatal identification • Neonatal physical examination • Neonatal progress notes

표 2-4. 우리나라의 의무기록 주요 서식(대분류)

한글	영문
입퇴원기록지	Face sheet, Admission and Discharge record
퇴원요약지	Discharge summary
병력기록지	History notes
신체검진기록지	Physical examination
응급실 기록지	Emergency record
경과기록지	Progress notes
협의진료기록지	Consultation record
수술기록지	Operation record
의사지시기록지	Doctor' s order, Physician' s order
검사결과지	Laboratory report
간호기록지	Nursing record

(1) 임상 서식

1) 입퇴원요약기록(Admission and Discharge Summary Record)

입퇴원요약기록은 입퇴원기록(admission and discharge record)과 퇴원요약지(discharge summary)를 통합한 형태의 기록으로 최근 전자의무기록과 함께 새로이 개발된 형태이다. 의무기록의 배열순서에서 가장 먼저 나오는 기록이며, 입퇴원기록(admission and discharge record)은 종이의무기록에서는 가장 앞에 철해지기 때문에 'face sheet' 또는 'summary sheet' 이라고도 한다. 퇴원요약지(discharge summary)는 입원기간 동안 환자 질병의 경과, 검사, 치료 및 결과에 대한 내용을 한 눈에 파악할 수 있게 요약해 놓은 기록이라고 해서 'clinical resume' 라고도 한다.

입퇴원요약기록은 환자의 재원 중 주요 사항을 요약한 기록으로, 퇴원 후 외래에서 환자를 진료할 경우나, 환자를 타 병원으로 전원 시킬 경우에 환자의 상태를 짧은 시간에 효과적으로 파악하기 위해 중요하게 사용된다. 따라서 약어나 모호한 용어의 사용을 지양하고 '표준용어' 를 사용해야 하며 기록내용은 다음과 같다.

- 환자의 인적사항: 등록번호, 이름, 성별, 나이 등을 기록한다.
- 최종 진단명: 입원의 원인이 된 주 진단명(principal diagnosis)과 기타 진단, 합병증 등 모두 기록한다. 정식 의학용어를 사용하고 약어가 아닌 완전한 용어로 기재하여야 한다. 입원 기간 중 발생한 합병증(complication)과 구분하기 위해 입

원 시 진단(present on admission, POA)을 별도로 구분하기도 한다.

- 수술 및 처치명: 입원기간중 시행한 주 수술명, 기타 수술명, 주요 처치, 검사명 등을 기록한다.
- 주호소(Chief complaints, CC) 및 질병상태: 환자가 입원당시 불편하다고 호소한 문제, 증상과 관련된 내용을 간단히 기술한다.
- 현병력(Present illness, PI): 처음 증상이 발현되어 입원하기까지의 질병의 양상과 경과를 기록한다.
- 과거력(Past history, PH): 환자가 과거에 앓았거나 현재 가지고 있는 기왕력과 치료한 내용을 기록한다.
- 치료과정: 내과적, 외과적으로 시행한 치료내용과 효과의 내용을 기록한다.
- 주요 투약내역: 입원중 시행한 주요 투약내용을 기록한다.
- 검사결과: 진단검사, 영상의학, 특수검사 등 주요 검사결과를 기록한다.
- 퇴원처방: 퇴원약 처방을 비롯한 퇴원 시 지시사항을 기록한다.
- 추후 진료계획: 퇴원 후 진료계획이 있는 경우 내용 및 일자를 기록한다.
- 치료결과와 퇴원형태: 퇴원시 환자의 상태를 완쾌, 경쾌, 호전안됨, 치료안함, 진단뿐, 가망없음(hopeless), 사망으로 기록하고, 퇴원형태를 퇴원지시후, 자의퇴원(discharge against advice, DAMA 또는 against medical advice, AMA), 탈원(escape), 전원 등으로 기록한다.
- 부검 시행여부: 사망환자의 경우 부검 시행여부를 기록한다.
- 선행사인: 사망환자의 경우 선행사인을 기록한다.
- 퇴원시 진료과, 주치의사 및 담당 전공의사의 서명
- 기타: 입원일자, 퇴원일자, 응급실내원일, 입원회차, 의무기록사 성명 등이 포함된다.

입퇴원요약기록은 환자 퇴원시점에 퇴원과 전공의가 작성하게 되는데 입원기간 중 작성하였거나 입력된 정보를 연동하여 입력의 편의성을 제공하는 부분이 많이 포함되어 있다. 예를 들면, 주호소, 과거력 등의 정보는 입원시 작성한 기록에서 연동하여 편집할 수 있도록 제공하고, 주요 투약내역과 퇴원처방의 경우는 처방 입력정보를 연동하며, 입원일자, 퇴원일자, 퇴원과 등의 원무정보와 입력자 정보 등은 기록(입력)할 필요 없이 자동으로 출력 시에 조회되도록 한다.

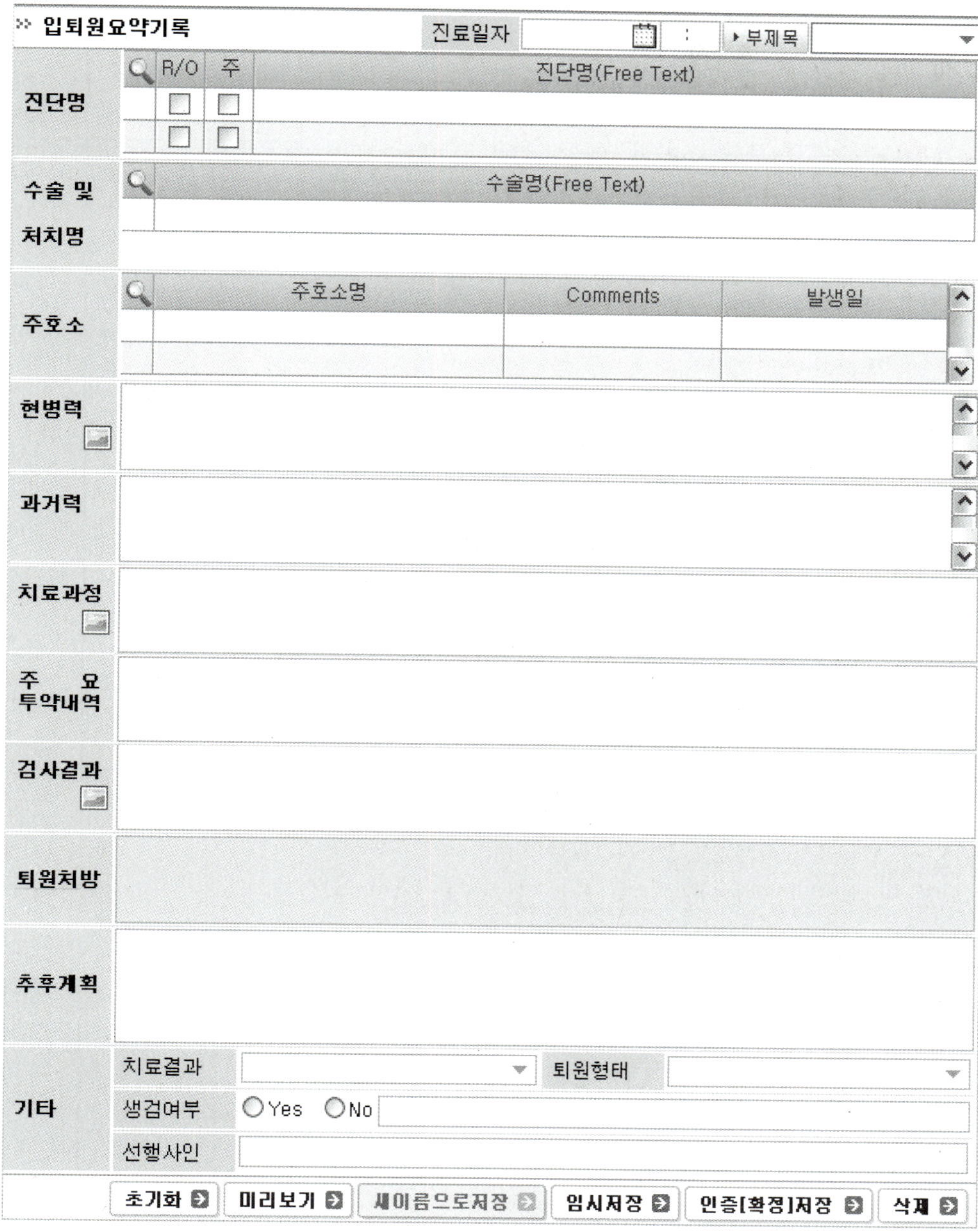

그림 2-2. 입퇴원요약기록 입력양식

19　　3-3	
이 ○ ○GS	
440　14-2******	4회차

입퇴원요약기록
(Admission and Discharge Summary)

진료기간 : [ER:2012/01/09]2012/01/10~2012/01/26 주치의 : 송 .　　병실 16-115　　[입원]

[입퇴원정보]
입원일/입원과 : 2012/01/10 / 외과 (응급실 내원일 : 2012/01/09 11:12)
퇴원일/퇴원과 : 2012/01/26 / 외과

[진단명]
◆ 주진단 : wound infection
◆ 부진단 : Breast cancer, unspecified, post op state

[수술 및 처치명]
1. iv antibiotics and wound manage

[주호소]
1. wound pain

[현병력]
Rt. breast co. (malignant phyllodes tumor)
2011.11.17. excision. Rt. 시행 후 malignant 소견 보여
2011.12.20. simple mastectomy c SLNB. Rt. 시행함.
내원 4-5 일 전부터 wound pain. redness
1 일 전부터 general weakness. decreased urine output. fever 있어 응급실 경유 입원함

[과거력]
DNHBP/Tbc/Hepatits(-/-/-/+)
hepatitis B carrier

2011.11.17. Simple mastectomy 시행받음.
2011.12.20. Total mastectomy c SLNB. Rt. 시행받음.

Smoking : N-S
Alcohol : N-S
FHx : N-S

[치료과정]
1. 입원기간 : 2012.01.10.-2012.01.26.
2. 진단명 : wound infection s/p simple meastectomy c SLNB. Lt. (2011.12.20.)
3. 처치명 : iv antibiotics and wound dressing. conservative care

[주요투약내역]
iv cefobactam
cefixime

[검사결과]

[2012.01.20. lab]

WBC Count	3.46	▼	10^g/L
••Seg.-neutrophils	30.9	▼	%
Urea Nitrogen	12.4		mg/dl
Creatinine	0.50	▼	mg/dl

[퇴원처방]
Empynase S tab. (Pronase B) 3T #3 × 5days
Ranibic tab. 75mg (Ranitidine) 2T #2 × 5days
Suprax cap. 100mg (Ccfiximc) 2C #2 × 5days
Almagel suspension 1g/15ml (Almagate) 3포 #3 × 5days

[추후계획]

◆ 작 성 자 : 이소연　　◆ Staff작성 및 확인 :
◆ 작성일시 : 2012/01/25 17:48　　◆ 의무기록사　　:

페이지 : 1/2　　출력 : 2012/01/29 17:07:33　　*출력자 정보(이름, 소속)*

그림 2-3. 입퇴원요약기록 출력양식

2) 입원(초진)기록(Admission Note, History and Physical Examination)

입원(초진)기록(admission note, history and physical examination)은 경과기록의 한 부분으로 환자가 입원한 당일의 경과기록이라고 할 수 있다. 환자의 '과거력(medical history and review of system)'과 의사의 '신체검진(physical examination)'으로 구성되며, 환자의 과거력은 주관적(subjective) 정보, 의사의 신체검진은 객관적(objective) 정보가 되며 흔히 "H&P"라고도 한다. 입원 후 24시간 이내에 작성하는 것을 원칙으로 하며, 만약 수술이 예정된 환자일 경우에는 수술 전에 반드시 작성하여야 한다. 이는 과거 작성하던 인턴기록 혹은 입원기록을 폐지하면서 이 기록으로 대체하였기 때문에 인턴기록의 작성기준을 준수하는 것이다.

과거병력, 사회력, 가족력을 포함한 병력의 경우 환자가 진술한 내용으로 작성하는 것이 좋으나 그렇지 못할 경우에는 환자의 가족이나 연고자로부터 정보를 얻어야 한다. 이 기록은 환자의 병력을 자세하게 기록하여 진단과 치료계획에 참고하여야 하기 때문에 다음과 같은 내용들이 포함되어야 한다.

- 주호소(Chief complaints, CC) 및 질병상태: 환자가 입원당시 불편하다고 호소한 문제, 증상과 관련된 내용을 환자가 진술한 그대로 기록한다.
- 현재 질병상태(Present illness, PI): 처음 증상이 발현되어 현재까지의 질병의 양상과 경과를 자세히 기록한다.
- 과거병력(Past history, PH): 환자가 과거에 앓았거나 현재 가지고 있는 기왕력과 치료한 내용을 기록한다.
- 사회력(Social history, SH): 개인력(personal history)이라고도 하며, 직업, 결혼상태, 교육수준, 경제수준, 가정환경, 성장과정, 생활습관(흡연, 음주, 기호식품 등)에 대해 기록한다.
- 가족력(Family history, FH): 환자의 부모, 형제의 병력 및 직계가족의 주요 질환 및 사인 등 환자 증상이나 추측되는 질병과 관계되는 사항을 기록한다.
- 계통문진(Review of system, ROS): 현재 혹은 과거의 증상에 대해 환자의 관점에서 주관적(subject)으로 진술한 것으로 상기 항목에서 알아내지 못한 것을 조사하기 위해 문진을 전반적으로 실시한다. 진료과와 질환에 따라 조사항목의 구성은 달라질 수 있으며, 조사항목에는 다음과 같은 내용이 포함된다.
  - 전반적 상태(General): 평상시 체중, 체중변화, 발열, 허약한 상태, 피로감
  - 피부(Skin): 발진, 궤양, 소양, 건조, 피부색 변화, 모발 및 손발톱 상태 등
  - 두부(Head): 두통, 두부외상, 현기증, 실신, 정신적 외상 등
  - 눈(Eyes): 안경 또는 콘택트렌즈, 안검진, 시력변화, 녹내장, 백내장, 통증 등

- 귀(Ears): 청력, 분비물, 이명, 현기증, 통증, 감염, 보청기 사용 등
- 코(Nose): 감기, 코피, 코막힘, 후비루, 부비동염, 고초열 등
- 구강 및 인후(Mouth and throat): 치아 및 잇몸상태, 잇몸출혈, 치과검진, 인후통, 연하곤란, 의치 등
- 목(Neck): 갑상선 종대, 혹, 통증, 뻣뻣함
- 유방(Breast): 덩어리, 통증 및 불편감, 자가검진 등
- 호흡기계(Respiratory system): 흉통, 천명, 기침, 호흡곤란, 가래, 객혈, 천식, 기관지염, 폐기종, 폐렴, 결핵, 흉막염, 과거 흉부촬영
- 심혈관계(Cardiovascular system): 심장문제, 고혈압, 흉통, 심계항진(두근거림), 류마티스열, 심장잡음, 호흡곤란, 기좌호흡, 발작성 야간 호흡곤란 등
- 소화기계(Gastrointestinal system): 식욕, 갈증, 소화불량, 식품 과민증, 메스꺼움, 구토, 토혈, 배변습관 변화, 설사, 변비, 치질, 황달 등
- 비뇨기계(Urinary system): 빈뇨, 배뇨시 통증, 야간뇨, 혈뇨, 요실금, 결석 등
- 생식기계(Genitoreproductive system): 성병, HIV감염, 남성(생식기 분비물, 통증, 덩어리, 허니아, 발기부전 등), 여성(초경연령, 생리상태, 임신, 폐경 등)
- 말초혈관 및 사지(Peripheral vascular and extremities): 간헐적 파행증, 하지경련, 정맥류, 혈전정맥염 등
- 근골격계(Musculoskeletal system): 관절통 및 강직, 관절염, 통풍, 요통, 근육통, 경련, 부종, 운동시 제한, 과거 골절 및 외상 등
- 신경계(Neurological system): 실신, 의식상실, 발작, 마비, 저림, 진전 등
- 혈액학(Hematologic system): 빈혈, 잦은 멍 또는 출혈 경향, 수혈 등
- 내분비계(Endocrine system): 갑상선질환, 추위/더위타기, 다한증, 갈증 등
- 정신장애(Psychiatric disorders): 신경과민, 긴장, 우울증, 기억, 불면증, 두통, 악몽, 인격장애, 불안장애, 기분장애, 자살성 사고, 강박장애 등

• 신체검진(Physical examination, PE) : 신체 각 부분을 자세히 조사하여 기록하며, 조사방법으로는 시진(inspection), 촉진(palpation), 타진(percussion), 청진(auscultation)의 네 가지 방식이 이용된다. 진단을 내리기 위해 기초검사로 의사가 신체전반을 검진하는 객관적(objective) 정보수집 과정이다. 조사항목에는 다음과 같은 내용이 포함된다.
  - 전반적 상태(General condition): 건강상태, 자세, 체중, 키, 피부색, 개인위생상태, 대응태도, 표정, 인지도, 화법, 지남력, 정서 등
  - 활력징후(Vital signs): 체온, 맥박, 호흡, 혈압, 통증
  - 피부(Skin): 색깔, 혈관상태, 부위, 부종, 보습상태, 온도, 피부결, 두께, 손발톱

- 두부(Head): 모발, 두피, 두개골, 얼굴
- 눈(Eyes): 시력 및 시야, 눈썹, 안검, 눈물, 결막, 공막, 각막, 홍체, 대광반사 및 동공조절, 외안구운동, 검안경 검사
- 귀(Ears): 청력, 외이, 이도, 고막, 분비물
- 코 및 부비동(Nose and sinuses): 외비, 기도, 점막, 중격, 부비동 유연감, 분비물, 출혈, 후각
- 구강 및 인후(Mouth and throat): 입술, 구강점막, 잇몸, 치아, 혀, 구개(입천장), 편도, 인두, 구개수(목젖), 후비루
- 목(Neck): 강직, 갑상선, 기관, 혈관, 림프절, 타액선(침샘), 경정맥 확장
- 흉부 및 폐(Thorax and lung): 앞뒤 모양, 대칭, 퇴축, 타진, 호흡음(부잡음, 진탕음, 마찰음, 음성, 귓속말)
- 유방 및 겨드랑이(Breasts, axillae): 좌우대칭, 유연감, 딤플링(울퉁불퉁한 모양), 덩어리, 흉터, 유두 분비물, 액와절
- 심혈관계(Cardiovascular system): 심첨박동의 위치와 양상, 트릴, 맥박, 리듬(박동), 소리, 잡음, 마찰음, 경정맥압, 경동맥압
- 복부(Abdomen): 윤곽, 연동운동, 흉터, 경직, 반동, 유연감, 경련, 덩어리, 팽만, 허니아, 장음 및 잡음, 장기 촉진
- 비뇨생식기계(Genitourinary system): 남성(흉터, 병소, 분비물, 고환, 음낭, 부고환, 정계정맥류, 음낭수종, 직장검사), 여성(외음부, 스킨선 및 바르톨린선, 질, 자궁경부, 자궁, 자궁부속기, 직장검사, 파파니콜로 도말검사)
- 근골격계(Musculoskeletal system): 척추 및 사지, 기형, 부종, 발적, 유연감, 운동범위, 근육긴장도, 근력
- 림프계(Lymphatics): 경부절, 액와절, 서혜부절의 촉진, 위치, 크기, 밀도, 움직임 및 유연감
- 혈관계(Blood vessels): 맥박, 색상, 온도, 혈관벽, 정맥
- 신경계(Neurological system): 뇌신경, 신경조정, 반사, 이두근, 삼두근, 슬개골, 아킬레스, 바빈스키, 롬버그, 보행, 감각(통각, 온각, 촉각, 위치감각, 진동감각)
- 정신상태(Mental status): 정서(기분), 사고과정 및 내용, 비정상적 인지, 이해(통찰), 판단, 기억 및 집중, 정보 및 단어, 계산능력, 추상적 사고, 치매 검사

• 추정진단(Impression): 환자 병력과 계통문진, 신체검진을 통해 알아낸 사실을 근거로 추정되는 진단을 기록한다. 이는 진단과 치료의 방향을 수립하기 위한 것이다. 임시진단(provisional diagnosis) 또는 감별진단(differential diagnosis)을 기록하기도 한다.

- 진료계획(Plan): 추정진단에 따라 진단, 치료, 환자교육, 추후관리 계획을 세운다. 특히 치료계획, 입원당시 수립한 환자의 퇴원계획, 환자 및 보호자 교육에 대한 사항은 각종 의료기관 인증평가를 위해 입원시점에 의사가 필수로 작성하고 시행해야하는 사항이다.

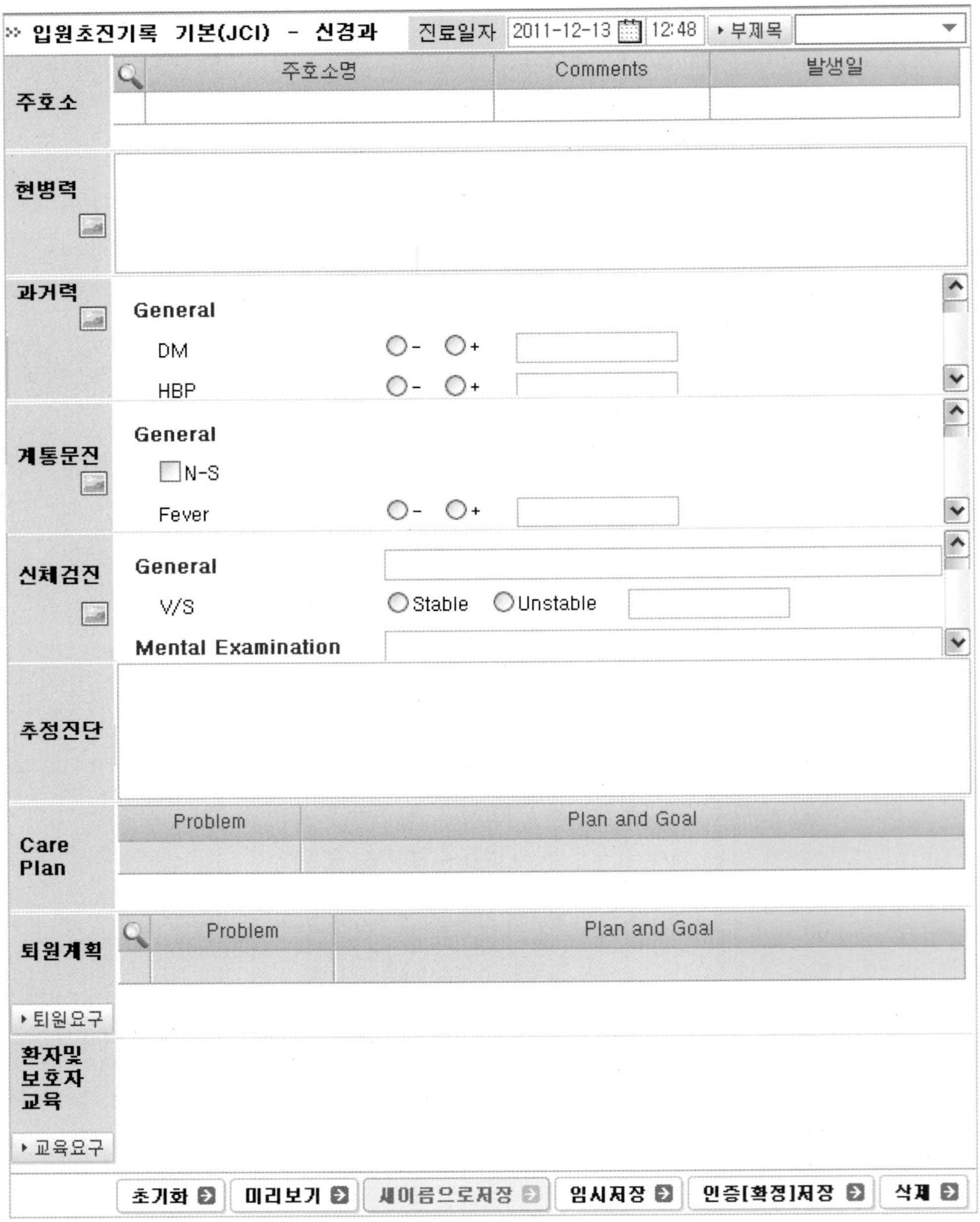

그림 2-4. 입원초진기록 입력양식

19	3-3	
이 ○ ○		GS
440 14-2******		

입원초진기록

진료기간 : 2011/12/27~2012/01/06 주치의 : 김__ . 병실 16-211 [입원]

입원일자 : 2011/12/27 [병동 입실시간] 2011/12/27 15:55
입 원 과 : 외과

[주호소]
1. for known A-colon ca
[현병력]

상기 환자 건강검진상 발견된 A-colon ca 수술위해 입원.

#Local a-colon EMR adenoca. 15mm
Snare polypectomy adenoca 20mm

#CT
Surgical clip in ascending colon.
Minimal infiltration around pericolic fat.
No regional LAP or distant metastasis.
T1 or T2 N0 M0 tumor, ascending colon. probably polypectomy atate.

[과거력]

DM/HTN/HBV/Tbc (-/-/-/-)
Op Hx(+)
녹내장(5년전)
치질(20년전)

Previous MHx(+) 건선

Social Hx : alcohol(-)/ smoking(-)

[계통문진]

General fever / chilling (-/-). dizziness (-)
generalized weakness (-). fatigue (-)
generalized edema (-). weight change (-)
headache (-). poor oral intake (-)

Respiratory cough / sputum / rhinorrhea (-/-/-)

Cardiovascular chest pain (-). palpitation (-). cyanosis (-)

G-I tract anorexia / nausea / vomiting (-/-/-)
diarrhea / constipation (-/-)
abdominal pain (-)
hematemesis (-) melena (-)
tenesmus / bowel habit change (-/-)

Genito-urinary dysuria / frequency / nocturia / hematuria (-/-/-/-_
incontinence (-)

[신체검진]

V/S Stable
M/S alert
G/A ill looking appearance
HEENT normocephaly
isocoria c PPLR(++/++)
nonanemic conjunctivae
anicteric clerae
Chest RHB s m
CHB s r & w
Abdomen soft and flat
normoactive bowel sound
tenderness (-) / rebound tenderness (-)
no organomegaly
no CVA knocking
G-F
no pitting edema

[추정진단]

#1.A-colon ca(cT1 or T2N0M0)

◈ 작 성 자 : ◈ Staff작성 및 확인 : 김__ .
◈ 작성일시 : 2011/12/28 09:50 ◈ 의무기록사 :

페이지 : 1/2 출력 : 2015/01/29 17:45:03 *출력지 정보(이름, 소속)*

그림 2-5. 입원초진기록 출력양식

3) 경과기록(Progress note)

경과기록은 입원중 환자의 경과에 따라 의사와 기타 치료에 참여한 의료진이 직접 기록하고 서명한다. 입원초진기록은 입원당일에 작성한 경과기록으로 간주되기 때문에 포괄적인 의미에서는 경과기록에 포함한다. 이 외에도 경과기록에는 다음과 같은 기록이 포함된다.

- 입원기록(Admission note): 환자 입원당시의 주호소, 현병력, 과거력, 계통문진, 신체검사, 추정진단, 치료계획 등의 내용을 기록한다.
- 경과기록(Progress note): 환자의 임상경과를 시간 순으로 기록하며, 환자의 상태에 따라 수시로 혹은 매일 기록하여야 한다. 매일 작성을 원칙으로 하며, 특정 치료나 검사, 수술, 처치 등의 이벤트가 발생할 경우에는 해당 내용을 반드시 기록하여야 한다. 또한 환자가 30일 이상 장기 재원하는 경우 환자를 재평가하여 경과기록을 작성하는데 여기에는 입원기록에서 작성한 계통문진과 신체검진의 내용을 재평가하여 기록하여야 한다.

일반적으로 경과기록은 SOAP형식으로 작성하며, 환자의 진술에 의한 주관적 소견(Subjective findings, S), 신체검진, 검사결과 등에 의한 객관적 소견 (Objective findings, O), 주관적 소견과 객관적 소견을 바탕으로 하여 환자 상태 에 대한 평가(Assessment, A), 계획(Plan, P)의 내용을 작성하는 것이다.

- 인계기록(Duty on/off note: 'End of service note' 라고도 하며, 이는 담당 근무를 마치는 의사가 다음 번 교대 근무자에게 환자를 인계하기 위하여 환자의 질병과 치료에 대해 간략히 요약한 기록이다. 인계한 의사와 받은 의사가 각각 작성한다. 이 기록을 작성한 이후는 인계받은 의사가 계속하여 경과기록을 작성한다.
- 전과기록(Transfer in/out note): 환자가 입원 중에 다른 진료과로 전과될 경우에 전과를 보내는 과와 받는 과에서 각각 전출기록(Transfer out note)과 전입기록(Transfer in note)을 작성한다. 전출기록에는 환자의 질병과 치료내용 및 전과하는 이유를 간단히 기록하고, 전입기록에는 환자와 의무기록을 검토한 후 파악한 내용과 향후 계획을 간단히 기록한다. 이 기록을 작성한 이후는 전과 후 진료과의 담당의사가 계속 경과기록을 작성하여야 한다.
- 최종 경과기록(Final progress note): 입원중 치료과정을 간단히 기록하고, 퇴원시 환자상태와 퇴원 후 계획에 대한 내용을 작성한다. 환자가 사망하여 퇴원하게 될 경우는 사망기록(Expired note)을 작성하며, 이 외에는 퇴원기록(Discharge

note)을 작성한다. 사망기록의 경우에는 사망일시, 선행사인, 중간 선행사인, 직접사인, 임종에 이르기까지의 경과 등의 내용을 여기에 기록한다.

이 외에도 경과기록은 환자의 치료에 참여한 의료인 누구나가 기록을 하게 되는데 영양사, 사회사업가, 물리치료사, 작업치료사 등이 작성하는 기록들이 여기에 포함될 것이다. 그러므로 경과기록을 작성하는 모든 의료인은 기록일자를 작성하고 반드시 서명하여야 한다. 전자의무기록의 경우에는 모두 전자서명이 포함되어야 한다.

의무기록사는 의사지시기록과 간호기록, 검사결과 등을 참고하여 입원중 주요 검사, 수술 및 시술, 처치가 행해진 경우 각종 평가기준과 병원 규정에 의해 필수기재 내용이 누락되어 있는지를 검토하여야 한다.

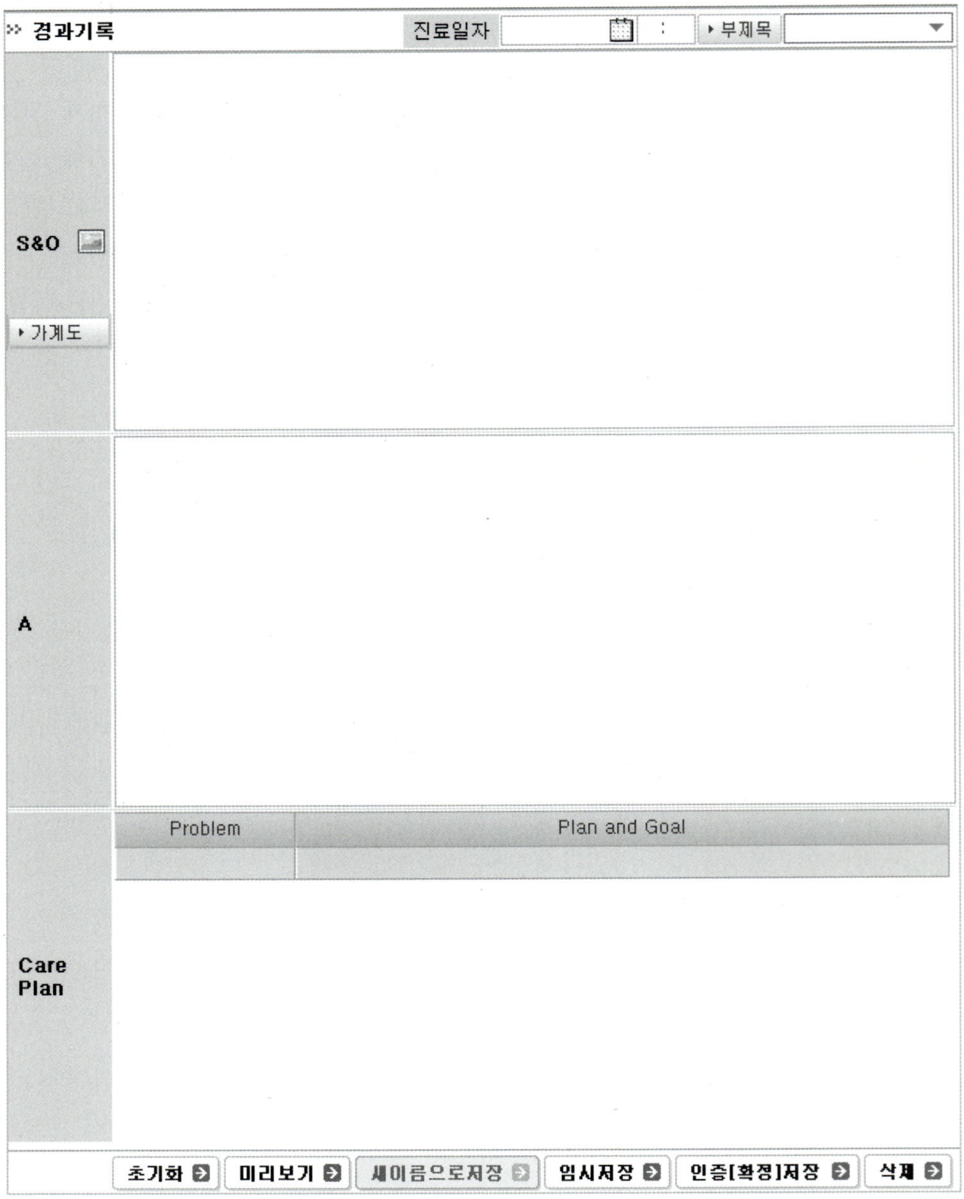

그림 2-6. 경과기록 입력양식

4) 의사지시기록(Doctor's orders, Physician's orders)

주치의사는 환자에게 시행하는 모든 검사, 처치, 투약, 식이 등의 모든 행위를 처방전달시스템(order communication system, OCS)에 입력하여 전공의, 간호사, 기타 의료진에게 전달하게 되는데, 이런 모든 처방은 의사지시기록의 형태로 기록되어야 한다. 전자의무기록 시스템에서는 OCS에 입력된 처방이 자동으로 의사지시기록으로 생성된다. 모든 지시에는 처방날짜와 입력자 성명과 서명이 반드시 포함되어 있어야 한다. 경우에 따라 의사가 구두로 지시한 경우 'verbal order' 라고 표시하여 입력하게 되는데 이러한 구두지시는 간호사 혹은 기타 의료진에 의해 기록(입력)되고 구두지시를 지시한 의사는 24시간 이내에 확인 후 서명하여야 한다. 진료과정에서 발생할 수 있는 오류를 방지하기 위해 이러한 구두지시는 최소한의 범위에서만 시행되어야 할 것이다.

의사지시기록(doctor's orders, physician's orders)에는 처방의 성격에 따라 입원지시(admission order), 정규지시(routine order), 퇴원지시(discharge order), 수술전 지시(pre-op order), 수술 지시(operative order), 수술후 지시(post-op order), 응급(추가)지시(emergency order), 필요시 처방(pro re nata, PRN) 등으로 나눌 수 있다.

의무기록의 정량분석시 의무기록사는 의사지시기록에 기록된 처방을 토대로 진료기록, 검사결과기록 등이 누락되었는지를 파악하기도 한다.

5) 협의진단기록(Consultation record)

환자가 진료중인 진료과 영역 이외의 문제가 발생하였거나 의심될 경우에 보다 정확한 진단과 치료를 위해 주치의사(primary or attending physician)는 다른 과의 전문의사에게 협의진단(consultation)을 의뢰하게 된다. 협의진단을 의뢰하는 주치의사는 환자의 진단명과 협의진단을 의뢰하는 이유와 필요로 하는 점을 명확히 명시하여 기록하고 서명한다. 의뢰를 받은 진료과의 의사는 환자의 기록과 환자 상태를 확인한 후 자신의 의견과 추측되는 진단명, 필요한 검사나 치료에 대한 의견을 기록하고 서명하여야 한다.

수술이 예정된 환자의 수술과 관련된 내용으로 의뢰받은 경우에는 반드시 수술 전에 회신을 하여야 하며, 모든 협의진단기록에는 반드시 회신내용이 작성되어야 한다.

6) 응급실 기록지(Emergency Room Record)

응급실에서 진료를 받은 환자 모두 작성하며, 법적 문제와 관련하여 사용하는 경우가 자주 있으므로 진료내용 이외에도 가능한 자세히, 정확히 기록해야 한다. 응급실 환자가 입원을 하면 응급실기록지는 입원기록과 함께 철하고 그렇지 않을 경우 외래기록과 함께 철한다. 응급실기록지에 포함되는 내용은 다음과 같다.

- 환자의 인적사항
- 내원방법(자가용 차, 영업용 택시, 경찰차, 119 구조대 등)
- 도착시간 및 환자를 데리고 온 사람
- 병력 또는 상해의 경위
- 도착 시 신체상태 및 검사소견
- 진단명 및 치료내용
- 진료결과, 응급실 퇴실 시각 및 환자의 상태(입원, 타병원, 귀가, 사망 등)
- 응급실 퇴실 시 환자의 상태
- 주의사항 및 앞으로의 치료지시
- 진료결과 및 의사서명

7) 외래진료기록지(Outpatient records)

환자가 외래진료를 받을 때마다 날짜, 주호소, 병력, 신체검사, 검사명, 검사결과, 치료명 그리고 진료의사의 서명이 기록되어야 한다.

의무기록의 내용을 서식별로 설명을 한다면, 입원기록과 외래기록이 의무기록 서식의 대표적인 형태이지만 진료과목별, 의료기관 종별(요양병원, 전문병원 등) 의무기록 서식과 표준 내용에 대한 정의가 필요하다.

(2) 수술 서식

1) 마취기록(Anesthesia record)

마취를 시행하는 모든 환자를 대상으로 마취 전 환자 평가를 시행한다. 연령과 체중, 활력징후, 술전 검사 소견, 과거 병력, 기존 질환의 치료 상태, 복용 중인 약물 등에 대해 파악하며, 평가는 마취 전일과 마취 직전에 재평가하여 두 번 시행한 내용을 기록한다. 응급수술이거나 계획에 없던 수술일 경우의 마취 전 환자 평가는 마취 전까지 시행하여야 한다. 마취 전 환자상태 평가에는 다음과 같은 내용이 포함된다.

- 수술 전 진단명
- 예정 수술명
- 키/몸무게
- 활력 징후
- 병력 및 신체검사(마취합병증, 알러지, 계통문진, 투약력 등)
- 주요 진단 검사 소견 및 특이 결과

- ASA(American Society of Anesthesiologist) 신체 등급 분류
- 기타 마취에 영향을 미칠 수 있는 사안

마취기록은 주로 환자의 수술 중에 마취과 의사가 작성하며, 마취제의 종류, 사용량, 마취방법, 마취시작시각, 마취종료시각, 수술시작시각, 수술종료시각, 활력징후, 환자 상태변화, 수술명, 수술의사명, 마취의사, 서명 등이 포함된다.

2) 회복실기록(Recovery room record)

수술 후 회복실 도착 당시의 상태, 회복실 내에서 환자의 상태, 처치내용, 회복실에서 퇴실할 때의 환자의 상태 등을 기록한다. 경우에 따라 회복실을 거치지 않고 중환자실로 옮겨지는 환자의 경우에 회복실기록은 작성하지 않는다.

3) 수술기록(Operation record)

수술을 받은 모든 환자의 의무기록에는 수술기록이 포함되어 있어야 한다. 수술기록은 수술에 참여한 의사가 수술 직후에 작성하여야 하며, 작성한 의사(주로 전공의)와 집도의사(주로 전문의)의 서명이 모두 포함되어 있어야 한다. 수술기록에는 다음과 같은 내용이 포함되어야 한다.

- 수술 전 진단명(pre-operation diagnosis): 수술 전 예상 진단명을 기록한다.
- 수술 후 진단명(post-operation diagnosis): 수술 후 확인한 진단명을 기록한다.
- 수술명(name of operation): 주수술과 함께 시행한 부수술명도 함께 기록한다.
- 수술소견(operative findings): 수술중 발견한 내부 장기에 대한 소견을 기록한다.
- 수술절차(operative procedures): 마취방법, 수술자세, 수술부위 절개부터 수술방법, 수술부위 봉합까지의 모든 절차를 기록한다.
- 수술종료 시 환자의 상태
- 수술일자
- 집도의사, 보조의사 이름
- 수술기록을 작성한 보조의사 서명, 집도의사 서명

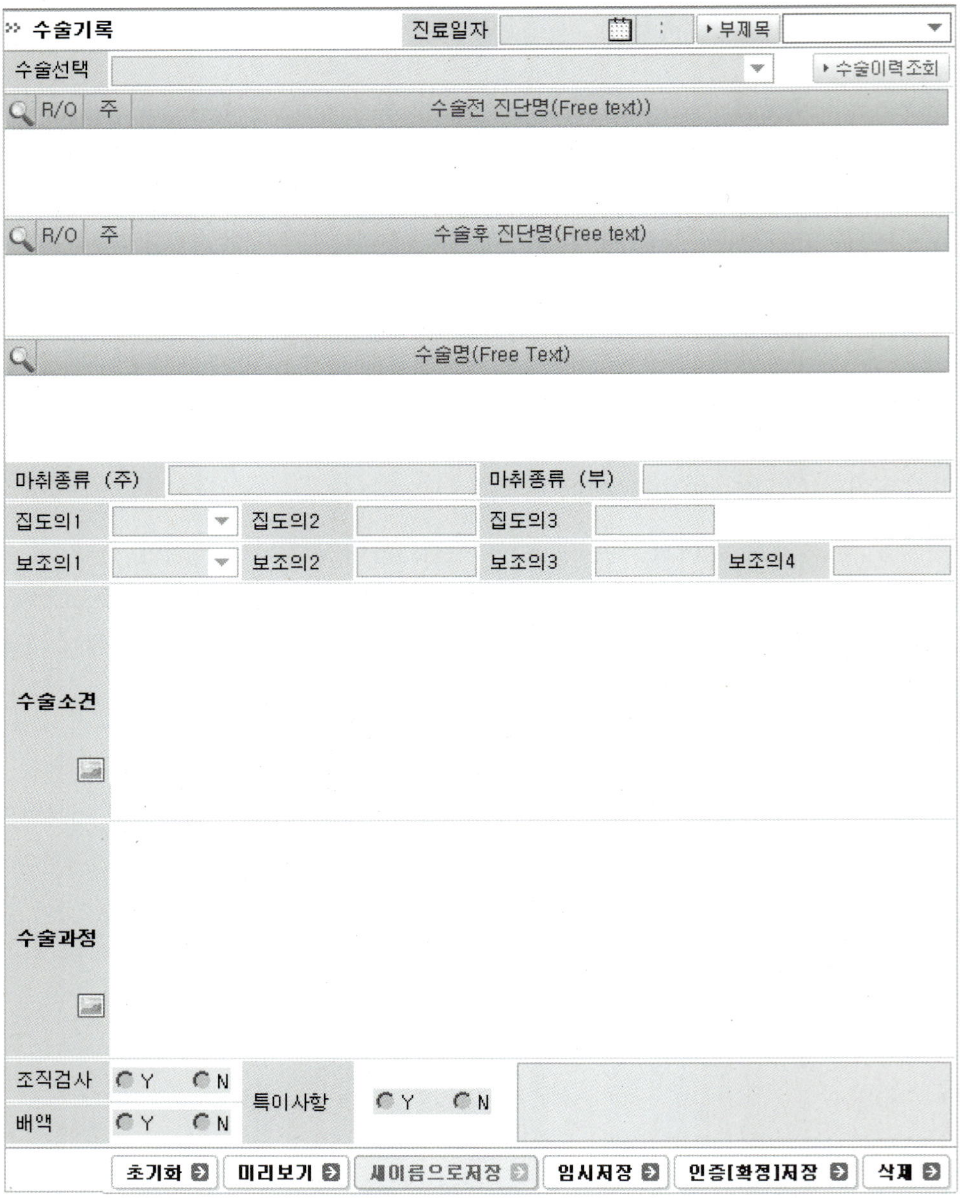

그림 2-7. 수술기록 입력양식

19　　3-3
이 ○ ○　　GS
440 14-2******

수술기록
(Operation Reord)

진료기간 : 2011/12/09~재원중　　주치의 :　　병실 11-203　　[입원]

수술일자 : 2011/12/16
수술과 : 외과
[진 단 명]
◆ 수술전 진단명
1. Hepatic fibrosis with hepatic sclerosis
◆ 수술후 진단명
1. Hepatic fibrosis with hepatic sclerosis
[수 술 명]
1. Living donor liver transplantation
[마 취 종 류]
◆ 주 : Circle with endotracheal tube
◆ 부 : General. A
[수 술 의 사]
◆ 집도의 : 김　　◆ 보조의 : 나
[수 술 소 견]
both subcostal incision c upper midline extension
adhesion : mild. ascite : 4200cc(serous)
liver : atrophy(++). regenerating vessel(++)

splenomegaly : mild. collateral vessel(++)

bleeding(++)

〈Donor〉　〈Recipinet〉
RHV 〈 - 〉 RHV
PV(ant. and post.) 〈 - 〉 recipient portal vein Y-graft 〈 - 〉 main portal vein
HA 〈 - 〉 LHA
BO(ant. and post.) 〈 - 〉 Lt. and Rt. HD (double end-to-end anastomosis)

PRBC : 41 unit + cell saver 1500cc
FFP : 45 unit
cryo : 10 unit
platelet : 10 unit

clarnping time : 12:30
re-perfusion : 14:54

JP 200cc(*2) inserted
No immediate Cx

[수 술 과 정]
both subcostal incision c upper midline extnsion
adhesion : mild. ascrtc : 4200cc(serous)
liver : atrophy(++). regenerating nodule(++)

splenomegaly : mild. collatereal vessel(++)

bleeding(++)

〈Donor〉　〈Recipinet〉
RHV 〈 - 〉 RHV
PV(ant. and post.) 〈 - 〉 recipient portal vein Y-graft 〈 - 〉 main portal vein
HA 〈 - 〉 LHA
BO(ant. and post.) 〈 - 〉 Lt. and Rt. HD (double end-to-end anastomosis)

PRBC : 41 unit + cell saver 1500cc
FFP : 45 unit
cryo : 10 unit
platelet : 10 unit

clamping time : 12:30
re-perfusion : 14:54

JP 200cc(*2) inserted
No immediate Cx

◆ 조 직 검 사 : Yes　　◆배 액 : Yes
◆ 특 이 사 항 : No

◈ 작 성 자 : 나__.　　◈ Surgeon : 김__ .
◈ 작성일시 : 2011/12/16 21:43　　:

페이지 : 1/2　　출력 : 2012/01/29 17:45:03　　*출력지 정보(이름, 소속)*

그림 2-8. 수술기록 출력양식

4) 병리진단보고서(Pathology reports), 부검보고서(Autopsy report)

수술 도중에 제거한 조직이나 검사의 목적으로 떼어낸 조직은 병리과의 전문의사가 검사하여 보고서를 작성하여야 한다. 병리과 전문의사는 조직을 육안적으로 검사한 후 현미경검사를 시행하고 병리진단보고서 혹은 부검을 시행한 경우에는 부검보고서를 작성한다. 병리진단보고서 혹은 조직검사보고서에는 다음과 같은 내용이 포함된다.

- 검체명(name of the specimen)
- 임상적 진단명(clinical diagnosis)
- 육안적 검사내용(macroscopic examination)
- 현미경적 검사내용(microscopic examination)
- 병리학적 진단명(pathological diagnosis)
- 작성일, 병리 slide 번호

부검보고서(Autopsy report)에는 다음과 같은 내용이 포함된다.

- 간단한 병력과 치료내용
- 육안적 검사내용(macroscopic examination)
- 현미경적 검사내용(microscopic examination)
- 해부학적 진단명(anatomical diagnosis)

부검을 시행한 경우 의무기록에는 환자 또는 그의 직계가족이 서명한 부검승낙서가 반드시 포함되어야 한다. 부검 시행 후 임시보고서는 3일 이내에, 최종보고서는 3개월 이내에 작성되어야 한다.

병리진단보고서에 작성된 진단명은 최종진단명과 일치하여야 한다. 의무기록사는 병리진단보고서에 작성된 진단과 최종진단이 상이할 경우 주치의에게 반드시 확인하여야 한다.

19	3-3	
이 ○ ○		GS
440	14-2******	

병리진단 보고서

진료기간 : 2011/12/27~2012/01/06 주치의 : 김 병실 16-21 [입원]

[병리과]

- 병리번호: S11-051027
- 등록번호: 11365082
- 상 병 명: Ascending colon canccer
- 처 방 명: 동결절편(1~2개)
- 대표검체: colon
- 세부검체: superior mesentery vein node
- 임상정보 및 요구사항: R/O Malignant neoplasm - A-colon ca

- 처 방 일: 2011-12-28 13:26:42 김 GS
- 채 취 일: 2011-12-29 09:49:20 박
- 접 수 일: 2011-12-29 09:51:54 김
- 육안검사: 2011-12-29 09:54:31 이
- 진 단 일: 2012-01-03 19:16:21 이

[GROSS DESCRIP TION]

The submitted specimens consist oof three ovoid brown rubbery lymph nodes, up to 0.8 × 0.4 cm. (Black 1 개)

[FROZEN SECTION DIAGNOSIS]

검체명	검체번호	진단명	판독의	판독의
superior mesentery	001	Negative	이	-

[FROZEN SECTION PERMANENT DIAGNOSIS]

Lymph nodes, around superior mesenteric vein, excision

Reactive hyperplasia (0/3).

[CF]

MH 010000, TO11 000002, 011 051070, MH 010070

페이지 : 1/1 출력 : 2012/01/29 20:02:26 *출력지 정보(이름, 소속)*

그림 2-9. 병리진단 보고서

5) 수혈기록(Transfusion record)

수혈을 받은 환자의 경우 수혈기록을 반드시 작성하여야 한다. 수혈기록에는 다음과 같은 내용이 포함된다.

- 환자와 공여받는 혈액의 혈액형과 Rh형
- 교합성 검사 시행자 성명과 서명
- 공여자 및 혈액번호 확인 체크 및 확인자 서명
- 수혈시작시각, 수혈종료시각
- 수혈량
- 부작용 유무
- 수혈 의사 서명

(3) 산과 서식

1) 산전기록지(Prenatal records, Antepartum record)

임신초기에 산과 외래를 방문할 때 시작되어 분만 전까지 정기적으로 방문하여 산전관리를 받을 때마다 기록하고, 분만 후에는 입원차트에 포함한다. 산전기록지에는 다음과 같은 내용이 포함된다.

- 가족력(family history)
- 월경력(menstrual history): 초경, 간격, 기간, 양, 최종월경일(last menstrual period, LMP), 분만예정일(estimated date of confinement, EDC)
- 병력(obstetrical history)
  - 현재임신(present pregnancy): 구토증, 소화불량, 변비, 두통, 출혈, 질 분비물, 부종, 복통, 비뇨기계 문제, 풍진, 방사선 노출경력, 약 복용 여부
  - 이전 임신력(previous pregnancies): GPLDA로 표시한다. G(임신횟수, Gravida), P(출산횟수, Para), L(생존아수, Live), D(사망수, Dead), A(유산횟수, Abortion)를 나타낸다.
- 신체조사(physical examination)
- 골반검사(pelvic examination)
- 임상병리검사(laboratory test)
- 연속적 산전관리기록: 두통, 현기증, 부종, 구토증, 출혈, 혈압, 체중, 복부의 높이, 태아의 심음, 소변검사, 적혈구검사, 영양상태, 약 복용

2) 진통 및 분만 기록지(Labor and Delivery record)

① 진통의 단계

- 제1기: 진통 시작부터 자궁경이 완전히 열릴 때까지
- 제2기: 자궁경이 완전히 열린 후부터 태아의 분만까지
- 제3기: 태아의 분만부터 태반이 나올 때까지

② 분만의 과다출혈

- 정상분만: 500cc 이상일 때
- 제왕절개: 1000cc 이상일 때

3) 산후기록지(Postpartum record)

① 산후경과기록 및 퇴원요약기록

정상산모인 경우, 산후경과기록을 별도로 기록하지 않으나, 퇴원요약기록은 퇴원한 산모 모두 작성해야 한다. 제왕절개, 분만합병증, 산후 합병증이 심한 경우는 산모의 경과기록을 작성한다.

② 산후 간호기록지

산후 재원기간 동안 산모의 상태를 간호사가 그래프로 그린 기록지이다. 활력징후, 섭취량과 배설량(I/O), 유방과 유두상태, 외부 회음부의 상태에 관한 내용이 포함된다.

(4) 신생아 서식

신생아에게 새로운 병원등록번호를 주어 엄마의 기록과 분리하여 보관한다.

1) 분만시 신생아 기록지 (Birth history)

아기를 받은 산과의사가 기록한다. 분만 시 신생아 기록지에 포함되는 내용은 다음과 같다.

- 산모의 병력(maternal history)
- 현 분만 상태(present delivery): 임신기간, 산전관리 여부, 진통기간, 양수막 파열상황, 태아의 위치, 분만방법, 분만합병증, 마취방법
- 신생아 기록(infant record): 출생일, 체중, Apgar score, 호흡개시
- 신체조사 기록(physical examination)

2) 신생아 검진기록지 (Newborn note)

산과의사로부터 신생아를 인계받은 소아과 의사가 기록하며 선천성 기형, 출생 시의 손상 유무를 조사하고 기록한다.

3) 신생아 확인 기록지 (Newborn Identification form)

병원에서 출생한 신생아들의 식별을 위하여 작성하는 것이며, 산과의사가 다음의 내용을 기록한다.

- 출생에 관한 내용: 출생일시, 성별, 부모성명
- 아기의 손바닥 또는 발바닥 도장
- 엄마의 엄지손가락 지문
- 아기를 확인한 의사와 간호사 서명

(5) 간호 서식

1) 간호기록(Nurses' record)

환자가 병동에 입원하게 되면 간호사는 환자를 관찰한 사항과 환자에게 시행한 간호행위, 환자의 상태변화 등을 시간 순으로 작성한다. 이 기록은 병동에서의 환자변화를 가장 상세히 기록한 것이기 때문에 의료진 간의 중요한 의사전달 도구가 된다. 간호기록에는 다음과 같은 내용이 포함된다.

- 입원일시, 입원방법(걸어서, 휠체어를 타고, 침대차로 등)
- 입원시 환자상태 (V/S 활력징후, M/S 정신상태 등)
- 주 증상과 시행된 치료, 검사명
- 검체 채취 내용(종류 및 시간 등)
- 주치의에게 연락한 시간과 주치의 방문시간
- 전과 및 협의진단에 관한 사항
- 수술환자의 경우 병동 출발시각, 수술 후 병실 도착시각
- 퇴원시의 환자 상태, 퇴원방법, 퇴원형태 등

일반적으로 양질의 간호기록을 작성하기 위해 주의하여야 할 사항은 다음과 같다.

- 공인되지 않은 약어를 쓰지 말 것
- 의사의 이름은 성과 이름 모두 정확히 기입할 것

- 환자에게 처치나 검사가 시행된 경우, 그 명칭과 시행한 의사의 이름을 정확히 기록할 것
- 영어보다는 한글로 정확하게 표현할 것
- 장기입원환자의 경우 월 또는 해가 바뀔 때 간호기록지의 순서가 혼동되지 않도록 연도와 월을 정확히 기입할 것
- 잘못 기록한 경우에는 한 줄 긋고 "error" 또는 "기재착오"라고 표시하여 서명하고 날짜를 기록하고 정정할 것

중환자실의 경우 환자의 상태를 더 자주 확인하여 상세히 기록하게 되므로 별도의 양식을 사용하는 경우가 많다. 모든 간호기록에는 날짜, 시간이 반드시 기록되어야 하며, 기록자의 서명이 포함되어야 한다. 간호기록 또한 정질분석을 통해 양질의 간호기록이 유지되도록 하여야 한다.

2) 활력징후기록, TPR 기록(Vital Sign Record, Temperature, Pulse and Respiration record, Graphic Sheet)

환자가 입원하면 간호사는 일정한 간격으로 환자의 체온(temperature), 맥박(pulse), 호흡(respiration), 혈압(blood pressure), 의식 상태(mental status) 등을 측정하여 이를 기록(입력)하고, 이를 한 눈에 파악하기 위해 그래프로 표시한다. 이를 TPR기록이라고 하며, 이 기록에 Input/Output과 혈압 등을 함께 기록하기도 한다. 전자의무기록 시스템에서는 측정한 결과를 입력하면 자동으로 그래프 형태로 조회할 수 있게 된다.

3) 중환자실 기록

중환자의 경우에는 환자의 상태가 일반 환자와는 다르므로 환자의 유형별로 고안한 서식을 사용한다.

4) 투약기록

투약기록은 약물의 투여일시, 약물명, 용량, 투여경로 등이 기록된다. 투여한 간호사의 이니셜도 함께 기록된다. 정해진 투여시간에 약물을 투약하지 못한 경우에는 간호기록에 반드시 사유가 기록되어야 한다.

(6) 검사결과 및 진료지원부서 서식

1) 진단검사보고서(Laboratory reports)

OCS가 도입되기 전에는 종이서식에 결과를 입력하여 퇴원시 의무기록에 날짜순으로 정리하여 부착하였으나, 대부분의 의료기관에서는 진단검사결과를 전산에 입력하여 처리하고 있기 때문에 모든 검사결과는 퇴원 후에 검사분류별, 날짜순으로 일괄기록이 자동 생성된다. 검사항목, 검사결과수치, 참고치, 검사자 성명, 검사처방일, 검체채취일, 검사시행일, 결과보고일자 등의 내용이 포함되어 있다.

의무기록사는 진단검사 결과보고서를 통해 확인된 환자의 이상 결과수치를 바탕으로 의무기록의 정질분석에 참고할 수 있다.

진단검사 결과보고서
(Laboratory Test Results)

19	3-3	
이 ○ ○		ED
440 14-2******		

진료기간 : [ER:2011/09/11]2011/09/11 ~ 2011/09/11 주치의 : 일반의사 I 병실 ERBD [응급]

수술일자 : 2011/12/16

☞처방일자 : 2011-09-11	채취일시 : 2011-09-11 11:32				검체 : EDTA blood	일반의사
검사항목	결과	참고치	검사자	확인자	접수일자	검사일자
Routine CBC & WBC Diff. Count			전		2011-09-11 11:44	2011-09-11 11:54
WBC Count	5.88	4.0 - 10.0 10^9/L	전		2011-09-11 11:44	2011-09-11 11:48
RBC Count	4.98	4.0 - 5.0 10^12/L	전		2011-09-11 11:44	2011-09-11 11:48
Hemoglobin	14.9	12.0 - 16.0 m/dℓ	전		2011-09-11 11:44	2011-09-11 11:48
Hematocrit	43.4	34.0 - 49.0 %	전		2011-09-11 11:44	2011-09-11 11:48
Platelet count	145	150 - 450 10^9/L	전		2011-09-11 11:44	2011-09-11 11:54
WBC Diff. Count			전		2011-09-11 11:44	2011-09-11 11:48
Seg. -neutrophils	69.7	50 - 75 %	전		2011-09-11 11:44	2011-09-11 11:48
Lymphocytes	21.8	20 - 44 %	전		2011-09-11 11:44	2011-09-11 11:48
Monocytes	6.6	2 - 9 %	전		2011-09-11 11:44	2011-09-11 11:48
Eosinophils	1.7	0 - 5 %	전		2011-09-11 11:44	2011-09-11 11:48
Basophils	0.2	0 - 2 %	전		2011-09-11 11:44	2011-09-11 11:48
ANC 계산	4.1	10^g/L	전		2011-09-11 11:44	2011-09-11 11:48
MCHC	34.3	33 - 37g/dl	전		2011-09-11 11:44	2011-09-11 11:48
Mean Corp Index			전		2011-09-11 11:44	2011-09-11 11:48
MCH	29.9	26 - 32 pg	전		2011-09-11 11:44	2011-09-11 11:48
MCV	87.1	79 - 95 fl	전		2011-09-11 11:44	2011-09-11 11:48

☞처방일자 : 2011-09-11	채취일시 : 2011-09-11 11:32				검체 : EDTA blood	일반의사
검사항목	결과	참고치	검사자	확인자	접수일자	검사일자
Prothrombin Time			전		2011-09-11 12:06	2011-09-11 12:14
PT ( )% of normal	88.2	80 - 135 %	전		2011-09-11 12:06	2011-09-11 12:14
INR	1.07	0.9 - 1.12	전		2011-09-11 12:06	2011-09-11 12:14
PT Control (sec)	10.9	초	전		2011-09-11 12:06	2011-09-11 12:14
PT Test (sec)	11.7	11.1 - 13.1 초	전		2011-09-11 12:06	2011-09-11 12:14
Activated PTT		sec	전		2011-09-11 12:06	2011-09-11 12:14
aPTT Control (sec)	23.7	초	전		2011-09-11 12:06	2011-09-11 12:14
Activated PTT Test (sec)	27.4	21.0 - 35.0초	전		2011-09-11 12:06	2011-09-11 12:14

[소견]

Coumarin(Anticoagulant)therapy 중인 환자분은 PT 결과를 INR(2.0 - 4.0)값으로 Fallow up 하시기 바랍니다. Heparin 치료시 aPTT 적정범위 40 - 79 sec

페이지 : 1/2 출력 : 2012/01/29 20:34:40 *출력지 정보(이름, 소속)*

그림 2-10. 진단검사 결과보고서

2) 영상의학 판독보고서(Radiology report)

영상의학 판독보고서는 영상의학과 전문의사가 방사선 촬영한 이미지를 판독하여 내용을 기록하고 서명한다. 촬영한 이미지는 영상저장전송시스템(picture archiving and communication system, PACS)을 통해 조회할 수 있으며, EMR시스템과 연동되어 있다. PACS시스템이 도입되지 않은 기관에서는 여전히 필름으로 조회하고 보관하기도 한다. 영상의학 검사에는 일반 X-ray, CT, MRI, 초음파 등이 있으며, 영상의학 판독보고서에는 다음과 같은 내용이 포함된다.

- 검사명
- 검사일시, 판독일시
- 판독소견
- 판독자 이름

19 3-3	
이 ○ ○	GS
440 14-2******	

영상의학 판독 보고서

진료기간 : [ER:2011/12/23]2011/12/24 ~ 2012/01/06 주치의 : __경 병실 16-203 [입원]

[PACS/OCS판독결과 검사명: CT Abdomen & Pctvis (cnhance)]

[검사일시]	[판독일시]	[판독자1]	[판독자2]	[판독자3]	[판독자4]	[판독자5]
2011-12-23 18:34	2011-12-24 10:56	최	-	-	영	-

[FINDING]
Sigmoid colon에 tumen obstruction을 시키는 enhancing mass가 있으며 sigmoid colon cancer의 소견으로 보임. 복강내 free gas가 보이고, peritoneal infiltration을 동반하고 있어서 perforation, peritonitis 동반하고 있는 것으로 생각됨. Distant metastasis의 소견 없고, regional LN도 뚜렷하지 않음. Lung base에는 mass 없음.

[CONCLUSION]
Sigmoid colon cancer with perforation, peritonitis.

[RECOMMENDATION]
-

[PACS/OCS판독결과 검사명: Chest PA]

[검사일시]	[판독일시]	[판독자1]	[판독자2]	[판독자3]	[판독자4]	[판독자5]
2011-12-23 16:51	2012-01-11 17:03	심	이	-	안	-

[FINDING]
CHEST PA shows vertebroplasty of T6 body and mild collapse of T10 boddy. Regional bone are generally osteoporotic. The aorta is moderately tortuous and elongated, suggesting senile change. Other findings are unremarkable..

[CONCLUSION]
-

[RECOMMENDATION]
-

[PACS/OCS판독결과 검사명: Abdomen Erect]

[검사일시]	[판독일시]	[판독자1]	[판독자2]	[판독자3]	[판독자4]	[판독자5]
2011-12-24 05:46	2012-01-11 17:03		규	-	임	-

[FINDING]

페이지 : 1/6 출력 : 2012/01/29 20:03:57 *출력지 정보(이름, 소속)*

그림 2-11. 영상의학 판독보고서

3) 기타 검사보고서

의무기록에는 진단검사 보고서, 영상의학 판독보고서 이 외에도 많은 검사보고서가 포함된다. 예를 들어, 심전도검사 보고서(electrocardiogram, EKG or ECG), 내시경 판독보고서(endoscopy report), 뇌파검사보고서(electroencephalogram, EEG), 관상동맥조영술 보고서(coronary angiography report, CAG) 등이 있다. 모든 검사보고서에는 검사명, 검사일시, 검사자 이름이 반드시 포함되어야 하며, 여기에 언급된 검사보고서의 경우에는 해당 전문분야의 전문의사 서명이 반드시 포함되어야 한다.

이러한 검사보고서는 대부분 전산에 입력하고 있으며, EMR시스템에서는 전자서명을 하여 저장하고 있다. 심전도와 같이 이미지를 포함하여 판독결과를 보관하는 경우에는 검사장비에서 이미지를 자동으로 연동하여 판독결과와 함께 보관하게 된다.

4) 진료지원부서 기록지

- 사회사업 기록지(Social service record)
- 영양상담 기록지(Dietitian's consultation record)
- 물리치료 및 작업치료 기록지(Physical therapy & Occupational therapy record)

5) 특수병동 기록지

- 중환자실 기록지(Intensive care unit record)
- 신장투석 기록지(Kidney dialysis unit record)

(7) 행정 서식

환자의 입원 및 진료와 관련된 법적, 행정적 처리 시에 발생하는 서식으로, 진단서, 신청서, 서약서 등을 포함한다.

1) 진료 동의서(Consent to Treatment)

통상적인 입원 치료를 위해 환자나 보호자로부터 진료에 대한 동의를 받은 것이다. 환자가 응급한 상황인 경우 등 예외 사항을 둔다.

2) 수술 및 마취 동의서(Consent to Special Procedures)

수술 및 마취 등 특수한 처치에 대해서는 시행 전 환자로부터 동의를 받아야 한다. 의사는 처치/수술의 위험 및 부작용, 대안이 될 수 있는 처치/수술, 예상결과 등에 대해 설명해야 한다. 설명과정을 이해했다는 환자 또는 보호자의 서명이 날인되어야 하고, 응급상황 등 동의서를 받지 못하는 상태에서 처치/수술이 시행되었다면 반드시 사유가 기록되어야 한다.

3) 청약서, 신청서, 서약서

법적 문제가 발생했을 경우 병원과 의사를 보호할 수 있는 서식으로 수술, 마취(검사) 청약서, 의무기록열람(복사) 신청서, 자퇴 서약서 등이 있다.

4) 이송기록지(Transfer record)

환자를 다른 치료기관으로 이송할 때 새로 치료를 담당할 의사 참고용으로 연계성 있는 치료를 제공하기 위한 것이며 다음과 같은 내용을 포함한다.

- 병력 및 이학적 소견
- 주요검사소견
- 진단명
- 치료내용, 수술명 및 소견
- 앞으로 필요한 치료

3.5 의무기록의 일반적 작성지침

의료인들은 교육과정에서 의무기록에 대한 작성법을 기본적으로 학습하지만 의료기관별로 실무적인 내부 규정과 정책을 설정하고 관리할 필요가 있다. “작성되지 않은 사항은 행하지 않은 것이다(If it isn't documented, it wasn't done)” 이라는 원칙이 의무기록의 작성에 엄격히 적용될 필요가 있다. 의료인은 의무기록을 정확하고 상세히 기록하고 그 내용에 책임을 진다는 의미의 서명으로 기록을 완료한다. 의료기관의 의무기록의 수준은 ‘관리시스템’ 에 좌우된다. 약어 및 기호 사용의 제한과 의료인의 서명 관리, 종이의무기록의 작성지침까지 정의해야 한다.

(1) 일반적 작성 지침

- 환자인적사항의 기재: 모든 서식지 상단에 환자이름과 번호
- 작성자: 서명(initial, last name, and credentials)
- 작성자는 자신의 진료내용을 기록
- 올바른 서식지 사용: 구조화된 기록은 의사소통을 촉진시킴
- 모든 항목을 완성해야 함
- 환자진료 후 가능한 즉시 기록(사전기록 금지)
- 구체적으로 기록: 환자의 행태(behavior)와 언어를 구체적인 용어로 기록
- 정확한 기록: 모든 진료에 대한 시간, 효과, 결과(‘상동’ 금지)

- 간략히: 필요한 모든 정보를 기록하되, 의미 없는 문구, '환자' 란 단어, 서술형 문장 등은 피함
- 표준 철자법 및 용어 사용
- 승인된 약어만 사용

(2) 약어와 기호

의무기록 작성 시 약어(abbreviations)나 기호(symbols)의 사용은 작성시간을 줄이지만, 의사소통에서 문제나 위험을 증가시킬 수 있다. 따라서 의료기관에서 표준 '약어집(abbreviation list)' 을 규정하고 공인된 약어만 사용하도록 해야 한다. 여러 개의 의미가 있는 약어는 하나만 사용하도록 한다. 또한 금지약어목록('do not use' list)을 규정하여 사용하도록 한다(예: 'U' 0, 4, cc와 혼동될 수 있으므로 unit으로 표기). 표준약어의 사용은 최근 의료기관인증평가와 환자안전에 대한 중요한 사항으로 인식되고 있다.

(3) 인증서명

'인증서명(authentication)' 이란 의무기록의 작성자를 확인할 수 있는 것을 말한다. 환자의 의무기록에는 반드시 작성자가 자신이 기록한 내용에 대해 확인하고, 책임을 진다는 서명을 해야 한다. The Joint Commission은 의무기록 중 최소 4개의 서식(H&Ps, Operative reports, Consultations, and Discharge summaries)은 반드시 작성자 인증서명이 있어야 함을 명시하고 있다.

- 종이기록의 서명 작성법: 보통 영문으로 "KD Hong, MD"(First initial, last names, and credentials or disciplines)와 같이 작성하거나 한글이름 전체를 기재한다. 일반적으로 도장(signature stamp)의 사용은 지양되어야 한다.
- 전자기록의 서명 작성법: 전자서명(electronic authentication)은 일반적으로 이메일 서명(e-mail signature), 이미지 서명(digitalized image of a signature), 개인식별번호(unique logon and PIN (personal identification number)), 생체인증(unique biometric identifier (e.g. fingerprint)), 암호화 서명(digital signature using encryption) 등을 포함한다.

(4) 종이기록 작성지침

전자의무기록이 상용화되고 있는 현재에도 여전히 종이기록이 상존하고 있다. 따라서 종이기록에 대한 작성지침도 규정하고 관리를 해야 한다. 아래는 일반적인 종이 의무기록의 작성지침이다.

- 식별 가능한 글씨체
- 흑색 잉크 사용 (복사, 스캔의 질을 위해)
- 여백 금지
- 추가사항은 반드시 뒤쪽에 기록
- 오류사항은 보이도록 함 (지우개, 화이트, 두껍게 지우기 금지)
- 한번 기록된 사항을 안 보이도록 지우거나 삭제해서는 절대 안됨
- 기록을 정정해야 하는 경우에는 정정할 사항에 한 줄로 긋고 새 내용을 기록함
- 누가, 언제 정정한 것인지 분명히 확인될 수 있어야 함

4. 의무기록의 구조와 형태

4.1 의무기록 내용의 구조

앞서 언급한 바와 같이 의무기록은 환자의 질병에 관계되는 모든 사항과 의료진이 시행한 검사, 처치내용 및 그 결과에 관한 모든 내용을 기록한 문서이다. 이 내용을 기록하는 방식에 따라 자료지향식 의무기록(source-oriented medical record, SOMR)과 문제지향식 의무기록(problem-oriented medical record, POMR)으로 나뉠 수 있다. 과거 종이기록에서는 기록을 작성하는 방식이나 서식을 고안하는 단계에서 고려되었다면, 전자의무기록 시스템에서는 의료정보를 모델링하는 단계에서 고려되어야 할 문제인 것이다.

(1) 자료지향식 의무기록

자료지향식 의무기록(source-oriented medical record, SOMR)은 전통적인 종이 의무기록 방식이며, 모든 기록은 자료의 유형별로 구분하여 기록한다. 예를 들면, 임상검사, 영상검사 등은 각각의 유형별로 시간 순서대로 기록되어 서식별로 기록에 철해 두는 방식이다. 이는 자료를 검색하기는 용이하나, 통합적으로 파악하기에는 어려움이 있다.

(2) 문제지향식 의무기록

문제지향식 의무기록(problem-oriented medical record, POMR)은 1950년대 말에 미국의 Dr. Lawrence Weed가 고안한 것으로 체계적이고 과학적인 기록방식이다. POMR은 과학에서 사용하는 문제 해결 방식과 유사한 구조를 가지고 있다. 즉 과학에서 주어진 주제에 대한 지식을 종합하여 가설을 세우고, 실험을 통해 결과를 내는 과정을 밟는 것과 유사하게 POMR에서는 환자로부터의 초기 자료를 토대로, 문제 목록을 만들고, 이것에 바탕을 두어 계획을 세우고, 경과기록을 작성하는 것이다. 문제지향식 의무기록은 다음의 네 가지 구성요소로 이루어진다.

1) 기초자료(data base)

환자를 처음 보았을 때 얻는 병력 및 진찰 소견, 임상 검사 소견 등이 초기자료(initial data base)가 된다. 이 초기 자료는 처음부터 완벽할 수도 없고, 완벽할 필요도 없다. 향후에 수정 및 추가가 가능한 것이 POMR이다.

2) 문제목록(problem list)

가장 핵심적인 요소로서 기초자료에서 얻은 정보를 근거로 환자의 건강에 관련되는 의학적, 사회적, 정신적 문제점 등을 밝혀내어 각 문제에 1,2,3,...식의 번호를 붙여서 목록을 작성한다. 건강관리의 대상이 될 수 있는 모든 것과 개인의 육체적 및 정신적 안녕에 영향을 미칠 수 있는 모든 것이 '문제'가 될 수 있다. 종이기록일 경우 의무기록 맨 앞에 붙이며 객관적으로 확실한 문제만을 나열하고 확실치 않은 증상은 일단 기재하고 후에 확진이 내려지면 최종적인 확실한 병명과 확진 날짜를 기재한다. 과거에 이미 치료된 질환이나 수술도 해결된 문제목록 기재란에 "후 상태"(S/P, status-post)라 표시하고 기재한다.

① 문제목록의 기능

문제목록은 각 환자의 건강상 문제점을 종합적으로 관리할 수 있는 기준을 제시하는 참고목록(reference list)으로 과거 및 현재의 문제를 한꺼번에 관찰할 수 있고, 문제점간의 상호관계를 쉽게 파악하는 데 도움을 준다. 또한 환자의 병록에서 진료대상이 되는 '문제' 및 문제의 경과를 쉽게 파악할 수 있게 해주는 의무기록의 색인(index) 역할을 하며, 초기자료에서 '문제'를 파악하여 최종적으로 정의한 과정을 파악할 수 있게 해 준다.

② '문제'의 설정

문제 목록은 POMR의 기본적인 참고 수단이므로 문제목록을 작성할 때는 될 수 있는 대로 완전하게 작성하여야 하며, 목록을 변경할 때에도 가능한 정확하게 하여야 한다. '문제'는 현재까지 얻을 수 있는 모든 정보에 근거하여 합리적으로 판단할 수 있는 범위 내에서 가장 높은 수준으로 정의되어야 한다. 의학적 '문제'를 정의할 때에는 다음과 같은 네 단계가 있는데, 점차 높은 수준으로 정의되어 가는 과정과 예를 보여준다.

- 증상 또는 이학적 소견: 호흡곤란, 유방의 종괴, 기침, 통증 등
- 비정상적 검사 소견: 심전도상의 이상 소견, 혈액검사상의 이상 소견 등
- 생리학적 소견: 울혈성 심부전 등
- 진단: 죽상경화성 심질환

3) 초기계획(initial plan)

각 '문제'에 대해 처음 어떤 조치를 취할 것인가를 정리하는 것이 '초기 계획(initial plan)'이다. 문제목록에 작성된 문제들을 해결하기 위해 계획을 세우는 것으로 네 가지 항목의 계획을 일일이 기술하게 된다.

- 진단계획(diagnostic plan)
- 치료계획(therapeutic plan)
- 교육계획(education plan): 환자나 보호자에 대한 교육
- 추적계획(follow-up plan)

각 문제에 대한 계획을 작성할 때에는 문제 번호와 제목, 목적(진단, 치료, 교육 등)과 각 목적의 달성을 위한 구체적 행동 계획을 포함해야 한다.

예) 초기계획

```
#1. Chest pain
    Diagnostic work-up plan
        R/O myocardial infarction
            ECG
            serial enzyme
        R/O dissecting aneurysm
            Chest PA
            careful palpation of carotid pulses
    Treatment Plan
        nitroglycerin 1 capsule prn
        low salt diet
```

4) 경과기록(progress notes)

문제점에 대해 계획을 시행한 결과 어떤 현상이 전개되고 어떻게 변화해 갔는가를 기록하는 것으로 POMR에서는 경과 기록시에 SOAP 양식을 사용한다.

- 주관적 정보(Subjective information, S): 환자, 환자의 가족, 환자의 친지 등으로부터 얻은 자료(느낌, 반응, 관찰 소견 등)
- 객관적 정보(Objective information, O): 신체검진, 임상검사 소견 등에서 얻어지는 자료
- 분석평가(Assessment, A): 주관적, 객관적 자료의 중요성을 분석, 정리하고 그 결과에 의하여 환자의 문제에 대한 자신의 생각을 설명하며 환자의 진료 경과를 평가하고 새로운 문제를 찾아낸다. 진료를 계획대로 진행하거나 계획을 변경시킬 때에는 그 이유를 설명해 둔다.
- 계획(Plan, P): 진단과 치료에 대한 계획, 환자나 가족에 대한 교육 계획 및 추적 계획

예) 경과기록

#1. 복통
S) 지난 24시간 동안 복통 없음. 오심과 구토도 없어짐.
O) 진찰시 장음은 정상적이며 압통 없음.
위장 내시경 소견은 십이지장 궤양이 관찰됨.
A) 십이지장궤양, 항궤양제에 반응하고 있음
P) 진단 계획: 6주간 항궤양제 사용 후 위장 내시경 재검사.
치료 계획: 유동식, 항히스타민제, 제산제 계속 사용
교육 계획: 궤양에 대한 설명.

(3) 문제지향식 의무기록(POMR)의 장 · 단점

문제지향식 의무기록의 장점은 다음과 같이 설명할 수 있다.

- 치료자가 환자의 문제점에 대하여 조직적인 사고를 하여 환자의 문제점들을 빠짐없이 다룰 수 있고 서로 상호관계를 파악하여 처리해 나갈 수 있다.
- 문제목록지가 그 기록의 색인 역할을 하여 기록을 검토할 때 쉽게 이용할 수 있다.
- 진단이나 치료의 과정, 변화들이 논리적으로 나타나기 때문에 치료에 참여하는 모

든 치료자들이 명확히 알게 되고 의료팀 구성원 사이에 의사소통이 명확하게 이루어진다.

- 의학교육면에 있어서 학생은 교수가 환자의 문제점을 확인하고 계획을 설정한 논리적 과정을 쉽게 볼 수 있어 좋은 교육이 이루어진다.
- 제공된 치료의 질을 평가하기에 좋은 도구로 쓰인다.
- 의무기록의 내용을 컴퓨터에 수록할 때 재래식 기록보다 용이하게 할 수 있다.

하지만 POMR 시스템을 실행하기 위해서는 의료인들 간의 합의가 필요하고, 기록시간이 비교적 많이 소요된다는 단점이 있다. 사실 종이의무기록 시스템 하에서 POMR은 문제목록과 SOAP 방식 이외에는 잘 기록되지 못하는 것이 사실이다. 문제목록과 SOAP 방식의 기록도 외래환자 의무기록에서 주로 이용되고 있다. 하지만 최근 전자의무기록의 확대와 함께 POMR 방식이 새롭게 조명되고 있다.

4.2 의무기록의 보관 형태

의무기록은 그 보관형태에 따라 종이의무기록(Paper-based medical records), 하이브리드기록(Hybrid medical records), 전자의무기록(Electronic medical records, EMR)으로 구분할 수 있다. 종이의무기록은 수기형태로 작성되거나 출력물로 존재하는 의무기록이고, 전자의무기록은 전자형태로 유지·관리되는 의무기록을 의미한다. 하이브리드기록은 종이기록과 전자문서를 둘 다 가지고 있는 형태로 종이기반의 의무기록에서 전자의무기록 시스템으로 변화하는 과도기적 단계에서 나타나는 의무기록 보관형태라고 할 수 있다. 보관형태에 따른 의무기록의 관리에 대해서는 제3장에서 다루고 있다.

참고문헌

1. Abdelhak M, Grostick S, Hanken MA, Jacobs E. (2011). Health information: Management of a strategic resource. 4th edition. Philadelphia: Saunders.
2. Ackoff RL. (1989). From data to wisdom. J Appl System Anal, 16, 3-9.
3. ASTM International. "ASTM E1384—07 Standard Practice for Content and Structure of the Electronic Health Record (EHR)." www.astm.org/Standards/E1384.htm.
4. Bonnie Cassidy B., Fenton S., Fletcher DM., et al. (1998). Practice Brief: Data Quality Management Model. AHIMA. http://www.umass.edu/eei/2009Workshop/pdfs/Data%20Quality%20Management%20Model.pdf
5. Dick et al. (1997). The Computer-Based Patient Record: An Essential Technology for Health Care. National Academies Press.
6. Johns M. (2006). Health information management technology: An applied approach, second edition with workbook 2nd ed. AHIMA (American Health Information Management Association)

연습문제

1. 의무기록과 건강기록의 정의를 기재하시오.

2. 지식계층구조에 대해서 설명하시오.

3. 의무기록 이용을 1차 목적과 2차 목적으로 나누어 설명하시오.

4. 의무기록의 기능에 대해서 설명하시오.

5. 의무기록 서식의 범주와 포함되어야 할 내용을 요약하시오.

6. AHIMA에서 제시한 의무기록의 데이터 질관리 모형(DQM)의 요소를 설명하시오.

7. 문제지향식 의무기록의 4가지 구성요소와 SOAP 양식에 대해 설명하시오.

PART 03

Health Information Function

의무기록의 형태와 관리

학습목표

1. 의무기록의 저장형태의 유형에 대해서 이해한다.
2. 종이의무기록의 관리방안에 대해서 이해한다.
3. 하이브리드 의무기록의 관리방안에 대해서 이해한다.
4. 전자의무기록의 관리방안에 대해서 이해한다.
5. 의무기록 정보의 질 관리에 대해 이해한다.

핵심용어

- 하이브리드 의무기록
- 임상의사결정지원시스템(CDSS)
- 의무기록관리 기능
- 등록번호 부여제도
- 진료정보교류(HIE)
- 인코더(encoder)
- 정량분석
- 전자의무기록
- 임상데이터저장소(CDR)
- 의무기록위원회
- 단일번호제도
- 코딩(clinical coding)
- 미비의무기록관리
- 임상기록전문가(CDS)
- 컴퓨터의사처방입력시스템(CPOE)
- EHR시스템 기능모델
- 환자인덱스
- 전자문서관리시스템(EDMS)
- 퇴원정보요약(abstracting)
- 정질분석

1. 의무기록의 형태
   1.1 종이의무기록
   1.2 하이브리드 의무기록
   1.3 전자의무기록
      (1) 전자의무기록의 필요성
      (2) 전자의무기록의 정의
      (3) 전자의무기록의 발전단계
      (4) 전자의무기록의 구성요소
      (5) 전자의무기록의 주요 기능
      (6) 전자의무기록의 장단점
      (7) 전자의무기록의 구축효과
      (8) 전자의무기록의 장애요소
2. 의무기록의 관리기능
   2.1 의무기록관리 기능의 기획
      (1) 의무기록위원회와 의료정보위원회
      (2) 서식개발 및 분석
      (3) 업무 흐름도 분석
   2.2 의무기록관리의 전통적 기능
   2.3 환자인덱스와 등록번호제도
      (1) 종이의무기록 환경의 등록번호 부여제도
      (2) 전자의무기록 환경의 등록번호 부여제도
   2.4 종이기반 의무기록의 관리
      (1) 저장 및 검색
      (2) 기록의 처리 및 완성
      (3) 정보의 공개: 열람 및 복사
      (4) 서식의 개발 및 관리
   2.5 하이브리드기록의 관리
      (1) 저장 및 검색
      (2) 기록의 처리 및 완성
      (3) 정보의 공개
      (4) 하이브리드기록 환경에서의 환자 퇴원 후 업무 흐름
   2.6 전자의무기록의 관리
      (1) 전자의무기록의 개발
      (2) 전자의무기록의 관리
      (3) 전자의무기록의 활용
   2.7 의무기록 정보의 공개와 열람
   2.8 코딩과 퇴원분석
   2.9 기타 의무기록관리 기능
3. 의무기록 정보의 질 관리
   3.1 정량분석
      (1) 전통적인 의무기록 관리절차
      (2) 미완결 의무기록의 관리
      (3) 정량분석의 일반적 검토 내용
   3.2 정질분석
   3.3 통계분석
   3.4 법적검토
   3.5 의무기관종별 의무기록의 검토
   3.6 데이터 질에 대한 임상의료인의 역할
      (1) 의무기록위원회
      (2) 의무기록 데이터의 상시적 모니터링 활동
      (3) 임상기록 향상 프로그램의 발전

1. 의무기록의 형태

의사, 간호사 등 의료제공자들은 진단과 치료방법의 선택 등 의사결정 과정에서 다양한 형태의 환자의무기록을 이용한다. 종이, 전자, 그리고 종이기록에서 전자적 형태로 이동하는 중간단계인 하이브리드(hybrid) 기록으로 구분된다. 여기서는 전자의무기록을 중심으로 일반적 개론을 설명하기로 한다.

1.1 종이의무기록

의무기록을 종이에 보관하는 형태로 일명 차트(chart)라 한다.

1.2 하이브리드 의무기록

일부 의무기록은 종이에 보관하고 일부 의무기록은 전자적 형태로 관리하는 방식을 말한다. 하이브리드 의무기록에서는 특히 종이의무기록이 스캔한 형태로 저장, 이용된다.

1.3 전자의무기록

의무기록을 컴퓨터에 전자적 형태로 보관하는 것을 말한다. 전자의무기록은 EMR(electronic medical record) 또는 EHR(electronic health record)로 불리는데 EMR이 병원 단위에서 표준화된 형태의 전자의무기록이라면, EHR은 국가적인 상호운용이 가능한 형태의 전자의무기록으로 평생전자건강기록의 개념으로 이해된다. 그러나 현재 이 두 가지 용어를 구분 없이 사용하는 경우가 많다.

(1) 전자의무기록의 필요성

종이의무기록과 달리 의무기록지의 분실을 대비할 수 있으며 환자의 내원 시 즉시 사용할 수 있기 때문에 환자의 대기시간을 줄일 수 있다. 또한 환자의 정보검색이 용이하고 체계적으로 관리하여 정보의 누락을 방지할 수 있다. 종이의무기록의 경우 치료기록이 많아지면 보관 장소, 관리 인력의 확보 등이 어렵기 때문에 종이의무기록의 단점을 보완하는 방법으로 전자의무기록이 제안되고 정보기술의 급격한 발달과 컴퓨터의 다양한 기능 수행으로 인해 전자의무기록의 중요성이 커지게 되었다. 즉 전자의무기록은 기존의 종이의무기록의 제한점을 극복할 뿐만 아니라 임상진료 과정에서의 의사결정지원, 의료서비스의 질 향상과 환자안전에 필수적인 도구로 발전하고 있다.

(2) 전자의무기록의 정의

미국의학원(IOM)에서는 전자의무기록을 완전하고 정확한 자료를 제공하고 여러 가지 의학지식에 기초한 기억보조와 의사결정보조도구 등을 이용한 전문가 시스템을 통해 사용자가 더욱 쉽게 접근하고 통합할 수 있도록 지원하는 전자형식의 의무기록이라고 정의하였다(Dick et al., 1997).

(3) 전자의무기록의 발전단계

Medical Record Institute(현 mHealth Initiative Inc.)에 따르면 전자의무기록의 발전 단계는 크게 5가지로 나누어진다. 1단계는 Automated Medical Record로서 처방전달시스템을 전산화한 것을 말한다. 2단계는 Computerized Medical Record로 처방전달시스템에 포함되지 않아 종이기록으로 남아 있는 경과기록 등을 스캐닝하여 처방전달시스템과 영상화된 경과기록 등을 통합하여 활용하는 시스템이다. 3단계는 Electronic Medical Record로 의료기관의 주요 데이터를 모두 텍스트 형태로 전산화한 수준을 말한다. 현재 우리나라 병원의 전자의무기록은 주로 이 수준의 전산화를 말한다. 4단계는 Electronic Patient Record Systems으로 국가단위의 표준을 기반으로 각 병원에서 Electronic Medical Record을 구축한 후 구축된 각 병원의 전자의무기록 시스템간에 정보의 공유가 널리 이루어지는 수준의 전자의무기록을 말한다. 5단계는 Electronic Health Record 혹은 Computer Based Patient Record로서 Electronic Patient Record Systems에 건강정보까지 포함한 것으로서 전자의무기록이 궁극적으로 지향하는 수준이다.

(4) 전자의무기록의 구성요소

전자의무기록 시스템은 크게 임상정보시스템과 행정정보시스템으로 구분할 수 있다. 임상정보시스템은 환자치료와 직접적인 관련이 있는 자료를 관리하는 시스템으로 치료과정과 결과, 환자에 대한 주의사항 및 임상진료지침 등 의학지식에 관한 정보가 구축되어 임상적인 결정을 지원해 줄 수 있는 시스템이다. 여기에는 컴퓨터의사처방입력시스템(CPOE, computerized physician order entry)과 임상의사결정지원시스템(CDSS, clinical decision support system)을 포함한다. 행정정보시스템 또는 원무정보시스템은 환자의 인적사항, 의료보장형태, 환자의 진료접수 및 진료비 등의 정보를 포함하며, 자료보관시스템은 일정기간이 지난 환자의 진료정보를 별도로 보관하는 시스템이다.

전자의무기록을 개발하기 위해서는 포함되는 데이터와 형식을 정리할 필요가 있다. 퇴원요약지나 병력 및 신체검진 기록지 등의 텍스트 데이터 외에도 코드화된 숫자 데이터, 음성 데이터, 신체 그림, 방사선 검사와 같은 이미지, 초음파와 같은 비디오, 뇌파검사나 심전도와 같은 신호 데이터까지 포함한다.

이러한 데이터는 임상데이터저장소(CDR, clinical data repository)에 저장되기 때문에 CDR은 전자의무기록 시스템의 핵심적인 구성요소이다. CDR은 다양한 임상 자료원으로부터 한 환자에 대한 데이터를 수집, 통합하여 실시간으로 저장되는 데이터베이스이다. 이렇게 저장된 임상데이터는 의료인이 환자정보를 손쉽게 접근하고 정보 사용자의 요구에 유연하게 대처할 수 있도록 설계되어야 한다.

(5) 전자의무기록의 주요 기능

전자의무기록이 갖추어야 할 주요 기능은 자료입력, 자료저장, 정보처리, 정보교환, 보안, 자료의 제시이다. 이의 구체적인 내용을 살펴보면 다음과 같다.

- 자료입력: 여러 가지 자료를 전자의무기록에 입력하는 기능이 있어야 한다.
- 자료저장: 물리적인 자료를 보관하는 기능으로 전자의무기록 체계 하에서는 자료가 여러 장소에 분리 보관되기 때문에 자료 저장을 위한 표준의 설정 및 자료의 백업 기능이 있어야 한다.
- 정보처리: 다양한 정보매체의 형태로 건강에 대한 모든 정보를 함축한 시스템이다. 저장된 자료를 가공하여 유용하게 쓸 수 있도록 하는 기술이 포함되어 있어서 처방한 약들에 대한 상호작용을 보여주는 것과 같은 전문가시스템이 가능하여야 한다.
- 정보교환: 자료의 교환과 공유가 가능하도록 한다. 작게는 국가적인, 크게는 전세계적인 표준이 설정되어야한다.
- 보안: 여러 형태의 접근 권한을 설정하고, 권한을 부여받은 사람만이 자료의 접근이 가능하도록 하는 기능이다.
- 자료의 제시: 저장된 자료를 원하는 형태로 보여주는 기능이다.

이와 같이 전자의무기록은 다양한 기능을 포함하는데 위의 기본 기능 외에도 미국 의학원에서는 2003년 전자의무기록 시스템의 8가지 핵심 기능을 정의하였다(IOM, 2003). 건강정보의 저장기능, 결과관리, 처방입력 및 관리, 의사결정지원, 전자적 의사소통, 환자교육지원, 행정절차지원, 각종 보고 기능 및 공공보건관리 등이다.

- 건강정보저장 기능(health information and data): 진단 및 처치/수술 정보를 포

함한 다양한 형태의 환자 데이터 중앙저장소로서 코드화된 데이터 또는 free text 형태의 데이터를 모두 포함한다.

- 결과관리(results management): 진단검사의 보고, 이상 검사치의 알람기능 뿐만 아니라 검사결과를 다양한 형태로 보여주는 기능을 포함한다.
- 처방 입력/관리(order entry/management): 검사, 약물 처방, 치료 및 간호, 협의진단 등의 지시를 입력하는 기능을 포함하며 특히 약물의 컴퓨터 처방 입력 시스템(computerized physician order entry, CPOE) 기능을 포함한다. CPOE는 단순한 처방의 입력기능이 아니라 지시사항에 대해 특정한 규칙에 의해 경고하는 기능을 포함하는 것을 말한다. 예를 들면 환자의 나이와 체중에 비해 약물 용량을 오류로 입력하였을 경우 경고기능을 포함한다.
- 의사결정지원(decision support): 의료진이 진료과정에서 증거기반의 진료지침(evidence-based guidelines)을 통해 의료서비스를 제공할 수 있도록 지원하는 기능이다.
- 전자의사소통(electronic communication and connectivity): 진료 과정을 효율적으로 조정하고 통합하기 위해 의료진간의 의사소통을 원활하게 하고 자원 사용에 있어 의사소통을 전자적으로 구축하는 것을 말하며 이를 위해 의료기관의 의무기록을 통합하는 것을 포함한다.
- 환자지원(patient support): 전자의무기록에 환자교육 기능을 포함하는 것을 의미한다.
- 행정관리(administrative process): 환자진료의 예약관리 및 진료비 청구 기능을 포함한다.
- 보고 및 공중보건관리(reporting and population health management): 환자안전 및 질향상 활동에 필요한 자료나 지표의 생성 및 보고 기능, 감염성 질환의 보고 기능, 공중보건에 필요한 자료의 산출 및 보고기능, 암등록 등 질병등록, 역학연구의 지원 기능 등을 포함한다.

또한 보건의료 정보분야의 상호운용성 표준을 개발하는 Health Level 7(HL7)은 2007년 전자의무기록 시스템 기능모델(HL7 EHR System Functional Model)을 개발하였다. 기능모델은 진료(Direct Care), 진료지원(Supportive), 정보하부구조(Information Infrastructure)를 위한 시스템으로 구성된다. 진료 부문에 해당하는 기능 모델은 진료, 임상의사결정지원, 운영 관리 및 의사소통이다. 진료지원 부문은 진료과정의 지원뿐만 아니라 행정 및 재정관리, 의료서비스 활동의 측정, 분석, 연구 및 보고기능을 지원하는 시스템을 포함한다. 마지막으로 정보인프라 부문은 보안, 의무기록 정보의 관리, 질병 등록 및 디렉토리 관리, 표준용어 관리, 표준기반의 상호운용 기능, 규칙 및 절차 관리 기능을 포함한다. 전자의무기록의 상호운용(interoperability)과 관련된 표준으로는 HL7 이외에도 유럽의 CEN TC251에서 주관하는 CEN/EN 13606, openEHR, ISO 18308 등이 있다.

표 3-1. HL7의 EHR 시스템 기능 모델

Direct Care	DC.1 Care Management 진료 관리
	DC.2 Clinical Decision Support 의사결정지원
	DC.3 Operation Management & Communication 경영 및 의사소통
Supportive	S.1 Clinical Support 진료지원
	S.2 Measurement, Analysis, Research & Reports 측정,분석,연구 및 보고
	S.3 Administrative & Financial 행정 및 재정
Information Infrastructure	IN.1 Security 보안
	IN.2 Health Record Information & Management 의무기록정보관리
	IN.3 Registry & Directory Services 등록 및 디렉토리 관리
	IN.4 Standard Terminologies & Terminology Services 표준용어 관리
	IN.5 Standards-based Interoperability 표준기반의 상호운용 기능
	IN.6 Business Rules Management 규칙 관리
	IN.7 Workflow Management 절차 관리

(6) 전자의무기록의 장 · 단점

전자의무기록의 장단점은 다음과 같다.

1) 장점

- 동시에 여러 사람이 원격지에서 접근이 가능하여 의료기관의 업무 수행 능력과 의료진 상호간의 의사소통을 향상시킬 수 있다.
- 환자의 안전을 향상시키고 의료진이 보다 더 가이드라인에 충실한 진료가 이루어진다. 투약 오류와 정보 누락을 방지 할 수 있다.
- 정보조회, 진료비 계산이 빠르고 불필요한 자료의 중복이 없기 때문에 업무의 효

율성이 증가하여 환자의 만족도를 상승시킨다.

- 작은 공간에 많은 양의 자료의 저장이 가능하여 경제적 비용을 감소시킨다.

2) 단점

- 하드웨어 설치, 소프트웨어 구입, 기술 교육, 훈련 등 초기 비용이 크고 추가적인 업그레이드 등의 비용을 부담해야한다.
- 조직문화의 변화와 사용법에 대한 방법 훈련과 숙련이 필요하다.
- 기밀보호, 프라이버시 보호, 정보보안이 필요하다.
- 자동화된 시스템에 이상이 생길 때를 대비하여 대책을 마련해야한다.

(7) 전자의무기록의 구축효과

전자의무기록을 구축하면 다음과 같은 효과가 있다.

- 서식표준화와 데이터화된 전자의무기록을 작성함으로써 양질의 환자정보를 축적할 수 있으며, 환자 진료에 대한 정보공유가 효율적으로 이루어진다.
- 의무기록 관리비용과 시간, 인력 낭비가 감소되어 병원경영의 합리화가 이루어진다.
- 환자의 치료에 관한 통합적인 정보 검색이 가능하여 환자서비스의 질을 향상시킨다.
- 의무기록 누락과 오류를 방지하고 관리의 효율성을 증가시켜 의무기록이 질적으로 향상된다.
- 임상자료의 체계적인 정리를 통하여 다양한 진료정보를 이해하기 쉽게 신속히 이용할 수 있으므로 임상진료에 기여하여 진단과 치료의 질을 향상시킨다.

(8) 전자의무기록의 장애요소

전자의무기록을 구축할 시 다음과 같은 장애요소를 극복하여야 한다.

- 문서 보안과 환자의 비밀보장과 관련된 새로운 유형의 법적인 문제를 극복하여야 한다.
- 정보 통신 기술의 수준 뿐 아니라 전자의무기록을 사용하는 사용자의 낮은 정보화 수준을 극복하여야 한다.
- 전자의무기록을 개발하고 사용하기 위하여 적지 않은 자본 투자가 필요하다.
- 전자의무기록의 표준화가 필요하다.

2. 의무기록의 관리기능

2.1 의무기록관리 기능의 기획

(1) 의무기록위원회와 의료정보위원회

의무기록위원회는 의료기관에서 전통적으로 의무기록의 관리에 대한 제반 규정을 심의, 의결하는 조직이다. 의무기록위원회의 주요 역할은 의무기록 서식의 제·개정 심의, 의무기록 관리규정의 심의, 의무기록 내용의 평가, 의무기록의 보존, 보관 및 이용에 관한 사항을 심의한다. 의무기록위원은 임상 진료과의 의사와 간호부장, 의무기록부서장 등으로 구성된다. 일반적으로 의무기록부서장이 의무기록위원회의 간사 역할을 한다.

전자의무기록의 개발과 함께 의무기록을 포함하여 의료기관 전체의 정보관리를 관장하고 이의 운영에 대한 사항을 의결하는 기구가 필요하게 되었다. 의료정보위원회는 의료정보시스템과 정보자원관리(information resources management)를 위한 기능을 주로 수행하지만, 향후 의무기록위원회의 역할과 통합하여 의료기관의 통합적 정보관리 위원회로서의 역할을 수행하게 될 것으로 전망한다. 또한 변화하는 정보기술 환경에 맞게 의료기관에서 의무기록과 의료정보의 기능을 재설정하고 지속적으로 요구도를 분석하고 기획 및 실행을 관장하여야 한다.

(2) 서식개발 및 분석

의무기록 관리의 중요한 기능 중 하나는 의료기관에서 사용하고 있는 모든 서식을 관리하는 일이다. 좋은 서식이 좋은 기록을 작성하도록 하는 초석이 된다는 관점에서 서식 개발은 큰 의미를 가진다. 더구나 전자의무기록 시스템에서 전자서식은 입력되는 데이터 항목 하나하나가 임상데이터저장소(CDR, clinical data repository) 또는 임상데이터웨어하우스(CDW, clinical data warehouse)에 적재되어 향후 임상연구에 재가공되어 사용될 수도 있고, 임상의사결정지원시스템(CDSS, clinical decision support system)의 핵심 자료원이 될 수도 있으므로 개발 단계에서부터 미래의 활용도를 함께 고려해야할 것이다.

전자의무기록 시스템을 운영하는 의료기관에서도 전산화되지 않은 서식은 존재한다. 타 의료기관에서 가져온 의무기록 사본이나 전자의무기록 시스템과 연동되지 않은 검사장비에서 출력된 검사결과지, 의료행위 계약관계를 증명해주는 환자(또는 보호자)와 설명의사의 도장(또는 지장), 수기서명 등이 날인된 동의서 혹은 서약서와 같은 서식이 그러한 예라고 할 수 있다. 서식의 크기, 재질, 색깔, 용도를 나타내주는 제목이나 서식의 코드와 인적사항의 기록 위치 등에 대한 공통된 기준을 공유하여 표준화된 서식으로 관리하는 것은 의료기관의 진료지원 뿐만 아니라 정보관리의 생산성 향상에도 미치는 효과가 크다고 하겠다.

서식관리를 위해서는 의료기관에서 운영되고 있는 서식의 목록을 작성하는 것이 우선과제이다. 서식의 제목과 사용 시작일자, 종료일자(사용 종료된 서식의 경우), 신청과, 신청자, 사용범위(외래, 응급, 입원, 건강검진 등), 작성주체(의사, 간호사, 의료기사, 기타 직종), 미비의무기록 관리여부 등에 대한 마스터 파일을 작성하여 관리하도록 한다. 이것은 서식의 최초 제정 단계부터 개정에 대한 모든 이력을 알 수 있는 '서식이력파일(forms history file)' 이 된다. 서식을 지속적으로 분석하여 기존의 서식과 유사한 서식이 발생되는 것을 방지하고, 점차 사용도가 줄어들어 더 이상 필요하지 않게 된 서식을 관리할 수 있도록 한다. 이는 종이의무기록과 전자의무기록 모두에서 필요한 과정이다.

새로운 서식이 필요하거나 기존 서식의 수정·보완이 필요한 경우, 서식 제·개정을 요청하는 신청서에 신청 사유를 작성하여 의무기록 관리부서로 접수한다. 의무기록 관리부서에서는 해당 의료기관의 표준 서식의 규격과 항목에 커스터마이징(custermizing)한다. check-box 형태(☑)와 radio-button 형태(◉), 텍스트 기재란, 인체 그림 등의 입력하기 쉬우면서 기록 오류를 줄이는 다양한 방법을 고려하고, 서식 등록 여부에 대하여 신청자에게 회신하도록 한다. 의료기관 내 의무기록위원회의 심의를 거쳐 서식의 사용허가 여부를 결정하기도 하기도 한다. 최근에는 공정거래위원회의 의료행위 설명동의서 표준 약관이나 건강보험심사평가원의 임상질지표 평가, 보건복지부의 의료기관 인증평가 지침의 필수 기재 항목과 같이, 병원 내에서 서식작성의 편리성을 추구하는 사용자의 요구 이외에도 객관적인 서식관리 기준들이 제시되고 있다.

(3) 업무 흐름도 분석

퇴원환자의 의무기록의 일반적인 흐름은 아래와 같다. 종이의무기록이든 전자의무기록이든 그 절차는 동일하다. 업무흐름도(reconciliation process)를 파악하고 업무가 적체 · 지연되는 영역을 확인하여 관리할 필요가 있다. 대표적인 예로 미비의무기록 업무, 코딩 업무, 각종 질병등록 업무 등이 있을 수 있다.

- 종이의무기록: 환자도착 → 입원등록 → 등록번호확인(mater patient index, MPI) 이전 의무기록 확인 → 진료기록 작성/전사/완성 및 서명 → 환자퇴원 → HIM 부서 전달 → 편철, 분석, 완성/코딩 및 요약 → 배열

- 전자의무기록: 입원등록 → MPI → 환자도착 → 이전 의무기록 확인 → 의무기록의 작성/전사/완성 및 서명 → 환자퇴원 → HIM 부서 전달 → 분석, 완성/코딩 및 요약 → 배열

2.2 의무기록관리의 전통적 기능

의무기록관리는 의료기관의 정보센터의 기능이다. 정보센터의 기능이란 일반적으로 정보의 질(quality), 보안(security), 가용성(availability)을 관리하는 것을 의미한다. 의무기록관리의 주요 기능은 저장 및 검색(storage and retrieval), 퇴원기록의 처리(record processing), 의무기록의 완성(record completion), 전사(transcription), 복사 및 열람(release of information), 질병 및 수술분류(clinical coding) 등이다. 표 3-3은 종이의무기록, 하이브리드의무기록 환경, 전자의무기록 환경에서의 의무기록관리의 주요 기능들을 설명하고 있다. 그러나 의료기관에 따라서 의료의 질관리 활동, 임상연구지원을 위한 통계 산출, 암등록을 포함한 질병 레지스트리 관리, 위원회기능 지원, 보건소 등 공공기관의 보고업무 등의 역할이 강화되어 있기도 하다.

표 3-2. 매체변화에 따른 의무기록관리의 주요 기능

	종이의무기록	하이브리드 의무기록	전자의무기록
저장및검색	• 진료정보가 종이에 기록되고 홀더로 관리됨 • 검색의 목적은 환자진료, 질향상활동, 감사 등 • 색출된 기록은 진료를 위해 병동, 외래, 응급실 등으로 전달됨(Delivery)	• 진료정보는 종이와 컴퓨터에 기록됨 • 의무기록은 진료실의 컴퓨터로 확인가능함(영상전달시스템,EDMS) • EHRs환경으로 변경시 의무기록은 부분적으로 출력이 가능함	• 하이브리드 환경에서 사용된 항목은 동일함 • 의무기록 전체가 전자적 형태로 입력됨
퇴원의무기록처리및완성절차	• 퇴원후 의무기록은 병동에서의무기록부서로 전달되면 정해진 순서에 따라 정리됨 • 병동에서 정리된 순서와 다름 • 순서대로 정리후 미비한 항목을 점검함(정량분석) • 의사는 의무기록부서에서 미비한 의무기록을 완성시킴 • 완성후 재분석 과정을 거친 후 의무기록배열장에 보관됨	• 의무기록의 일부가 컴퓨터인터페이스를 통해 EHRs시스템으로 바로 입력가능함(검사기록지, 의사지시기록지 등) • 퇴원 후 종이기록은 스캐닝되고 이미지로 저장됨 • 의사는 원외컴퓨터를 통해서도 의무기록을 완성할 수 있음 • 전자서명, 컴퓨터키, 전자적의무기록완성 규정들이 적용되고, 의사가 의무기록을 완성하면 미비기록관리시스템(deficiency system)이 업데이트됨 • 미비의무기록은 의무기록사에 의한 수작업과 컴퓨터규칙에 의해 동시에 관리됨	• 전체 의무기록이 컴퓨터를 통해 완성됨 • 컴퓨터가 의무기록을 완성해야하는 의사나 위치를 확인하고 업무를 발생시킴
전사	• 병원 내/외에서 완성 가능 • 의사가 녹음하고 전사자가 타이핑을 함 • 전사된 기록이 의무기록으로 합본됨(수술기록, 입원기록, 퇴원요약, 방사선기록, 병리기록, 협진기록 등)	• 전사된 기록이 전자적으로 의무기록에 합본되는 것을 제외하고는 종이의무기록시스템의 절차와 동일함 • 음성인식기술이 전사과정을 지원하게 됨	

열람 및 복사	• 의무기록열람/복사신청인의 신분과 권한을 확인함(신청서, 자격, 대리인 등) • 의무기록열람/복사요청기록을 남김 • 법원의 명령에 따라 원외로 송출될 수 있음 • 의무기록열람에 대한 규정 및 법규를 충분히 숙지해야함	• 절차는 종이의무기록시스템과 동일함 • 전자의무기록환경에서 역할이 더 확대됨
코딩	• 진단명과 처치/수술명에 따라 코드번호를 부여함 • 코더는 인덱스 책으로 코드를 찾거나 'encoder'프로그램을 이용하여 컴퓨터로 핵심단어를 검색 • KCD-6, ICD-9-CM을 사용함 • 통계 또는 진료비 청구목적으로 주요 항목들을 추출함(abstracting) • 코딩은 의무기록부서에서 행해짐	• 전자의무기록 환경에서는 화면을 통해 의무기록을 검토하는 것을 제외하고 절차는 종이의무기록시스템과 동일함 • 코딩이 원외재택근무로 가능해짐 • 전자의무기록이 발전된 환경에서 컴퓨터기반의 코딩이 가능해질 것임 • 데이터추출(abstracting)이 자동화됨에 따라 그 업무가 줄어들거나 없어질 것임 • 고급 데이터 분석기술에 대한 요구도는 증가할 것임

2.3 환자인덱스와 등록번호제도

의무기록관리를 위한 가장 중요하고도 기본적인 인덱스가 환자인덱스(master patient index, MPI)이다. 환자인덱스란 환자의 기본적인 정보를 포함하며, 등록번호를 부여함으로써 의무기록의 위치를 찾는 표지자가 된다. 환자인덱스는 환자이름, 등록번호, 주민등록번호, 주소, 진료일 등을 포함한다. 환자인덱스는 의료기관에 환자가 방문하면 가장 먼저 확인하는 등록번호제도로서 한 명의 환자에게는 하나의 등록번호가 부여되도록 하여 중복을 방지하고 의무기록도 하나로 통합되도록 관리하여야 한다. 전산화된 환경에서도 이러한 관리는 여전히 중요하며, 오류 및 통합 관리가 지속적으로 모니터링 되어야 한다.

(1) 종이의무기록 환경의 등록번호 부여제도

1) 단일번호제도(Unit Numbering System)

환자가 병원에 방문하여 처음 등록을 하고 부여받은 번호를 병원 내의 외래, 응급, 입원, 건강검진 등의 모든 진료형태에서 평생 동안 사용하는 제도이다. 종이의무기록, 전자의무기록 모든 환경을 막론하고 실무에 가장 보편적으로 사용되고 있다.

2) 일련번호제도(Serial Numbering System)

환자가 입원할 때마다 새 번호를 부여하여 한 환자의 의무기록을 각각의 번호에 따라 배열하는 제도이다. 매번 새 번호에 대한 환자의 색인정보를 입력해야하므로 오래 전부터 거의 사용되지 않고 있다.

3) 일련-단일 혼합제도(Serial-Unit Numbering System)

위의 두 제도의 혼합식으로서 환자가 입원할 때마다 번호를 부여하되 이전의 기록(old chart)을 새 번호로 옮겨주어 그 환자의 모든 기록을 한 곳에 보관하는 제도이다. 단일번호제도와 일련번호제도의 장·단점을 보완하였으나 매번 환자의 색인정보를 갱신(update)하는 것과 동시에 과거 기록을 합치기 위한 이동작업이 반복되므로 이 제도도 현재는 거의 사용되지 않는다.

4) 기타 번호 부여제도

- 발행년도를 번호 머리에 표시하는 제도
- 환자의 종류(보험 유형)를 머리에 표시하는 제도
- 가정단위 번호 부여제도(Family Numbering System): 가정의(Home Doctor) 제도에서 이용 가능

표 3-4. 등록번호 부여제도의 장·단점 비교

제도	장점	단점
단일번호제도	환자기록관리의 일원화로 관리경비 절감 연계성있는 진료정보 제공 통합관리에 따른 수련병원에서의 교육효과 향상	이전 진료이력을 반드시 확인 배열 공간의 여유 확보 사용빈도가 낮은 번호는 관리의 효율성이 낮음 (EMR system에서 예외)
일련번호제도	과거의 진료이력 확인 불필요 배열공간 100% 활용 사용빈도가 낮아도 관리가 용이	분산 보관되어 정보연계성 떨어짐

(2) 전자의무기록 환경의 등록번호 부여제도

전자의무기록 환경에서는 단일번호제도(Unit numbering system)가 가장 일반적으로 사용되는 방법이다. 환자 검색을 위해서 등록번호보다는 환자이름이나 주민등록번호가 일반적으로 더 많이 사용된다. 디지털화된 전자의무기록을 수정하는 일은 종이기록보다 훨씬 까다롭기 때문에 환자가 의료기관에 방문할 때 등록번호와 환자를 확인하는 일은 매우 중요하다. 환자이름, 생년월일, 주소 등으로 정확히 확인하는 것이 필요하다.

2.4 종이기반 의무기록의 관리

종이기반 의무기록의 관리를 위해서 가장 많이 고려되는 것은 보관기간과 장소, 의무기록 색출자의 작업 동선이다. 보관기관은 의료법 시행규칙 제15조(진료에 관한 기록의 보존)에 의한 보관 연한을 준수해야하며, 보관해야할 의무기록의 양이 증가할수록 보관에 대한 물리적 공간 비용 부담도 함께 증가한다. 또한 보관과 색출, 재배열 작업의 효율성을 높이기 위해 고정식 서가, 이동식 서가(mobile rack), 파일 캐비넷(file cabinet) 등 다양한 형태의 배열장을 배치한다. 의무기록의 이동을 위해 운반용 승강기(dumb waiter), 기송관(air shooter), 오토트랙시스템(auto track system) 등이 사용된다. 또한 의무기록이 대출되면, 그 자리에 대출일자와 대출자, 대출목적, 소재지가 기록된 대출안내판(guide)을 배치한다.

환자가 사망하거나 장기간 내원하지 않아 색출 빈도가 낮은 의무기록은 비활동성 의무기록(inactive chart)이라고 하여 별도 공간으로 이동하여 보관하거나, 원본 훼손의 우려가 없는 마이크로필름(microfilm) 혹은 광화일시스템(optic disc system)에 수록하였다. 영상화 작업이 완료되고 법적 보관연한이 초과한 의무기록은 파쇄, 소각, 파쇄 후 소각 등의 방법으로 폐기처분한다.

(1) 저장 및 검색

환자진료정보는 종이에 문서화하여 파일 폴더에 보관하며, 환자 치료, 질 향상 활동, 감사 및 기타 승인 목적으로 검색되어진다. 종이의무기록은 입원 또는 치료를 위해 병동, 외래, 응급실 등 해당 장소에 전달(delivery)된다.

1) 의무기록의 배열방법(Filing system)

- 일련번호 배열방법(straight numerical system)

  작은 번호부터 큰 번호로 순서대로 배열하는 방법으로 별도의 직원훈련이 필요없으나, 배열 오류 발생률이 높고 최근 번호 구역에 업무가 집중되는 경향이 있다.

- 끝숫자 배열방법(terminal digit system)

  한 번호를 세 부분으로 나누어 끝의 두 자리를 위주로 배열하는 방법이다. 맨 끝의 두 자리가 제1단위, 가운데 두 자리가 제2단위, 앞의 두 자리 또는 세 자리가 제3단위가 되어 24 56 37이란 번호를 37 56 24로 읽고 1단위, 2단위, 3단위 순서로 맞는 위치에 배열하게 된다. 의무기록의 표지로 색상코드홀더를 사용하면 기록의 색출과 배열 시 효율성을 극대화할 수 있다.

- 중간숫자 배열방법(middle digit system)

  끝 숫자 배열방법과 같이 한 번호를 세 부분으로 나누어 중간 두 자리 수를 위주로 배열하는 방법이다. 중간 두 자리가 제1단위, 앞의 두 자리가 제2단위, 맨 뒤의 두 자리가 제3단위가 되어 24 56 37이란 번호를 56 24 37로 읽고 1단위, 2단위, 3단위 순서로 맞는 위치에 배열하게 된다. 연속된 기록의 100개 단위 발췌 시 용이하고 배열오류를 감소시킬 수 있으나 등록번호가 6자리 이상 시 사용이 곤란하다.

2) 보관 시스템(Storage system)

서가는 고정식 서가, 이동식 서가(mobile rack), 파일 캐비넷(file cabinet) 등이 있다. 비활동성 의무기록을 보관하기 위해 별도의 보관창고를 두거나 마이크로필름 또는 광화일 시스템에 보관하기도 한다.

3) 운반 및 검색 시스템(Delivery and Retrieval system)

의무기록 운반을 위해, 운반용 승강기(dumb waiter), 기송관(air shooter), 오토트랙시스템(auto track system)이 이용되고 있으며, 대출된 의무기록은 대출안내판에 대출일자와 대출자, 대출목적, 소재지 등을 기록하여 가이드(guide)로 이용한다.

4) 보관 및 폐기(Retention system)

의료법 시행규칙 제 15조에 근거하여 의무기록을 보관 및 폐기하여야 한다.

(2) 기록의 처리 및 완성

환자가 퇴원한 후 의무기록은 의료기관의 정책 및 규정에 따라 '순서대로 배열(assembling)' 된다. 배열 후에 의무기록사는 의무기록의 누락 및 미비 항목을 분석하고, 이를 의사에게 통지하면 의사가 의무기록부서에 방문해서 미비된 기록을 완성한다.

(3) 정보의 공개: 열람 및 복사

의무기록에 대한 공개 요청이 있을 경우 정부의 규제를 준수하기 위해 관련 법률에 의한 적법성을 검토해야 한다. 그러므로 관리자는 정보의 공개와 관련된 법률 및 규정을 잘 숙지하고 있어야 한다.

- 문서지참증언소환영장(subpoena duces tecum or subpoena for production of evidence): 지정한 증거물을 가지고 출두 증언하라는 법원의 명령이므로 이를 준수해야 한다.

(4) 서식의 개발 및 관리

의무기록 서식을 개발하고 관리하는 기능이 필요하다. 본 장의 '2.1 의무기록관리 기능의 기획'을 참고하기 바란다.

2.5 하이브리드기록의 관리

종이기반의 의무기록 환경에서 전자의무기록 환경으로의 이행은 복잡하고 어려운 일이므로 단시간 내에 이루어지기 힘들며 재정적, 기술적, 제도적 등 여러 측면의 상황들이 균형을 이루어가며 변화되어야 한다. 따라서 아직 많은 의료기관들이 종이기록과 전자문서를 둘 다 가지고 수기와 전자적 절차를 함께 사용하고 있는 하이브리드 의무기록체제를 운영하고 있다.

(1) 저장 및 검색

환자진료정보는 종이에 문서화되거나 컴퓨터에 저장되고, 의무기록에 대한 검색은 전자문서관리시스템(electronic document management system, EDMS)을 통해 컴퓨터로 이용할 수 있다.

(2) 기록의 처리 및 완성

기록의 일부분은 컴퓨터 인터페이스를 통해 EHR 시스템으로 직접 입력되어지기도 하며(예: 검사 기록, 응급실 기록, 전사 기록 등), 환자 퇴원 후 종이기록을 이미지화(scanning)하기도 한다. 의사들은 의무기록을 컴퓨터를 이용하여 완성시킬 수 있다.

(3) 정보의 공개

정보의 공개 과정은 기본적으로 종이 기반 의무기록의 환경일 때와 같다. 종이기반 의무기록 환경일 때 작성되어진 관리 규정을 hybrid 환경에 맞게 적절하게 개정해 나가면서 기준을 명확히 하는 것이 필요하다.

(4) 하이브리드기록 환경에서의 환자 퇴원 후 업무 흐름

① 의무기록을 병동으로부터 받고 퇴원리스트를 보고 확인한다.
② 의무기록에서 클립, 스테플러 등을 제거한다.
③ 기록의 각 장마다 환자 인적사항을 확인한다.
④ 기록을 전자문서관리 시스템(electronic document management system, EDMS)에 스캔한다.
⑤ 스캔된 이미지의 질을 검토해서 적절하지 않으면 다시 스캔한다.
⑥ 누락된 기록과 서명이 있는지 검토한다(예: 퇴원요약, 수술기록, 병력기록 등)
⑦ 미완결된 기록은 의사들이 완성할 때까지 대기한다.
⑧ 코딩을 한다.
⑨ 기록이 완성되면 의무기록의 추가 변경이 불가능하도록 한다.
⑩ 스캔된 의무기록은 의무기록 관련 규정에 의해 일정기간 보관한다.

2.6 전자의무기록의 관리

국내 대형 의료기관은 종이기반의 의무기록에서 하이브리드 의무기록의 단계를 거쳐 전자의무기록 시스템을 단계적으로 구축하거나, 종이기반의 의무기록 단계에서 바로 전자의무기록 시스템을 구축하는 형태를 보이고 있다. 의무기록의 전산화는 타 정보시스템과는 달리 환자 진료정보와 관련되어 고려해야 할 사항들이 많다. 즉 진료정보의 특성이 전자의무기록의 개발단계에서부터 충분히 검토되어야 하며, 시스템이 도입된 이후의 운영에 대한 사항뿐만 아니라 전자의무기록의 관리 및 활용에 대한 부분까지도 개발단계에서 고려하여야 한다.

전자의무기록 시스템을 개발하기에 앞서 진료의 연속성을 보장하기 위한 과거 기록의 연계성을 고려하여야 한다. 종이기록의 경우 병원의 정책에 따라 일부 혹은 전체를 스캔하여 'paperless' 환경을 준비하거나, 종이기록의 형태를 그대로 유지하되 전자의무기록 시스템 도입이후 일정기간까지만 종이기록을 대출해 주어 단계적으로 paperless를 실현해 가기도 한다. 의무기록부서와 전자의무기록 개발팀에서는 대안별

비용분석 및 타병원의 사례를 조사하고, 진료진의 의견을 취합하는 등의 사전준비를 함으로써 전자의무기록 도입을 미리 준비하고, 의사결정에 도움을 줄 수 있는 자료를 제공한다.

전자의무기록 환경에서 의무기록관리 기능은 표 3-3과 같이 종이의무기록 또는 하이브리드 환경과 유사하나 의무기록의 저장 및 검색은 자동화, 퇴원기록의 처리 및 완성과 관련한 업무는 더 효율적인 방식으로 전환된다. 또한 정보의 공개와 역할은 더욱 증대되며, 컴퓨터 기반 코딩을 통해 더욱 정확하고 일관성 있는 정보가 생성될 것이다. 여기서는 전자의무기록의 개발, 관리, 활용 단계 전반에 걸쳐서 보건정보관리자의 역할을 중심으로 살펴보고자 한다.

(1) 전자의무기록의 개발

의료기관에서 전자의무기록을 개발하는 단계에서는 다양한 직종의 인력이 참여하게 된다. 종이기반의 의무기록은 각 분야에서 독립적으로 발생한 기록을 최종적으로 한 곳에 모아서 관리하고 진료정보로서 활용하였지만, 전자의무기록에서는 한 분야에서 입력한 정보를 여러 분야에서 연동하여 활용하기도 하고, 그 자체로서 커뮤니케이션이 도구가 되기도 한다. 예를 들면 간호 분야에서 입력한 '활력징후(vital sign)' 정보가 간호기록의 활력징후기록으로 자동 연동되기도 하고, 진료과정의 경과기록이 자동으로 연동되어 다른 서식의 내용으로 채워지기도 한다. 의사지시에 따라 내시경실에서 검사를 시행한 이후에 의사가 내시경 결과기록을 작성하여 저장하면 환자의 검사 진행상태가 '검사완료'로 바뀌어 의료진 간의 실시간 커뮤니케이션이 가능하게 되기도 한다.

이처럼 전자의무기록 환경에서의 진료정보의 처리과정과 업무의 흐름을 이해하고 전자의무기록 시스템 개발단계에서 수행해야 할 준비해야 할 사항들을 정리해 보도록 한다.

1) 벤치마킹

현재 국내에서 전자의무기록시스템이 도입되어 성공적으로 운영하는 의료기관을 선정하여 벤치마킹(benchmarking)을 한다. 각종 학회나 세미나, 자료조사를 통한 관련분야의 전문적 지식과 트랜드를 파악하는 것도 선행되어야 하지만, 이를 실무에 적용한 사례를 벤치마킹하여 실패 요인을 사전에 제거해 나가는 것도 성공적인 프로젝트를 위해 필요한 부분이다. 벤치마킹에 대한 개념적 설명과 원칙 등에 대한 내용을 이 장에서 다루지는 않는다. 다만 전자의무기록시스템 도입에 있어서 벤치마킹을 시행할 경우 비슷한 규모의 기관을 선정하는 것이 좋다. 또한 벤치마킹한 기관의 좋은 시스템이라도 우리 기관의 상황에 맞지 않는다면 몸에 맞지 않은 옷을 걸친 격이 될 수도 있다.

2) 현황(AS-IS) 분석

'AS-IS' 분석이란 현재의 업무 프로세스를 분석하는 것을 말한다. 전자의무기록 시스템 개발단계에서 가장 먼저 선행해야 하는 작업이 종이로 발생한 모든 의무기록지를 수집하는 것이다. 수집된 의무기록서식은 일차적으로 종류별로 분류하여 향후 전자의무기록 시스템으로 구현할 범위를 선정하는 기초자료로 활용한다.

3) 개발범위와 방법 선정

전자의무기록 시스템에서 의무기록부서의 주요 기능 중 하나는 서식생성기를 통해 서식을 신규 생성하고 변경하는 업무이다. 그러나 서식생성기의 기능에 따라서 서식생성기로는 구현하지 못하는 기록지도 있다. 수집된 기록의 내용을 상세 분석하여 기록에 포함된 데이터의 발생 과정부터 처리까지의 과정을 고려하여 서식생성기로 구현할 서식의 범위를 선정하여야 한다. 의무기록 담당부서에서는 이 범위에 따라 업무량을 산정하고 필요한 인력을 준비하여야 한다.

4) 표준용어체계 선정

서식 생성시에 내용에 포함되는 항목들을 표준용어체계와 연계하여 구현할 것인지에 대한 결정도 필요하다. 현재 의료용어에 사용되는 표준용어체계는 UMLS, SNOMED-CT 등이 있으며 국내 대형기관의 전자의무기록 시스템 구축 시 일부 범위에서 활용되기도 한다. 다만 서식생성시 표준용어체계를 연계하는 것은 향후 활용성을 고려하여 검토할 필요가 있다. 표준용어체계에 대해서는 제4장에서 다시 다루기로 하겠다.

5) 서식 생성 및 관리

서식생성기를 통한 서식생성은 의사 등의 서식사용자에게 직접 의뢰를 받아 의무기록부서에서 직접 생성하게 된다. 따라서 종이기반의 의무기록시스템에서 유지해 오던 의무기록 생성 절차에 토대로 프로세스를 재정비하여야 한다. 의무기록부서에서는 서식생성기를 통한 서식을 생성하여 준비하는 동시에 프로그램을 이용한 서식개발도 병행하여야 하는데, 이 경우는 프로그램 개발과정과 동일하므로 사용자 요청 정리, 개발의뢰, 개발, 테스트, 적용까지의 일련의 과정에 참여하게 된다.

6) 시스템 전환 준비

전자의무기록 시스템으로 전환한 이후에 이전 진료기록 뿐 아니라 의무기록 부서에서 저장한 퇴원분석DB, 질병 및 수술분류 코드, 암등록 정보와 의무기록 대출 정보,

미비의무기록 관리현황 등의 정보를 어떻게 이관할 것인가에 대한 정책결정과 시스템적인 준비가 필요하다. 가령 퇴원분석, 질병 및 수술 코드, 암등록 등의 자료는 전체를 마이그레이션하고, 의무기록의 대출이나 미비의무기록 관리자료는 미반납 또는 미처리된 정보만 마이그레이션하기로 정책결정을 하고 시스템적으로 데이터 전환준비를 하여야 한다.

(2) 전자의무기록의 관리

전자의무기록시스템은 의무기록의 관리 업무의 형태에 대폭적인 변화를 가져왔다. 의무기록의 배송과 관련한 동선이나 물리적 보관 공간에 대한 고려를 하지 않는 대신, 서식의 표준화와 의무기록 데이터의 무결성, 이차적 활용이 강조되었다. 기록을 작성함에 있어 진료행위와 기록의 시간차를 줄이기 위한 관리 방법을 보다 다양하게 검토해볼 수 있게 되었다.

1) 의무기록 작성의 유일성

일반적으로 의무기록은 환자의 질병과 치료 과정에 대하여 누가, 무엇을, 왜, 어디에서, 언제, 어떻게 하였나 하는 사실을 기록한 문서이다. 각 서식지별로 필수적으로 기록되어야 하는 항목은 의료법 시행규칙 제14조(진료기록부 등의 기재 사항)와 국내외 각종 평가지침에서 명시하고 있다. 한 명의 환자가 입원하고 퇴원하는 동안 의사가 작성하는 기록을 기준으로 발생하는 주요 의무기록으로는 입원기록(admission note), 경과기록(progress note), 퇴원요약(discharge summary) 등이 있다. 응급실을 통해 입원하였다면 응급실기록(emergency room record), 입원 기간 중 수술을 시행했다면 수술기록(operation record)과 마취기록(anesthesia record), 진료협진을 했다면 협의진단 기록지(consultation record) 등이 추가로 발생한다. 한 명의 주치의가 입원에서 퇴원까지 앞에 나열한 서식 모두를 작성할 수도 있고, 진료과가 서로 다른 2명 이상의 의사가 동일한 기록일자에 서로 다른 서식을 여러 번 작성할 수도 있다. '기록의 유일성(uniqueness)'을 정의하는 전자의무기록의 기본키(primary key)가 될 수 있는 정보는 서식제목, 진료형태, 진료(수술)일자, 진료(수술)과, 주치의(집도의), 기록일시, 작성자 정보(전자인증)를 들 수 있다. 기록의 유일성이 보장되면 작성된 이후의 기록에 대한 책임소재(responsibility)가 분명해지고, 향후 기록의 정정(訂定)이력에 대하여 구체적으로 관리할 수 있다.

2) 통합진료지원

전자의무기록 시스템에서의 통합진료지원 방식은 시공간의 한계를 넘어 환자에게 일관되고 지속적인 진료를 보장한다. 한 환자의 정보에 의료기관 내 다양한 분야의 전문가가 동시에 다중 접속(multi-taking)함으로서 신속한 의사결정이 가능하도록 한다. 환자가 이전에 내원한 정보뿐만 아니라, 상당한 기간을 두고 재방문 하더라도 과거의 이력까지 통합 제공하므로 정확한 의사결정을 하도록 지원할 수 있다.

전자의무기록은 의료진이 작성하는 내용이 단순히 종이서식에서 전자서식으로 변화한 것이 아니라 처방전달시스템(OCS, order communication system)과 검사의 진행 상태, 결과보고 등의 여러 정보가 유기적으로 연결되어 일자별 시행순서, 의무기록 항목별로 흐름도(flow sheet)와 같은 체계적이고 포괄적인 형태의 자료로 재가공하여 이용이 가능하다는 점에 주목해야한다. 최근에는 장비 기술의 발달로 수술실에서 수술을 촬영한 동영상이나 원격진료(tele-medicine)에 의한 환자 영상정보도 발생하는데, 이는 텍스트로 입력된 환자 정보 그 이상의 의미를 가진다.

3) 사용자 인터페이스 관리

사용자 인터페이스는 자료입력 및 출력에 따른 컴퓨터 화면 설계를 말한다. 따라서 사용자 인터페이스는 데이터(동영상, 소리, 문자, 그래프)의 입출력이 유연성 있도록 설계하는 것이 매우 중요하다. 자료입력을 위해 잘 구성된 컴퓨터 화면의 특징을 살펴보면 다음과 같다.

- 규칙적인 형식을 갖춘 자료입력 필드로 구성
- 수정기능 포함
- 자료에 대한 추가, 삭제 그리고 수정에 대한 암호 설정
- 동시에 많은 테이블로의 자료입력 및 수정이 가능
- 도움말 기능 제공
- 색상, 밑줄, 강조 그리고 하이퍼링크 기능을 통해 탐색이 용이하도록 구성
- 현재 날짜 입력, 고유번호와 같이 일반적인 초기값들은 자동으로 생성됨은 물론 이와 관련된 내용도 함께 나타나도록 설계(예를 들면, 의사고유번호가 입력되면 의사이름, 주소, 진료과 등이 자동적으로 입력되도록 설계)
- 사용자 편의 위주의 설계

사용자 인터페이스를 설계하기 위해서는 사용자의 요구도가 잘 반영되어야 하고, 서식 분석 등을 통해 필수적인 항목을 선택하고 중복을 배제하며, 화면 여백 및 웹페

이지 구성에 있어서도 표준도구를 활용하여 통일감 있게 설계하여야 한다. 사용자 인터페이스의 생성 및 관리는 여러 부서의 협력적인 노력이 지속되는 것이 필요하다. 의료기관에서 사용자 인터페이스를 관리하기 위한 부서 및 구성원의 역할은 다음과 같다.

- 보건정보관리: 의무기록, 진료정보의 흐름, 정보 요구도와 관련된 규칙 및 규정을 관리하는 핵심적 역할 수행
- 정보시스템 관리: 전체적인 정보시스템 관점에서의 통제
- 자재 관리: 의료기관 서식지(처방서식, 물품 구매서식 등)에 따른 설계
- 환자 관리: 의료진의 임상적 수요 반영
- 의료의 질 관리: 의료의 질에 대한 쟁점사항 반영
- 의료진 관리: 실제 의료진들의 진료와 관련된 사항 반영

4) 의무기록의 완결도 관리

종이기반의 의무기록 환경에서 의무기록의 완결도 관리는 주로 입원진료에 한정되었는데, 퇴원 후 의무기록관리 부서로 의무기록이 취합되고 나면 후향적인 검토(retrospective review)를 하는 것으로 제한되었다. 누락된 기록이 있다면 미완성기록 안내지(deficiency record)에 표시하여 해당 주치의에게 작성하도록 알림을 남겼다. 미완성의무기록 통계는 진료과장, 원장단에 까지 정기적으로 보고를 하였다. 하지만 장기간 입원하는 환자의 경우, 퇴원 후에 후향적으로 의무기록을 검토하면 담당 주치의가 부재하는 경우가 발생하는 등 누락된 의무기록을 완결시키는 것이 쉽지 않다. 주치의는 기록을 작성하고 싶어도 환자에 대한 기억을 충분히 기록으로 옮길 수가 없다. 또한 외래기록의 경우 진료가 발생할 때마다 의무기록의 입출납에 대하여 관리하였지만 실제 내용에 대한 양적 · 질적 분석은 미진한 실정이었다.

종이의무기록에서 전자의무기록으로 변화하면서 의무기록 관리업무의 재배치가 이루어졌는데 전자의무기록은 작성 및 수정을 포함한 정정에 대한 모니터링이 시스템을 통해 실시간으로 확인 가능하다는 점이 가장 큰 특징이다. 예를 들면, 의료기관 인증평가에서 주치의는 입원초진기록을 입원 24시간 내에 작성하여 환자 진료에 투입되는 모든 의료인력이 공유할 수 있도록 관리해야 함을 명시하고 있다. 종이의무기록 환경에서는 입원 24시간 내에 기록이 작성될 수 있도록 독려를 하고, 작성되지 않았다면 주치의에게 고지하는 등의 간접적인 통제가 최선이었다. 전자의무기록 환경에서는 입원 24시간 내에 기록이 작성되지 않으면 다음 날 처방입력이 되지 않도록 시스템으로 제한하는 방법과 같이 보다 적극적으로 관리할 수 있게 되었다. 전자의무기록 환경에

서는 정보시스템을 통해 물리적인 기록의 발생여부를 관리할 수 있게 되었고, 의무기록사는 의무기록이 일관된 환자 정보로 정확하게 작성되었는지를 관리함으로써 의무기록의 충실성도 더욱 향상시킬 수 있다.

5) 정보의 일원화와 권한 관리

전자의무기록을 도입한 이후의 업무환경은 종이 혹은 하이브리드형태의 의무기록 환경과는 크게 달라진다. 종이형태의 의무기록시스템에서는 각 분야에서 발생한 기록이 퇴원 이후에 의무기록 담당부서에 반납되어 한 권의 의무기록으로 보관되어진 것과 같이 전자의무기록 시스템에서도 환자의 진료기록을 전체적으로 관리하는 업무가 필요하다. 전자의무기록 시스템에서는 종이기록에 비해 데이터가 발생하는 근원이 다양하고, 발생한 데이터가 정보로 활용될 수 있는 요소가 훨씬 많아질 뿐 아니라 관리대상이 종이가 아닌 전산시스템 내에 존재하기 때문에 관리 요소가 다양해지고 복잡해진다. 또한 환자의 진료정보가 일정한 장소에서 권한있는 의료진에게 제공되는 종이기록과는 달리 전자의무기록에 접근하는 사용자가 다양해지고 접근회수도 많아지기 때문에 사용자의 접근권한 관리의 중요성도 높아진다. 따라서 전자의무기록 환경에서는 관련 법률이 정한 범위 내에서 병원의 각종 규정과 정책에 따라 진료정보를 안전하고 효율적으로 보관하기 위해서는 더 많은 관리적 요소가 증가하게 되었다. 의무기록을 작성하는 시점부터 수정 및 삭제, 조회, 출력에 이르기까지의 전 과정에서 직종별 권한을 정의하고 이를 시스템으로 제어할 뿐 아니라 지속적인 모니터링을 할 수 있도록 조직적인 체계를 마련하여야 한다.

(3) 전자의무기록의 활용

전자의무기록은 권한이 있는 여러 사용자가 동시에 다양한 시간대에 접근할 수 있으므로 종이기록에 비해 그 활용도가 훨씬 높아진다. 정보제공과 데이터 활용에 대한 사용자의 기대수준도 높아져 전자의무기록 시스템을 도입한 병원에서는 데이터웨어하우스(DW, data warehouse) 구축을 동시 혹은 후속적으로 진행하기도 한다. 종이 의무기록을 검토하여 연구자료를 수집하던 형태에서 DW를 통해 필요한 데이터를 사용자가 직접 수집하는 환경으로 바뀌어 진료연구에도 도움을 준다.

전자의무기록은 전산환경에서 진료정보교류(HIE, health information exchange)를 구축하여 환자건강정보로의 활용성도 높아질 수 있다. 현재 국내에서는 표준용어체계를 도입한 병원이라 할지라도 두 개 이상 기관에서 다른 시스템 간에 표준용어를 활용하여 진료정보를 교류하는 사례는 아직 드물다. 그러나 두 개 이상 기관에서 동일한 시스템을 구축하여 전자의무기록으로 진료정보를 교류하는 것뿐만 아니라 향후 국가적인 차원의 진료정보교류를 위한 연구와 실제 활용이 증가할 것이다.

전자의무기록 시스템의 구축이 점점 증가함에 따라 국내의 전자의무기록 시스템은 도입기 지나 성숙기에 접어들었다고 할 수 있다. 따라서 한 의료기관 내에서만 활용되는 정보가 아닌 두 개 기관 이상, 국가적 전자의무기록(EHR, electronic health record) 및 개인건강기록(PHR, personal health record)으로 활용되는 시스템으로 발전하기 위해서 새로 도입하는 병원이든 현재 전자의무기록시스템을 운영 중인 병원이 시스템 전반에 걸쳐 표준화에 대한 검토가 필요할 것이다. 이는 국가적으로 해결해야하는 중요한 정책적 문제라고 할 수 있다.

2.7 의무기록 정보의 공개와 열람

의무기록의 특성상 진료정보의 보안과 관리는 의료기관에서 매우 중요한 사안이다. 의무기록부서는 이러한 정보의 접근과 공개에 대한 책임을 부여받고 있다. 의무기록 정보의 공개와 열람은 일반적으로 아래의 단계를 따른다.

- 의무기록 열람신청
- 열람권한 확인
- 열람신청 의무기록의 확인
- 열람허가

최근 미국의 HIPAA(Health Insurance Portability and Accountability Act) 법령과 함께 우리나라에서도 개인정보보호 법안의 제정과 함께 진료정보의 제공에 대한 규정이 강화됨에 따라 의무기록부서의 역할도 더욱 중요해지고 있다. 의무기록사는 관련 법령을 충분히 숙지하고 개정되는 법안과 관련 사례에 대해 지속적으로 학습하여야 한다. 의무기록의 법률적 측면과 정보의 보안에 대한 사항은 제5장에서 보다 상세하게 다루기로 한다.

2.8 코딩과 퇴원분석

코딩(clinical coding), 질병 및 수술분류는 의무기록사의 중요한 기능 중 하나이다. 코딩 데이터는 진료비 청구, 연구 및 질향상 활동 및 보건통계를 위해 사용된다. 우리나라에서는 현재 국제표준질병사인분류(International Classification of Disease, ICD-10)를 이용하여 질병분류 번호를 생성하고, ICD-9-CM(International Classification of

Disease-9, Clinical Modification)의 제3권 처치코드에 따라 처치 및 수술분류 번호를 생성한다. 이러한 코딩업무는 일반적으로 퇴원정보요약(data abstracting) 또는 퇴원분석과 함께 이루어진다. 의료기관에 따라 의무기록에서 추출 항목이 200개가 넘는 경우도 있다. 코딩업무는 인덱스(index) 책을 통해 100% 수작업으로 진행되거나 인코더(encoder)라는 컴퓨터 지원 프로그램을 이용하기도 한다. 인코더는 정확하고 일관된 코드를 생성할 수 있도록 도와주며, 진료비 및 중증도 분류도구인 DRG grouper는 DRG체계 하에서 더욱 중요하게 활용될 전망이다.

전자의무기록 환경에서 환자의 기본정보와 함께 질병 및 수술분류 코드가 함께 생성됨에 따라 인덱스가 자동 생성되게 된다. 또한 질병 및 수술 코드와 주요 퇴원요약 정보의 추출은 기록이 완성된 후 후향적으로 이루어지는 것이 아니라 재원 중 병동에서 의무기록사에 의해 적절한 간격으로 모니터링 되고 있다. 코딩에 관해서는 제4장 의료용어체계에서 다시 설명하기로 한다.

2.9 기타 의무기록관리 기능

앞에서 설명한 의무기록관리의 일반적 기능 외에도 전자의무기록 환경에서 정보의 활용과 요구도가 증대됨에 따라 그 기능도 확대되고 있다. 현재 의무기록부서는 진료, 연구, 질향상 활동 및 병원경영을 위한 기초자료 및 통계를 산출하고 있다. 또한 암등록, 손상환자등록, 심혈관질환자 등록 등 국가적으로 요청되는 레지스트리(registry)뿐만 아니라 원내에서 질병 레지스트리의 관리에 대한 요구도 증대되고 있다. 지금 진료정보가 디지털화 되고 빅데이터 환경으로 급속히 전환됨에 따라 정보의 활용에 따르는 수요도 지속적으로 증대될 것이며 의무기록사, 보건정보관리자가 그 역할의 주축이 될 것이다. 이에 대해서는 제6장 보건의료통계, 제8장 보건의료 이차자료 등에서 다시 설명하기로 한다.

3. 의무기록 정보의 질 관리

보건정보관리자들은 정보의 질에 관심을 가지고 정보의 정확성(accuracy)과 완전성(completeness)을 보장하기 위한 다양한 방법들을 운용하고 있으며, 이는 전자의무기록의 사용과 함께 더욱 중요한 주제가 되고 있다. 즉 이제까지 후향적 방식으로 관리되던 의무기록 감사(medical audit)와 미비의무기록관리는 '진료시점'에 실시간으로 자료의 질을 보장하는 시스템을 설계하고 모니터링 하는 체계로 변화하고 있다. 미국의 대표적인 의료기관 평가 및 인증기구인 The Joint Commission에서도 '지속적 의무기록 검토(continuing record review)' 라는 평가기준을 제시하며 진료시점에 기록하고 모니터링해야 함을 강조하고 있다. 우리나라 의료기관 인증평가에서도 의무기록의 완결도에 대한 사항을 중요하게 요구하고 있다. 이러한 외부평가 시스템은 의료기관의 의무기록의 질 향상과 발전을 위해 중요한 매커니즘으로 작용하고 있다.

정보의 질에 영향을 미치는 요소는 해당 병원에서 정보를 수집, 보관, 처리, 접근 등을 관리하는 '시스템' 과 각 진료단계에 관계하는 의료기관의 '인력' 이 될 것이다. 따라서 자료의 정확도를 보장하기 위한 시스템 설계는 각 진료단계에서 자료의 정확도(accuracy)를 확인하고, 완성기한(timeliness)을 정해 모니터링(monitoring)하며, 필요시 적절한 조치(action)를 취하는 시스템으로 이루어져야 할 것이다.

3.1 정량분석

정량분석(quantitative analysis)은 퇴원 전후 환자기록을 상세히 검토하여 해당기록과 서명이 있는지를 확인하고 보완하는 전통적인 의무기록 질 관리 방법이다. 데이터의 질은 상세히 검토가 되지 않는다 하더라도 자료의 범주(의무기록 내용 및 서식지)를 완성하는 데는 중요한 절차라 할 수 있다. 하지만 이러한 후향적인 의무기록 검토방식(retrospective completion)은 기록이 완성되지 않았을 때 필요한 정보를 적시에 사용할 수 있어야 한다는 실용성(usefulness) 측면과, 의료사고 등 환자와의 법률적인 문제가 발생하는 측면에서 볼 때는 회의적인 방식이라 할 수 있다.

(1) 전통적인 의무기록 관리절차

① 퇴원 후 의무기록관리 부서로 전달된 의무기록을 순서대로 정리(assembling)하고 서명(authentications)과 필요한 서식(reports)이 누락되지 않았는지 검토한다.
- 모든 서식에 환자의 인적사항 기재를 확인하고, 퇴원시 주진단 및 기타 진단이 누락되지 않았는지 확인한다,
- 검토할 최소 핵심 의무기록 서식은 퇴원요약지, 병력기록 및 신체검진 기록지, 수술 및 처치기록지이다.

② 해당 항목 누락 시 해당 의무기록에 미비기록점검표(deficiency slip)를 부착한다.

③ 의무기록관리 부서에서는 정해진 절차에 따라 미비기록을 완성시키도록 한다.

④ 매뉴얼 또는 컴퓨터 시스템을 통해 해당 의사에게 미비 기록을 알리고, 미비기록은 별도의 장소(미비기록 관리실)에 보관하거나 일반 보관장소에 별도 표시하여

보관한다.

(2) 미완결 의무기록의 관리

① 수작업 체계에서는 해당 의사별로 미비기록 카드를 작성한다.
② 의사 열람실이나 미완결 기록 배열장을 별도로 마련, 미비기록을 배열한다.
③ 해당 의사가 기록을 완성하도록 도와준다.
④ 전산화된 경우 미비항목을 기록, 담당의사에게 연결시켜 효율적으로 관리를 할 수 있게 한다.
⑤ 주 1회, 월 1회 등 정기적으로 각 의사의 미비기록수를 알린다.
⑥ 일정기간 후에도 남아있는 기록은 해당 의사별 미비기록수를 집계하여 의무기록 위원, 임상과장, 수련부장, 병원장에게 보고한다.

이와 같이 환자가 퇴원한 후에 의무기록을 완성시키는 후향적인 미완결 의무기록 관리 방식(retrospective completion process)에서는 의무기록 '완성기한'을 설정하여 규정 및 정책에 반영하여야 한다. 완성기한은 선도 병원의 벤치마킹, 병원인증평가 기준 등을 참고한다. 또한 병원의 의무기록 관리규정에는 작성 기한을 넘긴 기록(delinquent record)에 대한 규제방법과 의무기록 작성이 우수한 개인이나 진료과에는 포상을 하는 규정이 마련되어야 한다. 규제방법은 일반적으로 벌금을 부과하거나, 입원환자를 할당시키지 않거나, 비정규 수술을 하지 못하도록 하는 방안 등이 있다.

표 3-5. 미국과 한국의 미완결 의무기록에 관한 의료기관평가 인증기준

□ The Joint Commission – Record Deficiency Standards

- 의료기관은 '완전한 기록(complete record)'에 대한 정의를 마련하고 '완성기한(time frame)'에 대한 기준을 정해야 함.
- 일반적으로 완성기한은 퇴원 후 30일을 초과하지 않아야 함
- 의료기관은 적어도 3달 간격으로 미완성 의무기록수를 조사해야 함
- 미완성 의무기록수가 전년도 분기별 평균 퇴원환자수의 50%이상인 경우, 그 사실을 확인해야 함
- 조사 전년 총 미완성 의무기록수가 월평균 퇴원환자수의 두 배 이상인 경우, 그 의료기관은 '조건부 인증'이 됨

□ **의료기관인증평가 조사기준집(2011)**
기준 12.2 의무기록의 완결도 관리
조사항목 2. 의무기록 완결도 관리를 위한 개선활동을 시행한다.
의무기록은 기록의 종류에 따라 규정에 정해진 시간 내에 작성을 완료하여야 하며, 해당되는 의무기록의 종류는 다음과 같다.

- 초기평가
- 경과기록
- 간호기록
- 수술 · 마취기록
- 동의서
- 전과기록
- 입퇴원기록 또는 퇴원요약
- 작성일 및 작성자 서명 등

(3) 정량분석의 일반적 검토 내용

- 정해진 서식이 모두 구비되어 있는가?
- 모든 서식에 환자의 인적 사항이 기록되어있는가? (종이기록은 앞뒤면, 컴퓨터 화면은 화면마다 확인)
- 기록자의 서명과 기록날짜가 있는가?
- 정해진 기재방법을 따르고 있는가? (날짜표기, 기록정정 등)
- 동의서가 구비되어있는가? (일반동의서 뿐만 아니라 특수처치 동의서, 임상시험 동의서 등을 포함)
- 퇴원 시 주진단 및 부진단명, 치료명이 기록되어있는가? (입원 시 동반질환명(present on admission, POA)이 별도 표기되는가?)
- 퇴원요약지가 작성되고 서명이 있는가?
- 병력 및 신체검진기록(입원기록지, 초기평가지 등)이 정해진 기한 내에 작성되고 서명이 있는가?
- 협의진료요청이 있을 경우 서명된 협의진료기록이 있는가?
- 경과기록이 의사 회진 시마다 기록되어있는가? (기록횟수는 입퇴원일을 포함하여 의료기관 및 질환군의 종류에 따름)
- 수술기록에서 조직 제거 언급이 있을 경우 병리보고서가 구비되어있는가?
- 수술했을 경우 수술기록, 마취기록, 회복기록이 있는가?

- 산과, 신생아의 경우 정해진 기록이 구비되어있는가?
- 부검환자의 경우 부검보고서가 있는가?
- 검사는 의사지시기록, 청구서 및 검사보고서 대장에서 확인되는 사항인가?
- 각각의 의사지시사항은 서명이 있고, 입퇴원일, 협의진료, 검사, 처치기록이 있는 경우 의사지시기록지에서 확인이 되는가?
- 간호기록 및 진료지원부서 기록이 있고 서명이 있는가?

정량분석을 위한 일반적인 의무기록 검토 내용은 위와 같지만, 의료기관 내부 환경이나 외부기관의 평가에 따라 보다 많은 검토항목을 설정해야 하는 경우도 있다. 그러나 이는 상당한 자원(인력)이 소요되는 문제로, 종이의무기록 기반의 후향적 의무기록 검토 환경 하에 세부적인 검토항목수를 유지 또는 증가시키는 문제는(detailed retrospective completion process) 비용-효과적 측면에서 검토해야 할 중요한 사안이라 할 수 있다. 즉, 보건정보관리자는 이러한 후향적 상세 의무기록 검토절차가 자료의 질과 관련된 부가가치를 창출하는지, 비용-효과적인지 등을 재평가할 필요가 있다. 그럼에도 불구하고 병원의 정책, 행정, 의학연구, 법률적 요구 등에 의해 미비의무기록 검토항목을 추가적으로 설정해야 할 필요가 있다면 의무기록관리 규정과 절차를 재확인하고 효율적으로 관리할 수 있는 방안을 정립해야 한다. 예를 들면 '서명' 은 의무기록 작성 당시에 누락됨이 없도록 정책을 규정해야 하고, 환자에게 잠재적 위험을 줄 수 있는 의사의 처방은 반드시 '인증서명' 을 확인하여야 한다. 또 입원기록(병력 및 신체검진기록), 수술기록, 협의진료기록, 병리검사보고서, 방사선기록, 퇴원요약 등 최소한의 핵심 의무기록을 설정하고 주요 기록에 대해서만 검토하는 방안도 있다.

3.2 정질분석

병원정보시스템이 데이터의 질을 검토할 수 있도록 개발되고 '진료접점 시스템(point-of-care system)' 이 데이터를 제대로 수집할 수 있도록 설계된다면, 즉 정량분석의 전산화/자동화가 이루어진다면, 다음 단계는 보고시스템(reporting system)을 체계화하는 것으로 이것은 의무기록과 이차보건정보의 데이터를 모니터링하는 것을 의미한다. 즉 의무기록 데이터의 '질적 문제' 를 확인하고 필요 시 조치를 취하는 시스템을 구축하는 것이다.

정질분석(qualitative analysis)을 위해 쉽게 접근할 수 있는 방법은 임의의 의무기록 샘플에 대한 QI활동을 하는 것이다. 이것은 '현재의 시스템 적합성' 을 모니터링

하고 미래의 '정보시스템을 변경' 하기 위해 필요한 것이다.

정질분석 시 검토해야 할 항목은 다음과 같다.

- 진단명 불일치(최종진단명이 나오기까지의 치료과정이 일관성 있고 논리적으로 기술되어 있는가?)
- 한 환자에 대한 여러 의료진의 기록내용이 일치하는지 여부
- 의사지시내용과 환자투약기록의 일치 여부
- 간호기록에 기재된 시간 간격이 큰 경우, 환자의 병실 체류 상태 확인 여부
- 진료 경과 (증상, 진단, 검사, 치료, 치료의 사유, 결과, 환자교육, 퇴원 후 환자 향방, 추후계획 등을 포함)
- 병력기록의 기재일 적정성과 완전성 및 정확성

이와 같이 의무기록에 대한 정질분석을 시행한 후 의무기록에 기재된 내용과 그 내용이 환자에게 제대로 설명되었는지 확인하기 위해 환자 및 보호자에게 인터뷰를 진행할 수도 있다. 또한 정질분석 검토결과는 의무기록위원회 등에 보고되어 적절한 조치와 개선활동이 시행되어야 한다.

3.3 통계분석

의무기록 검토의 또 다른 목적은 통계적 분석(statistical analysis)을 위해서이다. 이것은 의무기록에서 임상적(진료 및 연구목적) 또는 행정적(진료비 청구 및 경영 등) 의사결정을 지원하기 위해 특정 데이터를 추출하는 것이다. 일반적으로 핵심 항목으로 정의된 데이터세트(Data Sets)를 구축하여, 진단 및 수술코드, 인덱스, 레지스트리, 통계기법 등을 통해 다양한 자료를 생성한다. 우리나라는 종합병원을 중심으로 퇴원정보요약(data abstracting)을 통해 퇴원환자표준자료세트(Korea Uniform Hospital Discharge Data Set, KUHDDS) 데이터베이스를 구축하고 이를 이용하여 진료, 연구 및 병원경영을 위한 각종 자료를 분석한다. 이에 대해서는 제8장 보건의료 이차자료에서 다시 설명하기로 한다.

3.4 법적검토

의무기록의 법적 검토(legal analysis)란 종이기록, 마이크로필름, 디스크 기록의 가독성(legible)과 적시성(timely)을 확보하는 것이다. 즉 법적 문제 발생에 상시 대비하여 정확한 필체 및 단어로 진료시점 당시에 기록이 완성되어야 한다는 뜻이다. 수기

기록은 기록변조의 여지를 없애기 위해 여백이 없도록 기록해야 하며, 기록/입력은 실제 검사나 치료를 시행한 자 또는 감독자가 행해야 한다. 해당 병원의 규정, 기준, 정책에 주치의(attending physician)가 기록을 완성하도록 되어 있고, 실제는 레지던트(resident)에 의해 기록이 완성되었다면, 두 사람 모두의 서명을 받아야 한다. 예를 들면 신체검진기록, 협의진단기록, 수술기록 등이 이에 해당된다.

정정해야 할 오류사항이 발생되었다면 법적허용 범위 내에서 수정하여야 한다. 종이기록에서 한 줄 오류가 발견되면, '오류' 를 표기하고 새로운 정보를 추가한 다음 날짜와 서명을 하도록 한다. 전자기록의 정책과 절차는 오류의 발견, 정정 요청, 정정/거부에 이르는 절차를 정확히 추적하도록 설계되어야 한다(ASTM Standard 2017-99).

3.5 의무기관종별 의무기록의 검토

보건정보관리자는 급성기 병원, 요양병원, 전문병원 등 의료기관 종별로 필요 데이터, 가용기술 수준, 주요 정보를 생성하는 의료진, 일반적인 의무기록 관리 문제점 유형, 의무기록의 분실 시 결과 등을 고려하여 '데이터 질' 을 보장하기 위한 관리방안을 설계해야 한다. 일반적으로 후향적 의무기록 검토는 보건정보관리자의 의견을 받아 이루어진다. 하지만 진료시점의 정보 정확도가 가장 중요하며 이를 중심으로 질 관리가 이루어지는 것이 바람직하다.

3.6 데이터 질에 대한 임상의료인의 역할

(1) 의무기록위원회

환자기록의 적시성과 정확성에 대한 책임은 임상의사 및 의료기관에서 의무기록시스템을 설계한 자에게 있다. 의무기록위원회(medical record committee)는 이러한 책임을 총괄하는 역할을 하는 조직으로 위원회의 구성원과 데이터의 질과 관련한 주요 역할은 아래와 같다. 의무기록위원회는 의료기관 내에 다른 위원회와 협력하여야 하며, 특히 QI위원회, 진료위원회 등의 기능과 밀접한 관련이 있다. 병원규모에 따라 독립된 의무기록위원회가 없을 경우에는 진료위원회 등 타위원회에서 그 기능을 수행하여야 한다.

- 구성원: 의료진, 행정부서, 의무기록부서, 간호부서 등
- 데이터의 질과 관련한 주요 기능: 의무기록 검토를 위한 정책 개발, 미완결 기록에 대한 검토항목, 의무기록 검토 빈도, 벌칙의 유형 등

(2) 의무기록 데이터의 상시적 모니터링 활동

의무기록은 '진료접점' 에서 '지속적' 으로 검토되어야 하며, 의료기관에서 정의한 지표(indicators)에 따라 의무기록 데이터의 질을 평가해야 한다. The Joint Commission에서는 현시성(presence), 적시성(timeliness), 가독성(readability), 질(quality), 일관적 명확성(consistency clarity), 정확성(accuracy), 완전성(completeness), 서명 및 인증(authentication) 등을 의무기록 질 평가를 위한 주요한 지표의 요건으로 제시했다.
아래는 상시적 의무기록 검토를 보여주는 대표적인 사례로 의무기록 표본 5%를 의사, 간호사, 보건정보관리자가 검토하는 내용이다.

- 보건정보관리자(의무기록사)는 의무기록 서식의 특정 항목에 내용이 기록되어 있는지 여부를 검토한다. 입원기록(과거력 및 신체검진기록), 마취기록, 퇴원요약, 협진기록, 경과기록, 수술기록 등을 검토하며, 수술기록을 예를 들면, 수술소견, 접근법, 검체, 수술전후 진단명, 수술소견(surgical indications), 실혈량, 처치 중 상세 소견 등이 있는지를 일차적으로 검토한다.
- 의사는 의무기록 내용의 질을 검토한다. 예를 들면, 입원기록(과거력 및 신체검진기록)의 내용이 환자의 의학적 요구(medical needs)에 따라 적합하게 수행되었는지, 퇴원요약지가 퇴원 후 계속진료(continuity of care)를 위한 적절한 정보를 포함하고 있는지, 경과기록이 재원기간 중 환자의 경과를 반영하고 재원기간 연장에 대한 충분한 사유가 기술되어 있는지 등을 검토한다.
- 간호사는 주로 간호기록의 적절성을 검토한다.

위와 같은 검토를 위해서는 의무기록 검토 항목과 양식을 개발해야 한다. 검토결과는 보건정보관리자가 분석 및 요약하여 의무기록위원회에 제출하게 된다.
또한 의료기관에 대한 외부평가기관에서도 상시적으로 의무기록의 내용과 질에 대해 모니터링하게 된다. 특히, 건강보험심사평가원에서 실시하고 있는 요양급여적정성 평가는 2013년 기준으로 대장암, 당뇨병 등 7개 영역 28개 항목에 대해, 미국의 TJC에서는 ORYX for hospital (National Hospital Quality Measures)이라는 프로그램을 통해 폐렴, 심부전, 소아천식 등에 대해 평가하고 있다. 보건정보관리자는 평가지표를 위한 의무기록 요건(requirement for documentation)을 숙지하고 있어야 하며, QI담당자, 지표 보고 담당자와의 긴밀한 협력관계가 요구된다.

(3) 임상기록 향상 프로그램의 발전

환자안전, 의료의 질, 진료비 청구와 관련하여 임상기록의 정확성에 대한 요구와 가치가 더욱 증대되고 있다. 미국에서는 복잡하고 방대한 범위의 의무기록을 전문적으로 검토하기 위해 임상기록향상(clinical documentation improvement, CDI)이라는 프로그램이 개발되었다. 특히 임상기록전문가(clinical document specialist, CDS)는 의무기록 규칙 및 규정, 의무기록의 실시간 검토와 향상 방법 등의 의무기록 검토에 대한 부가적인 교육과 훈련을 받고 활동하게 된다. 임상기록전문가의 초기 역할은 Medicare과 관련하여 진료비상환 및 질 점수(quality score)를 향상시키기 위해 퇴원 전 주진단, 합병증, 동반질환에 대한 검토활동(Medicare-compliant documentation)이 주를 이루었다. 최근에는 'Hospital-Acquired Conditions(HAC) & Present on Admission Indicator(POA)' 에 대한 보고가 임상기록전문가의 중요한 역할이다. 보건정보관리자(의무기록사)는 보건의료전달체계와 코딩에 대한 전문적 지식을 가지고 있어 임상기록전문가(CDS)로서의 역할자로서 적합하다 할 수 있다.

참고문헌

1. 김용욱, 장병철, 김남현, 김영아, 박한기. (2006). Essential elements of EHR system(v1.0). 군자출판사, p84-89.
2. ASTM. (2007). ASTM International: E1384-07: Standard Practice for Content and Structure of the Electronic Health Record, Section 4.2.1, Philadelphia.
3. Dick et al. (1997). The Computer-Based Patient Record: An Essential Technology for Health Care. National academies Press,
4. Endicott M. A. (2009). CDI opportunities for HIM professionals, AHIMA.
5. Institute of Medicine. (2003). Key Capabilities of an Electronic Health Record System: Letter Report. Available from http://www.nap.edu/catalog.php?record_id=10781
6. Lewis KS. (1991). Medical record review for clinical pertinence, Top Health Rec Manage.

연습문제

1. 의무기록의 저장형태에 따른 3가지 종류에 대해서 설명하시오.

2. 전자의무기록의 필요성에 대해서 설명하시오.

3. 전자의무기록의 5단계의 발전과정에 대해서 설명하시오.

4. 전자의무기록의 주요 기능에 대해서 설명하시오.

5. 의무기록의 저장매체의 종류에 따른 의무기록관리의 주요 기능에 대해서 설명하시오.

6. 종이의무기록의 관리방식에 대해서 설명하시오.

7. 하이브리드 기록의 관리 방식에 대해서 설명하시오,

8. 전자의무기록의 관리방식에 대해서 설명하시오.

9. 의무기록의 정량, 정질 분석에 대해서 설명하시오,

PART 04

Classification Systems, Clinical Vocabularies and Terminology

의료용어체계

학습목표

1. 임상의사소통과 정보교환, 상호운용성의 개념을 이해한다.
2. 표준용어(standardized terminology)의 중요성과 특징을 이해한다.
3. 행정용어의 역할과 종류에 대해 이해한다.
4. 임상용어의 중요성과 전자의무기록에서 가치를 이해한다.
5. 임상용어가 갖추어야 할 요건(desiderata)을 이해한다.
6. 인터페이스 용어의 사용과 목적을 이해한다.
7. 용어매핑에서의 UMLS의 역할을 이해한다.
8. IHTSO의 역할과 SNOMED CT의 주요특징을 이해한다.
9. 검사용어, 약물용어, 장비용어, 간호용어의 각 용어체계들의 주요 특징을 이해한다.

핵심용어

- 표준용어
- 상호운용성
- 어휘집
- 통제어휘집
- 용어
- 분류체계
- 조직적 명명법
- 코드
- 행정용어
- 임상용어
- ICD
- KCD
- ICPM
- DSM
- ICD-O
- DRG
- CCS
- UMLS
- SNOMED CT
- LOINC
- ATC
- NDC
- RxNorm
- ICNP
- 인터페이스 용어

1. 개요
2. 용어의 기본개념
   - 2.1 상호운용성
   - 2.2 표준 용어
     - (1) 표준용어의 필요성
     - (2) 표준용어의 개념
3. 행정용어
   - 3.1 진단 및 의료행위 용어
     - (1) ICD
     - (2) ICD-9
     - (3) ICD-10, KCD-6
     - (4) ICPM
     - (5) ICD-10-PCS
     - (6) CPT
     - (7) HCPCS
   - 3.2 기타 용어
     - (1) DSM-5
     - (2) ICD-O
   - 3.3 DRG
   - 3.4 CCS
4. 임상용어
   - 4.1 임상용어의 필요요건
   - 4.2 주요 임상용어
     - (1) UMLS와 매핑
     - (2) SNOMED-CT
     - (3) 검사용어체계
     - (4) 약품용어체계
     - (5) 간호용어체계
5. 인터페이스 용어

1. 개요

보건의료 환경에서는 환자진료에 필요한 신뢰성 있고 접근 가능한 보건정보를 적시에 제공하는 것이 중요하다. 최근 전자의무기록 시스템 이용이 증가함에 따라 이러한 의료정보에 대한 요구도는 더욱 증가하고 있다. 전자의무기록 시스템은 단순히 종이기록이 전자적으로 저장되는 것만을 의미하지 않는다. 환자기록 내 정보를 기반으로 경고(alert), 연상(reminders), 임상진료계획표(clinical pathway) 등을 기능을 포함하는 임상의사결정지원(clinical decision support system, CDSS) 도구는 의료정보의 가치를 높이고 의료인이 개별 환자에게 더 적합한 맞춤 치료를 제공하는데 도움을 준다.

표준화된 임상용어체계는 임상정보를 편리하게 검색, 표현, 저장할 수 있도록 해준다. 또한 의료인간, 의료기관간, 환자와 의료서비스 제공자간에 꼭 필요한 의미있는 데이터를 공유할 수 있도록 해준다. 전자의무기록시스템의 사용은 직접적인 환자 치료에서부터 공공의료보고(public health reporting)까지, 실질적으로 보건의료의 모든 측면이 임상용어체계의 바탕에서 운용된다. 보건의료 기술의 핵심은 임상적, 재무적, 관리적 목적들을 위해 의료데이터를 저장, 해석, 전송할 수 있도록 해주는 것이고, 이를 위한 임상용어체계는 보건의료 분야에서 광범위한 목적으로 사용된다.

보건정보관리자는 보건의료기관이 의료정보기술의 편익을 얻을 수 있도록 돕는 중요한 역할을 한다. 보건정보관리자는 의무기록이 무엇을 하는지, 시스템을 통해 어떻게 흘러가는지, 누가 기록을 사용하고, 누가 기록에 접근하는지, 어떻게 적절한 정보들을 공표하는지를 잘 알고 있다. 또한 데이터 표준화부터 사생활 보호까지 보건정보관리의 문제에서 발생하는 주제와 의료정보기술의 쟁점에 대해 잘 이해를 하고 있으며, 의료정보, 데이터 표준, 전자의무기록의 기능, 보건의료 환경의 비즈니스 프로세스를 지원하는 전문적인 기술을 제공할 수 있는 전문가이다. 이러한 발전적인 역할을 효과적으로 수행하기 위해, 보건정보관리자는 의료용어체계의 사용과 한계점들을 이해하고, 전자의무기록 시스템에서 목적에 맞는 적절한 용어체계를 선택하여 사용할 수 있도록 지원해야 한다.

2. 용어의 기본개념

2.1 상호운용성

상호운용성(interoperability)은 서로 다른 정보시스템과 소프트웨어 어플리케이션, 다양한 환경의 네트워크에서 데이터를 정확하고 효과적이며 안전하고 일관성있게 정보를 교환하고 의사소통하기 위한 능력이다. 미국 통계청(National Committee on Vital and Health Statistics, NCVHS)에서는 상호운용성을 아래 3가지의 단계로 구분하였다.

- **기본적 상호운용성**(basic interoperability): 하나의 컴퓨터가 다른 컴퓨터로부터 메시지를 받는다. 그러나 메시지를 수신하는 컴퓨터는 메시지를 보내는 컴퓨터에 데이터의 해석을 위한 요건이나 요구를 하지 않고, 단순히 메시지를 받아들인다. 이것은 메일이나 편지를 보내는 아날로그 방식으로, 편지는 단순히 보낸 사람에서 받은 사람에게 가는 것이다.
- **기능적 또는 구문론적 상호운용성**(functional or syntactic interoperability): 컴퓨터간의 메시지를 교환할 때, 데이터 필드 레벨에서 메시지의 해석이 가능하도록 메시지의 포맷을 정의한다. 즉 정보시스템들간에 교환된 메시지에 포함된 데이터 구조를 이해하는 것을 말하고, 데이터 표현의 측면에서 데이터의 구조를 전달하기 위한 문법이라고 할 수 있다. 따라서 각 시스템들의 필드 안의 데이터의 의미를 이해하기 위해서는, 데이터의 표준포맷을 따라야 한다. 예를 들어 e-mail을 보낼 때 To/From/Subject/Message와 같이 필드를 구분하여 보내고, 각 필드 안에 데이터의 의미를 이해하기 위해서는 반드시 각 필드 안의 데이터의 표준 포맷을 따라야 한다.
- **의미적 상호운용성**(semantic interoperability): 공유된 시스템이 정보를 서로 이해할 수 있도록 하는 능력이다. 지능적으로 사용될 수 있는 데이터 필드 내에서 정보의 공통적인 상호운용성을 제공한다. 즉 교환되는 정보의 의미와 제공하는 정보의 의미, 사용된 용어와 어구의 의미를 정보시스템이 이해하는 것을 말한다. 의미적 상호운용성의 확보는 데이터의 용어와 질에 대한 합의 수준에 따라 달라질 수 있다.

2.2 표준 용어

(1) 표준용어의 필요성

전자의무기록에서 의미론적 상호운용성을 제공하는 가장 기본적인 요건이 데이터의 의미를 표현하는 임상용어(clinical terminology)의 표준용어 사용이다. 표준용어(standardized terminology) 사용의 가장 중요한 목적은 서로 다른 시스템 간의 데이터 교환(data exchange)과 교환된 데이터를 재사용(reuse) 하는 것이다. 표준용어를 기반으로 한 코드화된 데이터(coded data)로 상호 교환할 때, 데이터를 정확하고 안전하고 일관성 있게 교환하고, 재사용 가능한 상호운용성을 보장할 수 있다.

우리나라는 2004년 보건복지부 산하 보건의료용어 표준화위원회가 설립되어 5년 동안 14개 각 분과별(의료, 진단, 의료행위, 간호, 병리검사, 의약품, 의료재료, 한방, 보건의료통계, 보건, 치과, 영상의학, 임상문서, 정보보호)로 표준의료용어를 구축하였다. '보건의료표준용어(KOrean Standard Terminology Of Medicine, KOSTOM)' 는 총 21만 개의 영어-한국어 용어 쌍을 개념 기반으로 정리하고 있다. KOSTOM 표준용어에 대한 관리운영은 2012년 한국보건복지정보개발원(http://www.khwis.or.kr/)에 위탁을 하였고 2014년 복지부는 현행 '의료법'(제22조1항) 및 '의료법 시행규칙'(제14조3항)의 규정에 근거해 '보건의료 용어표준' 고시 제정안을 마련하였다.

용어 표준화는 의료정보화의 출발점으로서 환자의 진료 연속성 보장을 위한 의료정보 교류체계 표준(CDA/CCR/CCD, IHE-XDS 등), 환자 안전 향상을 위한 근거 중심 기반의 CDSS 콘텐츠 및 표준 진료 지침·프로세스 개발 등도 병행되어야 한다. 본 장에서는 표준용어를 중심으로 설명하고자 한다.

(2) 표준용어의 개념

전자의무기록 시스템의 사용 및 개발과 함께 임상의, 의료정보 전문가, 보건의료 경제학자, 연구자, 데이터 모델러 등 다양한 의료데이터 사용자들도 생겨났다. 이러한 사용자들은 같은 데이터, 같은 방법, 같은 용어들을 사용하더라도 목적에 따라 항상 다르게 해석한다. 예를 들어 분류(classification), 코드(code), 어휘집(vocabulary), 조직적 명명법(nomenclature), 용어체계(terminology) 등의 단어들은 데이터의 다른 양식과 형식을 기술하기 위해 보건의료분야에 혼용하여 사용된다. 아직까지 이러한 개념이 어떻게 정의되고, 사람들이 실제 적절하게 사용하고 있는지에 대해서는 이견들이 있다.

1) 어휘집

어휘집(vocabulary)은 특정 영역에서 의사소통을 하기 위해 사용하는 단어(words)와 구절(phrases) 등의 용어(term)와 용어의 정의(definition)가 포함된 리스트이다.

2) 통제어휘집

통제어휘집(controlled vocabulary)은 특정 분야 용어의 포함기준 및 제외기준을 명확하게 정의해 놓은 것이다. 예를 들면 전화번호부에서 '의사(doctor)' 를 찾으면 '내과의사(physician)' 또는 '외과의사(surgeon)' 로 가서 찾으라는 식이다. 통제어휘집은 개념 기반(concept-based)을 원칙으로 하며, 다음 두 가지 규칙에 의해 어휘집에 포함되는 용어의 의미를 명확히 한다. 첫째는 하나의 용어가 여러가지 개념으로 사용되는 경우, 정의를 명확히 해야 한다. 둘째는 여러 가지 용어가 같은 의미로 사용되는 경우, 대표 용어 하나를 지정하고 나머지는 동의어로 분류해야 한다. 통제용어집에서 사용하는 전문적 개념으로 분류(taxonomy), 시소러스(thesaurus), 온톨로지(ontology), 메타모델(meta-model) 등이 있다. 보다 상세한 내용은 전문서적을 참고하기 바란다.

보건의료 분야에서 사용하는 대표적인 통제어휘집은 환자정보를 코드하기 위해 사용되며 ICD(International Classification of Disease), SNOMED(Systemized Nomenclature of Medicine), LOINC(Logical Observation Identifiers, Names, and Codes), UMLS(Unified Medical Language System) 등을 들 수 있다. 통제용어집은 전자의무기록에서 사용자가 입력하는 용어(user term)와 표준용어 간의 의미적인 연결을 데이터베이스 상에서 지원해 줌으로써, 전자의무기록에 표준화된 용어와 데이터로 기록될 수 있도록 해준다.

3) 용어체계

용어체계(terminology) 또는 용어학은 특정 분야에서 사용하는 개념(concept) 체계를 나타내는 용어(term) 세트를 말한다. 용어체계(terminology)는 어휘집과 비교해 볼 때 특수한 목적을 위해 '승인된' 용어(term)이다. 예를 들면 CPT(Common Procedural Terminology)는 진료비 청구와 행정적 목적으로 의료서비스의 처치(procedure)를 분류하기 위해 사용된다. 의료용어체계는 질병, 처치, 중재(intervention), 의약품, 의료장비, 해부학적 구조, 기능적인 상태, 인구통계학적인 정보 등의 의료 정보들을 표현하기 위해 개발된다. 임상용어체계는 단순히 의무기록을 문서화하기 위한 목적뿐만 아니라 복잡한 임상의사결정을 지원하기 위해 의학 정보를 검색하고 시스템간의 데이터를 저장하는 등의 광범위한 기능을 가진다.

사실, 분류(classification), 코드세트(code set), 어휘집(vocabulary), 조직적 명명법(nomenclature)은 모두 '용어(terminology)' 의 범주 내에 있다고 할 수 있다.

4) 분류체계

분류체계(classification system)는 논리적인 방법으로 공통 특성을 기준으로 분류한 유사한 그룹들의 조직도(scheme)를 말한다. 특정 범주(category)별로 알파벳순, 연대순으로 체계화할 수 있다. 분류체계는 사용하는 특수성(specificity)의 정도와 상세화(granularity)의 정도에 따라 대분류, 중분류, 세분류, 세세분류 등으로 분류수준을 상세하게 할 수 있다.

세계보건기구의 ICD(International Classification of Disease)는 보건의료 분야에서 공통적으로 사용되는 대표적인 분류체계 중 하나이다.

5) 조직적 명명법 또는 전문용어

조직적 명명법 또는 전문용어(nomenclature)는 미리 설계된 규칙에 따라 할당되는 이름의 체계이다. 라틴어의 'nomed' 과 'clatura' 에서 유래한 것으로, 전자는 'name' 을 후자는 'to call' 을 뜻하여 과학이나 예술 분야에서 사용하는 체계적 전문용어를 말한다. 따라서 'medical nomenclature' 란 질병, 상태 및 수술 등을 나타내는 체계적인 의학용어를 말한다. 앞서 설명한 어휘집(vocabulary)과 가끔 중복되어 사용된다. 예를 들어 SNOMED-CT(Clinical Terms)는 어휘와 조직적 명명법 둘 다에 해당한다. SNOMED-CT에는 관계를 표현하는 지도인 명명 구조(naming structure)와 30여 만개의 개념(concepts)과 백만개 이상의 의미적 관계(semantic relationship)를 포함하고 있다.

6) 코드

코드(code)는 특정 용어(term), 정의(description), 개념(concept)에 할당되는 유일한 식별자이다. 코드세트는 코드 목록, 용어, 용어에 대한 정의로 구성되는데 보통 복잡성을 최소화하고 의미를 빠르게 전달하기 위해 일정한 체계를 가진다. 예를 들어, 미국의학협회(American Medical Association)에서 개발된 CPT-4(Current Procedural Terminology)에서 80048에서 893056 사이의 코드들은 모두 병리학과 임상검사에 관한 코드들이다.

3. 행정용어

행정용어(administrative terminology)는 분류(classification)와 코딩(coding) 시스템으로서 환자치료와 관련된 행정적, 관리적, 재무적, 규제적 기능들을 지원하기 위한 목적으로 설계되었다. 이러한 행정용어체계들은 의료서비스의 제공과 진료비 상환에서 매우 중요한 의사소통 도구로 사용된다. 또한 의료서비스 제공자, 지불자, 연구자, 정부기관에 의해 아래와 같은 목적에 의해 사용된다.

- 의료의 질, 안정성, 효율성 측정
- 진료 및 질병의 과정 관리
- 공공의료와 위험요소 추적
- 비용과 치료 결과에 대한 소비자 정보 제공
- 연구, 역학 연구, 임상시험 등
- 보건의료전달체계 설계 및 자원이용도 모니터링
- 부당청구 확인
- 보건의료정책 수립

3.1 진단 및 의료행위 용어

행정용어 중 진단 및 의료행위 용어의 가장 일반적인 목적이 진료비 청구와 상환(reimbursement)이라고 할 수 있다. 우리나라에서 사용하는 대표적인 행정용어는 한국표준질병사인분류 제6판(KCD-6)과 건강보험요양급여 기준에 따른 행위분류체계이다. 미국에서 사용되는 진단 및 의료행위 행정용어들은 다음과 같으며, HIPAA (Health Insurance Portability and Accountability Act of 1996) 법률에서는 모든 전자적 처리에서 사용할 것을 권고하고 있다. 일반적으로 각 나라별로 사용되는 행정용어체계는 다양하다.

- ICD-9-CM(International Classification of Disease-9, Clinical Modifications): 입원환자 진단 및 처치 분류(2015년부터 ICD-10-CM, ICD-10-PCS 사용)
- CPT-4(Current Procedural Terminology, 4th revision): 외래환자 및 의원급 처치 분류
- HCPCS(Healthcare Common Procedure Coding System): 기타 서비스(ancillary services) 및 처치
- NDC(National Drug Code): 약제 서비스
- CDT(Code on Dental Procedures and Nomenclature): 치과 서비스

(1) ICD

국제질병분류(International Classification of Diseases, ICD)는 환자진료 내용의 개념 체계에 대한 원형적인 용어체계(terminology)로 입원환자와 외래환자의 진단과 입원환자의 처치를 분류하기 위해 사용된다. ICD는 1893년 Bertillon의 사인분류(Bertillon Classification of Causes of Death)가 발표된 후 미공중보건협회(American Public Health Association)에서 채택하여 개정해오다 1948년부터 세계보건기구에서 6차 개정작업을 인수하면서 국제표준분류로 자리 잡았다. 초기에는 사망진단서의 사망률 데이터를 분류하기 위해 사용되었지만, 계속해서 보건의료서비스의 광범위한 목적을 위해 확장되고 개정되고 있다. 전세계 12개소인 WHO-FIC Collaborating Center에서 매년 소폭 개정을 하고 3년에 한번 대폭 개정을 한다.

현재는 국제적으로 ICD-10이 사용되고 있으며 WHO는 2017년부터 ICD-11 사용을 목표로 베타 버전을 공표한 상태이다. ICD-11은 단순히 질병분류 뿐만 아니라 질병의 예방과 진단, 치료 측면 등 활용범위를 확대할 목적으로 개정을 계획하고 있다. 개개 질병의 정의부터 13가지 특성을 기준으로 질병에 대한 상세한 설명을 제시한다. 현재 전세계 의사들을 포함한 전문가들이 자문그룹으로 참여하고 있다.

(2) ICD-9

WHO는 1977-1991년까지 ICD-9(International Classification of Diseases, Ninth Revision)을 국제적으로 사용하도록 하였다. 우리나라에서는 1938년 인구동태조사를 위해 처음으로 제4차 국제사인표(ICD-4)를 채택하였고, 1979~1994년 ICD-9에 근거한 한국표준질병사인분류 2차판(Korea Classification of Disease, KCD-2)을 사용하였다.

각 국가에서는 ICD를 기준으로 그 나라의 실정에 맞게 보완하여 사용을 한다. 미국은 현재 ICD-9-CM(Clinical Modification)을, 호주는 ICD-10-AM(Australian Modification)을 사용하고 있다. 1979년 미국통계청(National Center for Health Statistics, NCHS)은 진료비 상환, 역학, 의료연구 등의 목적으로 사용하기 위해 '임상적 보완(clinical modifications)' 을 한 ICD-9-CM을 공표하였다. ICD-9-CM은 3권으로 구성되어 있는데 1권과 2권은 질병코드에 대한 분류집이고, 제3권은 수술처치에 대한 분류집이다. 우리나라에서 통계 및 연구목적으로 ICD-9-CM의 제3권에 따라 수술처치행위 분류를 하고 있다. 미국에서 ICD-9-CM은 2015년 9월까지 사용하도록 되어있다.

(3) ICD-10과 KCD-6

1992년 WHO는 ICD의 10차 개정판(International Classification of Diseases, Tenth Revision)을 공표하였다. ICD-10은 3자리 코드를 근간으로 하여, WHO에 보고할 수 있는 통계의 최소 조건을 제시하였다. 질병용어의 코드화를 목적으로 하고 있으나, 건강상태(V)나 사망요인(E), 종양형태(M) 분류를 위한 코드도 같이 사용한다.

우리나라는 1995년 한국표준질병사인분류 3차 개정판(KCD-3)부터 ICD-10 분류체계를 채택하였으며, 현재 ICD-10에 근거한 한국표준질병사인분류 6차 개정판(KCD-6, 2011년)을 사용하고 있다. 6차 개정판부터는 국외의 세분화 동향 및 국내의 분류 세분화 요구 등을 반영하여 300대 다빈도 상병을 대상으로 분류 세분화를 하였다.

미국에서는 1999년에 WHO에 사망통계를 보고하기 위해 ICD-10을 사용하기 시작하였으나 현재까지 ICD-9 분류체계를 사용하고 있다. 그러나 2015년 10월부터는 ICD-10-CM을 사용하도록 법안(Protecting Access to Medicare Act of 2014)이 발효된 상태이다. ICD-10-CM은 ICD-9-CM보다 확장된 외상 코드와 진단 및 증상 코드 결합, 신체의 좌우를 나타내는 코드를 포함하였고, 외래진료 및 관리의료와 관련된 추가적인 코드와 내용을 포함하였다. ICD-10-CM 코드는 알파벳과 7자리수로 구성되어 있다.

HEMIPARESIS

ICD-9-CM		ICD-10-CM	
438.2	hemiplegia/hemiparesis	I69.25	hemiplegia and hemiparesis after other nontraumatic intracranial hemorrage
438.20	unspecified side	I69.251	affecting right dominant side
438.21	affecting domimant side	I69.252	affecting left dominant side
438.22	affecting nondominant side	I69.253	affecting right nondominant side
		I69.254	affecting left nondominant side
		I69.259	attecting unspecified side

그림 4-1. 반부전마비(hemiparesis)의 ICD-9-CM과 ICD-10-CM의 분류 비교

(4) ICPM

ICPM(International Classification of Procedures in Medicine)은 1976년 WHO에서 처음 개발하였다. 검사, 예방, 수술, 기타 처치에 대한 코드를 모두 포함한다. 미국 ICD-9-CM의 제3권 처치 분류의 근간이 되었으며, 독일과 네덜란드에서는 현재 ICPM의 확장 코드를 진료비 청구 시스템으로 사용하고 있다.

우리나라의 수술·처치 및 행위분류는 건강보험요양급여비용에 따른 코드체계를 사용하고 있고, 앞서 설명한 바와 같이 의학연구 및 통계목적을 위해서는 ICD-9-CM의 수술처치행위 분류를 사용하고 있다. 질병분류체계와는 달리 수술처치행위 분류는 국가마다 다양한 시스템을 개발하여 사용하고 있다.

(5) ICD-10-PCS

미국의 CMS(Centers for Medicare and Medicaid Services)와 3M Health Information System은 ICD-9-CM에 포함된 처치 코드를 재배치하여 PCS (Procedural Coding System)을 개발하였다. ICD-10-PCS는 확장성과 상세성에 있어서 ICD-9-CM보다 훨씬 더 많은 코드들을 제공한다. ICD-10-PCS는 입원환자에 대한 수술처치 등 행위 분류시스템으로 의료기관이 환자진료, 벤치마킹, 질 평가, 연구, 공공의료 보고, 전략 기획, 상환 등에 사용하기 위해 더 상세한 정보를 표현할 수 있도록 처치코드 약 198,000개를 포함하고 있다. 미국 정부는 ICD-10-CM과 ICD-10-PCS를 2015년부터 사용하도록 권고하고 있다.

(6) CPT

CPT(Current Procedural Terminology) 코드는 전자적인 교환을 위해 HIPAA에서 채택한 표준 코드 중 하나이다. CPT는 1996년 외래환자 진료에 대한 청구(ambulatory billing)목적으로 미국의사협회(AMA)에 의해 개발된 보건의료서비스의 행위에 대한 코드체계이다. 처음에는 주요 수술처치들을 포함하였으나 이후의 개정판들은 수술, 투약, 전문과목별 진단과 치료적 처치를 표현하기 위한 용어들과 확장된 코드세트를 포함하게 되었다. 현재 CPT는 내 · 외과적, 진단적 서비스에 대한 코딩 시스템으로써 '외래환자(ambulatory care)' 의 진료비 상환목적으로 미국에서 광범위하게 사용되고 있다.

CPT는 의료기술과 임상업무의 변화를 반영하고, CPT 데이터의 사용자와 새로운 사용의 편의를 도모하기 위해 지속적으로 검토 개정된다. 현재 CPT-5는 3개의 카테고리들을 포함한다(http://www.ama-assn.org/).

- 카테고리 1: 처치와 서비스를 위한 것
- 카테고리 2: 성과측정을 지원하기 위한 것
- 카테고리 3: 새로운 서비스와 처치, 다른 긴급한 기술들의 평가를 용이하게 하기 위한 것

(7) HCPCS

HCPCS(Healthcare Common Procedure Coding System)는 CMS(Center for Medicare and Medicaid)에서 개발한 의료서비스 표준 코딩시스템이다. HCPCS Level I은 미국의사협회의 CPT이며, Level II는 구급차 서비스와 보형물, 약품, 의료소모품 등의 보조 서비스(ancillary service)에 대한 분류시스템이다. 또 HCPCS Level II에는 NDC(National Drug Code)를 포함한다. HCPCS Level III는 지역코드(local code)로서 2003년까지 주 보험회사의 필요에 개발 및 사용되었다.

3.2 기타 용어

(1) DSM-5

미국정신의학회(American Psychiatric Association, APA)에 의해 개발된 정신질환 진단 및 통계 편람(Diagnostic and Statistical Manual of Mental Disorders, DSM)은 ICD의 행동의학 영역에서 파생되었다.

1994년 DSM-Ⅳ이 공표된 이후 약 18년간 개정되지 않았고, 2013년 DSM-5가 개정되었다. DSM-Ⅳ는 정신장애를 위한 정의와 진단 카테고리를 함께 코드 숫자를 포함한다. DSM-Ⅳ에 있는 모든 진단코드들은 ICD-9-CM의 코드들을 사용하고, 5개 축(axes)을 사용하여 정신과적 진단을 분류한다.

- Axis Ⅰ: 주요 정신장애, 발달장애, 학습장애
- Axis Ⅱ: 근본적인 전반적인 또는 개인의 상태와 정신지체
- Axis Ⅲ: 비정신과적인 의학적 상태(신체적(somatic))
- Axis Ⅳ: 사회적 기능수행(functioning)과 증상의 영향
- Axis Ⅴ: 전반적 기능수행의 평가(GAF: Global Assessment of Functioning, 0에서 100까지의 척도)

DSM-Ⅳ는 다축 분류체계(multiple axis)를 사용하는 반면, DSM-5는 모든 진단을

포함하는 하나의 축(Axis) 안에 Axis Ⅰ, Ⅱ, Ⅲ을 통합하여 진단명을 표현하고 추가적으로 사용하도록 하였다. 즉 단일 축(single axis system)을 사용함으로써, ICD 체계와 동일 선상에서 표현하는 형태가 되었다.

296.23 Major Depressive Disorder, Single Episode, Severe without Psychotic Features

- Axis I : 305.00 Alcohol Abuse
- Axis II : 301.6 Dependent Personality Disorder Frequent use of denial
- Axis III : None
- Axis IV : Threat of job loss
- Axis V : Global Assessment of Functioning(GAF) = 53(current)

그림 4-2. DSM-IV의 다축분류체계

(2) ICD-O

ICD-O(International Classification of Diseases for Oncology)는 ICD로부터 파생된 또 다른 용어체계이다. 신생물을 분류하는데 사용되는 용어체계로 해부학적 부위(site), 행동양식(behavior), 형태학적(morphology) 특징을 기준으로 한다. 부위(site) 코드는 ICD-10에 있는 악성신생물(malignant neoplasm) 코드체계를 기반으로 한다.

3.3 DRG

진단명 기준 환자군(Diagnosis Related Groups, DRG)은 질병군 포괄수가제도를 위한 코드 체계로서 질병분류 그 자체는 아니지만 질병분류번호와 밀접한 관계를 가지고 있다. 환자특성 및 진료특성에 따라 임상적인 진료내용과 자원 소모량이 유사한 그룹으로 분류하는 입원환자 분류 방법이다. DRG분류체계에서는 모든 입원환자들이 주진단명 및 기타진단명, 수술처치명, 연령, 성별, 진료결과 등에 따라 진료내용이 유사한 질병군으로 분류되는데, 이때 하나의 입원환자 분류군을 DRG라고 부른다.

미국에서 1960년대 말에서 1970년대 초에 국가의료보험인 Medicare와 Medicaid 제도가 실시되었고, 이후 의료수요가 증가하고 의료비는 상승하였으며, 국가가 부담하는 의료비 액수는 계속 늘어나, 1980년대에 들어와서는 이러한 의료비 상승을 억제하는 프로그램들이 연구되었다. 그 중 대표적인 것이 예일대학의 Robert B. Fetter와 John D. Thompson에 의해 연구된 DRG이다. DRG는 국가가 의료비를 지불하는

Medicare 환자들의 진료비 상환방법으로서, 질병군에 따른 선지불제도(prospective payment system, PPS)의 일환이다. 1983년 10월부터는 미국의 거의 모든 주에서 의무적으로 실시되고 있다.

미국을 시작으로 하여 호주, 영국, 캐나다 등 세계 여러 나라에서 이 제도를 채택, 실시하고 있으며 우리나라에서는 1997년 시범사업을 시작하여 2013년 7월부터 7개 질병군에 대해 전체 요양기관에 의무적으로 적용되고 있다. 신포괄수가제는 7개 외과수술 질병군 외에 4대 중증질환(암, 뇌, 심장, 희귀난치성 질환) 등을 포함한 553개 입원환자 질병군으로 현재 시범사업 중에 있다. 현재 우리나라 DRG 분류체계는 현재 외과적 질병군만을 대상으로 하고 있으나 기본적인 분류체계는 그림 4-3과 같다.

표 4-1. 우리나라 DRG 대상 7개 질병군

진료과	대상 질병군
안 과	수정체수술(백내장수술)
이비인후과	편도 및 아데노이드수술
외 과	항문 및 항문주위수술(치질수술), 서혜 및 대퇴부 탈장수술, 충수절제술(맹장염수술)
산부인과	자궁 및 자궁부속기 수술(악성종양제외), 제왕절개분만

각 DRG 번호는 입원환자가 가진 주진단명 및 기타 동반 진단명, 수술명, 연령, 입원일 수, 진료결과 등에 의하여 결정된다. DRG 입력화면에 해당사항들을 입력하고 DRG grouper라는 프로그램을 실행시키면 요양급여비용 총액, 본인부담금, 그리고 청구액이 자동적으로 계산되어 DRG 번호 및 질병군 명칭이 분류된다. 진단분류기호는 KCD-6의 분류번호를 사용하고, 처치 및 수술코드는 건강보험 요양급여비용 코드(EDI code)를 사용하고 있다.

현재 질병군 포괄수가제도는 4개 진료과, 7개 질환군을 대상으로 하고 있다. DRG 대상 7개 질병군은 질병군별 주진단명, 연령, 기타 진단의 중증도 등에 따라 총 51개의 DRG로 구분한다. 각 DRG 번호는 총 6자리이며 처음 4자리는 '질병군범주' 를 5번째 자리는 '연령구분' 을, 마지막 6번째 자리는 '합병증 및 동반상병 분류' 를 나타낸다.

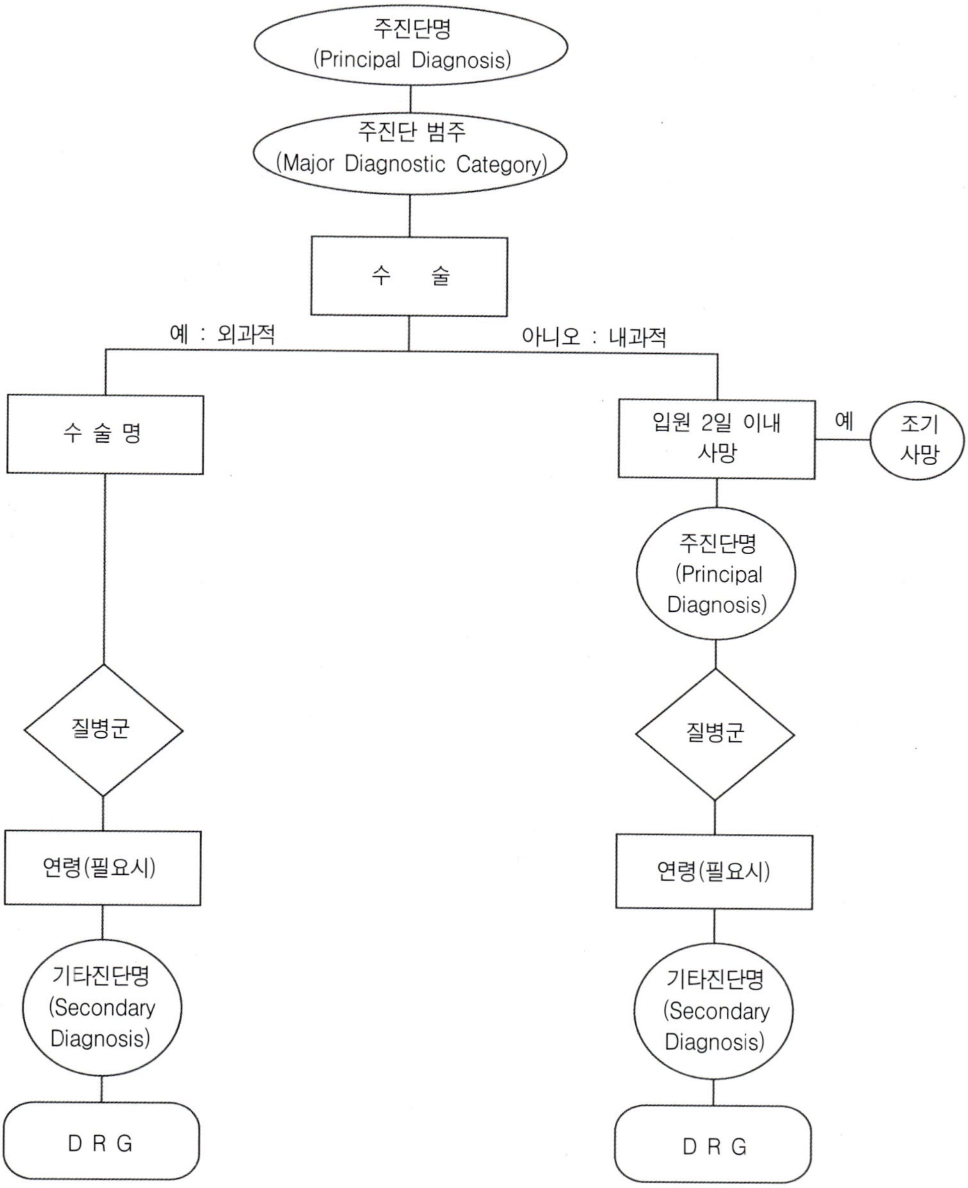

그림 4-3. 우리나라 DRG 분류체계도

3.4 CCS

CCS(Clinical Classification Software)는 보건기획, 정책결정, 연구에 도움을 주기 위해 AHRQ(Agency for Healthcare Research and Quality)에서 개발하였다. CCS는 ICD 코드를 기반으로 10,000개 이상의 질병 및 처치명을 흔히 명명되는 임상적으로 의미있는 200여 개의 군집으로 분류하는 시스템이다. CCS는 질병의 패턴을 보다 쉽게 이해하도록 하여 특정 질병과 비용분석, 자원사용, 진료결과와의 연관성 분석을 가능하게 한다.

CCS는 단일 수준(single-level)과 복합 수준(multi-level)인 두 개의 분류시스템으로 구성되며 필요에 따라 사용할 수 있도록 하였다. 단일 수준의 CCS는 질병 또는 처치의 순위를 매기는데 유용하고, 위험도 보정(risk adjustment) 도구에도 바로 통합이 가능하다. 복합 수준 CCS는 보다 큰 범주의 질병 또는 처치데이터를 평가하는데 적합하고 상세한 수준으로 분석하는데 유용하다.

표 4-2. CCS 범주별 ICD-10 코드(예시)

CCS 범주	CCS 명칭	ICD-10-CM
1	Tuberculosis(결핵)	A15, A15.0, A15.1, A15.2, A15.3, A15.4, A15.5, A15.6, A15.7, A15.8, A15.9, A16, A16.0, A16.1, A16.2, A16.3, A16.4, A16.5, A16.7,A16.8, A16.9, A17+, A17.0+, A17.1+, A17.8+, A17.9+, A18, A18.0+, A18.1+, A18.2, A18.3, A18.4, A18.5+, A18.6+, A18.7+, A18.8+, A19, A19.0, A19.1, A19.2, A19.8, A19.9, B90, B90.0, B90.1, B90.2, B90.8, B90.9, J65, M01.10*, M01.11*, M01.12*, M01.13*, M01.14*, M01.15*, M01.16*, M01.17*, M01.18*, M01.19*, M49.0*, M49.00*, M49.01*, M49.02*, M49.03*, M49.04*, M49.05*, M49.06*, M49.07*, M49.08*, M49.09*, N74.0*, N74.1*, P37.0
2	Septicemia (패혈증, 분만 제외)	A02.1, A20.7, A22.7, A26.7, A32.7, A39.2, A39.3, A39.4, A40, A40.0, A40.1, A40.2, A40.3, A40.8, A40.9, A41, A41.0, A41.1, A41.2, A41.3, A41.4, A41.5, A41.8, A41.9, A42.7, B00.7

4. 임상용어

사실 현재까지 진료접점의 모든 임상적 현상을 표현하기 위한 명확하고 정확하며 완벽한 코드 시스템은 존재하지 않는다. 임상용어는 구조화된 형태와 비구조화된 형태의 텍스트로 구분할 수 있는데, 현재 구조화된 형태의 표준용어의 개발과 함께 비구조화된 데이터의 자연어처리기술(natural language processing)이 함께 발전하고 있다.

전자의무기록에서 코딩(coding) 또는 부호화(encoding)는 임상용어체계(clinical terminology) 내에서 해당 용어에 유일한 식별자를 할당하는 것을 의미한다. 수동적으로 할당되는 것이 아니라 미리 정해진 알고리즘에 따라서 자동으로 할당되는 것이다. 잘 설계된 용어체계는 코드 자체로부터 어떤 의미를 인식할 수 없다. 상세한 정의, 개념 또는 용어를 나타내는 유일한 식별자는 단순하게 구성된다. 코드자체는 어떤 의미를 내포하지 않고, 사용자들이 용어를 선택했을 때, 해당 코드들은 전자적으로 저장되어진다. 이 코드들은 환자진료시점에서 분석, 집합적으로 사용되고 하나의 전자시스템에서 다른 시스템으로 의료데이터를 전송하는데 사용된다.

코드는 자유문장(free text)보다 더 상세한 정보를 저장하고, 전송할 때에도 더 간결하고 효율적이다. 자유문장(free text)은 다양한 출처로부터 얻은 정보를 통합하고, 비교하여 정보를 추출하여 나타내야 하기 때문에, 전자의무기록 시스템 설계자들에게는 일종의 과제이다. 정보는 부호화된 데이터와 함께 사람이 읽고, 이해할 수 있는 형태로 보여지고, 컴퓨터들이 교환하고 조작할 수 있는 형태로 저장되어야 한다. 상세한 개념을 포함하는 코드를 사용하는 임상용어체계는 자유문장(free text)이 나타내는 정보의 표현력, 유연성, 부호화된 정보의 명확성(clarity), 컴퓨터 가용성(computer ability) 등의 요소를 갖추어야 한다.

4.1 임상용어의 필요요건

이기종간 시스템의 정보를 공유할 때 시스템별로 다른 임상용어를 사용하고 시스템들간의 인터페이스가 지원되지 않으면 각각의 구성요소(component)들을 연결하기가 어렵다. 이러한 문제를 해결하기 위해서는 동일한 개발자가 동일한 시스템을 개발하면 되지만, 이것은 현실적으로 불가능하기 때문에 개발자들에 의해 표준용어의 요구가 증가되었고, 표준용어의 필요성이 제기되었다. 즉 표준용어의 필요성과 목적은 공유(shareable)와 재사용(reuse)이다. Cimino는 1998년에 임상용어가 갖추어야 할 12

가지 요건(Cimino' s 12 desiderata)을 제시하였다(Cimino J, 1998)

- 다양한 범위와 수준의 내용(content)을 포함
- 용어(term)가 아닌 개념 중심(concept orientation): 한 개의 개념을 표현하는 여러 개의 용어(동의어 포함)가 존재할 수 있음
- 개념의 영속성(concept permanence): 개념이 한번 정의되면 변하거나 삭제되면 안됨
- 개념 식별자의 무의미성(nonsemantic concept identifier): 용어와 연결된 식별자는 그 자체로서 의미를 가지면 안됨
- 복합계층구조(polyhierarchy): 용어의 복합 계층구조는 개념을 위치시키고, 개념과 관련된 그룹을 만들고, 내용을 추가할 수 있도록 함
- 정의 명확성(formal definitions): 사람이 이해하는 수준이 아닌 컴퓨터가 사용할 수 있는 형태로 명확하게 표현되어야 함(예를 들면 "Coronary Arteriosclerosis"는 "is-a" 로 개념을 표현하고 "site" 로 해부학적 위치와의 관계를 설명. 그림 4-4참조)

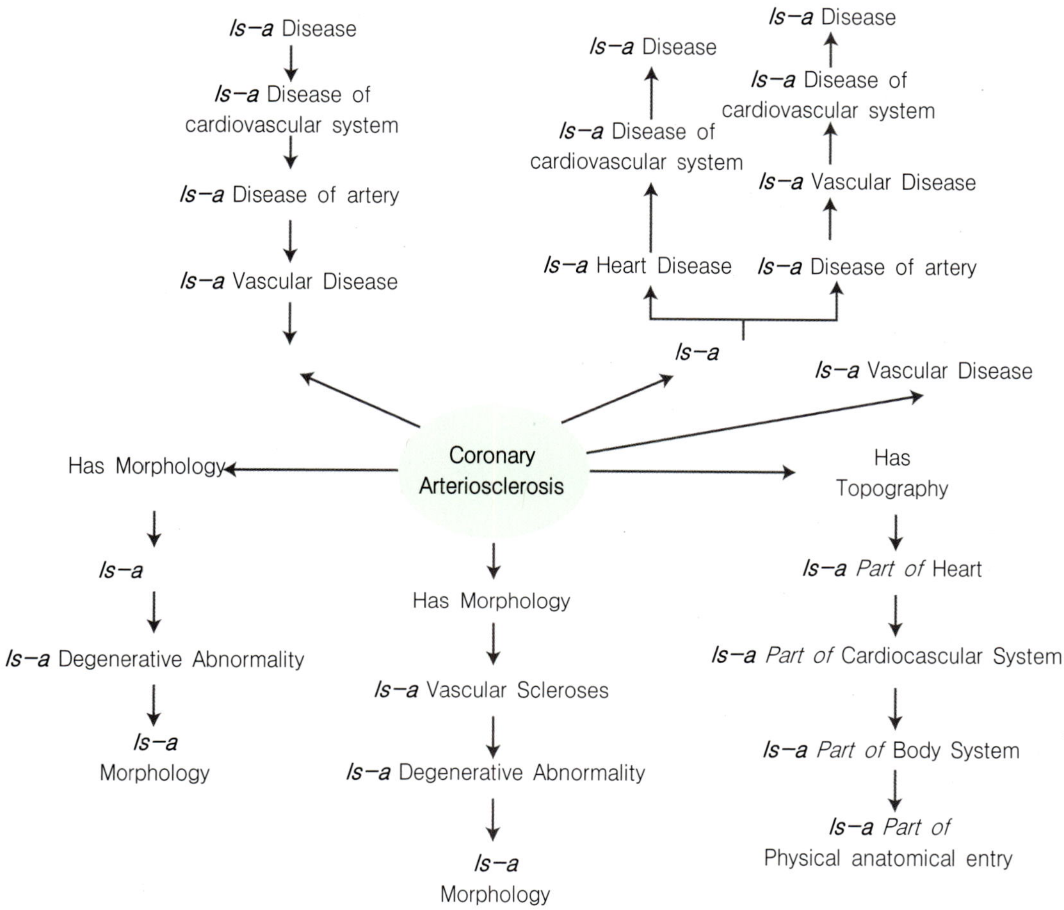

그림 4-4. 관상동맥경화증의 개념(concept)

- 미분류(Not Elsewhere Classified, NEC) 사용금지: 예외적으로 미분류(NEC)를 사용하면 그 의미가 새로운 개념이 추가될 때마다 변하게 됨
- 상세화 수준의 다양화(multiple granularities): 사용자별로 다양한 수준의 상세 정도를 필요로 함
- 복합적 일관된 뷰(multiple consistent views): 목적 또는 용도에 따라 다양하게 보여주어야 할 뿐만 아니라 상세화 정도와 계층구조가 복합적인 용어체계에서도 일관된 뷰(view)를 보여주어야 함
- 상황정보 표현(context representation): 좋은 용어체계는 상황정보까지 표현하는데 예를 들면 파열(rupture)이라는 용어가 사용될 때 충수염 부위와 피부 부위는

전혀 다르게 해석될 수 있음
- 명확한 변경(graceful evolution): 시간에 따라 변화되는 용어체계의 구조와 내용은 명확하고 상세하게 기록으로 남겨야 함
- 중복 인정(recognized redundancy): 단일 용어체계 내에서 동일한 의미를 지닌 여러 개의 용어를 인정함

2009년 ASTM(American Society for Testing and Materials)에서도 'ASTM E2087-00: Standard Specification for Quality Indicators for Controlled Health Vocabularies' 에서 보건통제용어집의 질관리를 위한 표준요건을 제시하였다.

4.2 주요 임상용어

전자의무기록은 임상용어, 검사용어, 약물용어, 장비용어, 간호용어 등 다양한 영역의 임상표준용어를 필요로 한다. 각 영역별 대표적인 표준용어체계는 아래와 같다.

- 임상용어: UMLS, SNOMED
- 검사용어: LOINC
- 약품용어: ATC, NDC, RxNorm
- 장비용어: UMDNS(Universal Medical Device Nomenclature System)
- 간호용어: ICNP

(1) UMLS와 매핑

UMLS(Unified Medical Language System)는 1986년 미국의학회(National Library of Medicine)에 의해서 다양한 용어체계를 통합할 목적으로 개발되어 1989년에 발표되었다. 이후 매년 업데이트 되어 발표되고 있다.

UMLS는 용어의 매핑과 상호 참조로 용어간의 관계를 정의한 것이 핵심이다. 문헌 데이터베이스, 전자의무기록, 지식기반 시스템 등 다양한 정보원의 데이터를 사용자의 편의를 돕기 위해 개념적으로 연관 지으려는 시도로서 개발되었다. UMLS는 용어체계라기보다는 일종의 매핑 시스템(mapping system)이라고 할 수 있다. UMLS는 전자의무기록의 ICD코드와 논문검색시스템인 Pubmed의 MeSH(NLM's medical subject headings)를 매핑하여 의사가 진료를 하면서 전자의무기록 상에서 관련 질환에 대한 최신 논문을 검색할 수 있도록 해준다.

UMLS는 데이터 저장소인 메타시소러스(Metathesaurus), 의미유형간의 관계를 나타내는 의미망(Semantic Network), 자연어 처리를 위한 SPECIALIST 어휘집(Lexicon)과 어휘도구(Lexicon tool)로 구성된다.

메타시소러스는 UMLS의 핵심 데이터베이스로 다양한 통제용어집의 용어 및 개념과 그들간의 상호관계의 집합체이다. 100개 이상의 용어체계에서 모아진 백만 개 이상의 용어들과 그 용어들을 매핑함으로써 동의어 관계를 정의한다. 메타시소러스 내 같은 의미의 여러 용어를 하나의 개념으로 묶어줌으로, 묶인 용어들이 같은 의미를 가진 개념이라는 것을 보여주고, 다른 개념과의 관계를 정의한다. 새로운 용어체계가 들어올 때 또는 새로운 주요 변경이 있을 때마다, 매년 분기별로 갱신이 이루어진다.

의미망은 메타시소러스에 포함된 모든 개념을 분류하는 의미타입(semantic types)과 의미타입간의 관계(semantic relations)로 구성되어 있다. 예를 들면 '바이러스' 는 '질병이나 증상' 을 유발할 수 있다.

SPECIALIST 어휘집은 자연어 처리에 필요한 어휘 정보를 제공하며, 의료분야에서 사용하는 용어 뿐 아니라, 일반적으로 사용하는 영어도 포함한다. 용어의 문장정보, 형태소정보, 철자정보 등 자연어 처리에 필요한 정보가 포함되어 있다. 자연어 처리를 위해 자바로 구현된 Lexical tool도 제공한다.

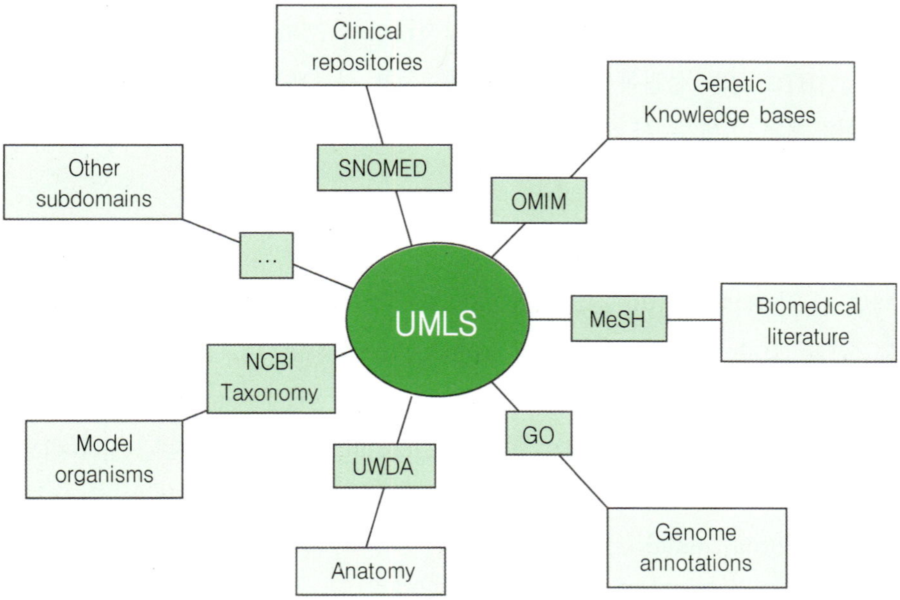

그림 4-5. Unified Medical Language System (UMLS)

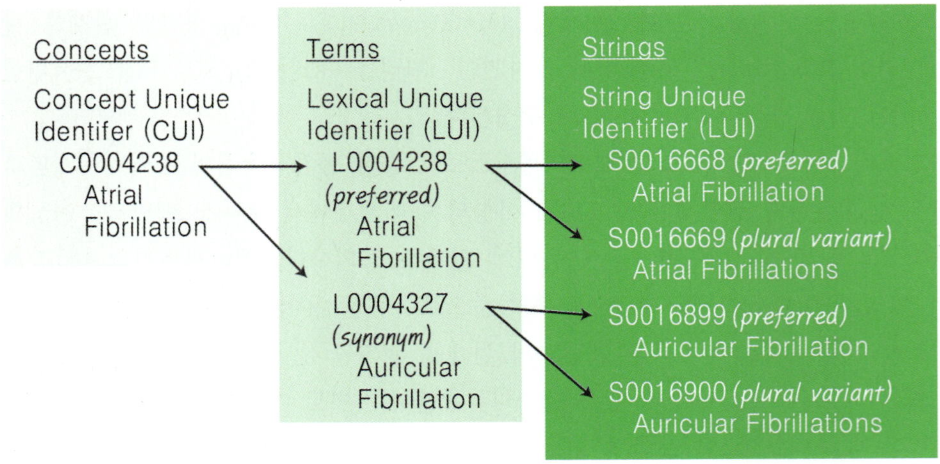

그림 4-6. UMLS의 구조

(2) SNOMED-CT

1) IHTSDO의 역할

IHTSDO(International Health Terminology Standards Development Organization, http://www.ihtsdo.org/)는 덴마크에 있는 비영리 국제기구로 SNOMED CT(Systematized Nomenclature of Medicine, Clinical Terms)와 다른 보건 용어체계와 관련된 표준을 관리한다. IHTSDO를 창설하면서 SNOMED CT에 대한 권한을 이양받았다. IHTSDO의 설립목적은 전 세계에 걸쳐 의료제도, 의료서비스, 의료자원 내에서 용어체계의 올바른 사용과 활용이 가능하도록 용어를 개발, 유지보수, 홍보하는 것이다.

2) SNOMED CT의 역사

1933년 뉴욕의학아카데미(New York Academy of Medicine)에 의해 개발된 질병과 수술을 위한 표준 명명법(Standard Nomenclature of Disease and Operations, SNDO)을 이양받아 1965년 미국병리학회(College of American Pathologists)에서 해부학적(topographic or anatomic), 형태학적(morphologic), 병인학적(etiologic), 기능적(functional) 용어들의 후조합을 통해 병리학적 소견들(pathology findings)을 기술하기 위해 다축(multiaxial) 시스템을 적용한 것이 SNOP(Systematized Nomenclature of Pathology)로서 SNOMED의 근간을 이루었다.

SNOMED는 Roger Cote와 David Rothwell의 대규모 작업으로, 1975년에 처음 발표되었고, 1979년에 SNOMED Ⅱ로 개정되었다. 1993년에는 SNOMED(Systematized Nomenclature of Human and Veterinary Medicine)로 확장되었다(Cote et al., 1993). 1996년에는 좀 더 복잡한 데이터의 부호화 과정을 지원하고, 이전 버전의 문제점들을 분석하기 위해 참조용어체계인 SNOMED RT(Reference Terminology)를 개발하였다.

2002년 미국병리학회의 SNOMED RT와 영국 보건부(National Health Service)의 Clinical Term Version 3(Read codes)을 통합하여 344,000개 이상의 용어들을 포함하는 SNOMED-CT(Clinical Terms)라고 불리는 하나의 용어체계를 발표하기에 이르렀다.

3) SNOMED CT

SNOMED CT는 전세계에서 가장 포괄적이고 다언어의 임상용어로서, 임상정보를 정확하게 표현하기 위해 필요한 개념, 개념을 기술할 때 사용하는 용어, 개념간의 관계로 이루어져 있다.

데이터 구조를 살펴보면 핵심 테이블로 개념(concept), 동의어(description/synonym), 관계(relationship)를 정의한 3개의 테이블을 포함하고 있으며, 이와 연결된 다른 용어체계와의 매핑을 위한 매핑 테이블(cross-mapping table), 이력 및 버전관리를 하는 이력관리 테이블(history table), 사용자의 언어(language)나 환경에 따라 부분 데이터 셋을 구성할 수 있는 서브셋 테이블(subset table) 등으로 구성되어 있다. SNOMED CT는 코딩체계, 통제어휘집, 분류체계, 참조용어체계, 시소러스를 모두 포함하는 개념이다. 아이폰 또는 아이패드에서 모바일 버전을 제공한다.

표 4-3. SNOMED CT Core Tables

테이블 이름	설명
개념테이블 (Concepts Table)	개념(concept) 테이블의 각 열은 임상 개념을 나타낸다. 각각의 개념은 그 개념의 유일한 식별자와 그 개념의 성격을 특징짓는 Fully Specified Name을 가진다.
기술테이블 (Descriptions Table)	기술(description) 테이블의 용어는 임상 개념과 연관된 것으로 임상 개념을 나타내는 데 쓰인다. 각 용어는 식별자를 가지고 있으며, 용어가 표현하는 개념의 식별자도 포함한다.
관계테이블 (Relationships Table)	두 개념간의 관계를 나타낸다. 다른 개념을 참조하는 방식에 의해 관계 유형이 결정된다.

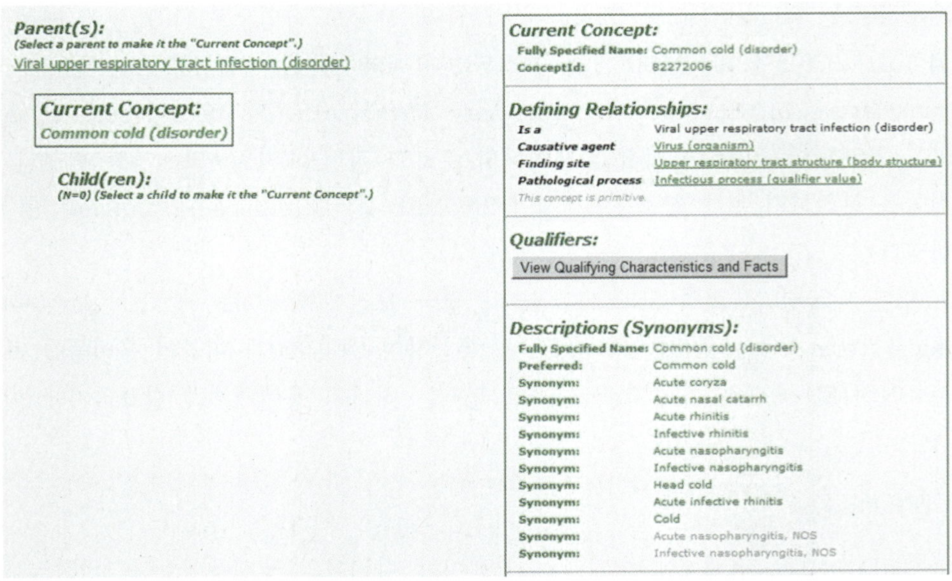

그림 4-7. SNOMED-CT의 개본 개념 예

(3) 검사용어체계

LOINC(Logical Observation Identifiers, Names, and Codes)는 검사(test)와 관찰(observations)을 명명하는 시스템(naming system)로서 개발하였다. 처음에는 LOINC의 'L'을 'Laboratory'로 명명하였으나 활력징후(vital signs), 섭취/배설량(intake/output) 등의 신체관찰소견까지 포함하는 것으로 확장하여 'Logical'로 변경하였다.

현재 대부분의 검사기관에서는 HL7(Health Level 7)을 이용하여 검사결과를 의료기관의 전자의무기록 시스템으로 전송하고 있다. 해당 의료기관이 LOINC를 적용하지 않으면 결과확인이 어려운데 LOINC 코드와 해당기관의 코드를 매핑하여야 한다.

LOINC는 현재 Regenstrief Institute에서 유지관리하고 있다. 아래는 LOINC의 임상 영역의 내용이다.

- 생체활력징후(vital signs)
- 혈액동력학(hemodynamics)
- 섭취/배설량(intake/output)
- 심전도(electrocardiogram)
- 산과 초음파(obstetrical ultrasound)
- 심초음파(cardiac echo)
- 비뇨기영상(urologic imaging)

- 위내시경(gastroendoscopic procedures)
- 인공호흡기 관리(pulmonary ventilator management)
- 기타: Glasgow Coma Score; Patient Health Questionaire-9 depression scale; CMS-required patient assessment instrument

(4) 약품용어체계

약품용어체계(drug terminologies)는 약품의 처방, 조제, 복용을 위해 사용되는 용어들을 표현하기 위해서 여러 가지 상업적인 용어체계들이 개발되어 왔다.

1) ATC

WHO의 약품 사전인 'WHO Drug Dictionary(WHO-DD)'은 국제적으로 사용되는 특허 약물명(proprietary drug names), 유효 성분(active ingredients), 화학물질(chemical substances)뿐만 아니라, 화학 생약추출물 번호(chemical abstract numbers)도 함께 제공하는 국제적인 약물 분류이다. 현재 사전은 25,000개 특허 약물명(proprietary drug names), 15,000개 단일성분 약물(single ingredient drugs), 10,000개 복합성분 약물(multiple ingredient drugs), 7,000개 화학물질(chemical substances)을 포함한다. 현재 34개 국가들의 약물들을 포함하고, 매년 2,000개의 새로운 약물들이 추가된다.

표 4-4. ATC의 체계도

구분	분류	ATC 분류예시	
1단계	Anatomical main group 약이 적용되는 해부학적인 부위에 따른 14개의 대분류군	A	Alimentary tract and metabolism
2단계	Therapeutic subgroup 약효에 따른 세부 분류군	A10	Drugs used in diabetes
3단계	Pharmacological subgroup 약물학적 특성에 따른 분류	A10B	Oral blood glucose lowering drugs
4단계	Chemical subgroup 약의 화학적 특성에 따른 분류	A10BA	Biguanides
5단계	Chemical substance 개별 성분명	A10BA02	Metformin

WHO-DD의 약품들은 ATC(Anatomical-Therapeutic-Chemical) 분류 시스템에 의해 성분별로 제조회사와 참조 소스들을 교차하여 분류된다. ATC 분류 체계는 1976년 개발되어 WHOCG(WHO Collaborating Centre for Drug Statistics Methodology)에서 유지관리되고 있다. 우리나라는 2009년 건강보험심사평가원 의약품관리종합정보센터(www.kpis.or.kr)에서 국내의약품의 ATC 코드 매핑을 완료하였다.

2) NDC

NDC(National Drug Code)는 1973년 미국 FDA에서 부여한 약품코드로 초기에는 Medicare 외래환자 약제비 상환 코드로 사용하기 시작하여 현재는 미국 표준 약품코드로 사용하고 있다.

코드는 10-digit, 3-segment의 구조를 가진다. 1st segment는 4-5개의 숫자로 구성된 labeler code로 FDA에서 부여한 각 회사별 고유 코드이고, 2nd segment는 3-4개의 숫자로 구성된 product code로 일정한 규칙에 따라 생산자가 부여하는데, 약물의 함량, 제형, 개별회사의 formulation 등을 구별하고 있다. 3rd segment는 1-2개의 숫자로 구성된 포장(package) 코드로 일정한 규칙에 따라 생산자가 부여하는데 포장 단위를 구별해준다.

NDC는 미국 국가표준 의약품코드 시스템의 효시로 장기간에 걸쳐 다양한 분야에서 널리 사용되어 왔으므로 실용성 검증된 코드이다. 그러나 미국 내에서만 사용하는 코드로서 국제적으로 통용되기 어렵고, 의약품 수의 증가로 인해 중복 코드가 발생하고 있다.

3) RxNorm

약품용어체계를 위한 표준화는 미국 식약청(FDA)과 NLM(National Library of Medicine), 보훈처(Veterans Administration, VA)에서 RxNorm이라고 불리는 약물지식기반의 약물 용어들을 위한 표현 모델을 만들었다. 미의학도서관은 UMLS(Unified Language System)과 같이 NDC 코드, VANDF(VA' s National Drug File) 등 다양한 특허약물용어체계들간의 매핑을 지원하기 위해서 공식적으로 RxNorm을 제공하고 있다. RxNorm은 현재 14,000개의 용어들을 포함한다. RxNorm과 NDC는 일대다의 관계로 매핑이 되는데 RxNorm은 개념단위, NDC는 포장단위로 세분화 되어있기 때문이다.

4) 국내 의약품 표준코드

우리나라의 의약품 코드 시스템은 크게 허가 업무를 위한 식약청의 코드와 보험청구를 위한 보험급여대상 의약품 코드로 구분된다. 식약청 코드는 식약청 홈페이지를 통해 일반에게 공개되고 있으나, 식약청의 허가 업무 이외의 분야에서 거의 사용되지 않고 있다. 코드 시스템의 구조는 아래와 같다.

- 제품코드: 최대 16자리이며 각 segment의 최대 byte만 정해져 있을 뿐, 총 byte는 고정되어 있지 않고, 업번호, 허가/신고 구분, 품목 번호로 이루어져 있음
- 업소코드: 업번호, 제조/수입 구분, 업종으로 이루어짐
- 성분코드: 성분에 따른 일련번호로써 5자리 숫자로 이루어져 있으며, 동의어(한글명, 영문명1, 영문명2 등) 데이터베이스가 있다.
- 처방코드: 성분, 제형, 함량이 동일한 약은 같은 처방코드를 가지며, 허가사항을 공유할 수 있다.
- 제형코드: 대한약전 제제총칙에서 정하는 제형을 나타내며, 영문 1자리와 숫자 2자리로 이루어져 있다.

보건복지부 보험코드 시스템의 구조는 아래와 같다.

- 제품코드(EDI code): 9자리 5개 segment로 구성되어 있으며, 보험 청구 전산화를 위해 개발된 코드로 현재 우리나라에서 가장 널리 사용되는 코드이나, 보험급여 대상 의약품에만 부여 되어 있는 한계를 가지며 허가 사항 변경 시 마다 코드가 변경 되는 단점이 있다.
- 주성분코드: 9자리 3개 segment로 구성되어 있으며, 성분, 함량, 투여경로, 제형이 다르면 다른 코드를 가지는데, 주성분코드가 같은 약은 치료학적, 임상적으로 동등하다고 볼 수 있으며 동일한 주성분 코드를 가진 약끼리 대체 조제가 가능하다.

(5) 간호용어체계

간호조직들은 간호행위를 기록하고 평가하기 위한 간호용어(nursing terminologies)의 표준코딩시스템을 개발함에 있어서 매우 적극적으로 활동해왔다. SNOMED와 LOINC가 공동으로 12개의 개별용어 개발 프로젝트를 시행하였는데, 이 프로젝트의 일반적인 의학용어체계들이 간호에서 필요한 임상 개념들의 종류를 표현하지는 못하였다. 예를 들어 심근경색, 당뇨병 등 의사들의 문제목록을 표현하기 위해서는 다양한 용어체계를 이용하여 비교적 잘 표현할 수 있다. 그러나 '활동 내구성 장애(activity intolerance)', '심근경색과 관련된 지식부족(knowledge deficit related to myocardial infarction)' 과 같은

간호 평가에서 사용하는 문제점의 종류를 표현하는 데는 부족하다.

간호용어체계는 NANDA(North American Nursing Diagnosis Association), NIC(Nursing Interventions Classification), NOC(Nursing Outcomes Classification), HHCC(Georgetown Home Health Care Classification), Omaha System 등이 있다.

간호용어체계를 위한 표준들이 증가함에도 불구하고 간호 영역에서 사용되는 모든 용어를 표현하는 것은 여전히 부족했다. 이에 국제간호협회(International Council of Nurses)와 IMIA/NI-SIG(International Medical Informatics Association Nursing Informatics Special Interest Group)에서는 간호 진단과 행위의 특징적인 특성들을 공식적으로 정의하고 표현하기 위해서 참조용어모델 ISO 표준을 개발하기 시작했다.

1993년 국제간호협회에서는 ICNP(International Classification for Nursing Practice)를 개발하는 보고를 했고, 2005년에 ICNP의 버전 1을 공식적으로 발표했다. ICNP는 다양한 간호환경에서 환자의 문제와 간호사들이 제공한 간호서비스를 표현하고 기록할 수 있도록 개발한 통합간호용어체계로써, 7개(초점, 활동, 방법, 대상자, 장소, 시간, 판단)의 축 모델에 포함된 용어를 조합하여 간호진단, 간호중재, 간호결과를 표현하는 진술문을 개발할 수 있다. 이렇게 용어의 조합으로 만든 진술문을 심부전 환자 간호, 가족간호 등 특정 임상실무 분야에 맞게 진술문 세트로 묶을 수 있는데, 이러한 진술문 세트를 ICNP 카탈로그라고 한다. ICNP 카탈로그는 통합용어체계로서의 ICNP의 이점을 살리면서 ICNP를 이용한 전자기록을 구축하는데 유용하게 활용된다.

5. 인터페이스 용어

전자의무기록시스템 확산의 장애물 중 하나가 비구조화된 '자유문장(free text)'를 사용하는 의료인에게서 구조화된 의학 정보를 획득하는 것이 어렵다는 것이었다. 인터페이스 또는 애플리케이션 용어는 전자의무기록시스템과 컴퓨터 기록저장 도구(note capture tools)의 구조화된 임상 문서를 지원하기 위해 만들어졌다. 특정 컴퓨터 프로그램을 사용하여 자유문장(free text) 형태의 환자 정보를 구조화하여 코드화된 내부 데이터 요소로 저장하고, 사용자들에게 저장된 정보를 특정 컴퓨터 프로그램의 그래픽 또는 텍스트 인터페이스로 사용자에게 친숙한 형태로 보여주는 것이다.

즉 인터페이스 용어(interface terminology)란 사용자(의료제공자)가 진료를 수행하는 과정에서 데이터를 직접 입력할 수 있도록 지원하는 용어(term) 또는 용어체계(terminology)를 말한다. 이러한 인터페이스 용어는 참조의료용어(reference terminology)를 기반으로 하여 구성되는데, 특정 목적에 따라 또는 사용자가 임의로 재구성하여 참조의료용어의 서브셋(subset)으로 만들기도 한다. 다양한 인터페이스 용어를 구성하려는 시도는 참조의료용어를 더욱 풍부하고 정확하게 만든다.

임상 인터페이스 용어는 의사가 컴퓨터 프로그램 내에 환자와 관련된 정보를 입력하는 것을 지원하고 관련된 문구가 기계적으로 선택된다. 또한 인터페이스 용어는 간단하게 인간이 읽을 수 있는 문장으로 사용자인 의사에게 컴퓨터에 저장된 환자의 정보를 편리하게 보여준다. 인터페이스 용어의 사용과 목적에 따라 3가지 클래스가 있다.

- 인터페이스(Interface): 사용자에게 편리한 구조화된 데이터의 입력 인터페이스를 지원
- 처리(Processing): 자연어처리(natural language processing)를 자동으로 해줌
- 참조(Reference): 임상데이터의 저장, 검색, 분석을 가능하도록 해줌

임상인터페이스 용어는 문제목록의 입력, 전자의무기록 시스템에 임상문서의 생성, 문자 변환(text generation), 처방전달시스템(computerized physician order entry, CPOE)에서 임상의사결정지원, 진단 전문가 시스템(diagnostic expert program)등에 사용된다. 상업적인 인터페이스 용어로는 미국의 MEDCIN이나 네덜란드의 OpenSDE (http://opensde.org/)와 같이 실제 전자의무기록시스템 내에서 활용 가능하도록 개발된 사례가 있다. 또한 ISO와 SNOMED에서 인터페이스 용어를 위한 임상영역의 진료정보를 표현하기 위한 모델을 제시한 바 있고, SNOMED에서는 다양한 서브셋의 활용에 대해 소개하고 있다.

참고문헌

1. 김홍기, 이재일, 고순정 등. (2010). EHR 상호운용성 지원을 위한 의료용어 서비스 환경: EHR핵심공통기술연구개발사업단 연구보고서.
2. 보건복지부. (2014). 진료정보 교류를 위한 보건의료 용어표준이 마련된다: 보건복지부 보도자료. Available from http://www.mw.go.kr/front_new/al/sal0301vw.jsp?PAR_MENU_ID=04&MENU_ID=0403&CONT_SEQ=304007&page=1
3. 용철순 등. (2010). 의약품의 분류번호 및 관리제도 개선 연구. 식품의약품안전청 의약품등안전관리 사업보고서. Available from http://report.ndsl.kr/repDetail.do?cn=TRKO201200006683
4. 윤수영, 윤종현, 민원기 등. (2007). 진단검사의학 분야 용어 표준화 I. 대한진단검사의학회지, 27(2), 151-5. Available from http://synapse.koreamed.org/Synapse/Data/PDFData/0039KJLM/kjlm-27-151.pdf
5. 윤지현, 김미정, 안선주, 곽미숙, 김윤, 김홍기. (2009). EMR 시스템의 임상용어 통합과 관리를 위한 임상용어 사전의 개발. 대한의료정보학회지, 12(4), 411-421.
6. 통계청. 한국표준질병사인분류-최신개정 주요내용 [Internet]. 대전: [cited 2013 September 12] Available from http://kostat.go.kr/kssc/main/MainAction.do?method=sub&catgrp=kssc&catid1=kssc03&catid2=kssc03a&catid3=kssc03ac
7. AHRQ HCUP. (2014). Clinical Classification Software (CCS) 2014. Available from http://www.hcup-us.ahrq.gov/toolssoftware/ccs/CCSUsersGuide.pdf
8. ASTM. ASTM E2087-00: Standard Specification for Quality Indicators for Controlled Health Vocabularies (Withdrawn 2009) [Internet]. Available from http://www.astm.org/Standards/E2087.htm
9. Cimino J. (1998). Desiderata for controlled medical vocabularies in the twenty-first century. Methods Inf Med, 37, 394-403.
10. DSM-5 무엇이 달라졌는가?[Internet]. Available from http://mindconsult.blogspot.kr/2013/09/dsm-5.html
11. ezMeta. 어휘집(Vocabulary), Taxonomy, 시소러스, 온톨로지, 메타모델(meta-model)의 차이는 무엇인가? [Internet]. 서울: [cited 2014 August 26] Available from http://www.ezmeta.co.kr/page/?p=31.
12. ISO/TC 215: Working Group 3, ISO/DTS 22789: Health informatics - Conceptual framework for patient findings and problems in terminologies, 2005.10.
13. Rosenbloom ST: Interface Terminologies: Facilitating Direct Entry of Clinical Data into Electronic Health Record Systems, J Am Med Informat Assoc 13:277-88, 2006
14. Wallberg M. (2009). WHO Drug Dictionary. [Internet]. Available from http://www.who.int/hiv/topics/pharmacovigilance/3_who_drug_dictionary.pdf

연습문제

1. 상호운용성(interoperability)의 개념과 3가지 유형에 대해 설명하시오.

2. 어휘집(vocabulary), 조직적 명명법(nomenclature), 분류(classification)의 차이점을 설명하시오.

3. 행정용어체계 중 대표적인 진단 및 의료행위 용어체계의 유형에 대해 설명하시오.

4. 전자의무기록에서 임상용어(clinical terminologies)의 가치를 설명하시오.

5. Cimino가 제시한 임상용어(controlled vocabulary)의 필요요건(desiderata) 12가지를 설명하시오.

6. 용어 매핑(mapping)에서의 UMLS의 역할과 가치를 설명하시오.

7. IHSDO의 역할과 SNOMED CT의 특징을 설명하시오.

8. LOINC의 목적과 활용을 설명하시오.

9. 인터페이스 용어의 사용목적에 따른 3가지 클래스에 대해 설명하시오.

PART 05

Privacy and Health Law

법률적 측면과 보안

학습목표

1. 보건정보관리의 법률적 중요성을 이해한다.
2. 의무기록과 의료관련 법규를 이해한다.
3. 개인정보로서의 보건의료정보를 이해한다.
4. 보건정보관리자의 법률적 책임과 의무에 대해서 이해한다.
5. 보건의료정보의 보안과 접근권한 관리에 대해서 이해한다.
6. 의무기록 관련 법적·윤리적 이슈에 대해서 이해한다.

핵심용어

- 법령체계
- 의료법 제22조
- 의료법 제23조
- 의료법 제21조
- 의료법 제19조
- 의료법 시행규칙 제13조
- 의료법 시행규칙 제14조
- 의료법 시행규칙 제15조
- 의료법 시행규칙 제16조
- 의료기사 등에 관한 법률
- 개인정보 유형
- 프라이버시
- 환자권리선언
- OECD 프라이버시 가이드라인
- UN 개인데이터 파일규정
- HIPAA
- 개인정보보호법
- 개인정보 자기결정권
- 치료동의서
- 데이터 무결성
- 데이터 가용성
- 보안위협
- 위험평가 매트릭스
- 접근 통제
- 접근 권한

1. 보건정보관리의 법률적 중요성
   1.1 보건정보관리의 법률적 의의
   1.2 현행 법령체계의 이해
      (1) 법원과 법령체계
      (2) 입법과정
2. 의무기록과 관련 법규
   2.1 작성의 의무
   2.2 보존의 의무
   2.3 이용·제공 및 보고의 의무
   2.4 비밀유지
   2.5 의무기록사 관련 법률
3. 개인정보로서의 보건의료정보
   3.1 개인정보보호와 프라이버시
   3.2 환자권리선언과 프라이버시 보호
   3.3 개인정보보호와 국제기구
      (1) OECD
      (2) UN
   3.4 미국의 HIPAA
      (1) HIPAA의 제정목적
      (2) 적용대상
      (3) HIPAA Privacy Rule
      (4) HIPAA Security Rule
   3.5 우리나라의 개인정보보호 법률
      (1)개인정보보호 원칙
      (2) 개인정보의 처리(수집, 이용, 제공, 파기)
      (3) 정보주체자의 권리
      (4) 개인정보 처리자의 의무
4. 보건정보관리자의 법률적 책임과 의무
   4.1 보건의료정보의 유지·관리
   4.2 보건의료정보의 안전한 보존
   4.3 보건의료정보의 기밀성 유지
   4.4 정보주체의 개인정보 자기결정권 보호
      (1) 자기정보 열람 청구권(접근권)
      (2) 자기정보 정정 청구권
      (3) 자기정보 사용중지 및 삭제 청구권
   4.5 건강정보의 내부이용 및 외부로의 공개
   4.6 치료에 대한 동의서를 받을 의무
   4.7 환자 및 방문객에게 안전한 환경 제공
5. 보건의료정보의 보안과 접근권한 관리
   5.1 보안 프로그램의 구성요소
      (1) 데이터 프라이버시 보호
      (2) 데이터 무결성 보호
      (3) 데이터 가용성 보호
   5.2 보안 위협
      (1) 사람에 의한 위협
      (2) 환경 및 하드웨어/소프트웨어에 의한 위협
      (3) 보안위협을 최소화하기 위한 방안
   5.3 접근권한 관리
      (1) 종이의무기록 환경에서의 접근권한 관리
      (2) 전자의무기록 환경에서의 접근권한 관리
6. 의무기록 관련 법적·윤리적 이슈
   6.1 작성 시점 관리
   6.2 의무기록의 소유권
   6.3 의무기록의 보존과 이차적 활용
   6.4 마케팅 활용
   6.5 의료정보 보안

1. 보건정보관리의 법률적 중요성

1.1 보건정보관리의 법률적 의의

보건의료기관에서는 개인의 건강상태에 대한 건강정보가 수집, 기록, 검토, 분석, 전송되고 있으며 여러 사용자 및 기관들에 의해 다양한 목적으로 이용되고 있다. 이러한 건강정보의 작성주체와 의무, 내용, 유지관리·보존에 대한 사항은 의료법 및 관련 법률에서 정의하고 있다. 따라서 보건정보관리자는 법률의 내용을 잘 숙지하여 개인의 건강기록을 적법하게 유지·관리할 수 있도록 정보시스템을 설계하여야 하며, 정보시스템이 정보관리 의무에 적합하게 운영되고 있는지를 지속적으로 감시하여야 한다.

보건의료정보를 사용하고자 하는 요청은 합법적인 것일 수도 있지만 그렇지 않을 수도 있다. 그렇다면 정보사용 요구의 타당성을 어떻게 판단하고 처리하여야 하는 것일까? 정보요구가 정당하다고 인정되는 경우, 정보 공개범위를 어떻게 설정하여야 할까? 의료기관 내·외부의 보건정보 사용요청에 대해서 관련 법률에서 다루고 있지만 법률을 상황에 맞게 적절하게 적용하는 것은 보건정보관리자의 능력에 달려있다. 물론 대형 의료기관 및 공공기관의 경우 법률자문가가 있을 수도 있지만 이들이 수많은 정보요구에 대해 모두 대응하기는 쉽지 않으며, 현실적으로 모든 기관 내에 법률자문가를 두기는 쉽지 않으므로 보건정보관리자는 이러한 의사결정을 하는 기관 내 전문가로서 역할을 한다. 정보의 기밀성(confidentiality)을 유지하면서 정보공개 및 접근에 대한 올바른 의사결정을 하기 위해서는 관련 법률 및 규정에 대해 숙지하고 있어야 한다. 특히 정보에 대한 접근을 다루는 규정들은 유동적이고 적용하는데 있어 명확하지 않을 수 있다. 또한 보건정보관리는 정보의 주체가 되는 환자, 의료기관, 보건정보를 이용하고자 하는 제3자 등 다양한 사람 및 기관이 이해관계를 가지고 있다.

보건의료정보는 개인의 건강과 관련된 가장 민감한 정보를 포함하고 있어 개인 측면에서 아주 사적인 정보이면서 동시에 효율적인 진료와 행정업무를 위하여 보건의료기관 내에서 공유되어야 하는 정보이며, 더 나아가서 교육, 연구, 국가보건정책 수립에 필수적으로 사용되어야 하는 공공재의 특성을 가지고 있다. 그러므로 보건정보를 이용하고자 하는 사람 및 기관에 대한 일괄적인 법률 적용이 어려우므로 해당 법률에 따라 보건정보관리를 달리하여야 한다.

또한 정보기술로 대량의 정보가 저장되어 있어 다양한 목적으로 사용이 용이해진 반면 네트워크상에서의 정보공유가 증가하면서 보건의료정보의 유출위험이 높아지고 있다. 근래 빈발하고 있는 개인정보의 유출과 오·남용은 개인의 프라이버시를 심각하게 위협할 수 있을 뿐만 아니라 정보의 무결성(integrity)을 침해하여 부정확한 정보를 제공할 수 있고 이것은 환자의 생명에 큰 위험을 초래할 수 있다는 점에서 보건정보관리에 대한 법률적인 장치는 필수적이라고 할 수 있다.

그러므로 보건정보관리자는 보건정보관리에 대한 법률적 이슈를 적절하게 다룰 수 있도록 법률적 역량을 강화할 필요가 있다. 즉 보건정보관리에 관련된 법률을 이해하고 관련 기관 및 인적 신뢰관계를 확보하여 보건정보관리의 법률적 이슈를 잘 해결하여야 할 것이다.

1.2 현행 법령체계의 이해

보건의료정보의 법률적 측면을 다루기 위해서는 먼저 현행 법령체계를 이해하는 것이 중요하다. 법치주의 사회에서 법령은 정책을 담는 그릇으로서 국민의 자유나 권리를 제한하거나 의무를 부과하는 사항에 대하여는 반드시 법령에 근거하여야 한다. 수익적 정책의 경우에도 정책의 일관성과 적법성, 투명성 확보를 통한 정책의 제도화를 위해서 필요하며 정책의 제도화를 위한 과정이 법제화 과정이다.

(1) 법원과 법령체계

법은 어떠한 형태로 존재하는가에 따라 성문법과 불문법으로 구분할 수 있다. 성문법(成文法)은 국가의 입법기관에서 일정한 절차를 거쳐 제정되는 법으로 문자로 표현되고 문서의 형식을 갖춘 법이다. 흔히 우리가 법이라고 알고 있는 것이 성문법이며 헌법, 법률, 명령, 조약, 규칙, 조례 등이 이에 포함된다. 헌법은 국가의 최상위법으로 국가의 통치조직과 통치작용의 기본원리 및 국민의 기본권을 보장하는 근본규범이다. 법령은 그 제정주체에 따라 법률, 시행령, 시행규칙으로 분류할 수 있다. 법률은 국회에서 입법과정을 통해 법률이라는 형식으로 제정한 규범이고, 시행령은 법률 시행에 필요한 규정을 내용으로 하는 명령으로 일반적으로 대통령령으로 제정된다. 시행규칙은 법령 시행에 관한 사항을 상세히 정한 규칙을 의미한다.

이와 반대되는 개념은 불문법(不文法)으로 문서의 형식으로 표현되지 않은 법으로서 일정한 제정절차를 거치지 않았지만 이미 존재하는 것으로 인정되는 법을 말한다. 이에는 관습법, 판례 등이 포함된다.

법령들 사이에는 통일된 법체계로서의 질서가 있어야 하며 상호간에 상충되어서는 안된다. 법령 상호간에 규정의 내용이 상충되는 경우에는 어느 한 법령의 규정이 다른 법령에 우선해야만 통일적 체계가 유지될 수 있다. 즉 법령은 법규범으로서 존재

근거에 따라 법령상호간의 위계체계를 형성한다. 일반적으로 최고의 규범은 헌법이며, 헌법〉법률〉대통령령〉총리령 및 부령〉자치법규(조례, 규칙)의 순서이다. 예를 들어 대통령령에 규정되어 있는 내용에 대한 특례를 규정해야하는 경우에는 특례가 되는 내용을 최소한 대통령령 이상의 법 형식에 담아야 법령의 위계체제에 모순되지 않는다. 또한 특별법은 일반법에 우선하여 적용되며, 뒤에 만들어진 법(신법)은 종전의 법에 우선하여 적용된다. 상위법, 특별법, 신법의 3가지 우선 적용원칙이 충돌하는 경우에는 상위법〉특별법〉신법 우선의 원칙 순으로 적용된다.

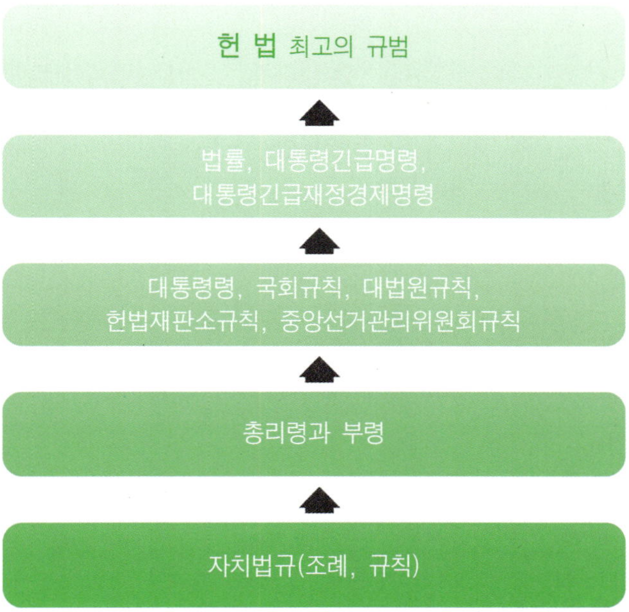

그림 5-1. 법령의 체계

(2) 입법과정

정부에서는 정책집행을 위해 필요한 경우 법령을 새로 만들거나 고치게 되며 이 경우 반드시 입법과정을 거쳐야 한다. 법령은 국회의 심의를 받아 만들어지는 법률과 시행령인 대통령령, 시행규칙인 총리령과 부령을 의미한다.

1) 법률

법률은 헌법 다음의 효력을 갖는 규정으로 헌법상 정부와 국회의원이 법률안을 제출할 수 있다. 정부에서는 각 중앙행정기관에서 해당업무에 관한 정책집행을 위해 법률안을 마련한다.

2) 대통령령(시행령)

대통령령은 법률의 시행을 위해 만들어지는 것으로 시행령이라고도 하며 각 중앙행정기관에서 대통령령안을 마련한다.

3) 총리령 · 부령(시행규칙)

총리령과 부령은 법률과 대통령령의 시행을 위해 만들어지는 것으로 시행규칙이라고도 하며 총리소속기관이 마련하는 것을 총리령, 각 중앙행정기관에서 마련하는 것을 부령이라고 한다.

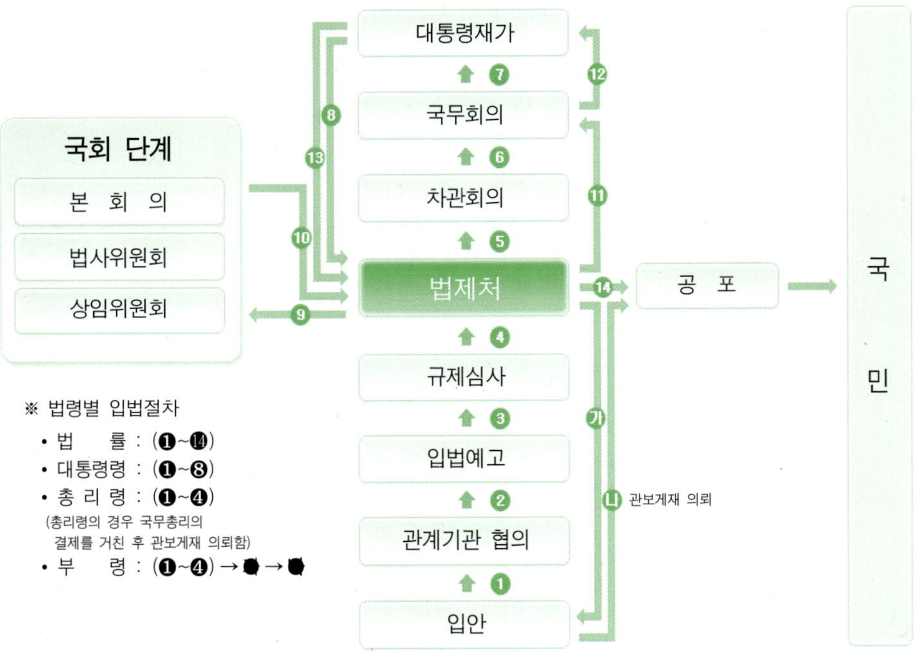

그림 5-2. 입법절차

이러한 입법과정을 통해 제정된 우리나라의 현행법령 현황은 표 5-1과 같다.

표 5-1. 현행법령(2014.04.30 기준)

구분		건수
헌법		1
법령	법률	1,319
	대통령령	1,520
	총리령	69
	부령	1,116
	기타(국회규칙 등)	318
	소계	4,352
계		4,353

2. 의무기록과 관련 법규

의료기관 내 의무기록은 보건의료정보의 근간이 된다. 그러므로 의무기록(진료기록)과 관련된 법률을 파악하고 의무기록의 법률적 성격을 올바로 이해하는 것이 보건정보관리를 위한 시작이라 할 수 있을 것이다. 의무기록에 관한 사항은 기본적으로 의료법에서 다루고 있으며 보건의료기본법, 응급의료에 관한 법률, 암관리법, 감염병의 예방 및 관리에 관한 법률, 국민건강보험법, 결핵예방법 등 다양한 법률에서 보건의료정보의 사용 및 관리, 보존에 대해서 다루고 있다. 법규에서 의무기록은 진료기록 또는 의무기록으로 명시되어 있다.

2.1 작성의 의무

의무기록의 작성주체는 환자의 진료 및 검사처치에 관여한 의료진(의사, 간호사, 치료사 등)으로 진료내용을 의료법에 따라 작성하고 이를 환자에게 정확하게 성실하게 알려주어야 한다. 의무기록의 작성의무는 의료법 제22조와 제23조에 명시되어 있고 위반 시 의료법 제88조(벌칙) 및 제90조(벌칙)와 의료관계 행정처분 규칙에 따라 벌금형 및 면허자격 정지 처분에 처해진다. 작성을 하지 않은 경우 의료법 제90조에 따라 300만원 이하의 벌금 및 면허자격 정지 15일, 허위작성을 한 경우 의료법 제88조에 따라 3년 이하의 징역이나 1천만원 이하의 벌금 및 자격면허 정지 1월의 행정처분에 처해진다. 의무기록 기재사항에 대해서는 의료법 시행규칙 제14조에 명시되어 있다.

의료법 제22조(진료기록부 등) ① 의료인은 각각 진료기록부, 조산기록부, 간호기록부, 그 밖의 진료에 관한 기록(이하 "진료기록부등"이라 한다)을 갖추어 두고 환자의 주된 증상, 진단 및 치료 내용 등 보건복지부령으로 정하는 의료행위에 관한 사항과 의견을 상세히 기록하고 서명하여야 한다. <개정 2013.4.5.>
② 의료인이나 의료기관 개설자는 진료기록부등[제23조제1항에 따른 전자의무기록(電子醫務記錄)을 포함한다. 이하 제40조제2항에서 같다]을 보건복지부령으로 정하는 바에 따라 보존하여야 한다. <개정 2008.2.29. , 2010.1.18.>
③ 의료인은 진료기록부등을 거짓으로 작성하거나 고의로 사실과 다르게 추가기재 · 수정하여서는 아니 된다. <신설 2011.4.7.>

의료법 제23조(전자의무기록) ① 의료인이나 의료기관 개설자는 제22조의 규정에도 불구하고 진료기록부등을 「전자서명법」에 따른 전자서명이 기재된 전자문서(이하 "전자의무기록"이라 한다)로 작성 · 보관할 수 있다.
② 의료인이나 의료기관 개설자는 보건복지부령으로 정하는 바에 따라 전자의무기록을 안전하게 관리 · 보존하는 데에 필요한 시설과 장비를 갖추어야 한다. <개정 2008.2.29., 2010.1.18.>
③ 누구든지 정당한 사유 없이 전자의무기록에 저장된 개인정보를 탐지하거나 누출 · 변조 또는 훼손하여서는 아니 된다.

의료법 시행규칙 제14조(진료기록부 등의 기재 사항) ①법 제22조제1항에 따라 진료기록부 · 조산기록부와 간호기록부(이하 "진료기록부등"이라 한다)에 기록해야 할 의료행위에 관한 사항과 의견은 다음 각 호와 같다. <개정 2013.10.4>
1. 진료기록부
가. 진료를 받은 사람의 주소 · 성명 · 연락처 · 주민등록번호 등 인적사항
나. 주된 증상. 이 경우 의사가 필요하다고 인정하면 주된 증상과 관련한 병력(病歷) · 가족력(家族歷)을 추가로 기록할 수 있다.
다. 진단결과 또는 진단명
라. 진료경과(외래환자는 재진환자로서 증상 · 상태, 치료내용이 변동되어 의사가 그 변동을 기록할 필요가 있다고 인정하는 환자만 해당한다)
마. 치료 내용(주사 · 투약 · 처치 등)
바. 진료 일시(日時)
2. 조산기록부
가. 조산을 받은 자의 주소 · 성명 · 연락처 · 주민등록번호 등 인적사항
나. 생 · 사산별(生 · 死産別) 분만 횟수
다. 임신 후의 경과와 그에 대한 소견

라. 임신 중 의사에 의한 건강진단의 유무(결핵 · 성병에 관한 검사를 포함한다)
마. 분만 장소 및 분만 연월일시분(年月日時分)
바. 분만의 경과 및 그 처치
사. 산아(産兒) 수와 그 성별 및 생 · 사의 구별
아. 산아와 태아부속물에 대한 소견
자. 삭제 <2013.10.4>
차. 산후의 의사의 건강진단 유무
3. 간호기록부
가. 간호를 받는 사람의 성명
나. 체온 · 맥박 · 호흡 · 혈압에 관한 사항
다. 투약에 관한 사항
라. 섭취 및 배설물에 관한 사항
마. 처치와 간호에 관한 사항
바. 간호 일시(日時)
② 의료인은 진료기록부등을 한글로 기록하도록 노력하여야 한다. <신설 2013.10.4>
③ 보건복지부장관은 법 제22조에 따라 의료인이 진료기록부등에 기록하는 질병명, 검사명, 약제명 등 의학용어와 진료기록부등의 서식 및 세부내용에 관한 표준을 마련하여 고시할 수 있다. <신설 2013.10.4>

2.2 보존의 의무

의무기록의 보존의무는 의료법 제22조, 제23조에 명시되어 있으며 보존기간과 의무기록의 매체에 따른 보존은 의료법 시행규칙 제15조에 명시된 기간을 따른다. 전자의무기록의 관리 및 보존에 필요한 장비는 의료법 시행규칙 제16조에 명시되어 있다. 보존을 하지 아니한 경우 의료법 제90조(벌칙)에 따라 300만원 이하의 벌금에 처한다. 또한 보존연한이 지난 경우에는 개인정보보호법 제21조의1(개인정보의 파기)에 따라 파기해야하고 보존연한이 지난 후에도 계속 보존하려면 정보주체로부터 별도의 동의를 받아야 한다.

그러나 의료법 상의 보존기간 이후의 의무기록 관리, 파기 · 폐기에 관한 사항을 정한 법률은 없다. 의료기관에서는 관련 법규와 환자의 재입원율 또는 재진율, 의학연구용 기록열람수 및 경향, 관리경비를 고려하여 의무기록을 보존하고 관리하여야 한다.

의료법 시행규칙 제15조(진료에 관한 기록의 보존) ① 의료기관의 개설자 또는 관리자는 진료에 관한 기록을 다음 각 호에 정하는 기간 동안 보존하여야 한다.
1. 환자 명부 : 5년
2. 진료기록부 : 10년
3. 처방전 : 2년
4. 수술기록 : 10년
5. 검사소견기록 : 5년
6. 방사선사진 및 그 소견서 : 5년
7. 간호기록부 : 5년
8. 조산기록부: 5년
9. 진단서 등의 부본(진단서 · 사망진단서 및 시체검안서 등을 따로 구분하여 보존할 것) : 3년
② 제1항의 진료에 관한 기록은 마이크로필름이나 광디스크 등(이하 이 조에서 "필름"이라 한다)에 원본대로 수록하여 보존할 수 있다.
③ 제2항에 따른 방법으로 진료에 관한 기록을 보존하는 경우에는 필름촬영책임자가 필름의 표지에 촬영 일시와 본인의 성명을 적고, 서명 또는 날인하여야 한다.

의료법 시행규칙 제16조(전자의무기록의 관리 • 보존에 필요한 장비) 법 제23조제2항에 따라 의료인이나 의료기관의 개설자가 전자의무기록(電子醫務記錄)을 안전하게 관리 · 보존하기 위하여 갖추어야 할 장비는 다음 각 호와 같다.
1. 전자의무기록의 생성과 전자서명을 검증할 수 있는 장비
2. 전자서명이 있은 후 전자의무기록의 변경 여부를 확인할 수 있는 장비
3. 네트워크에 연결되지 아니한 백업저장시스템

2.3 이용 · 제공 및 보고의 의무

의무기록의 이용은 환자의 직접적인 진료를 위해 이용하는 일차이용(primary use)과 연구, 공중보건, 개인용도 등 진료이외의 목적으로 이용하는 이차이용(secondary use)로 구분할 수 있다. 이차이용의 경우 다시 병원경영, 질향상, 연구, 교육 및 훈련평가, 행정업무를 위한 의료기관 내부 이용과 국가통계, 법률 집행, 공중보건활동, 정책입안 등의 의료기관 외부 이용으로 세분화할 수 있다.

환자의 의무기록에 대한 권리는 보건의료기본법 제11조와 의료법 제21조에 명시되어 있고 이러한 법률에 따라 환자는 자신의 의무기록을 열람하거나 사본을 요청할 수 있다. 환자의 기록 열람 및 사본 요건은 의료법 시행규칙 제13조의 2에서 정하고 있다. 환자의 자기정보에 대한 권리는 '3. 개인정보로서의 의무기록 관련 법규' 에서 더 자세하게 살펴보도록 한다.

보건의료기본법 제11조(보건의료에 관한 알 권리) ① 모든 국민은 관계 법령에서 정하는 바에 따라 국가와 지방자치단체의 보건의료시책에 관한 내용의 공개를 청구할 권리를 가진다.
② 모든 국민은 관계 법령에서 정하는 바에 따라 보건의료인이나 보건의료기관에 대하여 자신의 보건의료와 관련한 기록 등의 열람이나 사본의 교부를 요청할 수 있다. 다만, 본인이 요청할 수 없는 경우에는 그 배우자 · 직계존비속 또는 배우자의 직계존속이, 그 배우자 · 직계존비속 및 배우자의 직계존속이 없거나 질병이나 그 밖에 직접 요청을 할 수 없는 부득이한 사유가 있는 경우에는 본인이 지정하는 대리인이 기록의 열람 등을 요청할 수 있다. [전문개정 2010.3.17.]

의료법 제21조(기록 열람 등) ① 의료인이나 의료기관 종사자는 환자가 아닌 다른 사람에게 환자에 관한 기록을 열람하게 하거나 그 사본을 내주는 등 내용을 확인할 수 있게 하여서는 아니 된다. 〈개정 2009.1.30〉
② 제1항에도 불구하고 의료인이나 의료기관 종사자는 다음 각 호의 어느 하나에 해당하면 그 기록을 열람하게 하거나 그 사본을 교부하는 등 그 내용을 확인할 수 있게 하여야 한다. 다만, 의사 · 치과의사 또는 한의사가 환자의 진료를 위하여 불가피하다고 인정한 경우에는 그러하지 아니하다. 〈개정 2009.1.30, 2010.1.18, 2011.4.7, 2011.12.31., 2012.2.1〉
1. 환자의 배우자, 직계 존속 · 비속 또는 배우자의 직계 존속이 환자 본인의 동의서와 친족관계임을 나타내는 증명서 등을 첨부하는 등 보건복지부령으로 정하는 요건을 갖추어 요청한 경우
2. 환자가 지정하는 대리인이 환자 본인의 동의서와 대리권이 있음을 증명하는 서류를 첨부하는 등 보건복지부령으로 정하는 요건을 갖추어 요청한 경우
3. 환자가 사망하거나 의식이 없는 등 환자의 동의를 받을 수 없어 환자의 배우자, 직계 존속 · 비속 또는 배우자의 직계 존속이 친족관계임을 나타내는 증명서 등을 첨부하는 등 보건복지부령으로 정하는 요건을 갖추어 요청한 경우
4. 「국민건강보험법」 제14조, 제47조, 제48조 및 제63조에 따라 급여비용 심사 · 지급 · 대상여부 확인 · 사후관리 및 요양급여의 적정성 평가 · 가감지급 등을 위하여 국민건강보험공단 또는 건강보험심사평가원에 제공하는 경우
5. 「의료급여법」 제5조, 제11조, 제11조의3 및 제33조에 따라 의료급여 수급권자 확인, 급여비용의 심사 · 지급, 사후관리 등 의료급여 업무를 위하여 보장기관(시 · 군 · 구), 국민건강보험공단, 건강보험심사평가원에 제공하는 경우
6. 「형사소송법」 제106조, 제215조 또는 제218조에 따른 경우
7. 「민사소송법」 제347조에 따라 문서제출을 명한 경우
8. 「산업재해보상보험법」 제118조에 따라 근로복지공단이 보험급여를 받는 근로자를 진료한 산재보험 의료기관(의사를 포함한다)에 대하여 그 근로자의 진료에 관한 보고 또는 서류 등 제출을 요구하거나 조사하는 경우
9. 「자동차손해배상 보장법」 제12조제2항 및 제14조에 따라 의료기관으로부터 자동차보험진료수가를 청구받은 보험회사등이 그 의료기관에 대하여 관계 진료기록의 열람을 청구한 경우
10. 「병역법」 제11조의2에 따라 지방병무청장이 징병검사와 관련하여 질병 또는 심신장애의

확인을 위하여 필요하다고 인정하여 의료기관의 장에게 징병검사대상자의 진료기록 · 치료 관련 기록의 제출을 요구한 경우

11. 「학교안전사고 예방 및 보상에 관한 법률」 제42조에 따라 공제회가 공제급여의 지급 여부를 결정하기 위하여 필요하다고 인정하여 「국민건강보험법」 제42조에 따른 요양기관에 대하여 관계 진료기록의 열람 또는 필요한 자료의 제출을 요청하는 경우

12. 「고엽제후유의증 환자지원 등에 관한 법률」 제7조제3항에 따라 의료기관의 장이 진료기록 및 임상소견서를 보훈병원장에게 보내는 경우

13. 「의료사고 피해구제 및 의료분쟁 조정 등에 관한 법률」 제28조제3항에 따른 경우

14. 「국민연금법」 제123조에 따라 국민연금공단이 부양가족연금, 장애연금 및 유족연금 급여의 지급심사와 관련하여 가입자 또는 가입자였던 사람을 진료한 의료기관에 해당 진료에 관한 사항의 열람 또는 사본 교부를 요청하는 경우

③ 의료인은 다른 의료인으로부터 제22조 또는 제23조에 따른 진료기록의 내용 확인이나 환자의 진료경과에 대한 소견 등을 송부할 것을 요청받은 경우에는 해당 환자나 환자 보호자의 동의를 받아 송부하여야 한다. 다만, 해당 환자의 의식이 없거나 응급환자인 경우 또는 환자의 보호자가 없어 동의를 받을 수 없는 경우에는 환자나 환자 보호자의 동의 없이 송부할 수 있다. 〈개정 2009.1.30.〉

④ 진료기록을 보관하고 있는 의료기관이나 진료기록이 이관된 보건소에 근무하는 의사 · 치과의사 또는 한의사는 자신이 직접 진료하지 아니한 환자의 과거 진료 내용의 확인 요청을 받은 경우에는 진료기록을 근거로 하여 사실을 확인하여 줄 수 있다. 〈신설 2009.1.30〉

⑤ 의료인은 응급환자를 다른 의료기관에 이송하는 경우에는 지체 없이 내원 당시 작성된 진료기록의 사본 등을 이송하여야 한다. 〈신설 2009.1.3〉

의료법 시행규칙 제13조의2(기록 열람 등의 요건) ① 법 제21조제2항제1호에 따라 환자의 배우자, 직계 존속 · 비속 또는 배우자의 직계 존속(이하 이 조에서 "친족"이라 한다)이 환자에 관한 기록의 열람이나 그 사본의 발급을 요청할 경우에는 다음 각 호의 서류를 갖추어 의료기관 개설자에게 제출하여야 한다.

1. 기록 열람이나 사본 발급을 요청하는 자의 신분증(주민등록증, 여권, 운전면허증 그 밖에 공공기관에서 발행한 본인임을 확인할 수 있는 신분증을 말한다. 이하 이 조에서 같다) 사본
2. 가족관계증명서, 주민등록표 등본 등 친족관계임을 확인할 수 있는 서류
3. 환자가 자필서명한 별지 제9호의2서식의 동의서. 다만, 환자가 만 14세 미만의 미성년자인 경우에는 제외한다.
4. 환자의 신분증 사본. 다만, 환자가 만 17세 미만으로 「주민등록법」 제24조제1항에 따른 주민등록증이 발급되지 아니한 경우에는 제외한다.

② 법 제21조제2항제2호에 따라 환자가 지정하는 대리인이 환자에 관한 기록의 열람이나 그 사본의 발급을 요청할 경우에는 다음 각 호의 서류를 갖추어 의료기관 개설자에게 제출하여야 한다.

1. 기록열람이나 사본발급을 요청하는 자의 신분증 사본

2. 환자가 자필 서명한 별지 제9호의2서식의 동의서 및 별지 제9호의3서식의 위임장. 이 경우 환자가 만 14세 미만의 미성년자인 경우에는 환자의 법정대리인이 작성하여야 하며, 가족관계증명서 등 법정대리인임을 확인할 수 있는 서류를 첨부하여야 한다.
3. 환자의 신분증 사본. 다만, 환자가 만 17세 미만으로 「주민등록법」 제24조제1항에 따른 주민등록증이 발급되지 아니한 자는 제외한다.
③ 법 제21조제2항제3호에 따라 환자의 동의를 받을 수 없는 상황에서 환자의 친족이 환자에 관한 기록의 열람이나 그 사본 발급을 요청할 경우에는 별표 2의2에서 정하는 바에 따라 서류를 갖추어 의료기관 개설자에게 제출하여야 한다.
④ 환자가 본인에 관한 진료기록 등을 열람하거나 그 사본의 발급을 원하는 경우에는 본인임을 확인할 수 있는 신분증을 의료기관 개설자에게 제시하여야 한다.
[본조신설 2010.1.29]

또한, 의무기록은 의료법 제21조 2항 4호~14호에 해당하는 법률에 따라 이용되며 의료법에서 명시되지 않은 다양한 보고 및 조사도 해당 법률에 따라 의무기록을 이용하기도 한다.

2.4 비밀유지

비밀유지는 환자의 진료에 참여하였던 모든 의료진의 의무일 뿐만 아니라 의무기록의 취급 및 환자의 정보를 이용한 모든 사람들의 의무이다. 비밀유지 의무에 대해서는 의료법뿐만 아니라 다음과 같은 다양한 법률에서 명시하고 있으므로 자신이 업무상 알게 된 환자의 정보를 비밀로 유지해야 한다.

의료법 제19조(비밀 누설 금지) 의료인은 이 법이나 다른 법령에 특별히 규정된 경우 외에는 의료 · 조산 또는 간호를 하면서 알게 된 다른 사람의 비밀을 누설하거나 발표하지 못한다.

정신보건법 제42조(비밀누설의 금지) 이 법에 의하여 정신질환자에 관련된 직무를 수행하였던 자 또는 수행하는 자는 이 법 또는 다른 법령에서 특히 규정된 경우를 제외하고는 그 직무의 수행과 관련하여 알게된 타인의 비밀을 누설하거나 발표하여서는 아니된다.

감염병의 예방 및 관리에 관한 법률 제74조(비밀누설의 금지) 이 법에 따라 건강진단, 입원치료, 진단 등 감염병 관련 업무에 종사하는 자 또는 종사하였던 자는 그 업무상 알게 된 비밀을 다른 사람에게 누설하여서는 아니 된다.

후천성면역결핍증 예방법 제7조(비밀누설의 금지) 다음 각 호의 어느 하나에 해당하는 자는 이 법 또는 이 법에 따른 명령이나 다른 법령으로 정하고 있는 경우 또는 본인의 동의가 있는 경우를 제외하고는 재직 중에는 물론 퇴직 후에도 감염인에 대하여 업무상 알게 된 비밀을 누설하여서는 아니 된다.
1. 국가 또는 지방자치단체에서 후천성면역결핍증의 예방·관리와 감염인의 보호·지원에 관한 사무에 종사하는 자
2. 감염인의 진단·검안·진료 및 간호에 참여한 자
3. 감염인에 관한 기록을 유지·관리하는 자
[전문개정 2008.3.21]

결핵예방법 제29조(비밀누설의 금지) 이 법에 따른 결핵관리업무에 종사하는 자 또는 종사하였던 자는 업무상 알게 된 환자의 비밀을 정당한 사유 없이 누설하여서는 아니 된다.

2.5 의무기록사 관련 법률

의무기록사 직제와 관련 사항은 '의료기사 등에 관한 법률'에 명시되어 있다.

<의료기사 등에 관한 법률>
제1조(목적) 이 법은 의료기사, 의무기록사 및 안경사의 자격면허등에 관하여 필요한 사항을 정함으로써 국민의 보건 및 의료향상에 이바지함을 목적으로 한다.
[전문개정 2011.11.22]
제1조의2(정의) 이법에서 사용하는 용어의 뜻은 다음과 같다.
1. "의료기사"란 의사 또는 치과의사의 지도 아래 진료나 의화학적(醫化學的) 검사에 종사하는 사람을 말한다.
2. "의무기록사"란 의무(醫務)에 관한 기록을 주된 업무로 하는 사람을 말한다.
3. "안경사"란 안경(시력보정용에 한정한다. 이하 같다)의 조제 및 판매와 콘택트렌즈(시력보정용이 아닌 경우를 포함한다. 이하 같다)의 판매를 주된 업무로 하는 사람을 말한다.
[본조신설 2011.11.22]

의무기록사의 업무범위는 의료기사 등에 관한 법률과 시행령에 다음과 같이 규정되어 있다.

<의료기사 등에 관한 법률>

제3조 (업무범위와 한계) 의료기사, 의무기록사 및 안경사(이하 '의료기사등' 이라한다)의 업무의 범위와 한계는 대통령령으로 정한다. [전문개정 2011.11.22]

<의료기사 등에 관한 법률 시행령>

제2조 (의료기사, 의무기록사 및 안경사의 업무범위 등) ①의료기사등에관한법률(이하 "법" 이라 한다) 제3조의 규정에 의한 의료기사, 의무기록사 및 안경사(이하 "의료기사등" 이라 한다)의 업무의 범위와 한계는 다음 각 호의 구분에 따른다.

7. 의무기록사: 의료기관에서 질병 및 수술 분류, 진료기록의 분석 · 진료통계, 암 등록, 전사(轉寫) 등 각종 의무(醫務)에 관한 기록 및 정보를 유지 · 관리하고 이를 확인하는 업무 [전문개정 2012.5.22]

한편 의무기록사의 자격과 면허에 대하여 다음과 같이 규정되어 있고 국가시험과목과 보수교육 등에 관하여 시행규칙에 명시되어 있다.

<의료기사 등에 관한 법률>

제4조(면허) ① 의료기사등이 되려면 다음 각 호의 어느 하나에 해당하는 사람으로서 의료기사등의 국가시험(이하 "국가시험"이라 한다)에 합격한 후 보건복지부장관의 면허를 받아야 한다. <개정 1997.12.13, 1999.2.8, 2003.5.15, 2008.2.29, 2010.1.18, 2011.11.22>

1. 취득하려는 면허에 상응하는 보건의료에 관한 학문을 전공하는 대학 · 산업대학 또는 전문대학을 졸업한 사람
2. 삭제 <1999.2.8>
3. 삭제 <1999.2.8>
4. 보건복지부장관이 인정하는 외국의 제1호에 해당하는 학교와 같은 수준 이상의 교육과정을 이수하고 외국의 해당 의료기사등의 면허를 받은 사람

제5조(결격사유) 다음 각 호의 어느 하나에 해당하는 사람에 대하여는 의료기사등의 면허를 하지 아니한다. <개정 1999.2.8, 2001.12.19, 2007.10.17, 2007.12.14, 2011.11.22>

1. 「정신보건법」 제3조제1호에 따른 정신질환자. 다만, 전문의가 의료기사등으로서 적합하다고 인정하는 사람의 경우에는 그러하지 아니하다.
2. 마약 · 대마 또는 향정신성의약품 중독자
3. 금치산자, 한정치산자
4. 이 법 또는 「형법」 중 제234조, 제269조, 제270조제2항부터 제4항까지, 제317조제1항, 「보건범죄 단속에 관한 특별조치법」, 「지역보건법」, 「국민건강증진법」, 「후천성면역결핍증 예방법」, 「의료법」, 「응급의료에 관한 법률」, 「시체해부 및 보존에 관한 법률」, 「혈액관리법」, 「마약류 관리에 관한 법률」, 「모자보건법」 또는 「국민건강

보험법」을 위반하여 금고 이상의 실형을 선고받고 그 집행이 끝나지 아니하거나 면제되지 아니한 사람 [제목개정 2011.11]

제6조(국가시험) ① 국가시험은 대통령령으로 정하는 바에 따라 해마다 1회 이상 보건복지부장관이 실시한다.

② 보건복지부장관은 대통령령으로 정하는 바에 따라 시험 관리 능력이 있다고 인정되는 관계 전문기관으로 하여금 국가시험을 관리하게 할 수 있다. [전문개정 2011.11.22.]

〈의료기사 등에 관한 시행규칙〉

제8조(시험과목) 「의료기사 등에 관한 법률 시행령」(이하 "영"이라 한다) 제3조제1항에 따른 의료기사 · 의무기록사 및 안경사(이하 "의료기사등"이라 한다) 국가시험의 필기시험과목과 실기시험의 범위는 별표 1과 같다. [전문개정 2012.5.23]

제18조(보수교육) ① 보건복지부장관은영 제14조제1항에 따라 의료기사등에 대한 보수교육(補修敎育) 업무를 위탁받은 기관으로 하여금법 제20조에 따른 보수교육을 하게 하되, 교육시간은 연간 8시간 이상으로 한다.

의료인 등의 정원을 규정하고 있는 의료법 시행규칙 제38조 2의4에 의하면 "종합병원에는 보건복지부장관이 정하는 바에 따라 필요한 수의 의무기록사(醫務記錄士)를 둔다"로 되어 있다.

〈의료법 시행규칙〉

제38조(의료인 등의 정원) ① 법 제36조제5호에 따른 의료기관의 종류에 따른 의료인의 정원 기준에 관한 사항은 별표 5와 같다.

② 의료기관은 제1항의 의료인 외에 다음의 기준에 따라 필요한 인원을 두어야 한다. 〈개정 2008.9.5, 2010.1.29, 2010.3.19〉

1. 병원급 의료기관에는 별표 5의2에 따른 약사 또는 한약사(법률 제8365호 약사법 전부개정 법률 부칙 제9조에 따라 한약을 조제할 수 있는 약사를 포함한다. 이하 같다)를 두어야 한다.
2. 입원시설을 갖춘 종합병원 · 병원 · 치과병원 · 한방병원 또는 요양병원에는 1명 이상의 영양사를 둔다.
3. 의료기관에는 보건복지부장관이 정하는 바에 따라 각 진료과목별로 필요한 수의 의료기사를 둔다.
4. 종합병원에는 보건복지부장관이 정하는 바에 따라 필요한 수의 의무기록사(醫務記錄士)를 둔다.
5. 의료기관에는 보건복지부장관이 정하는 바에 따라 필요한 수의 간호조무사를 둔다.
6. 종합병원에는 「사회복지사업법」에 따른 사회복지사 자격을 가진 자 중에서 환자의 갱생 · 재활과 사회복귀를 위한 상담 및 지도 업무를 담당하는 요원을 1명 이상 둔다.

③ 보건복지부장관은 간호사나 치과위생사의 인력 수급상 필요하다고 인정할 때에는 제1항에 따른 간호사 또는 치과위생사 정원의 일부를 간호조무사로 충당하게 할 수 있다. <개정 2010.3.19>

3. 개인정보로서의 보건의료정보

보건의료정보는 개인의 건강에 관한 정보뿐만 아니라 기본적으로 개인의 인적사항-성명, 주민등록번호, 주소, 전화번호, 생년월일 등-을 포함하고 있다. 일반적인 의미의 개인정보는 '해당 정보만으로 또는 다른 정보와 결합하여 개인을 식별, 접촉하거나, 개인의 위치를 식별할 수 있는 정보' 를 의미한다. 즉, 개인정보를 통해서 특정 개인의 존재를 누구인지, 어떠한 사람인지 식별할 수 있다면 개인정보이다. 개인정보는 특성별로 그 유형을 분류할 수 있고 구체적인 예를 들어보면 표 5-2와 같다.

표 5-2. 개인정보의 유형별 분류

유형	개인정보의 예
인적사항	성명, 주민등록번호, 주소, 본적지, 전화번호 등 연락처, 생년월일, 출생지, 이메일주소, 가족관계 및 가족구성원 정보 등
신체적 정보	(신체정보) 얼굴, 지문, 홍채, 음성, 유전자정보, 키, 몸무게 등 (의료, 건강정보) 건강상태, 진료기록, 신체장애, 장애등급, 병력 등
정신적 정보	(성향정보) 도서, 비디오 등 대여기록, 잡지구독 정보, 물품구매내역, 웹사이트 검색내역 등 (내면의 비밀 등) 사상, 신조, 종교, 가치관, 정당, 노조활동 내역 등
재산적 정보	(개인금융정보) 소득, 신용카드번호, 통장계좌번호, 부동산 보유내역, 저축 내역 등 (신용정보) 개인신용평가정보, 대출 또는 담보설정 내역 등
사회적 정보	(교육정보) 학력, 성적, 출석상황, 자격증 보유내역, 생활기록부 등 (법적정보) 전과, 범죄기록, 과태료 납부내역 등 (근로정보) 직장, 고용주, 근무처, 근로경력, 직무평가기록 등 (병역정보) 병역여부, 군번, 계급, 근무부대 등
기타	전화통화내역, IP주소, 웹사이트 접속내역, 이메일 또는 전화메세지, GPS에 의한 개인위치정보 등

자료원: 행정안전부, 한국인터넷 진흥원, 「김대리, 개인정보보호 달인되기(2009)」 p.14,

개인정보는 우리가 흔히 인식하고 있는 인적사항부터 사회 · 경제적 지위와 상태, 교육, 건강 · 의료, 재산, 문화 활동 및 정치적 성향과 같은 내면의 비밀까지 매우 다양하고 폭넓다. 주민등록번호, 휴대전화번호, 사진, 동영상, 지문 등은 개인을 직접적으로 식별할 수 있는 정보에 해당한다. 건강상태, 진료기록을 포함하는 건강정보, 의료정보도 개인정보에 포함되며 이들을 '개인건강정보(personal health information, PHI)' 라는 용어로 표현하기도 한다.

개인건강정보는 개인정보 중에서 국민의 건강을 보호하고 증진하기 위해 국가나 지방자치단체, 보건의료기관, 보건의료인 등이 행하는 의료행위와 관련된 정보이다. 이는 일반적으로 의사가 환자에 대한 의료행위를 수행하면서 수집된 자료들과 이 자료들을 기초하여 연구 · 분석된 정보까지도 포괄한다. 즉, 진단과 그에 따른 치료행위, 치료경과에 따른 면밀한 관찰 등을 모두 포함하는 의료행위 전 과정에서 수집되는 자료를 의미한다. 개인건강정보는 특별히 민감도(sensitivity)가 높은 정보로 분류되어 그 처리 및 관리에 각별한 주의를 기울여야 한다.

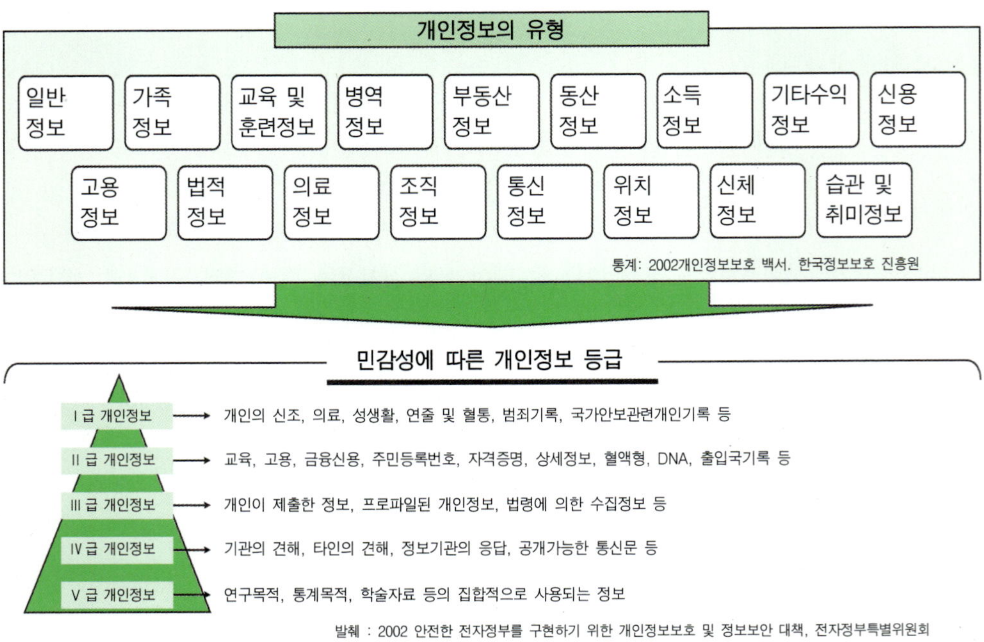

그림 5-3. 개인정보의 유형 및 민감성에 따른 등급

[개인정보 유출 사건] 구글링만 했는데 개인정보 884만건이 줄줄~

인터넷 검색 서비스 '구글(Google)'을 이용해 개인정보 884만여건을 유출한 30대가 경찰에 붙잡혔다. 유출된 개인정보에는 연예인 주민번호, 성형전문 산부인과 회원정보 등 민감한 정보들이 다수 포함된 것으로 드러났다. 현재까지 유출된 개인정보가 다른 목적으로 사용되거나 제3자에게 제공된 증거는 발견되지 않았으나 2차 피해가 우려되는 상황이다.

서울경찰청 사이버범죄수사대는 30일 김모(37)씨를 정보통신망 이용촉진 및 정보보호 등에 관한 법률 위반 혐의로 구속했다. 김씨는 2010년 2월부터 지난해 7월까지 서울 영등포구의 한 PC방 등에서 구글 검색을 이용해 100여개 사이트로부터 884만여건의 회원정보를 유출시킨 뒤 네이버, 다음 등 포털사이트 개인용 웹하드에 저장한 혐의를 받고 있다.

경찰에 따르면 김씨는 정보통신 분야를 전공하거나 관련 업계에 종사한 경력이 없는 등 해킹 관련 전문지식이 풍부한 사람이 아니었다. 이번 회원정보 유출시에도 전문 해킹 프로그램은 전혀 사용되지 않았다. 대신 일명 '구글해킹' 수법으로 손쉽게 개인정보를 유출시켰다. 그는 구글의 고유 검색기능을 이용해 검색엔진에 노출된 회원정보 페이지를 찾아낸 뒤 해당 인터넷 주소(URL)로부터 유추되는 회원정보 페이지의 주소를 차례로 입력, 전체 회원정보를 열람하는 매우 단순한 방법을 사용했다.

이렇게 해서 유출된 개인정보는 모두 884만 여건이었다. 유출된 정보 중에는 여성 성형 전문 산부인과 홈페이지 회원정보, 진료내용이 포함된 치과 홈페이지 회원정보, 연예인 3300여명의 주민등록번호, 여성용품 제조사 홈페이지의 생리주기가 포함 회원정보 등 공개될 경우 당사자의 사생활 침해 우려가 높은 민감한 정보도 상당수였다.

그러나 사이트 관리자들 대부분은 피해 사실조차 모르고 있었다. 김씨가 개인정보를 유출할 때 해킹 프로그램을 사용하지 않아 해당 서버에서는 정상적인 접근으로 판단됐기 때문이다. 특히 유출 사이트에서는 회원정보 페이지가 검색엔진에 노출되지 않도록 하는 기초적인 누출방지조치를 하지 않았으며 회원정보 페이지에 대한 접근 탐지장치와 인증장치도 설치되지 않았다. 김씨의 단순한 침입에 무방비 상태로 노출돼 있었던 셈이다.

실제로 구글해킹은 검색엔진의 검색로봇(robot) 정보수집을 방지하는 '로봇배제표준'만 적용했더라도 방어할 수 있는 것으로 밝혀졌다. 경찰 관계자는 "개인정보는 현재 살아 있는 개인을 특정할 수 있는 정보"라며 "이를 악용할 경우 최근 수년간 심각한 피해를 낳고 있는 전화금융사기나 불법채권추심 등 2차 범죄의 도구가 돼 치명적인 결과를 초래할 수 있다"고 말했다. 이어 "관리자들의 자발적인 보안의식 개선이 구글해킹의 1차적인 해결책"이라며 "인터넷 이용자 또한 사이트 취약점으로 인해 개인정보 페이지가 일부 노출돼 있더라도 이를 적극적으로 검색해 개인정보를 유출하는 행위는 엄연히 불법이라는 점을 인식해야 한다"고 강조했다.

경찰은 개인정보 유출 내역을 관련 기관에 통보하고 피해 사이트들이 정보보호 조치를 소홀히 한 혐의를 잡고 책임자들을 조사하고 있다. 정보보호를 위한 기술적·관리적 조치 위반사항이 드러날 경우 형사입건할 방침이다.

배민욱 기자, 뉴시스, [2012-10-30].

[의료계 개인정보 유출 사건] 무허가 키트로 자궁암 검사…환자정보 23만건 유출

허가를 받지 않은 의약품을 제조 · 판매하거나 환자정보를 유출한 혐의 등으로 업체 및 병 · 의원 등이 대거 경찰에 적발됐다.

경찰청 특수수사과는 27일 식품의약품안전청의 허가를 받지 않은 자궁경부함조기진단 검사 키트인 '43종 HPV DNA CHIP'을 제조 · 판매한 업체 관계자와 이들로부터 리베이트를 받고 편의를 봐주거나 환자 개인정보를 유출한 병원 관계자 등 27명을 적발했다고 밝혔다.

경찰은 43종 HPV DNA CHIP 제조 · 판매 수탁검사 업체인 A사의 대표 문모(58)씨와 의약품도매상 C사의 대표 강모(56)씨 등 3명을 약사법 위반 등 혐의로 불구속 입건했다.

경찰에 따르면 지난 2007년부터 최근까지 HPV DNA CHIP을 제조 · 판매 수탁검사를 담당하는 A사는 여성질환검사 대행업체인 B사의 의뢰를 받아 식약청의 허가를 받지 않은 43종 HPV DNA CHIP을 사용, 전국 11만명 여성 환자들을 대상으로 검사를 실시한 혐의를 받고 있다.

B사는 2007년부터 최근까지 전국 611개 산부인과의원 등을 상대로 43종 HPV DNA CHIP의 영업활동을 하면서 의사 등 69개 병원 관계자들에게 3억2000만원 상당의 리베이트를 제공한 혐의를 받고 있다.

경찰은 전국 611개 병의원이 검사 대행 자체가 불법인 B사에 검사를 의뢰하는 과정에서 환자의 진료정보 및 인적사항 등 개인정보 23만건이 유출된 정황도 포착했다.

유출된 환자정보는 환자의 성명, 생년월일 등 개인정보와 검사결과 등 진료정보다.

경찰은 리베이트 1000만원 이상 받은 8개 병원 관계자 8명을 개인정보보호법 위반 등 혐의로 함께 불구속하고 나머지 603개 병의원에 대해서는 관계기관에 통보했다.

경찰 관계자는 "허가되지 않은 시약으로 행한 검사로 불필요한 검사비용을 부담하게 하거나 정밀 진단시기를 놓쳐 적절한 치료를 받지 못하는 문제점이 발생할 수 있다" 면서 "관계법령이 미비해 비의료기관이 난립하고 있어 대책이 요구된다" 고 말했다.

출처: 최완규 기자, 메디컬 투데이, [2012-09-27]

3.1 개인정보보호와 프라이버시

환자는 자신의 진료에 대한 다양한 권한을 가지고 있다. 그 중 하나가 프라이버시를 보호받을 권리이다. 프라이버시(privacy)라는 용어는 '사람의 눈을 피한다' 라는 뜻의 라틴어 'privatum' 에서 유래된 말로 그 사전적 의미는 "사생활에 대하여 타인의 눈길로부터 떨어져 있는 상태, 은거하는 장소나 은밀한 장소, 타인으로부터 독립하여 사적 비밀이 보장된 분위기, 타인에게 알려지기를 꺼려하는 개인적인 사건" 등을 뜻한다. 프라이버시 개념은 1890년 Warren과 Brandies가 프라이버시를 개인의 권리로 인식한 논문 'The Right to Privacy' 를 발표하면서 태동하였으며 이들은 "프라이버시권은 진보된 문명세계에서 살고 있는 개인에게 필수적인 것" 이라고 표현하였다. 정보화 사회

이전에도 개인의 프라이버시는 필연적으로 보호되어야 할 영역으로 인식되었다.

소극적 의미의 프라이버시는 인간의 존엄성, 인격권, 생존권에 기초한 개념으로 혼자 있을 권리로 이해되며 정보화 시대에는 정보 프라이버시(Information Privacy)라는 개념으로 발전하였다.

적극적 의미의 프라이버시는 자신의 정보를 통제할 수 있는 권리를 의미하며 같은 개념으로 "개인정보자기결정권", "자기정보통제권", "자기정보결정권" 이라는 용어로 표현되기도 하며 다음과 같은 사항이 포함된다.

- 자신의 정보가 수집, 이용, 처리되는 것에 대한 동의권과 동의철회권
- 자신의 정보에 대한 접근권한(열람, 사본교부 요청권)
- 자신의 정보가 정확하지 않을 경우 이에 대한 정정청구권
- 자신의 정보에 대한 삭제청구권

3.2 환자권리선언과 프라이버시 보호

히포크라테스는 프라이버시가 환자의 권리임을 인식한 최초의 의료인이다. 히포크라테스 선서(B.C. 460년경)는 환자로부터 알게된 의료정보를 비밀로 지켜야 한다는 윤리 개념의 효시이며, 이러한 의사의 윤리에 관한 선언 내용 중 환자의 권리를 보장한 것은 1948년 세계의학총회의 제네바선언, 1949년 세계의사회의 의료윤리에 대한 국제협약에서 확인된다. 또한 세계의사회의는 1964년 헬싱키선언을 통해 임상 연구 시 존중되어야 할 원칙을 선언하였고, 그 후 1968년 시드니선언, 1970년 오슬로선언, 1975년 도쿄선언, 1981년 베니스선언, 리스본 선언으로 이어지고 있다.

국가별로 환자의 권리선언이 본격화된 것은 1970년대 초반부터이다. 병원계에서는 최초로 1972년 하버드 의과대학 교육병원인 Beth Israel 병원이 환자의 권리헌장을 채택하였다. 이 헌장에는 특별히 환자가 허가하지 않는 경우에 의무기록정보를 취하는 것이 허용되지 않으며, 환자가 제공한 정보는 비공개적으로 관리된다는 프라이버시 보호 내용이 포함되어 있다. 이밖에도 미국병원협회의 환자권리장전(1972), 독일의사의 직업규칙(1979), 일본의 환자권리선언(1984), 프랑스의 환자권리, 한국 세브란스병원의 환자권리선언(1993), 한국 의료윤리헌장(2003)에서 환자 프라이버시를 보호하고자 하는 의료인 및 의료단체의 선언이 속속 발표되었다.

치료에 대한 환자의 자기결정권을 존중하고, 환자가 제공했든, 의료인에 의해 작성되었든 간에 어떤 형태로든 공유되는 개인건강정보에 대해 비밀을 유지한다는 것이 이처럼 다양한 환자권리선언의 공통된 원칙이다.

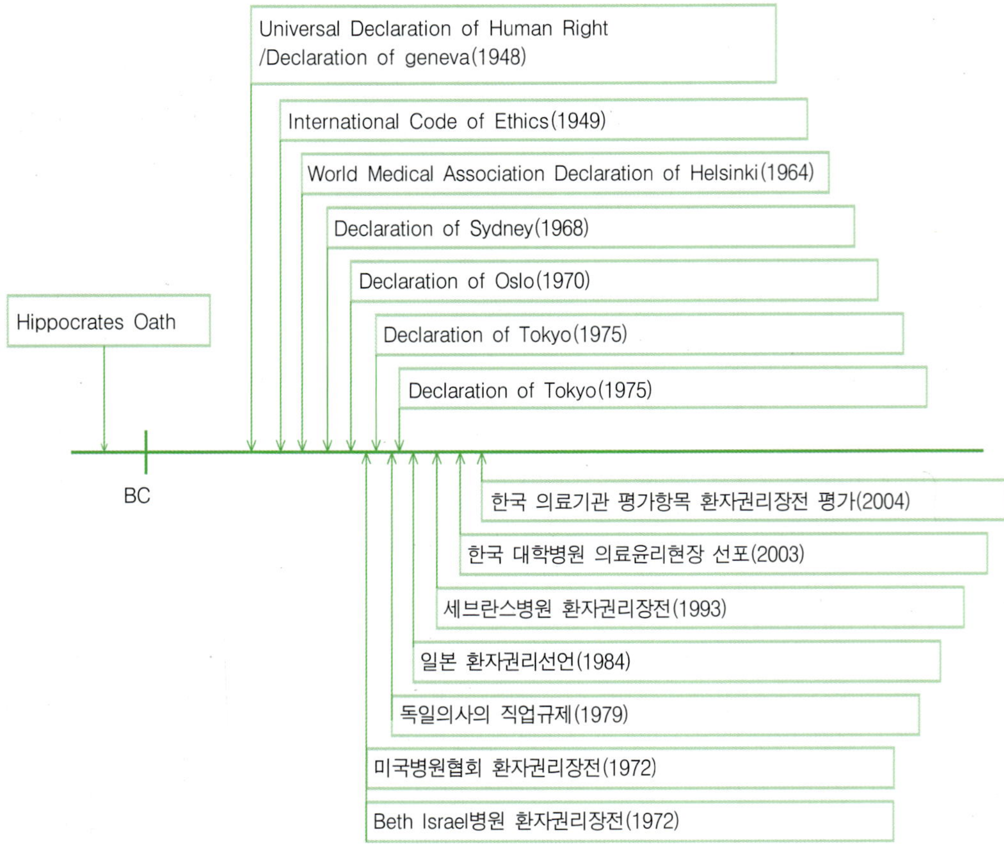

그림 5-4. 환자권리선언

3.3 개인정보보호와 국제기구

개인의 프라이버시권은 사생활의 비밀과 자유를 보호받을 권리로서 인격권의 범주에 속하며, 개인정보의 자기결정권을 포함한다. 일반적으로 인격권이란 권리 주체와 분리할 수 없는 인격적 이익의 향유를 내용으로 하는 권리로서 구체적으로는 생명, 신체 건강, 명예, 정조, 성명, 초상, 사생활의 비밀과 자유 등의 보호를 내용으로 하는 권리를 의미한다.

1948년 UN은 인권선언을 통해 인간의 자유에 대해 천명하고, 컴퓨터화된 개인 파일의 규제에 관한 가이드라인을 발표했으며, OECD는 1980년 프라이버시 가이드라인, 2002년에는 Security 사이드라인을 선포하였다. EU 역시 1981년에 프라이버시에 대한 협약과 데이터 보호지령을 회원국에 권고하였다.

각 국가는 개인정보보호에 관련된 법률을 제정하는데 있어서 '개인정보' 와 '프라이버시' 의 개념을 현실적으로 혼용하거나, 둘 중 하나를 채택하고 있으며, 프라이버시 법 또는 개인정보보호법 등에서는 국제표준과 규범, 개인정보보호 정신과 원칙을 규정하고 있다.

(1) OECD

1980년 국제경제협력개발기구(OECD)의 이사회가 채택한「OECD Guidelines on the Protection of Privacy and Transborder Flows of Personal Data」은 프라이버시와 개인정보보호에 관한 원칙의 표준으로 대표되고 있으며 회원국들은 개인정보보호와 관련된 법 제정 시 이 원칙들을 고려하여야 하고 그 이행을 위해 협력하고 노력하여야한다. 이 8가지 원칙을 의료정보에 대해 대입하면 다음과 같다.

표 5-3. OECD 프라이버시 가이드라인의 8원칙

no	원칙	설명	의료정보 적용
1	수집제한의 원칙	개인데이터의 수집에는 제한을 두어야하며, 어떠한 개인정보도 적법하고 공정한 수단에 의해 수집되어야한다.	유전자 정보나 가족의 질병 내력 등 광범위한 수집에 대한 규정 마련
2	정보정확성의 원칙	개인데이터는 그 이용 목적에 따라 필요한 범위 내에서 정확, 안전, 그리고 최신의 것을 가져야한다.	보험 허위 청구 방지
3	목적명확화의 원칙	개인데이터의 수집 목적은 명확해야 하며, 이를 이용할 경우에도 최초의 목적과 모순되지 않아야한다.	연구 목적으로 사용시 연구 종료 이후에는 폐기
4	이용제한의 원칙	개인정보는 정보주체의 동의가 있는 경우나 법률의 규정에 의한 경우를 제외하고는 명확한 목적 이외의 용도로 공개되거나 이용되어서는 안된다.	진료, 보험청구 이외의 용도로 사용함에 제한을 두거나 허용 기준의 마련이 필요
5	안전보호의 원칙	데이터의 분실, 부당한 접근, 사용, 파괴, 수정, 공개의 위험에 대해 합리적인 안전보호장치를 마련해야한다.	의료정보시스템의 보안시스템 및 정보보호 교육 강화
6	공개의 원칙	개인정보에 관한 개발, 운용 및 정책에 있어 일반적인 공개의 원칙이 적용되어야 한다.	개인정보 취급방침의 공개

no	원칙	설명	의료정보 적용
7	개인참가의 원칙	개인정보를 제공한 개인은 자신과 관련된 정보의 존재확인, 열람요구, 이의제기 및 정정, 삭제, 보완청구권을 가진다.	환자의 권리 보장
8	책임의 원칙	개인정보를 관리하는 자는 이에 대한 책임을 져야한다	개인정보보호위원회조직 개인정보보호책임자지정

출처: OECD Guidelines on the Protection of Privacy and Transborder Flows of Personal Data

(2) UN

국제연합(UN)은 1990년 12월 14일 총회에서 개인정보에 대한 「Guidelines for the Regulation of Computerized Personal Data Files」을 채택하였다. 이 가이드라인에는 전산화된 개인 데이터 파일과 관련된 규정을 실행하는 절차가 포함되어 있다.

표 5-4. UN 개인데이터 파일에 관한 규정 원칙

no	원칙	설명
1	합법성 및 공정성 원칙	개인정보는 합법적인 방법으로 수집, 처리해야 하고 UN 헌장에 명시된 목적과 원칙을 따라야 한다.
2	정확성 원칙	개인정보 관리 책임자는 개인정보를 정기적으로 검사하여 정보의 정확성을 검토하여야 한다.
3	목적 명확화 원칙	개인정보의 수집 및 처리 목적은 구체적이고 정당하여야 한다.
4	정보주체의 접근 원칙	정보주체는 자신의 정보가 어떻게 처리, 이용되는지 알권리가 있으며 정보주체의 권리를 보장하여야 한다.
5	차별배제 원칙	개인정보의 주체는 인종적, 성적취향, 종교적 차이나 정치적 견해 등을 이유로 부당한 차별을 받아서는 안된다.
6	예외 인정권	국가안전보장, 질서유지, 타인의 자유와 권리보호, 반인륜적 범죄를 범한 범인추적과 같이 그 목적과 근거가 국내법 절차에 따라 정당하게 제정된 법에 명시된 경우에 한하여 예외를 인정할 수 있다.
7	보안 원칙	자연재해, 컴퓨터 바이러스, 인가받지 않은 접근 등으로부터 개인정보파일을 보호하기 위한 적절한 조치를 취하여야 한다.
8	감독과 제재	개인정보의 보호를 위하여 상기원칙을 준수하는지 여부를 감독하는 독립된 기관을 설치하여야 하며, 원칙을 위배한 경우에는 제재를 하여야 한다.

no	원칙	설명
9	국제적 정보유통	국가간 자유로운 개인정보의 교류를 위해서 당해 국가들은 개인정보보호에 대한 충분한 보호대책을 마련하여야 한다.
10	적용범위	위 원칙들은 모든 공적 및 사적 기관들에 적용되어야 하고 컴퓨터 파일뿐만 아니라 수작업으로 작성된 파일도 그 적용대상으로 한다.

출처: Guidelines for the Regulation of Computerized Personal Data Files, UN

3.4 미국의 HIPAA

미국은 개인정보를 잘 활용함으로써 고객에게 보다 큰 편익을 줄 수 있다고 보고 개인정보 관련 규제를 최소화하는 경향을 보이고 있다. 개인정보보호를 위한 지나친 정부 관여는 정보기술의 발전과 기업체들의 자유로운 경제활동을 저해할 가능성이 크다고 판단하고 있다. 공적부문과 민간부문 모두를 대상으로 한 포괄적인 개인정보 보호법은 없으며 민간 부문에 대해서는 자율규제를 원칙으로 하고 있다. 보호법률이 없더라도 소송이라는 사법제도에 의해 충분히 보호된다는 입장이다. 그러나 예외적으로 기밀성이 높은 정보를 다루는 분야에 있어서는 부문별로 프라이버시를 보호하는 개별법이 제정되어 있다.

1996년 연방의회에서 제정된 '건강보험 이전과 책임에 관한 법(Health Insurance Portability and Accountability Act, HIPAA)'의 원래 취지는 한 기업의 피고용자가 다른 주의 기업에 전직을 한 경우, 전 기업에서 들고 있었던 보험을 같이 가지고 가는 것을 가능하게 하는 법률이었다. 일부 전직자를 위한 법이라고 하기에 이 법은 주를 초월하여 미국 전역 어디에서든 의료보험과 의료정보의 이전이 자연스럽게 이루어지기 위해 의료정보시스템에 대한 표준화가 요구되었으며, 그와 함께 자연스럽게 정보안전보호와 프라이버시보호가 강조되었다. 이러한 사항은 'Administrative Simplification' 이라고 하는 HIPAA 타이틀2에 규정되어 있으며 국가적 전자의무기록 표준 설정에 대한 요구까지 명시하고 있다.

(1) HIPAA의 제정목적

- 이직 시에도 계속하여 의료보험을 연계하여 사용할 수 있도록 지속성을 보장
- 의료보험 이용과 의료제공에 관한 사기와 남용을 방지

- 의료를 위한 저축구좌 이용을 촉진
- 장기적인 케어서비스에 대한 접근성을 개선하고 확대
- 의료보험에 수반되는 행정업무의 간소화

(2) 적용대상(Covered entity)

- 의료서비스공급자(Health care provider)
- 의료보험(Health plan)
- 의료정보처리소(Health care clearinghouse)

A Health Care Provider	A Health Plan	A Health Care Clearinghouse
This includes providers such as : • Doctors • Clinics • Psychologists • Dentists • Chiropractors • Nursing Homes • Pharmacies ...but only if they transmit any information in an electronic form in connection with a transaction for which HHS has adopted a standard.	This includes : • Health insurance companies • HMOs • Company health plans • Government programs that pay for health care, such as Medicare, Medicaid, and the military and veterans health care programs	This includes entities that process nonstandard health information they receive from another entity into a standard(e.e., standard electronic format or data content), or vice versa.

그림 5-5. HIPAA 적용대상(Covered entity)

(3) HIPAA Privacy Rule

HIPAA Privacy Rule의 주요한 목적은 개인의 보호대상 건강정보(Protected Health Information, PHI)가 이용 및 공개되는 상황을 정의하고 제한하는 것이다.

표 5-5. HIPAA Privacy Rule의 주요내용

보호되어야 할 정보	**보호대상 건강정보** 개인을 식별할 수 있는 건강정보로 인적사항에 관한 데이터와 다음사항과 관련된 데이터가 포함한다. • 개인의 과거, 현재, 미래의 신체적 또는 정신적 건강 또는 상태 • 개인에게 제공된 보건의료 • 제공된 보건의료에 대한 지불비용 ※식별자의 예로는 성명, 주소, 생년월일, 주민등록번호 등이 포함된다. **익명화된 건강정보** 익명화된 건강정보는 개인을 식별할 있는 식별자가 제거된 데이터로 이의 사용 및 공개에 대한 제한은 없다.
이용 및 공개에 대한 일반원칙	**기본원칙** 보호대상 건강정보의 이용 및 공개에 대한 일반원칙은 다음과 같다. (1) Privacy Rule에서 허용하거나 요구하는 경우 (2) 정보주체인 개인이 서면으로 허가하는 경우 **공개요구** 다음의 상황에서는 보호대상 건강정보를 공개하여야 한다. (a) 개인(또는 대리인)이 특별하게 자신의 정보에 대한 접근이나 공개 내역서를 요구한 경우 (b) 보건부(HHS)에서 조사 또는 법률 집행을 위해 요구하는 경우
허용된 이용 및 공개 (허용범위)	개인의 허가없이 보호대상 건강정보를 사용할 수 있는 경우는 다음과 같다. (1) 개인/정보주체(특별히 접근 또는 공개내역서가 요구되지 않는 경우) (2) 치료, 지불, 기관 운영목적 (3) 찬성 또는 반대의 기회가 주어진 경우 (4) 그 외 허용되어 이용 및 공개하고 있는 경우 (5) 공중보건 목적 (6) 연구 등이 목적인 제한된 데이터 세트
허가된 이용 및 공개 (제한)	앞에서 설명한 경우를 제외하면 이용 및 공개를 위해 개인의 서면 허가를 받아야 한다. 허가를 받는다 할지라도 다음의 상황에서는 이용과 공개가 제한된다. • 정신과 기록 • 마케팅
최소이용 및 공개	의도한 이용, 공개 또는 요청의 목적을 달성하는데 필요한 보호대상 건강정보의 공개는 최소한으로 하기 위한 노력을 하여야 한다.

통지 및 개인의 권리	• 환자 프라이버시 권리 통지(privacy practices notice) • 접근(access) • 정정(amendment) • 공개 내역서(disclosure accounting) • 제한 요청(restriction request) • 비밀 의사소통(confidential communications requirements)
관리적 요구사항	• 프라이버시 정책 및 절차 • 프라이버시 인력 • 사용자 훈련 및 관리 • 손실경감(완화) • 데이터 보호조치 • 불만사항 • 문서화 및 기록보관

(4) HIPAA Security Rule

HIPAA Security Rule은 개인의 전자개인정보를 보호하는 것을 목적으로 하며, 전자보호대상 건강정보의 기밀성, 무결성, 보안을 보장하기 위해 적절한 관리적, 물리적, 기술적 보호조치를 요구한다.

표 5-6. HIPAA Security Rule의 주요내용

관리적 보호조치	• 보안관리 프로세스 • 보안인력 • 정보접근관리 • 사용자 훈련 및 관리 • 평가
물리적 보호조치	• 시설 접근 및 통제 • 워크스테이션 및 장비 보안
기술적 보호조치	• 접근 통제 • 감사 통제 • 무결성 통제 • 전송 보안

3.5 우리나라의 개인정보보호 법률

우리나라 헌법상 인격권은 대한민국 헌법 제10조 "모든 국민은 인간으로서의 존엄과 가치를 가지며, 행복을 추구할 권리를 가진다. 국가는 개인이 가지는 불가침의 기본적 인권을 확인하고 이를 보장할 의무를 진다." 와 제17조 "모든 국민은 사생활의 비밀과 자유를 침해받지 아니한다." 는 인간 존엄성 존중 조항과 사생활 비밀과 자유 조항을 근거로 보장된다.

의료관련 법률에서 언급되지 않은 개인정보보호에 관한 사항은 개인정보보호법(2011.3.29제정, 2011.9.30시행)을 따른다. 개인정보보호법에 의하면 "개인정보" 란 살아있는 개인에 관한 정보로서 성명, 주민등록번호 및 영상 등을 통하여 개인을 알아볼 수 있는 정보(해당 정보만으로는 특정 개인을 알아볼 수 없더라도 다른 정보와 쉽게 결합하여 알아볼 수 있는 것을 포함한다)를 말한다. 이 정의에 따르면 사망 혹은 실종선고와 같이 사망에 준하는 자에 대한 정보는 개인정보에 해당하지 않는다. 하지만 의료는 그 특성상 사망한 환자의 개인정보도 다양한 목적으로 사용하므로 의료기관은 개인정보보호법과 특별법인 의료법을 적용하여 개인정보를 관리하여야 한다. 또한 개인정보보호법에서 민감정보로 정의하는 건강정보나 유전자 정보 등은 환자의 치료과정에 있어 반드시 수집이 필요한 정보이므로 분야별 개별법(보건의료기본법, 의료법 등)이나 관련 법률(통계법, 암관리법 등)을 적용하도록 한다.

(1) 개인정보보호 원칙

제3조(개인정보 보호 원칙) ① 개인정보처리자는 개인정보의 처리 목적을 명확하게 하여야 하고 그 목적에 필요한 범위에서 최소한의 개인정보만을 적법하고 정당하게 수집하여야 한다.

② 개인정보처리자는 개인정보의 처리 목적에 필요한 범위에서 적합하게 개인정보를 처리하여야 하며, 그 목적 외의 용도로 활용하여서는 아니 된다.

③ 개인정보처리자는 개인정보의 처리 목적에 필요한 범위에서 개인정보의 정확성, 완전성 및 최신성이 보장되도록 하여야 한다.

④ 개인정보처리자는 개인정보의 처리 방법 및 종류 등에 따라 정보주체의 권리가 침해받을 가능성과 그 위험 정도를 고려하여 개인정보를 안전하게 관리하여야 한다.

⑤ 개인정보처리자는 개인정보 처리방침 등 개인정보의 처리에 관한 사항을 공개하여야 하며, 열람청구권 등 정보주체의 권리를 보장하여야 한다.

⑥ 개인정보처리자는 정보주체의 사생활 침해를 최소화하는 방법으로 개인정보를 처리하여야 한다.

⑦ 개인정보처리자는 개인정보의 익명처리가 가능한 경우에는 익명에 의하여 처리될 수 있도록 하여야 한다.
⑧ 개인정보처리자는 이 법 및 관계 법령에서 규정하고 있는 책임과 의무를 준수하고 실천함으로써 정보주체의 신뢰를 얻기 위하여 노력하여야 한다.

(2) 개인정보의 처리(수집, 이용, 제공, 파기)

본 법률에서 제시하는 내용은 일반적인 개인정보의 처리로 의료기관에서의 개인정보 처리와는 상이할 수도 있다. 예를 들어 개인정보보호법 제16조(개인정보의 수집 제한) 1항에 따르면 필요한 최소한의 개인정보를 수집하도록 하고 있으나 의료는 그 특성상 최대한의 정보를 수집하는 것이 요구되므로 관련 법률 및 다른 법률과의 관계를 잘 고려하여 의료기관 내 개인정보의 처리에 적용할 수 있어야 할 것이다. 또한, 파기의 경우도 본 법률에서는 보존기간 등을 명시하지 않고 있으므로 의료법에 따라 이를 처리해야 한다.

제15조(개인정보의 수집 · 이용) ① 개인정보처리자는 다음 각 호의 어느 하나에 해당하는 경우에는 개인정보를 수집할 수 있으며 그 수집 목적의 범위에서 이용할 수 있다.
1. 정보주체의 동의를 받은 경우
2. 법률에 특별한 규정이 있거나 법령상 의무를 준수하기 위하여 불가피한 경우
3. 공공기관이 법령 등에서 정하는 소관 업무의 수행을 위하여 불가피한 경우
4. 정보주체와의 계약의 체결 및 이행을 위하여 불가피하게 필요한 경우
5. 정보주체 또는 그 법정대리인이 의사표시를 할 수 없는 상태에 있거나 주소불명 등으로 사전 동의를 받을 수 없는 경우로서 명백히 정보주체 또는 제3자의 급박한 생명, 신체, 재산의 이익을 위하여 필요하다고 인정되는 경우
6. 개인정보처리자의 정당한 이익을 달성하기 위하여 필요한 경우로서 명백하게 정보주체의 권리보다 우선하는 경우. 이 경우 개인정보처리자의 정당한 이익과 상당한 관련이 있고 합리적인 범위를 초과하지 아니하는 경우에 한한다.

② 개인정보처리자는 제1항제1호에 따른 동의를 받을 때에는 다음 각 호의 사항을 정보주체에게 알려야 한다. 다음 각 호의 어느 하나의 사항을 변경하는 경우에도 이를 알리고 동의를 받아야 한다.
1. 개인정보의 수집 · 이용 목적
2. 수집하려는 개인정보의 항목
3. 개인정보의 보유 및 이용 기간
4. 동의를 거부할 권리가 있다는 사실 및 동의 거부에 따른 불이익이 있는 경우에는 그 불이익의 내용

제17조(개인정보의 제공) ① 개인정보처리자는 다음 각 호의 어느 하나에 해당되는 경우에는 정보주체의 개인정보를 제3자에게 제공(공유를 포함한다. 이하 같다)할 수 있다.
1. 정보주체의 동의를 받은 경우
2. 제15조제1항제2호 · 제3호 및 제5호에 따라 개인정보를 수집한 목적 범위에서 개인정보를 제공하는 경우
② 개인정보처리자는 제1항제1호에 따른 동의를 받을 때에는 다음 각 호의 사항을 정보주체에게 알려야 한다. 다음 각 호의 어느 하나의 사항을 변경하는 경우에도 이를 알리고 동의를 받아야 한다.
1. 개인정보를 제공받는 자
2. 개인정보를 제공받는 자의 개인정보 이용 목적
3. 제공하는 개인정보의 항목
4. 개인정보를 제공받는 자의 개인정보 보유 및 이용 기간
5. 동의를 거부할 권리가 있다는 사실 및 동의 거부에 따른 불이익이 있는 경우에는 그 불이익의 내용
③ 개인정보처리자가 개인정보를 국외의 제3자에게 제공할 때에는 제2항 각 호에 따른 사항을 정보주체에게 알리고 동의를 받아야 하며, 이 법을 위반하는 내용으로 개인정보의 국외 이전에 관한 계약을 체결하여서는 아니 된다.

제21조(개인정보의 파기) ① 개인정보처리자는 보유기간의 경과, 개인정보의 처리 목적 달성 등 그 개인정보가 불필요하게 되었을 때에는 지체 없이 그 개인정보를 파기하여야 한다. 다만, 다른 법령에 따라 보존하여야 하는 경우에는 그러하지 아니하다.
② 개인정보처리자가 제1항에 따라 개인정보를 파기할 때에는 복구 또는 재생되지 아니하도록 조치하여야 한다.
③ 개인정보처리자가 제1항 단서에 따라 개인정보를 파기하지 아니하고 보존하여야 하는 경우에는 해당 개인정보 또는 개인정보파일을 다른 개인정보와 분리하여서 저장 · 관리하여야 한다.
④ 개인정보의 파기방법 및 절차 등에 필요한 사항은 대통령령으로 정한다.

(3) 정보주체자의 권리

제4조(정보주체의 권리) 정보주체는 자신의 개인정보 처리와 관련하여 다음 각 호의 권리를 가진다.
1. 개인정보의 처리에 관한 정보를 제공받을 권리
2. 개인정보의 처리에 관한 동의 여부, 동의 범위 등을 선택하고 결정할 권리
3. 개인정보의 처리 여부를 확인하고 개인정보에 대하여 열람(사본의 발급을 포함한다. 이하 같다)을 요구할 권리
4. 개인정보의 처리 정지, 정정 · 삭제 및 파기를 요구할 권리
5. 개인정보의 처리로 인하여 발생한 피해를 신속하고 공정한 절차에 따라 구제받을 권리

정보주체의 권리 보장에 대한 상세사항은 개인정보보호법 제35조(개인정보의 열람), 제36조(개인정보의 정정 · 삭제), 제37조(개인정보의 처리정지 등), 제38조(권리행사의 방법 및 절차), 제39조(손해배상책임)에 명시되어 있다.

(4) 개인정보 처리자의 의무

개인정보의 안전한 관리를 위하여 보건정보관리자는 다음의 법률에서 요구하는 사항들을 준수하여야 할 것이다.

개인정보보호법 제29조(안전조치의무) 개인정보처리자는 개인정보가 분실 · 도난 · 유출 · 변조 또는 훼손되지 아니하도록 내부 관리계획 수립, 접속기록 보관 등 대통령령으로 정하는 바에 따라 안전성 확보에 필요한 기술적 · 관리적 및 물리적 조치를 하여야 한다.

개인정보보호법 시행령 제30조(개인정보의 안전성 확보 조치) ① 개인정보처리자는 법 제29조에 따라 다음 각 호의 안전성 확보 조치를 하여야 한다.

1. 개인정보의 안전한 처리를 위한 내부 관리계획의 수립 · 시행
2. 개인정보에 대한 접근 통제 및 접근 권한의 제한 조치
3. 개인정보를 안전하게 저장 · 전송할 수 있는 암호화 기술의 적용 또는 이에 상응하는 조치
4. 개인정보 침해사고 발생에 대응하기 위한 접속기록의 보관 및 위조 · 변조 방지를 위한 조치
5. 개인정보에 대한 보안프로그램의 설치 및 갱신
6. 개인정보의 안전한 보관을 위한 보관시설의 마련 또는 잠금장치의 설치 등 물리적 조치

② 행정안전부장관은 개인정보처리자가 제1항에 따른 안전성 확보 조치를 하도록 시스템을 구축하는 등 필요한 지원을 할 수 있다.

③ 제1항에 따른 안전성 확보 조치에 관한 세부 기준은 행정안전부장관이 정하여 고시한다.

개인정보보호법 제30조(개인정보 처리방침의 수립 및 공개) ① 개인정보처리자는 다음 각 호의 사항이 포함된 개인정보의 처리 방침(이하 "개인정보 처리방침"이라 한다)을 정하여야 한다. 이 경우 공공기관은 제32조에 따라 등록대상이 되는 개인정보파일에 대하여 개인정보 처리방침을 정한다.

1. 개인정보의 처리 목적
2. 개인정보의 처리 및 보유 기간
3. 개인정보의 제3자 제공에 관한 사항(해당되는 경우에만 정한다)
4. 개인정보처리의 위탁에 관한 사항(해당되는 경우에만 정한다)
5. 정보주체의 권리 · 의무 및 그 행사방법에 관한 사항
6. 그 밖에 개인정보의 처리에 관하여 대통령령으로 정한 사항

② 개인정보처리자가 개인정보 처리방침을 수립하거나 변경하는 경우에는 정보주체가 쉽게 확인할 수 있도록 대통령령으로 정하는 방법에 따라 공개하여야 한다.
③ 개인정보 처리방침의 내용과 개인정보처리자와 정보주체 간에 체결한 계약의 내용이 다른 경우에는 정보주체에게 유리한 것을 적용한다.
④ 행정안전부장관은 개인정보 처리방침의 작성지침을 정하여 개인정보처리자에게 그 준수를 권장할 수 있다.

개인정보보호법 제31조(개인정보 보호책임자의 지정) ① 개인정보처리자는 개인정보의 처리에 관한 업무를 총괄해서 책임질 개인정보 보호책임자를 지정하여야 한다.
② 개인정보 보호책임자는 다음 각 호의 업무를 수행한다.
1. 개인정보 보호 계획의 수립 및 시행
2. 개인정보 처리 실태 및 관행의 정기적인 조사 및 개선
3. 개인정보 처리와 관련한 불만의 처리 및 피해 구제
4. 개인정보 유출 및 오용 · 남용 방지를 위한 내부통제시스템의 구축
5. 개인정보 보호 교육 계획의 수립 및 시행
6. 개인정보파일의 보호 및 관리 · 감독
7. 그 밖에 개인정보의 적절한 처리를 위하여 대통령령으로 정한 업무
③ 개인정보 보호책임자는 제2항 각 호의 업무를 수행함에 있어서 필요한 경우 개인정보의 처리 현황, 처리 체계 등에 대하여 수시로 조사하거나 관계 당사자로부터 보고를 받을 수 있다.
④ 개인정보 보호책임자는 개인정보 보호와 관련하여 이 법 및 다른 관계 법령의 위반 사실을 알게 된 경우에는 즉시 개선조치를 하여야 하며, 필요하면 소속 기관 또는 단체의 장에게 개선조치를 보고하여야 한다.
⑤ 개인정보처리자는 개인정보 보호책임자가 제2항 각 호의 업무를 수행함에 있어서 정당한 이유 없이 불이익을 주거나 받게 하여서는 아니 된다.
⑥ 개인정보 보호책임자의 지정요건, 업무, 자격요건, 그 밖에 필요한 사항은 대통령령으로 정한다.

4. 보건정보관리자의 법률적 책임과 의무

앞서 의무기록과 관련된 법률에 대해 살펴보았다. 이러한 법률을 숙지하는 것은 물론 이를 기반으로 보건정보관리 업무를 수행하여야 한다. 보건정보관리자의 법률적 책임과 의무는 다음과 같다.

4.1 보건의료정보의 유지 · 관리

보건정보관리자의 가장 기본적인 의무는 환자에 대한 정보를 의료법 뿐만 아니라 국제인증기준, 의료기관의 정보이용 특성, 환자의 요구에 따라 유지 · 관리하는 것이다. 보건정보관리자는 환자 개개인에 대한 기록을 보관하여야 할 뿐만 아니라 기록 내 필요한 최소한의 정보를 포함하고 있다는 것을 보장하여야 한다. 환자에게 적어도 법률에서 정한 기간 동안에는 자신에 대한 정보에 접근할 수 있도록 하여야 하며 다른 기준 또는 필요에 의하여 더 오랫동안 정보를 보관하고 있는 경우에도 환자에게 접근권한을 부여하여야 한다.

또한, 의료관련 사건의 보고 및 조사 법률에 따라 적절한 정보를 제공하도록 지원하여야 한다. 예를 들어 '감염병의 예방 및 관리에 관한 법률' 에 따라 감염병을 신고하여야 하고 가정폭력, 아동학대 등이 의심되는 경우 이를 관할 부서 및 기관에 보고하여야 한다. 이 과정에 있어 보고의무와 기밀성보호 간의 균형을 잘 유지하는 것도 보건정보관리자의 책임이라고 할 수 있다.

4.2 보건의료정보의 안전한 보존

보건의료기관은 정보의 사용 및 요구를 고려하고, 어떤 매체(종이 또는 전자적 형태)에 어떠한 방법으로 보존할 것인가에 대한 결정을 하여야 한다. 물론 의료법의 의무기록 보존에 대한 요구사항을 따르지만 이는 최소한의 기간이므로 기록을 장기적으로 보존하기 위한 계획을 수립하여야 할 것이다.

건강정보 보존 의무에는 단순히 기록을 보관하는 것만이 포함되는 것은 아니다. 기록의 손실, 분실 또는 변경될 수 있는 가능성을 최소화하여 기록을 안전하게 보관하여야 한다. 이 부분에 대해서는 이 장 '5. 의무기록의 보안과 접근권한 관리' 에서 더욱 자세하게 다루도록 한다.

4.3 보건의료정보의 기밀성 유지

환자와 의료인 간의 커뮤니케이션은 비밀로 유지하여야 한다. 의무기록에는 이러한 커뮤니케이션을 기록되어 있으므로 이 역시도 비밀로 유지되어야 한다. 건강정보의 기밀성을 유지하기 위해서는 먼저 의무기록 내 어떤 정보를 기밀로 유지하여야 하는지를 이해하여야 한다.

미국 HIPAA 법률에서는 특별히 기밀성 유지에 주의를 하여야 하는 정보를 "개인을 식별할 수 있는 건강정보(individually identifiable health information, IIHI)" 라고 정의하고 있으며 이는 환자의 인적사항에 대한 정보뿐만 아니라 다음사항을 포함하는 정보를 의미한다.

- 의료기관의 의료인, 직원 등이 수집하거나 생성한 정보
- 개인의 과거, 현재, 미래의 신체적 또는 건강상태와 치료 및 지불에 관련된 정보
- 개인을 식별할 수 있는 정보
- 정보가 개인을 식별하는데 사용될 수 있다고 간주되는 정보

4.4 정보주체의 개인정보 자기결정권 보호

적극적 의미의 프라이버시 개념은 정보주체의 자신의 정보에 대한 결정권을 포함한다. 개인정보 자기결정권은 사생활 비밀과 자유의 일환으로 보장되고, 궁극적으로는 인간의 존엄성 존중의 내용이 되는 인격의 자유로운 발현과 법적 안전성을 보장한다. 개인정보 자기결정권은 청구권적 성격이 강한 능동적이며 적극적인 권리로 자신에 관한 정보가 언제, 어떻게, 어느 범위까지 타인에게 전달되고 이용되고 있을지를 정보주체가 자율적으로 결정할 수 있는 권리를 의미한다. 그러므로 보건정보관리자는 정보주체의 권리를 잘 이해하고 관계 법률 및 규정을 숙지하여야 하여 이에 대한 요구를 잘 처리할 수 있어야 한다.

(1) 자기정보 열람 청구권(접근권)

정보주체는 개인정보를 보유하고 있는 기관에 자신의 관한 정보의 열람을 청구할 수 있고, 정보보유기관은 정당한 이유가 없는 한 이를 허용하여야 한다. 자기정보 열람 청구권은 알권리의 일환으로서 정보 공개 청구권을 보장되어야 하며, 개인정보가 필름, 자기테이프, 자기디스크 등에 수록되어 있는 경우에는 정보주체가 이해할 수 있는 형태로 열람 및 사본을 작성하여 교부하여야 한다.

(2) 자기정보 정정 청구권

정보주체는 자신에 관한 정보를 열람하여 내용이 부정확하거나 불완전할 경우 정정을 요구할 수 있다. 보건정보관리자는 정정요구의 타당성을 검토하여 정정한 후 이를 정보주체에게 통보해야 한다. 정보주체의 정정 요구가 정당하지 못하다고 판단되는 경우 정보 보유기관은 거부의 이유와 거부 처분에 대한 불복 신청방법을 통지해야 한다.

(3) 자기정보 사용중지 및 삭제 청구권

정보 보유기관이 법에 규정된 의무를 위반하거나 법 취지에 반하여 개인정보를 부당하게 이용하고 있으면 정보주체는 자기정보의 무단 공표 금지나 사용 금지 또는 제한을 요구할 수 있다. 보건정보관리자는 해당 청구에 대해 타당성 여부를 조사하여 판단하고, 그 정보의 사용중지나 삭제 여부의 결과를 통보해야 한다.

4.5 건강정보의 내부이용 및 외부로의 공개

앞서 의무기록의 이용은 일차 이용과 이차 이용으로 구분할 수 있고, 이차 이용은 다시 의료기관 내부이용과 외부 이용으로 구분한다고 하였다.

의료기관 내부이용은 의료기관 내에서 치료, 진료비 지불보상, 의료기관의 운영을 목적으로 환자의 정보를 사용하는 것으로 이는 환자의 허가(authorization)가 없이 사용이 가능하다. 예를 들어, 환자의 치료를 목적으로 의사, 간호사, 치료사는 환자의 정보에 접근할 수 있다. 또한 병원 내 질향상활동(QI)을 위해 직원들 간 정보를 공유하는 것은 의료기관 운영을 위한 의료기관 내 이용으로 환자의 허가가 없이 사용이 가능하다.

의료기관 외부이용은 쉽게 의료기관 내 종사자가 아닌 사람이 이를 이용하는 것을 의미한다. 즉, 국가의 공중보건 담당기관, 보험회사, 환자의 변호사 등이 환자의 정보를 이용하는 것으로 이 경우에는 환자의 정보사용에 대한 허가가 필요하다.

그렇다면 의료기관 내부직원들은 환자의 정보를 허가 없이 아무렇게나 이용하여도 되는 것일까? 아니다. 최소한의 필요(minimum necessary) 원칙에 따라 직원들은 자신의 업무에 필요한 정보에만 접근하여 사용하여야 한다. 예를 들어 HIV 양성환자의 정보에 영양사가 접근할 이유는 극히 드물다. 그러므로 보건정보관리자는 의료기관 내 직원들에게 업무를 수행하는데 적절한 정보와 적절하지 않은 정보에 알려주고 환자정보 이용에 대해 훈련을 실시할 책임이 있다.

4.6 치료에 대한 동의서를 받을 의무

보건정보관리자는 의사가 환자에게 치료에 대한 명시적 동의(Informed consent)를 받았는지를 확인하여야 한다. 동의서는 의사와 환자가 치료내용에 대하여 의사소통하였음을 의미하고, 환자는 이에 대해 이해하고 동의하는 경우 동의서에 서명을 한다. 치료에 대한 충분한 설명과 이해 없이 작성된 동의서는 유효하다고 할 수 없다. 의료기관에서 환자로부터 받는 동의는 일반적으로 입원 시 작성하는 치료에 대한 일반적 동의와 특정 수술 및 처치에 대한 동의로 구분할 수 있다.

환자가 의료기관을 방문하였다는 것 자체가 치료를 위한 것이기 때문에 일반적 동의를 받는 것은 간단하다. 하지만 수술 및 처치 전에 받는 동의는 일반적 동의보다는 복잡하다. 그러므로 환자에게 이와 관련하여 동의를 받고 유효한 동의로 인정되기 위해서는 특정 요구사항을 충족하여야 한다.

- 동의서는 수술 및 처치의 대상이 되는 개인으로부터 받아야 한다. 수술 및 처치 담당 의사는 현재 계획되어 있는 처치 또는 치료, 이것의 위험성, 이익, 대안 등에 대해 환자와 의사소통해야 한다. 동의서에 서명을 하는 행위는 경우에 따라 보호자(대리인)에게 위임될 수 있다.
- 동의서에 서명하는 환자는 법적으로 또는 정신적으로 의사와의 의사소통이 가능하고 동의내용을 이해할 수 있는 능력을 가지고 있어야 한다. 즉, 금치산자거나 응급상황에서 의식이 없는 환자의 경우에는 환자에게 직접 명시적 동의를 받지 않고 보호자(대리인)에게 정보를 제공하고 동의서에 서명을 받도록 한다.

동의서의 내용은 일반인이 이해할 수 있는 평이한 언어로 작성되어야 하고, 환자는 이에 대해 질문하고 답을 얻을 수 있어야 한다.

환자가 자신의 의사표현을 할 수 없는 응급상황 등에서는 명시적 동의가 요구되지 않는다. 하지만 이 내용을 의무기록에 기록하는 절차는 거쳐야 한다. 명시적 동의가 요구가 필요하고 가능한 상황이더라도 즉시 치료를 해야 하는 경우 처치에 관련된 모든 사항을 설명할 시간이 없는 경우에는 간단하게 요약하여 설명하고 동의를 받기도 한다. 보건정보관리자는 환자로부터 받은 동의서를 보관하고 동의서를 받지 못한 경우 그 상황에 대한 기록을 의료인들이 의무기록에 잘 작성하도록 하여야 한다.

4.7 환자 및 방문객에게 안전한 환경 제공

환자 및 방문객에게 안전한 환경을 제공하는 것은 보건의료기관의 기본적인 의무이다. 만약 환자가 병실 또는 검사실 침대에서 떨어지거나 이로 인해 부상을 당한다면 의료기관은 환자의 손상에 대한 책임을 져야 할 것이다. 그러므로 의료기관은 안전기준에 따라 시설을 관리하고 이에 대한 훈련을 직원에게 제공하고, 환자에게 사용되는 장비나 설비가 제대로 작동되는지를 항상 확인하여야 한다.

5. 보건의료정보의 보안과 접근권한 관리

최근의 의무기록 접근권한 관리는 물리적 공간에 대한 잠금장치, CCTV, 출입증 관리부터 접근 이력을 신규 작성, 수정(삭제포함), 열람, 출력과 같은 세세한 수행 내용에 대하여 초단위의 시간까지 관리하기에 이르렀다. 의료산업이 다양화되고, 의무기록의 법적 문서로서의 역할이 강조되면서 의무기록을 보유한 해당 의료기관에 종사하지 않는 자의 의무기록의 열람 요청도 빈번히 발생하고 있다. 정당한 열람 요청에 대해서는 특별한 사유없이 거부할 수 없으므로 의료기관 내부 인력의 의무기록 접근뿐만 아니라 외부인이나 외부 기관의 의무기록 접근 요청에 대해서도 합리적인 규정을 마련하여 관리하여야 할 것이다.

5.1 보안 프로그램의 구성요소

데이터 보안은 다음 세 가지 기본 개념을 포함한다.

(1) 데이터 프라이버시 보호

데이터 보안이라는 측면에서 데이터 프라이버시(privacy) 보호는 정보에 대한 접근 보호를 의미한다. 즉, 정보를 알아야할 정당한 필요성을 가진 사람만 그 정보에 접근할 수 있다는 의미이다. 물론 보호받아야 하는 정보는 일차적으로 환자에 관련된 정보이며, 의료기관에 있는 다른 정보도 포함된다. 예를 들어 의료인(의사, 간호사 등)의 정보와 직원들의 고용정보, 기관의 자체정보도 보호되어야 하는 정보로 간주해야 한다. 왜냐하면 이러한 정보도 접근이 인가되지 않은 사람에게 유출될 경우, 환자 정보가 유출되었을 때만큼의 엄청난 손실을 가져오기 때문이다.

(2) 데이터 무결성 보호

데이터 무결성(integrity)은 데이터가 완전하고, 정확하고, 일관성이 있으며, 가장 최신의 상태인 것을 의미한다. 의료인들이 환자의 치료에 대한 의사결정에 데이터를 사용하기 때문에 데이터의 무결성 유지는 아주 중요하다. 예를 들어 약품 용량을 의무기록에 잘못 기재하는 경우, 환자에게 투약을 잘못할 수 있고 이는 환자에게 해를 끼칠 수 있을 뿐만 아니라 생명을 위협할 수도 있다. 그러므로 데이터 무결성에 대한 이슈는 결코 가볍게 다뤄서는 안된다. 데이터의 정확성에 대한 연구에서는 잘못된 데이터(dirty data)와 의료과오(medical error)간의 상관관계를 보여주는데 이는 데이터의 질이 환자의 치료결과에 직접적으로 영향을 미친다는 사실을 뒷받침하고 있다.

(3) 데이터 가용성 보호

데이터 가용성(availability)은 정보시스템이 오류없이 운영되고, 정보가 이를 필요로 하는 시간과 장소에 제공될 수 있음을 의미한다. 가용성에 대한 문제는 첫째로 기록의 매체가 종이형태냐 전자형태냐에 상관없이 정보의 검색이 용이한가 이고, 또 다른 문제는 컴퓨터 시스템 운영이 얼마나 잘 되는가에 대한 문제이다. 예를 들어, 컴퓨터 시스템은 예상치 못하게 작동하지 않을 수도 있고, 정보를 처리하지 못하거나 정보에 대한 접근이 불가능할 수도 있다. 좋은 보안 프로그램은 데이터를 24시간, 365일 사용가능한 것이라 할 수 있겠다.

5.2 보안 위협

보안 프로그램을 실행하기 전에 데이터 보안에 위협이 되는 요소를 이해하는 것이 중요하다. 보안 위협(security threats)은 정보의 프라이버시를 침해하거나 데이터 무결성 또는 가용성을 손상시킬 수 있는 모든 것이 포함된다.

(1) 사람에 의한 위협

사람에 의한 보안위협은 기본적으로 다음의 다섯 가지 유형으로 구분할 수 있다.

- 무의식적으로 실수한 내부 직원에 의한 위협: 실수에 의한 오타, 부주의하게 컴퓨터 디스크에 있는 파일을 삭제, 자신도 모르게 기밀정보가 나간 경우로 의도하지 않았다 할지라도 보안을 위협하는 주요한 원인이다.
- 정보 접근권한(특권)을 남용한 내부 직원에 의한 위협: 환자정보에 대한 접근권한이 없는 사람에게 자신의 접근권한을 이용하여 환자에 대한 정보를 고의로 보여주거나 자신의 업무를 수행하는데 필요하지 않은 정보에 접근하여 고의로 이를 열람하는 경우이다.
- 악의로 또는 자신의 이익을 위해 정보 및 컴퓨터 시스템에 접근한 내부 직원에 의한 위협: 의료기관으로부터 돈을 훔치거나 파일이나 데이터를 변경하여 사기 또는 정보를 도용하는 경우이다.
- 정보에 접근 또는 물리적 자원을 훔치려는 시도를 한 불법 침입자에 의한 위협: 의료기관의 전산장비 등의 소유물을 물리적으로 훔치거나 보호되지 않은 컴퓨터 단말기 또는 종기기록, 컴퓨터 디스크 등에 접근하여 정보를 보는 경우이다.

- 의료기관의 정보시스템에 공격을 시작한 내부 직원 또는 외부인에 의한 위협: 의료기관에 불만이 있는 직원이 컴퓨터 하드웨어나 소프트웨어를 파손하거나 데이터를 삭제 또는 변경, 컴퓨터 시스템에 부정확한 데이터를 입력하는 경우이다. 또한, 해커 등 외부인에 의한 바이러스, 통신 시스템의 중단 등도 이에 포함된다.

컴퓨터 시스템에 대한 공격의 절반정도는 해커 등의 외부공격이지만, 실제로 90%정도의 보안위협이 조직 내의 직원에 의해 발생하고 있고 의료기관에 재정적인 손실을 가져다주고 있다.

(2) 환경 및 하드웨어/소프트웨어에 의한 위협

지진, 홍수, 허리케인 등의 자연재해도 의료기관 및 의료정보시스템의 주요한 보안위협 요소로 작용한다. 자연재해로 인한 보안위협에 대비하기 위해서 의료기관은 적절한 장소에 정보를 백업(backup)해야 하고 복구절차를 세워야 한다.

또 다른 보안 위반(security breach)의 원인은 컴퓨터 유틸리티(utility), 소프트웨어 및 하드웨어의 고장이다. 하드웨어가 물리적으로 파손되거나 소프트웨어의 기능오류로 인해 정보시스템이 정지되어 프로그램이 제대로 작동하지 않거나 정보가 변경 또는 파괴되는 경우를 말한다.

정전 및 전원서지(power surge)도 문제를 발생시킬 수 있다. 이 경우, 사용자들이 정보시스템을 사용할 수 없고, 데이터 오류 및 손실이 발생할 수도 있다. 그러므로 의료기관은 전원서지에 의해 정보시스템에 손상이 발생하지 않도록 적절한 장비를 갖춰야 하고, 정전 시에도 정보시스템을 사용할 수 있도록 백업 장비를 갖추어야 한다.

새로운 소프트웨어 및 하드웨어가 시스템에 설치될 때 기존 시스템에서 이를 잘 받아들이지 못하거나 충분히 테스트하지 않은 상태에서 업그레이드를 한 경우 소프트웨어나 하드웨어가 오작동하여 보안문제를 유발시킨다. 그러므로 의료기관은 컴퓨터 환경설정을 잘 관리하고 이를 관리하기 위한 절차를 개발하여 소프트웨어 및 하드웨어 오작동이 데이터 보안에 심각한 영향을 주지 않도록 주의하여야 한다.

(3) 보안위협을 최소화하기 위한 방안

1) 보안 전담조직 구성

보안위협을 다루는데 있어 가장 중요한 전략은 의료기관 내 보안전담 조직(security organization)을 구성하는 것이다. 보안조직 구성은 보안 책임자를 임명하는 것으로 시작되는데 보안 책임자는 보안정책을 개발하고 이 정책을 의료기관 직원들이 잘 따르는지 확인하는 책임을 가지게 된다. 일반적으로 이러한 보안 책임자를 최고 보안 담당자(chief security officer, CSO)라고 한다. 그 다음 단계는 정보보안위원회(information security committee)라는 자문 또는 정책결정 그룹을 만드는 것이다. 정보보안위원회는 최고 보안 담당자와 협력하여 의료기관 내 보안 요구사항을 파악하고, 보안 정책을 수립하고, 정책이 잘 실행되고 있는지 확인하는 업무를 담당한다.

2) 보안 교육 프로그램

두 번째 전략은 직원 보안 인식 프로그램(employee security awareness program)을 실행하는 것이다. 앞서 보안위협 요소에서 살펴보았듯이 직원은 보안위협의 가장 큰 부분을 차지하고 있으므로 보안위협을 감소시키기 위해서는 직원들의 보안 인식을 중요하게 다루어야 한다.

먼저, 의료기관은 의료기관 내에서 다뤄지는 환자데이터와 의료기관 관련 데이터의 특성(기밀성)과 데이터 보안에 대해 교육하는 정식 프로그램을 만들어 새롭게 고용되는 모든 직원들에게 참석하여 교육받도록 해야 한다. 기존에 있는 직원들에게도 역시 보안 교육 프로그램 실시하여 의료기관의 보안 정책에 대해 교육하고 이를 위반하였을 경우의 결과에 대해서도 알려주어야 한다. 의료기관은 각 개인에게 보안정책을 나눠주고 자신의 업무와 연결시켜 이를 이행하도록 하여야 한다. 또한, 매년 모든 직원들은 보안성명서(Security Statement)에 서명하도록 하여야 하며 주기적으로 보안을 상기시켜야 한다.

3) 위험관리 프로그램

또 다른 전략은 위험관리 프로그램(risk management program)을 수립하는 것이다. 위험관리는 예상하지 못한 사건들을 확인, 관리, 통제하는 것을 포함한다. 의료기관은 내·외부 모두에서 발생할 수 있는 보안문제를 예방, 감지, 감소시킬 수 있도록 조치를 취하여야 한다.

① 위험분석

위험관리는 위험분석(risk analysis)을 수행하는 것으로 시작된다. 보안 위협을 확인하는 것, 어떻게 위협이 발생하는지, 예상치 못한 사건의 영향을 추정하는 것 모두가 위험분석에 포함된다.

의료기관의 취약점을 파악하지 않고 보안 솔루션을 실행하는 것은 아무런 의미가 없다. 예를 들어 토네이도와 같은 자연재해를 거의 겪을 일이 없는 의료기관에서 토네이도를 예방하기 위한 비싼 보안 솔루션을 사용하는 것은 이치에 맞지 않다. 반면,

직원들이 인터넷을 사용하는 경우 컴퓨터 시스템을 해커로부터 보호하기 위한 조치는 적절하다고 할 수 있을 것이다.

위험이 확인되면 그 위험의 발생가능성과 의료기관 내 정보자산에 어떠한 영향을 미칠 수 있는지를 평가하는 것이 중요하다. 모든 정보가 똑같이 중요한 것은 아니므로 위험관리 프로그램을 개발할 때 정보의 가치를 결정하는 것이 필수적이다.

위험분석에는 다양한 방법들이 사용될 수 있다. 정전, 데이터 입력 오류 등 고의가 아닌 문제발생은 특정 사건이 일어날 수 있는 가능성을 고려하여 위험을 계산해야 하지만 사기 및 도난 등의 고의적 사건은 범인의 이목을 끄는 시스템의 요소와 시스템의 취약성 정도를 고려하여 위험을 계산하여야 한다.

위협평가 매트릭스(threat assessment matrix)는 발생 가능한 보안 위협 리스트를 작성하여 각각의 위협의 정도를 평가하는데 사용된다. 예를 들어 사용자가 많고, 처리량이 많고, 정보시스템이 복잡하면 인적과오의 가능성이 높아질 수 있다. 그러므로 인적과오를 감소시킬 수 있는 직원 보안교육 및 훈련과 에러에 대한 감사를 늘려야 할 것이다.

표 5-7. 위협평가 매트릭스

애플리케이션/시스템				
위협	고려사항	높음	중간	낮음
비고의적 인적과오	사용자의 수 일일 처리수 시스템 사용의 복잡성 직원 시스템 훈련의 정도			
물리적 시설 장비의 손실	자연재해의 가능성 물리적 시설의 상태 장비의 상태 및 연식 유지보수 스케줄 유틸리티의 신뢰성 시스템 중복의 정도			
사기 및 도난, 직원의 고의적인 행위	환자관련 데이터 재정 데이터 사업운영 데이터 전자 상거래 보안 특성의 정도 직원 만족도 Dial-up line 개방 네트워크			

② 사고감지

어떠한 보안위협이 있는지 파악되고 나면 이 위협 또는 사고가 발생하였는가를 감지하는 것이 중요하다. 사고감지(incident detection) 방법은 우연히 발생한 사건이든 악의적인 사건이든 상관없이 모두를 파악하는데 사용되어야 한다. 감지 프로그램은 정보시스템에 이상이 발생하거나 보안 위반이 발생하였다는 일련의 사건들을 지속적으로 모니터링한다.

③ 사고대응계획 및 절차 수립

보안 사고가 발생하면 사고의 영향을 최소한으로 경감하기 위한 대응을 하여야 한다. 사고대응계획(incident response plan)은 사고의 유형에 따라 빠르고 효율적으로 대응할 수 있도록 하는 관리 절차(procedures)와 책임(responsibilities)을 포함한다. 예를 들어 '선관찰 후주의(watch and warn)' 계획의 경우 먼저 사건을 모니터링하고 알리는 것은 포함되지만 즉각적인 조치는 포함되지 않는다. 반면, '선수리 후보고(repair and report)' 는 바이러스 공격 등의 보안사건에 대해 먼저 조치를 취한 후 보고하는 형태이다. '추적 및 고발(pursue and prosecute)' 은 먼저 공격에 대해 모니터링하고 공격을 최소화한 후 증거를 수집하고 법률집행기관의 개입까지 포함하는 형태이다. 모든 사고대응계획에는 다음의 7가지 활동이 포함되어야 한다.

- 사건 문서화
- 이미 발생했거나 현재 발생하고 있는 예상치 못한 보안사건의 확인
- 보안사고를 담당자에게 알림
- 사고 방지
- 피해범위 평가
- 사고의 원인 제거
- 시스템 복구

4) 접근통제

접근통제(access controls)는 보안 전략의 기본이다. 기본적으로 '접근통제' 라는 용어는 특정 직원이 특정 데이터에 접근할 수 있는지를 파악할 수 있는 것을 의미한다. 일반적으로 직원들은 자신의 업무를 수행하는데 필요한 데이터에만 접근할 수 있고, 어떤 직원이 어떤 데이터를 사용할 것인가는 의료기관 내 직원의 역할에 따라 결정된다. 예를 들어 원무과에 있는 직원과 의료인의 데이터에 대한 접근권한은 다르고, 원무과에 있는 직원이 어느 범위의 정보까지 접근할 수 있느냐는 그 역할에 따라 결정

된다. 또한 역할이 같으면 정보에 직원 개개인의 접근권한도 같다.

각 업무역할이 정해지면 역할을 수행하기 위한 정보가 결정되고 이에 따라 접근권한이 부여된다. 이를 '역할기반의 접근'이라고 하며 의료기관에서 가장 많이 사용되는 접근통제 형태이다.

5) 물리적 및 관리적 통제

① 물리적 통제

물리적 접근통제(physical controls)는 물리적 장비, 미디어, 시설들을 보호하는 것을 의미한다. 출입문 관리, 잠금장치, PC 보안장치(잠금장치) 등이 포함되고 컴퓨터 스크린에 표시된 기밀 데이터가 대중들에게 노출되지 않도록 스크린을 두어야 한다.

② 관리적 통제

관리적 통제(administrative controls)는 컴퓨터 자원 관리를 다루는 정책 및 절차를 의미한다. 사용하지 않을 때 로그오프(log off)하도록 지시하는 정책, 업무와 관련된 목적 이외에는 인터넷을 사용하지 못하게 하는 정책 등이 관리적 통제에 포함된다.

6) 소프트웨어 애플리케이션 통제

소프트웨어 애플리케이션 또는 컴퓨터 프로그램을 통제(software application controls)하는 것으로 가장 일반적인 방법은 패스워드(password) 관리이다. 사용자의 ID와 패스워드에 대한 기록을 유지하고 패스워드와 각 사용자의 특권(privilege)을 매칭시키는 것이 이에 포함된다. 접근패스워드 관리를 통하여 사용자는 자신이 접근을 허가받은 정보에만 접근할 수 있다.

다른 형태의 애플리케이션 통제는 입력통제(edit check)로 타당하고 미리 정해진 값만 컴퓨터에 입력하도록 하여 데이터 무결성을 확보해준다.

감사추적(audit trail)은 컴퓨터 시스템 대한 접근을 추적하는 것으로 데이터에 접근한 개인의 이름, 날짜와 시간, 행위(수정, 열람, 삭제)를 기록한다. 의료기관의 정책에 따라 감사추적은 주기적으로 또는 예정된 스케줄에 따라 검토한다. 감사추적을 검토하는 것은 보안위반의 발생을 감지하는데 도움을 준다.

7) 네트워크 통제

다양한 형태의 네트워크를 통해 전송되는 데이터가 침입자로 인해 손상되거나 변경되는 것을 방지하기 위해 네트워크 통제(network controls)를 실시하여야 한다. 특히, 인터넷의 광범위한 사용으로 해커 등의 보안위험에 더 많이 노출되어 있으므로 네트워크 통제는 보안위협을 예방하는데 필수적이다.

8) 사업연속성계획

고의적, 비고의적 사건 또는 홍수, 지진 등의 자연재해에 의해 의료기관의 컴퓨터 시스템이 정지된다면 어떤 일이 발생할까? 이러한 일이 발생할 가능성이 없다고 할지라도 의료기관은 사업연속성계획(business continuity plan, BCP)을 수립하여 만일의 사태에 대비해야 한다. 사업연속성계획은 긴급사태 및 재해 대책(contingency & disaster plan)이라고도 하며 예상치 못한 정지 또는 재해 기간 중에 업무를 계속해서 할 수 있도록 도와주는 정책 및 절차를 포함한다. 또한, 컴퓨터 시스템을 복구하거나 재해 후 다시 업무를 시작할 수 있도록 하는 절차도 포함된다. 사업연속성계획은 위험평가와 위험분석 단계에서 수집한 정보를 기반으로 하고 다음의 단계를 따라 개발한다.

① 시스템 중단 최소허용시간 확인
② 시스템을 지속시키기 위한 대안 확인
③ 각 대안들의 비용 및 실행가능성 평가
④ 계획을 작동하는데 요구되는 절차 개발

BCP의 중요한 부분은 재해 후 어떻게 컴퓨터 시스템을 정상적으로 운영할 것인가를 계획하고 데이터의 가용성 및 정확성을 확보하는 것이다. 시스템 무결성을 복구하고 모든 데이터를 복원시키기 위해서는 시스템의 모든 파트를 확인하는 작업이 필요하다.

9) 데이터 질 관리 절차

데이터의 질을 보장하는 것은 모든 데이터 보안 프로그램의 핵심적인 부분이다. 정확성, 접근성, 포괄성, 일관성, 통용성, 적시성, 명확성, 입도, 정도, 적합성을 포함하는 데이터 질의 특성에 대해서는 이미 2장에서 다루었다. 데이터의 질을 보장하는 책임은 의료기관 내 모든 부서 또는 사람에게 있다. 예를 들어 데이터 명확성(definition)에 대한 책임은 데이터 관리자 또는 데이터 사전 담당자에게 있고, 데이터 입도(granularity)는 각 부서의 부서장 또는 임상 관리자들이 결정하며 데이터 정확성(accuracy)은 데이터를 시스템 또는 문서에 입력하는 사람들이 보장하여야 한다. 또한 데이터 질을 보장하기 위한 시스템 모니터링 및 추적도 데이터 보안 프로그램의 일부이다. 컴퓨터 프로세스 과정 또는 하나의 시스템에서 다른 시스템으로 옮겨지는 과정에서 데이터의 일관성 유지여부를 모니터링하기 위해 데이터를 주기적으로 검토하는 절차를 개발하여야 한다.

5.3 접근권한 관리

(1) 종이의무기록 환경에서의 접근권한 관리

종이의무기록을 열람하기 위해서는 의료기관에 재직 중이거나 혹에 그에 해당하는 자격이 있는 자가 열람기간과 그 용도에 대해 분명히 알려야 하며 그 소재지가 항상 파악되도록 하여야한다. 외래 및 응급실이나 입원병동 등에서 환자의 직접 진료를 위해 대출되는 경우는 환자와 함께 이동하여야 한다. 진료 이외의 목적으로 대출되는 경우, 의무기록은 환자의 개인 건강정보가 수록된 문서이므로 열람할 자격이 없는 자에게 대출이 되어서는 안 된다. 의무기록 관리부서는 열람기간이 경과하여도 회수되지 않는 의무기록을 추적관리 해야하며, 미반납이 빈번한 대출자나 대출부서에게는 향후 대출 신청에 불이익을 주도록 하기도 한다.

대출된 의무기록이 원활하게 회수되지 않으면 그만큼 분실되어 훼손, 유출 등의 가능성도 높아지게 된다. 종이의무기록은 유일무이한 문서이므로 분실·훼손되는 경우는 대출자에게 그에 대한 보고서를 작성하여 주치의, 진료과장, 병원장의 확인을 받아 원본을 분실된 의무기록의 원래 자리에 배치하도록 한다. 개인정보보호법의 시행된 이후에는 의무기록의 분실·훼손을 개인정보 유출로 해석한다면 정보주체인 환자에게 지체없이 통지하여야할 것이다(개인정보보호법 제34조 개인정보 유출 통지 등).

1980년대 말부터 사무자동화가 가속화되면서 컴퓨터를 활용하여 위와 같은 종이의무기록의 대출관리 업무는 보다 편리해졌다. 의무기록 일련번호 혹은 환자 등록번호를 바코드(bar code)화하여 의무기록추적관리와 대출현황 파악을 신속하게 처리할 수 있게 되었다. 하지만, 의무기록 서고의 배열 착오를 완전히 배제할 수는 없었으며, 종이의무기록의 유일성(uniqueness)으로 다중 열람(multi-user tasking)이 불가능하다는 등의 접근성(accessibility)은 향상되지 않았다. 1990년대 부동산 가격의 상승으로 인해 의무기록의 양이 증가할수록 보관 장소에 대한 유지비용 부담이 커졌고, IT산업의 성장으로 디지털 저장매체의 가격이 하락하여 마이크로필름(microfilm)이나 광화일시스템(optical disc System)으로 전환하는 의료기관이 증가하였다. CD, DVD 등과 같이 다시 쓰기(re-write)가 불가능한 읽기만 가능한(read-only) 매체가 사용되었다.

(2) 전자의무기록 환경에서의 접근권한 관리

전자의무기록 시스템은 좁은 의미로 볼 때 의료기관내에서 발생하는 모든 정보를 전자적으로 관리하는 병원정보시스템 중에서 환자의 의무기록을 전자문서로 관리하는 하부 시스템이라고 하겠다. 병원정보시스템에는 원무행정, 일반행정, 처방전달, PACS

등 다양한 하부 시스템들이 있는데 한 부서가 이를 통솔하여 접근권한을 관리하는 의료기관이 있는가 하면, 의무기록(진료기록, 처방, 검사결과)에 대한 접근권한만 분리하여 의무기록 관리부서에서 관리하는 의료기관이 있다.

정보시스템에 대한 접근권한을 위해서는 자격이 있는 자와 없는 자의 구분이 필수적이다. 자격이 있는 자라 함은 해당 의료기관에 인사발령에 의해 등록되어있는 자라고 할 수 있다. 인사발령을 받지 않은 자라 하더라도 교육수련을 받고 있거나, 관련된 외부 기관에서 파견되어 정당한 업무를 수행중인 자도 접근권한을 부여받을 수 있다. 퇴사는 물론이고 교육수련기간 혹은 수행 업무가 종료된 시점에서 자동적으로 접근권한이 함께 종료되어야 할 것이다. 또한 접근권한을 부여받는 시점에 당사자에게 해당 정보시스템에서 습득한 정보에 대해 업무가 종료된 후에도 지속적으로 비밀 유지의 의무를 성실히 이행할 것이며, 이를 지키지 않아 발생한 민·형사상 손해배상에 대한 책임을 지겠다는 내용의 정보보안서약서를 작성하도록 한다. 개인정보보호법에서는 관리적 보안조치로서 개인정보 처리자는 개인정보취급자에게 위에서 언급한 정보보안서약서와 같은 맥락의 내용을 포함한 개인정보취급자서약서를 작성하고 연 1회 이상 정보보호와 관련한 교육을 실시하도록 하고 있다.

표준개인정보보호지침(행정안전부 고시 제2011-45호)
• 개인정보처리자 : 업무를 목적으로 개인정보파일을 운용하기 위해 스스로 또는 다른 사람에게 개인정보를 처리(개인정보의 수집, 생성, 기록, 저장, 보유, 가공, 편집, 검색, 출력, 정정(訂正), 복구, 이용, 제공, 공개, 파기(破棄), 그 밖에 이와 유사한 행위)를 하게하는 모든 공공기관, 영리목적의 사업자, 협회·동창회 등 비영리기관·단체, 개인 등을 말한다. • 개인정보취급자 : 개인정보처리자의 지휘·감독을 받아 개인정보를 처리하는 업무를 담당하는 자로서 직접 개인정보에 관한 업무를 담당하는 자와 그 밖에 업무상 필요에 의해 개인정보에 접근하여 처리하는 모든 자를 말한다. • 개인정보책임자 : 개인정보처리자의 개인정보 처리에 관한 업무를 총괄해서 책임지거나 업무처리를 최종적으로 결정하는 자로서 개인정보보호법 제31조(개인정보 보호책임자의 지정)에 따른 지위에 해당하는 자를 말한다.

의료정보시스템으로의 접근권한을 사용자계정(identification, ID)으로 부여받았다면, 다음 단계는 근무부서, 직종, 수행 업무에 따라 세분화하여야한다. 의료기관에는 다양한 직종이 종사하고 있기도 하지만, 어느 한 직종이 수행하는 업무 또한 매우 다양하다. 예를 들어 간호사로 입사하여 의료기관에서 수행가능한 업무는 병동간호, 외래간호, 감염관리, 보험심사, 고객상담, 진료협력기관관리, 환자전원관리 등으로 새로운 직

무개발과 함께 앞으로 더 다양화될 전망이다. 수행하는 직무에 따라 전자의무기록시스템에서 의무기록 열람권한만 필요할 수도 있고, 진료 행위를 기록으로 남겨야하는 작성권한이 필요할 수도 있고, 경우에 따라 의무기록의 출력권한까지 필요할 수도 있다. 그러므로 접근권한 세분화(granularity)는 더 이상 분리되지 않을 만큼 세분화되어야 할 것이다. 이것을 단순히 직종이나 근무부서와 같이 단편적으로 구분하여 권한을 부여한다면 권한의 오·남용으로 인해 발생하는 정보유출을 막아내기 어렵다.

사용자계정과 함께 직무수행에 적합한 권한이 부여되었다면, 접근권한관리부서는 정기적으로 사용자들의 접근권한 이력에 대한 모니터링 업무를 수행한다. 환자정보에 대한 불필요한 접근이 감지되었다면 그에 대한 추적관리 및 상부조직의 현황보고가 되어야 한다. 또한 신규 업무의 발생에 따른 새로운 권한의 요구에 대하여 응대 절차가 준비되어야 한다. 최근의 정보유출사고는 해커에 의한 의도된 기술적인 보안사고보다는 사용자레벨에서의 정보보호의식 부족이나 관리 소홀로 인한 정보유출의 비율이 증가하고 있다. 그러므로 의료기관의 접근권한관리부서 혹은 개인정보보호위원회와 같은 조직에서 의료정보시스템 사용자에 대한 정보보호 및 보안에 대한 정기적인 교육 계획을 수립하고 시행하여야 할 것이다. 아래는 위에서 설명한 접근권한 관리를 위한 주요 개념이다.

- 권한지정(authorization): 접근권과 사용자의 권한을 몇 단계로 나누어 명확하게 구분하는 관리기법
- 접근자 추적기록(audit and event logging): 자료 접근자의 정보가 자동으로 기록되어 불법 접근자를 가려내는 방법
- 자동로그 오프(automatic log off): 일정기간 후 자동으로 화면이 꺼져 사용자만이 아는 key나 password를 입력하는 방법

정보보호 정책이란 조직의 정보 자산을 물리적, 기술적, 관리적 조치를 통하여 모든 의도적, 비의도적, 불법적 침해로부터 보호하고 정보의 비밀성, 기밀성, 무결성을 보장하고자 하는 전사적인 관리체계를 말한다. 이는 하드웨어에 보관되어 있는 데이터를 보호하는 정보보안, 통신매체를 통해 이동하고 있는 데이터를 보호하는 정보보안, 정보서비스를 제공하는 시스템에 대한 시스템 보안의 세 가지 측면에서 온라인상에서 만난 송신자와 수신자 사이의 신뢰문제를 확인하는 것을 포함한다. 일반적인 정보보안의 5가지 원칙은 아래와 같다. 정보를 보낸 사람을 A, 받은 사람을 B라고 한다.

- 인증(authentication): 보낸 사람이 A라는 사람이 확실하고 요청인이 진짜 B인가? (신원확인기법)
- 기밀성(confidentiality): A, B를 제외한 다른 사람이 내용을 보지 않았는가?
- 접근통제(access control): 비밀번호 관리 등으로 부당한 접근 통제하였는가?
- 무결성(integrity): 내용이 변조되지 않았는가?
- 부인봉쇄(non-repudiation): A가 보낸 사실을 부인하지 않았는가?

6. 의무기록 관련 법적·윤리적 이슈

6.1 작성 시점 관리

의무기록은 진료를 직접 담당하였던 의사나 간호사 등이 환자의 상태, 치료 경과, 검사결과 등에 관한 정보를 정확하고 완전하게 기록하여야 하는 의무가 있는 강제적 문서이다. 행위와 기록을 동시에 할 수 없는 만큼 기록을 작성하는 유예 기간을 두고 있지만 의무기록 위·변조에 대한 논란의 소지가 있어 환자의 상태에 대한 기억이 살아 있는 상태에서 작성되어야 정확한 기록이라고 할 수 있겠다. 의료법에서 기록 시간을 언급한 조항은 없으나 국내·외 의료기관 인증평가에서 구체적인 기록 시간을 관리하도록 평가지침에 명시하고 있다.

6.2 의무기록의 소유권

의무기록을 정확하고, 완전하게 작성하는 것이 의료인의 의무(의료법 제22조 1항, 23조 1항, 88조, 의료법 시행규칙 제14조)라면, 그 의무기록과 환자정보를 안전하게 관리하여야하는 것은 의료기관과 의무기록(의료정보) 관리책임자의 의무(의료법 제22조 2항, 23조 2,3항, 의료법 시행규칙 제15조)이다.

의료인이 환자를 진료함에 있어 환자의 협력 없이는 의료행위가 성립될 수 없다. 그러므로 환자는 의사의 지시 또는 요구에 충실히 따라야 하는 순응의무와 자기의 질병, 증세, 병력, 알레르기 체질, 거부반응 등 당해 진료에 필요한 사항을 숨김없이 의사에게 알려야 하는 고지의 의무가 있다. 이렇게 수집된 환자 정보는 정보주체인 환자에게 그 소유권을 인정하고 그 권리를 보장(개인정보보호법 제5장(정보주체의 권리보장)) 하며, 의료인에게는 비밀유지의 의무(의료법 제19조)를 부여한다. 정보주체로서 환자의 자기 정보에 관한 의사결정권(Information Privacy)이 강조되고 있기는 하지만, 의료인은 명백한 오기(誤記), 기록 누락이 아닌 사실관계와 다른 환자의 진술 번복에 의한 의무기록 정정 요청에 대해서 응하지 않을 수 있다.

6.3 의무기록의 보존과 이차적 활용

환자정보의 1차적 수집 목적은 환자 진료이다. 소기의 목적을 달성한 환자 정보는 지체없이 폐기(개인정보보호법 제21조)하도록 하나 의료법 시행규칙 제15조에는 보존기간을 명시하고 있다. 하지만 의학 연구를 위한 후향적 의무기록 재검토 또는 향후 진료의 연계성을 위해 영구적으로 보관하고 이용할 수 있는지에 대해서는 법 적용에 있어 논란의 여지가 있다. 또한 임상실험을 위한 환자정보는 피험자의 동의단계에서부터 임상시험심사위원회(institutional review board, IRB)라는 별도 조직에서 연구자의 윤리적, 과학적, 의학적 측면을 함께 고려하여 관리하도록 하고 있다.

6.4 마케팅 활용

의료기관의 지속 가능한 경영을 위해 환자의 건강 정보는 마케팅의 기초자료로도 활용이 가능하다. 단, 최초 수집 시점에 진료 목적 외의 질환별 건강정보 공개강좌의 홍보, 건강검진과 연계한 안내 목적 등으로 사용될 수 있음을 알리고, 정보주체로부터 동의를 받아야 할 것이다. 진료예약 콜센터 등의 운영을 위해 위탁 업체와의 업무 협력 차원에서 환자 정보를 공유하는 경우라면 환자에게 이 사실을 사전에 알려야하고, 개인정보취급방침을 환자가 접근하기 쉬운 곳(의료기관 홈페이지, 신규 환자 등록신청서 뒷면 등)에 게시하여야 한다. 개인정보보호책임자는 위탁업체의 직원도 의료기관의 직원과 동등한 개인정보취급자로 간주하여 정기적으로 개인정보호 교육을 시행하여야 한다.

6.5 의료정보 보안

의료기관에서 개인의 의료정보가 디지털화되어 중앙서버에서 관리되고, 원활한 진료, 교육, 연구 등의 목적으로 내·외부 네트워크를 통해 타 시스템 또는 타 기관과의 시스템 간 연동체계로 확장되고 있다. 이에 따라 해킹, 바이러스 등의 외부 위협 외에도 무단 유출, 정보 오 · 남용 등의 내부 위협, 관련 법률의 강화 등으로 개인의료정보보호에 대한 우려는 수년 전부터 끊임없이 제기되어 왔다. 이미 이러한 흐름을 파악한 일부 대형 의료기관에서는 국제 정보보호관리체계(ISO27001) 인증 획득을 추진하고 있는 것으로 알려졌다. 조만간 객관적 관점에서 국내·외 기준을 충족시키는 정보보호관리체계 인증을 획득한 의료기관이 지속적으로 증가하게 될 것이며 이는 그 동안 정보보호의 사각지대에 있던 의료기관들에게 긍정적인 영향을 일으킬 것으로 예상된다.

우선 다른 분야의 정보보호 분야와 마찬가지로 정보보호 최고책임자(CSO, Chief Security Officer)의 선임과 정보보호 예산 확보는 가장 시급한 실정이다. 국내 800병상 이상 종합병원(조사대상 34개) 중에서 정보보호 자격증 보유자가 있는 병원은 5곳에 불과하며, 정보화 예산 대비 정보보호 예산이 10% 이상인 곳도 5곳에 불과하였다. 일단 병원 내 정보시스템이 모두 아웃소싱으로 진행되고 있고 IT담당자가 따로 없는 경우도 많아 수시로 나타나는 보안 문제에 대해 즉각적인 대응이 쉽지 않다는 것은 꼭 해결해야할 문제다.

참고문헌

1. 김연신. (2010). 법령의 체계와 입법과정. 법제처.
2. 행정안전부. (2011). 개인정보보호법 시행에 따른 준비사항.
3. 행정안전부. (2011). 개인정보보호법 적용 사례: 의료기관.
4. Abdelhak M, Grostick S, Hanken MA, Jacobs E. (2011). Health information: Management of a strategic resource. 4th edition. Philadelphia: Saunders.
5. Johns M. (2006). Health information management technology: An applied approach, second edition with workbook 2nd ed. AHIMA (American Health Information Management Association)
6. Samuel D. Warren & Louis D. Brandies. (1890). The Right to Privacy. 4 Harv. L. Rev., 193, p.195

연습문제

1. 보건정보관리의 법률적 중요성에 대해 설명하시오.

2. 의무기록의 비밀유지와 관련된 법규에 대해 설명하시오.

3. 의료법에서의 진료에 관한 기록의 보존기간을 설명하시오.

4. OECD 개인정보보호 가이드라인 8원칙에 대하여 설명하시오.

5. 개인정보보호법의 주요 내용을 간략히 설명하시오.

6. 의료기관에서의 접근권한 관리절차에 대하여 설명하시오.

7. 보안프로그램의 구성요소에 대해 설명하시오.

PART 06

Health Care Statistics

보건의료통계

학습목표

1. 보건의료 통계의 중요성을 이해한다.
2. 통계의 기초개념을 이해한다.
3. 병원통계의 개념과 통계지표를 이해한다.
4. 보건통계의 개념과 통계지표를 이해한다.
5. 보건통계의 산출기관을 이해한다.
6. 보건통계산출을 위한 보건의료조사의 종류에 대해서 이해한다.

핵심용어

- 명목척도
- 서열척도
- 등간척도
- 비율척도
- 척도(scale)
- 질적 자료
- 양적 자료
- 비(ratio)
- 분율(proportion)
- 비율(rate)
- 백분율(percentage)
- 도수분포표
- 막대그래프/바그래프
- 원그래프/파이차트
- 선그래프
- 히스토그램
- 재원환자 센서스
- 병상이용률/병상가동률
- 재원일수
- 병상회전율
- 재입원율
- 외래환자 초진율
- 평균 내원횟수
- 1일 평균 내원횟수
- 병상당 일일 평균 외래환자수
- 외래환자 과별 구성비
- 외래환자 입원율
- 초진환자 입원율
- 총사망률
- 순사망률
- 마취사망률
- 수술 후 사망률
- 모성사망률
- 신생아/영아/태아사망률
- 총부검률
- 순부검률
- 병원부검률
- 합병증률
- 병원감염률
- 수술후 감염률
- 출생신고서
- 사망신고서
- 조출생률
- 조사망률
- 비례사망률
- 사인별 특수사망률
- 연령표준화 사망률
- 영아사망률
- 모성사망률
- 유병률(prevalence rate)
- 발생률(incidence rate)
- 통계청
- 질병관리본부
- 국민건강보험공단
- 한국보건사회연구원
- 한국보건산업진흥원
- CDC
- NCHS
- AHRQ
- OECD Health Data
- World Health Statistics

1. 보건의료통계의 개요
2. 통계의 기초개념
   2.1 데이터의 유형
      (1) 명목척도
      (2) 서열척도
      (3) 등간/구간척도
      (4) 비/비율척도
   2.2 비, 분율, 비율, 백분율
      (1) 비
      (2) 분율
      (3) 백분율
      (4) 비율
   2.3 자료의 요약
      (1) 도수분포표
      (2) 막대그래프/바그래프
      (3) 원그래프/파이차트
      (4) 선그래프
      (5) 히스토그램
   2.4 통계의 분석
      (1) 기술통계
      (2) 추론통계
      (3) 타당도와 신뢰도
3. 병원통계
   3.1 병원통계의 기초개념
      (1) 환자
      (2) 병상
   3.2 입·퇴원환자 통계
      (1) 재원환자 센서스
      (2) 병상이용률/병상가동률
      (3) 재원일수
      (4) 병상회전율
      (5) 재입원율
   3.3 외래환자 통계
      (1) 외래환자 초진율
      (2) 평균 내원횟수
      (3) 일일 평균 내원횟수
      (4) 병상당 일일 평균 외래환자수
      (5) 외래환자 과별 구성비
      (6) 외래환자 입원율
      (7) 초진환자 입원율
   3.4 사망 통계
      (1) 총사망률
      (2) 순사망률
      (3) 마취사망률
      (4) 수술 후 사망률
      (5) 모성사망률
      (6) 신생아/영아/태아사망률
   3.5 부검률
      (1) 총부검률
      (2) 순부검률
      (3) 병원부검률
   3.6 이환율 및 기타 통계
      (1) 합병증률
      (2) 병원감염률
      (3) 수술후 감염률
      (4) 제왕절개율
      (5) 협진율
   3.7 병원통계의 비교: 중증도 보정
      (1) 병원통계를 기반으로 한 벤치마킹 시스템
      (2) 병원사망률에 대한 중증도 보정통계 : HSMR
4. 보건통계
   4.1 생정통계
      (1) 인구동태보고와 생정통계 수집체계
      (2) 주요 생정/보건통계 지표
      (3) 표준화 통계
   4.2 보건통계 생성기관
      (1) 우리나라 주요 보건통계 생성기관
      (2) 미국 보건통계 생성 기관 및 데이터세트
      (3) 국제기구의 보건통계

1. 보건의료통계의 개요

통계학(Statistics)의 어원은 국가(state)의 상태(state)를 살핀다는 의미에서 시작되었다. 사회구조가 복잡해짐에 따라 통치자들이 국가 전체의 상태를 정확하게 파악해야 할 필요성을 느끼게 되고 이에 따라 농작물의 생산정도, 인구 등을 조사한 데서 기인한다.

우리 주변에서 접하는 통계의 예를 보면, 물가지수나 실업률 같은 경제현상을 나타내는 지수를 비롯하여, 각 정당에 대한 유권자의 지지도, 특정 상품의 시장점유율, 각종 농산물의 생산량, 중·고등학생의 학년별 신체발달상황 등 무수히 많다. 또한 일기예보의 비가 올 확률이나 내년도의 총수출 예상액 등과 같은 정보는 여러 가지 방법으로 수집된 서로 다른 정보를 기초로 미지의 사실을 예측한 수치로서, 이와 같은 정보를 얻기 위해서도 통계학의 도움이 필요하다. 따라서 통계학이란 자료 조사방법과 자료의 표현 및 요약방법 그리고 자료로부터 일반적인 특성을 도출하여 의사결정에 활용하는 원리들과 방법론을 제공하는 학문 분야이다.

보건정보와 관련한 데이터는 다양한 목적으로 수집된다. 그 중 가장 중요한 목적이 질병의 발생에 있어 여러 지표나 추세를 비교하는 것이며, 의료의 질과 치료결과를 관리하는 것이라 하겠다. 이를 바탕으로 역학 연구에 사용하는 것은 다음 단계에 이루어질 수 있다. 또한, 보건의료분야의 중요한 의사결정을 지원하고, 보건의료사업의 효율적인 수행 및 평가를 지원하므로 보건의료통계는 국가 보건의료에서 매우 중요한 역할을 차지한다.

2. 통계의 기초개념

2.1 데이터의 유형

측정이란 일정한 규칙에 따라서 대상 또는 사람들의 속성에 수치를 부여하는 과정이며, 질적 속성을 양적 속성으로 전환하는 작업이다. 통계학에서 다루는 자료들은 측정의 결과를 표현하기 위해 명목척도, 서열척도, 등간척도, 비율척도의 네 가지 방법을 사용하는데, 이를 척도(scale)라고 한다.

성별, 종교, 암의 진행단계와 같이 양적인 측정이 불가능한 질적 자료(qualitative data)와 키, 몸무게, 연령, 환자수, 진단검사 결과로 나타나는 각종 수치와 같이 양적인 측정이 가능한 것을 양적 자료(quantitative data)로 구분하며 양적자료는 다시 연령, 환자수 등과 같이 정수로 구분되는 이산 자료(discrete data)와 키, 몸무게, BMI 등과 같이 일정구간 내에 연속적인 값을 가지는 연속 자료(continuous data)로 구분된다.

이러한 자료의 특성을 고려하여 보건의료 분야에서 발생되는 데이터를 어떻게 정리하여 보여줄 것인지에 앞서 가장 중요한 것은 데이터 형태의 차이를 인식하여 올바르게 제시할 수 있는지 여부이다. 변수나 데이터는 그 숫자가 의미하는 바와 정보의 종류에 따라서 아래와 같이 네 가지의 그룹으로 나눌 수 있다.

(1) 명목척도

명목척도(nominal scale)는 성별(남자, 여자)이나 환자구분(입원, 외래, 응급), 수술여부, 양성 또는 음성으로 결과가 나타나는 검사 등과 같이 변수의 특성이 질적인 것으로 더하거나 빼는 등 사칙연산이 불가능하여 양적으로 잴 수 없는 척도를 말한다. 측정대상이 범주(category)에 따라 분류될 수 있도록 측정대상에 수치나 부호를 부여할 수 있다. 즉 분류기준에 의하여 동일한 특성의 그룹으로 나누어 숫자(0, 1, 2, ...)나 특정 문자(성별을 남자는 M, 여자를 F)로 나타낸다.

예) 당신의 성별은 무엇입니까?	1) 남자	2) 여자		
당신의 거주지는 어디입니까?	1) 서울	2) 대전	3) 대구	4) 부산

(2) 서열척도

서열척도(ordinal scale)은 측정대상 간의 서열관계를 나타내는 척도로 어떤 성질이나 정도에 따라 대상이나 범주를 정렬할 수 있다. 크다-작다, 많다-적다 등과 같이 변수의 상대적인 크기를 나타내는 형태의 척도를 말한다. 크기에 따른 자료들 간의 상대적인 비교가 가능하다. 수치는 상대적인 크기를 나타내주기는 하지만 수치들 사이의 간격이 동일하지 않으므로 명목척도와 마찬가지로 사칙연산을 하였을 경우 의미가 없다. 예를 들면, 진료과별 실적순위나 암의 진행정도, --, -, +, ++, +++ 로 결과를 나타내는 검사들이다.

예) 암의 진행정도가 어느 정도 입니까?
0=전혀 없음
1=낮음
2=중간
3=심각함
4=아주 심각함
병원의 서비스에 대한 만족도
1=매우 불만
2=불만
3=보통
4=만족
5=매우 만족

(3) 등간/구간척도

등간척도(interval scale)는 서열척도가 가지는 서열성에 덧붙여 각 척도점 사이의 간격이 동일한 척도를 말하며, 등간척도로 측정하여 얻은 자료를 등간/구간자료라고 한다. 숫자간격이 산술적 의미를 가지며, 크기의 정도를 나타낼 수 있지만 숫자간의 비율이 산술적 의미를 가지고 있지 않다. 등간/구간척도의 예는 온도, 점수, IQ 등이 포함된다.

예) 온도, 점수, IQ 등
온도 20℃와 10℃의 차이는 30℃와 20℃의 차이와 같다.
하지만 20℃는 10℃에 비해 숫자의 크기는 2배지만 2배 뜨겁다는 것을 의미하지 않는다.

(4) 비/비율척도

비/비율척도(ratio scale)는 등간/구간척도의 특성에 덧붙여 척도의 기준이 되는 절대 0점이 존재하며, 숫자간의 비율이 산술적 의미를 가진다. 비율척도로 측정하여 얻은 자료를 비율자료라고 한다. 예를 들면, 키, 몸무게, 연령, 환자수, 진료비, 재원일수 등이다.

예) A병원의 2012년 10월 환자수는 200명이고, 11월 환자수는 300명이다. 11월 환자수는 10월에 비해 100명 증가하였으며, 1.5배 증가하였다고 할 수 있다.

2.2 비, 분율, 비율, 백분율

(1) 비

같은 종류의 두 수의 양의 비교할 때 사용되며 a는 b의 몇 배인가라고 하는 a와의 b관계를 a의 b에 대한 비(ratio)라 하고, 'a:b' 로 나타낸다. 예를 들어, 남성 : 여성, 출생 : 사망, 결혼 : 이혼, 의사 : 환자 등을 비로 나타낼 수 있다.

(2) 분율

분율(proportion)은 전체에서 부분이 차지하는 비율로 집단 내 특정 현상의 정적 상황을 표현하는 측도로 유병률(prevalence)을 나타낼 때 사용한다(부분/전체, a/a+b).

(3) 백분율

백분율(percentage)은 분율의 대표적인 측도로 전체에서 부분이 차지하는 비율을 100을 기준으로 나타낸 값을 의미한다(부분/전체×100, a/(a+b)×100).

(4) 비율

비율(rate)은 어떤 수량(비교하는 양)의 다른 수량(기준이 되는 양)에 대한 비의 값을 일정단위로 나타낸 값으로 집단 내 특정 현상의 동적 상황을 표현하는 측도로 특정현상의 변동속도를 의미한다. 예를 들어 단위 시간당 또는 단위 인구당 사망률 또는 발생률(incident)을 나타낼 때 사용한다.

분모가 집단을 이루고 있는 사람 총수가 아닌 그 집단이 경험한 시간의 총합인 경우, 예를 들면 10명을 모두 1년씩 관찰하였다면 그 총합은 10인년(person-year)이라고 하며, 이는 20명을 반년씩, 또는 5명을 2년씩 관찰한 시간의 총합과 같다. 연간 발생률이 5/1,000라고 하는 것은 특정 인구집단에서 1,000인년당 5명씩 발생한다는 의미이다.

표 6-1. 비, 분율, 백분율, 비율에 대한 비교

비(Ratio)	분율(Proportion)	백분율(Percentage)	비율(Rate) (per 100,000)
1:100	1/100=0.01	1.0%	1000 in 100,000
3:10,000	3/10,000=0.0003	0.03%	30 in 100,000
250:100,000	250/100,000=0.0025	0.25%	250 in 100,000

2.3 자료의 요약

(1) 도수분포표

도수분포표(frequency distribution)은 질적 변수의 각 카테고리 또는 양적 변수의 값이 각각 몇 번 나타났는지를 보여주는 표이다. 연속변수의 경우, 변수의 범위(구간)을 설정하여 각 범위에 속하는 도수(Frequency)를 세어 도수분포표를 작성한다. 예를 들어 연령별 환자수를 나타내는 경우, 20~29세, 30~39세, 40~49세, 50세 이상으로 범위를 나누어 환자수를 표시하도록 한다.

관찰한 총 수에 대해 각 변수값의 도수가 차지하는 정도인 분율, 점유율 또는 백분율을 나타내는 상대도수(relative frequency)도 도수분포표에 표시하도록 한다.

표 6-2. 도수분포표의 예

A병원의 성별 입원현황		
구분	환자수	%
20세 미만	2	3.6
20~29세	10	18.2
30~39세	23	41.8
40~49세	16	29.1
50세 이상	4	7.3
총계	55	100.0

(2) 막대그래프/바그래프

막대그래프(bar graph)는 각 구간 또는 카테고리에 대한 도수를 보여주기 위한 그래프로 측정된 변수 값의 도수, 상대도수, 중요성의 크기 등을 동일한 폭을 갖는 막대의 길이로 표현하였다. 막대그래프는 일반적으로 명목척도, 순위척도와 같은 이산자료를 표현할 때 사용된다. X축에는 범주(category)를 Y축에는 도수/빈도(frequency)를 두며, Y축은 0에서부터 시작하여야 한다. 막대의 색이나 패턴을 달리하여 두 개 이상의 집단 간 비교도 가능하다.

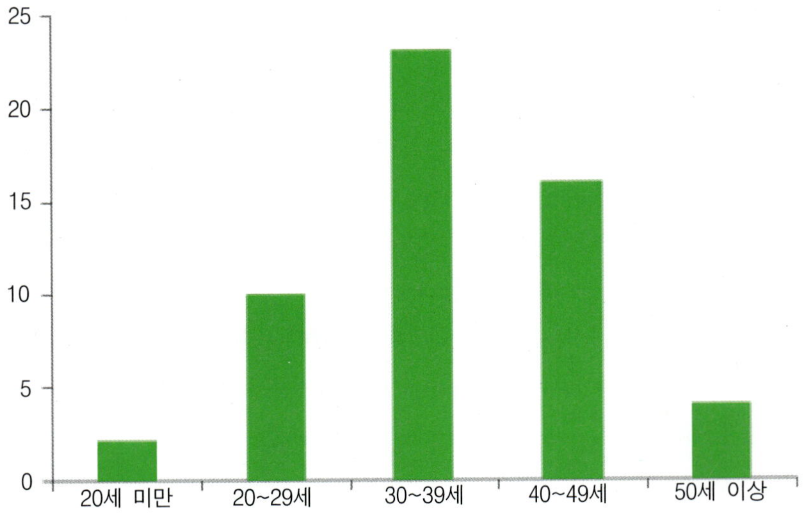

그림 6-1. 막대그래프의 예

(3) 원그래프/파이차트

원그래프(pie chart)는 원의 형태안에 카테고리나 구간의 상대도수를 표현하는데 용이한 차트로 전체에서 각 카테고리가 차지하는 비율을 시각적으로 잘 표현해준다. 하지만 카테고리의 수가 많을 경우 표현의 효율성이 떨어지고 작은 상대도수를 갖는 부분은 표시가 어려우며 상대도수의 차이가 크지 않을 경우 면적만으로 그 차이를 비교하는 것은 어렵다.

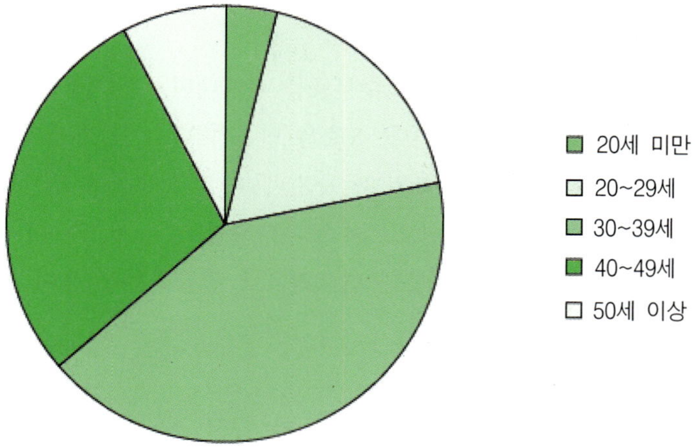

그림 6-2. 원그래프의 예

(4) 선그래프

선그래프(line graph)는 X축의 변수값이 간격이나 비척도로 측정된 자료를 표시하는 그래프로 X축의 변수값에 따른 Y축의 값(도수 또는 상대도수)의 변화를 가장 잘 나타낸다. 특별히 X축의 변수가 시간인 선그래프를 시계열(time-series) 그래프라고 한다.

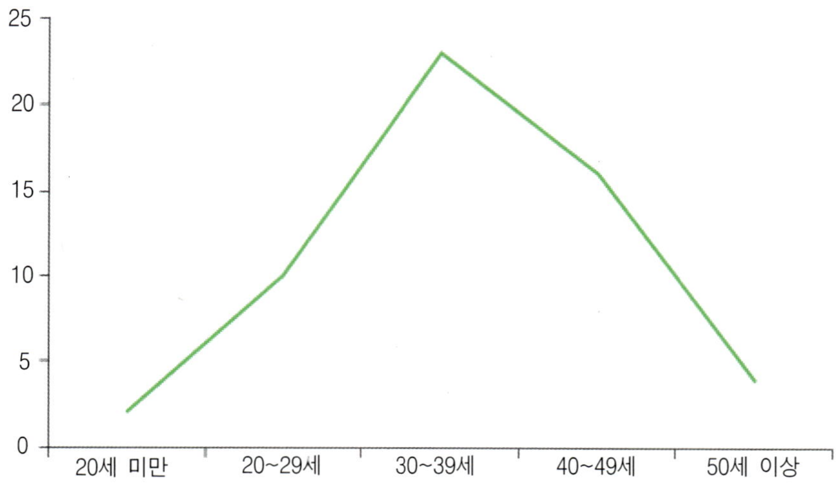

그림 6-3. 선그래프의 예

(5) 히스토그램

히스토그램(histogram)은 연속형 자료의 도수분포를 나타내며, 관찰한 도수의 분포가 한눈에 보이도록 기둥모양으로 나타낸 것이다. X축은 연속형 변수 각 계급의 간격을 나타내는데 각 구간은 동일하여야 하고, Y축은 각 구간에 대한 도수를 나타낸다. 히스토그램에서 각 막대의 정점을 선으로 연결함으로써 도수다각형(frequency polygon)을 얻을 수 있다. 도수다각형은 자료의 분포흐름을 연속적으로 관찰하는데 용이하다.

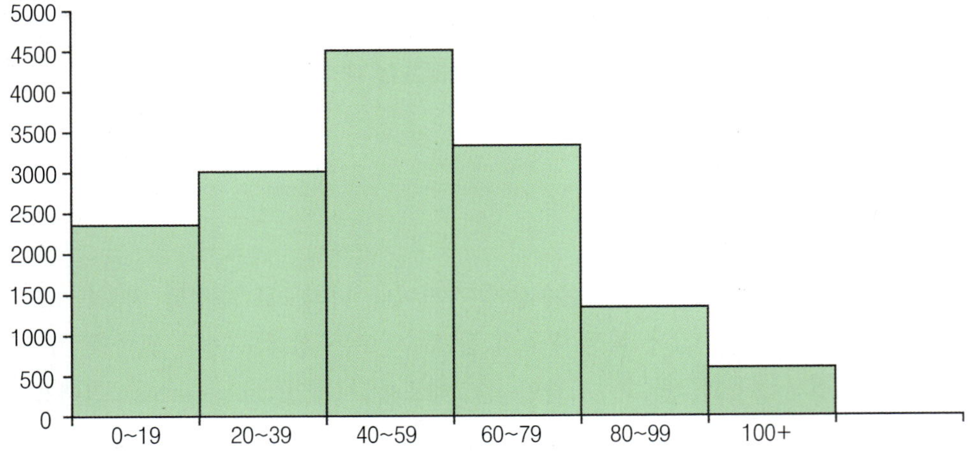

그림 6-4. 히스토그램의 예

2.4 통계의 분석

(1) 기술통계

자료의 특성을 기술하는 것을 기술통계(descriptive statistics)라고 한다. 자료의 특성은 중심경향성과 산포로 나타내는데 중심경향성을 살펴보는 대표적인 지표는 평균, 중앙값, 최빈값이고 산포를 측정하는 지표는 분산, 표준편차, 범위 등이 있다. 이의 내용을 구체적으로 살펴보면 다음과 같다.

1) 중심경향성 측정

- 평균(mean)

평균은 측정한 관찰치의 총 산술합을 관찰치의 개수로 나눈 값으로 모든 데이터를 반영한 대푯값이다. 데이터 분포의 중심경향성을 측정하는데 가장 익숙하고 널리 사용되는 방법이지만 최소값 또는 최대값과 같은 이상치(극단값)에 민감하다는 단점이 있다.

예제. Community Hospital의 8명의 환자의 재원일수는 다음의 표와 같다. 평균재원일수(ALOS)는 얼마인가?

환자	재원일수(LOS)
1	6
2	4
3	2
4	5
5	20
6	25
7	18
8	4

$$\frac{6+4+2+5+20+25+18+4}{8}=10.5(\text{일})$$

예제. Community Hospital의 부서별 환자수와 평균재원일수(ALOS)는 다음과 같다. 전체 평균재원일수는 얼마인가?

부서	환자수	평균재원일수(ALOS)
내과	40	6
외과	20	4
소아과	5	2

$$\frac{(40\times 6)+(20\times 4)+(5\times 2)}{40+20+5}=5.1(\text{일})$$

• 중앙값(median)

중앙값은 자료를 크기순으로 정렬하였을 때, 가운데 위치에 해당하는 자료를 말한다. 자료가 홀수이면 (n+1)/2번째 자료를 의미하고, 자료의 수가 짝수이면 가운데 두 개의 자료인 n/2번째 자료와 n/2 + 1번째 자료의 산술평균이 중앙값이 된다. 중앙값은 계산이 간편하고, 전체 분포를 기반으로 하고 있으며, 평균과는 달리 극단적인 값에 영향을 받지 않는다.

예제. 다음과 같은 데이터가 있다. 중앙값을 구하여라.

1, 8, 6, 4, 2, 5, 9

→ 1, 3, 4, 5, 6, 8, 9

중앙값: 5

16, 4, 21, 100, 7, 1

→ 1, 4, 7, 16, 21, 100

중앙값 : $\frac{7+16}{2}=11.5$

- 최빈값(mode)

자료의 분포에서 빈도수가 어느 곳에 가장 많이 밀집되어 있는가를 측정하는 것으로 쉽게 말해서 가장 빈도수가 많은 값을 말하며 질적자료나 양적자료 모두에 사용되나 질적자료의 분석에 더 효과적으로 이용된다. 구하기가 간편하고 극단값에 영향을 많이 받지 않으며 그 의미를 쉽게 설명할 수 있지만, 데이터의 전체 분포의 설명하기는 힘들고 그 값이 하나가 아닐 수 있으므로 평균이나 중앙값보다 사용빈도가 적다.

예제. 다음과 같은 데이터가 있다. 최빈값을 구하여라.

1, 1, 2, 2, 2, 2, 2, 2, 2, 4, 4, 6, 6, 6, 8, 9, 11, 11, 11

최빈값 2

2) 산포성 측정

산포성을 측정하는 대표적인 지표로는 범위, 표준편차, 분산이다. 이의 내용을 구체적으로 살펴보면 다음과 같다.

- 범위(range)

자료의 집합에서 최대값과 최소값의 차이를 말한다. 가장 쉽게 구할 수 있는 산포도이지만, 극단적인 값에 영향을 많이 받으므로 매우 불안정한 산포도이다.

- 표준편차(standard deviation)

산술평균과 변량 간의 편차에 절대값을 취해 이들에 대한 산술평균을 구한 것을 말한다.

- 분산(variance)

각 변량과 산술평균의 편차를 제곱한 것의 평균을 말한다.

- 변동계수(coefficient of variation)

평균에 대한 표준편차의 백분율을 말한다. 집단간의 산포의 크기를 비교하고자 할 때 평균에 대비한 값을 이용하는 것이다. 평균이 다른 집단을 비교하고자 할 때 유용하며 진료과별 재원일수의 비교, 사망률의 비교 등을 할 수 있다.

(2) 추론통계

추론통계(inferential statistics)는 표본자료를 통해 모집단의 특성을 추론하는 것으로 유의성 검정(test of significance), 신뢰구간 추정(interval estimation) 등의 분석을 수행한다. 유의성 검정법으로는 종속변수(목표변수, 반응변수)와 독립변수(입력변수, 설명변수)의 특성과 수에 따라 t-test, one-way ANOVA, 상관관계분석, 회귀분석, 카이제곱 검정 등이 있다. 보다 자세한 내용은 기초통계학 교재를 참고하기 바란다.

(3) 타당도와 신뢰도

1) 타당도

타당도(validity)는 측정하고자 하는 자료가 얼마나 잘 수집되었는가 하는 것이다. 예를 들면 체온계가 온도를 제대로 측정하는지, IQ테스트가 실제 지능을 측정하는지를 말하는 것이다. 따라서 데이터 수집도구와 방법은 자료의 타당성에 매우 큰 영향을 준다. 자료의 타당도를 검증하는 대표적인 방법은 다른 외부 자료원을 확인하는 것이다. 이를 외적 타당도하라고 하며 이는 곧 연구결과의 일반화의 정도를 의미한다. 예를 들면 의무기록에서 수집한 환자보험유형 정보의 타당도를 검증하기 위해서 원무자료, 의사일지, 약국정보 등을 확인하는 것이다. 또는 환자 또는 가족에게 직접 문의할 수도 있다.

- 민감도와 특이도

타당도는 측정 타당성을 표현하는 두 개의 대표적인 측정지표를 사용한다. 민감도(sensitivity)와 민감도(specificity)로서 이 개념을 이해하기 위해서는 먼저 진양성(true positive, TP), 위음성(false negative, FN), 진음성(true negative, TN), 위양성(false positive, FP)라는 4가지의 정의를 알아야 한다. 예를 들면 특정 검사가 질병을 얼마나 잘 선별하는지를 평가할 때 민감도와 특이도를 확인한다. 아래 표를 보면 질병이 있는 사람(a+c)에 대해 검사결과가 양성(a)으로 나온 비율이 높은 경우 민감도가 높다고 표현하고, 질병이 없는 사람(b+d)에 대해 검사결과가 음성(d)으로 나온 비율이 높은 경우 이를 특이도가 높다라고 표현한다. a, b, c, d는 각각 진양성(true positive, TP), 위음성(false negative, FN), 진음성(true negative, TN), 위양성(false positive, FP)이다.

표 6-3. 검사의 타당성 측정: 민감도와 특이도

질병 / 검사결과	부서	환자수	평균재원일수(ALOS)
양성	a	b	a+b
음성	c	d	c+d
계	a+c	b+d	a+b+c+d

(1) 민감도(sensitivity) $= \frac{a}{a+c} \times 100$

(2) 특이도(specificity) $= \frac{d}{b+d} \times 100$

(3) 양성예측도 $= \frac{a}{a+b} \times 100$

(4) 음성예측도 $= \frac{d}{c+d} \times 100$

2) 신뢰도

신뢰도(reliability)는 같은 자료를 반복 측정했을 때 동일한 결과가 나오는 정도를 말한다. 즉 측정방법이 얼마나 신뢰성을 가질 수 있는가에 대한 문제이다. 예를 들면 자료를 수집하는 사람이 여러 사람인 경우 수집한 자료가 달라질 수도 있다. 이를 관찰자간 신뢰도(interobserver reliability)라고 한다. 또 한 사람이 수집하였다 하더라도 오랜 기간동안 측정하다보면 편차가 발생할 수 있다. 이를 관찰자내 신뢰도(intraobserver reliability)라고 한다. 신뢰도를 높이기 위해서는 반복 측정을 통해 일치도(level of agreement)의 수준을 높여야 한다. 또는 표본의 수를 충분히 크게 하면 신뢰도를 높일 수 있다.

3. 병원통계

병원에서는 지속적으로 건강관련 데이터가 생성된다. 이러한 데이터는 기관 내부적으로는 환자, 의료진, 기타 의료서비스를 제공하는데 관여하는 다양한 사람들이 등이 사용하고, 외부적으로는 국가보건기관, 보험회사, 인증기관 등이 사용한다. 특히, 병원통계는 병원의 경영지표로 효율적인 병원운영에 필요한 자료를 제공하고, 질병, 수술, 합병증, 후유증, 사망 등에 관련된 의학연구를 지원한다. 또한 수련병원 실태조사, 전염병 보고 등 외부기관에 보고해야 하는데 사용되기도 하며 진료평가 활동에 참고자료로 사용되기도 한다.

병원통계는 다양한 방법으로 구분할 수 있는데 그 활용목적에 따라 행정통계와 진료통계로 구분된다. 행정통계는 병원운영을 목적으로 생성되는 통계로 인사, 재정 등의 행정관련 사항과 진료수익 등이 포함된다. 진료통계는 환자수, 진료건수 등의 환자에 관련된 통계와 진단, 수술, 검사, 전과, 협의 진료를 포함한 의료서비스와 관련된 통계, 합병증, 병원감염, 사망수, 부검수 등 진료결과와 관련된 통계가 포함된다. 병원통계는 환자의 분류에 따라서도 구분될 수 있는데 이 경우 외래환자, 입원환자, 응급환자별로 통계를 각각 작성할 수 있다.

3.1 병원통계의 기초개념

(1) 환자

병원 환자(hospital patient)는 질병의 유무에 관계없이 병원에 내원하여 진료를 받은 사람을 말한다. 환자는 수진형태에 따라 외래환자(inpatient), 입원환자(outpatient), 응급환자(emergency patient), 건강검진 수검자 등으로 분류한다. 입원환자는 병원의 병상에서 진료를 받기 위해 입원수속을 끝낸 사람을 말하며 당일 입·퇴원환자 및 병원 출생 신생아도 입원환자에 포함된다.

외래환자는 입원병동에서 진료를 받지 않고 외래 진료실에서 당일 진료를 받고 귀가하는 환자로 신환과 구환, 초진과 재진 등으로 구분한다. 신환은 해당 병원에 처음 내원한 환자를 말하고 구환은 해당 병원에 온 적이 있는 환자를 말한다. 초진과 재진은 병원이 아니라 진료과가 기준이 되는데 특정 진료과에 처음 진료를 받는 사람을 초진 환자라고 한다. 건강보험 청구기준에서 초진은 조금 다른 의미로 정의되는데, 특정 질환으로 해당 진료과에 처음 진료를 받는 사람을 말한다. 즉 특정 질환이 기준이 된다.

(2) 병상

병원의 병상(bed)는 주로 입원환자가 진료하기 위한 시설이다. 입원병상은 성인용 병상, 소아용 병상, 중환자 병상, 응급실 입원병상이 있으며, 비입원병상으로는 분만

실내 병상, 수술후 회복실내의 병상, 외래진찰실, 응급실, 기타 진료실에서 일시적 진단, 치료를 위한 병상을 말한다. 일반적으로 입원병상을 병원병상이라 하고 국가에서 허가받는 병상(허가병상)도 입원병상을 기준으로 한다.

3.2 입 · 퇴원환자 통계

(1) 재원환자 센서스

병원에서는 재원환자 현황을 파악하기 위해 매일 일정한 시간에 재원하고 있는 환자 총수를 병동별로, 과별로 조사하여 집계한다. 이를 재원환자 센서스(inpatient census)라고 하는데 센서스 데이터는 매일 24시간 단위로 수집되고 일반적으로 자정에 측정한다. 환자의 이동 즉, 입원, 퇴원, 전원 등이 재원환자 센서스에 반영된다. 성인 및 소아 센서스와 신생아 센서스는 별도로 작성한다.

1) 일일재원환자수(daily inpatient census): 공식적으로 측정된 재원환자수를 일일재원환자수라고 하며, 센서스 조사시각에 재원하고 있는 환자수와 전날 센서스 조사이후 입원하였다가 당일 퇴원한 환자수를 합한 수이다.

2) 재원환자 연인원수(total inpatient service days): 기간 중의 일일 재원환자수를 모두 합한 수를 의미한다.

예제. Community Hospital의 5월 1일 자정에 파악된 재원환자는 350명이었고, 5월 2일에 17명의 환자가 입원하였고, 15명이 퇴원(사망포함)하였다. 5명의 환자는 입원하였다가 당일 퇴원하였다. 5월 2일의 일일재원환자수와 재원환자 연인원수는 얼마인가?

	5월 1일 자정 재원환자수	350
+	5월 2일 입원환자수	17
−	5월 2일 퇴원환자수	15
+	5월 2일 당일 입퇴원 환자수	5
	5월 2일 재원환자수	357
	5월 재원환자 연인원수	657

3) 일일 평균재원환자수(average daily census): 기간 중 하루에 평균 몇 명의 환자들이 재원하고 있었는가를 나타내는 수이다.

$$\frac{\text{기간중 재원환자 연인원수}}{\text{기간중일수}}$$

예제. Community Hospital의 5월 1일 재원환자수는 240명, 5월 2일 재원환자수는 253명, 5월 3일 재원환자수는 237명이다. 3일간의 평균재원환자수는?

$$\frac{240+253+237}{3}=243.3$$

(2) 병상이용률/병상가동률

병상이용률 또는 병상가동률(inpatient bed occupancy rate, percentage of occupancy)은 이용 가능한 총 병상이 실제로 얼마나 이용되었는가를 나타내는 비율이다. 병원의 운영 규모를 대표하는 지표로써 인력, 의료기기, 총비용 등 병원의 투입요소와 밀접한 관련성이 있다. 병상이용률은 병원인력 및 시설의 활용도를 간접적으로 의미한다. 병원병상은 일반병실, 중환자실 병상 등 한 환자가 일정기간 점유하도록 배정된 병상을 의미하며, 검사실, 분만실, 수술실 등의 병상과 같이 검사나 처치를 목적으로 일시적으로 이용되는 병상은 제외한다.

$$\frac{\text{기간중 재원환자 연인원수}}{\text{이용가능한총병상수}\times\text{기간중일수}}\times 100$$

예제. Community Hospital의 5월 재원환자 연인원수는 7,582명이었다. 병상수는 기존의 280개에서 5월 20일자로 300개로 변경되었다. Community Hospital의 병상이용률은 얼마인가?

$$\frac{7,582}{(280\times 19)+(300\times 12)}\times 100=85(\%)$$

(3) 재원일수

재원일수(length of stay, LOS)는 환자의 입원에서 퇴원까지의 기간을 의미한다. 다음예제를 통하여 재원일수를 어떻게 산정하는가를 살펴본다.

예제1. 5월 28일에 입원하여 6월 6일에 퇴원한 환자의 재원일수는 얼마인가?
예제2. 5월 28일에 입원하여 당일 퇴원한 환자의 재원일수는 얼마인가?
예제3. 5월 28일 오전 9시에 ICU에 입원하여 오후 3시에 사망한 환자의 재원일수는 얼마인가?
예제 4. 5월 28일에 입원하여 5월 29일에 퇴원한 환자의 재원일수는 얼마인가?

1) 총재원일수(total length of stay): 기간 중 퇴원환자들의 재원일수 합계로 퇴원환자 재원연일수라고도 부른다. 재원환자 연인원수와는 다르다.
2) 평균재원일수(average length of stay, ALOS): 기간 중 퇴원한 환자들이 평균 며칠 간 재원하였는가를 의미하며, 신생아의 평균재원일수는 성인+소아와는 별개로 작성한다.

$$\frac{\text{기간중 퇴원환자의 총 재원일수}}{\text{기간중 퇴원환자수(사망포함, 신생아 제외)}}$$

예제. Community Hospital의 5월 9일에 퇴원한 5명의 환자의 재원일수는 다음과 같다. 총재원일수와 평균재원일수는 각각 얼마인가?

환자	재원일수(LOS)
1	5
2	3
3	1
4	8
5	10

- 총재원일수=5+3+1+8+10=27
- 평균재원일수=27/5=5.4

(4) 병상회전율

병상회전율(bed turnover rate)은 병원병상 이용을 측정하는 방법으로 일정기간 동안 한 개의 병상을 사용한 평균 환자수를 의미한다.

직접법: $\frac{\text{기간중 총 퇴원환자수}}{\text{기간중 사용가능했던 평균병상}}$

간접법: $\frac{\text{병상이용률} \times \text{기간중 사용가능했던 병상수}}{\text{평균재원일수}}$

예제. Community Hospital의 2012년 총 퇴원환자수는 8,300명이고 병상수는 530개라면 병상회전수는 얼마인가?

$$\frac{8,300}{530} = 15.7$$

즉, 2012년 한해 동안 Community Hospital의 한 개의 병상을 사용한 평균 환자수는 15.7명이다.

평균재원일수가 길어지면 병상이용률은 높아지고, 병상회전율은 낮아지며, 진료건당 진료비가 증가되는 반면 입원환자 1인당 1일 평균 부담진료비는 감소한다. 반면, 진료의 집중도가 커질수록 평균재원일수는 짧아지나 환자의 1인당 1일 평균 진료비는 증가한다.

(5) 재입원율

재입원율(readmission rate)은 총 퇴원환자수 중 그 병원에 입원했던 이력이 있는 환자의 비율을 의미한다. 신생아는 재입원이 발생할 수 없으므로 제외한다.

$$\frac{\text{기간중 과거 입퇴원 이력이 있는 환자수}}{\text{기간중 총퇴원수(신생아 제외)}} \times 100$$

> 예제. Community Hospital의 5월 퇴원환자수는 1,200명이었고, 신생아는 45명이었다. 그 중 과거 본 병원에 입 · 퇴원했던 이력이 있는 환자수는 400명이었다. 5월 재입원율은 얼마인가?
>
> $$\frac{400}{1,200} \times 100 = 33.3(\%)$$

3.3 외래환자 통계

(1) 외래환자 초진율

일정기간 동안의 연 외래환자 중 초진환자가 차지하는 비율로 이 비율이 상승하면 외래환자의 증가할 것이라고 예상할 수 있다. 연 외래환자수는 초진과 재진을 포함한다.

$$\frac{\text{기간중 초진환자수}}{\text{기간중 연 외래환자수(초진 + 재진)}} \times 100$$

(2) 평균 내원횟수

일정기간 동안 외래환자 1인이 평균 몇 회 내원했는가를 의미한다.

$$\frac{\text{기간중 연 외래환자수}}{\text{기간중 외래 실인원수(외래환자 머리수)}}$$

(3) 일일 평균 내원횟수

일정기간 동안 하루에 평균 몇 명의 외래환자가 내원하는가를 의미한다. 외래진료일수에는 공휴일은 제외하며, 토요일을 0.5일 혹은 1일로 계산하였는지 여부를 반드시 기재하여야 한다.

$$\frac{\text{기간중 연 외래환자수}}{\text{기간중 외래 진료일수}}$$

(4) 병상당 일일 평균 외래환자수

병상당 1일 평균 외래환자수를 산출하는 것으로 병원간의 비교에 사용되며, 100병상을 기준으로 산출하기도 한다.

$$\frac{\text{기간중 1일 평균 외래환자수}}{\text{기간중 평균 가동병상수}}$$

(5) 외래환자 과별 구성비

일정기간 동안의 외래환자 중 진료과별 외래환자가 차지하는 비율을 의미한다.

$$\frac{\text{진료과별 외래환자수}}{\text{기간중 연 외래환자수}} \times 100$$

(6) 외래환자 입원율

일정기간 동안의 외래환자 중 입원한 실인원의 비율을 의미하며 내원하는 환자의 질환 중증도를 측정하고 의사의 진료방식 및 지명도와 관련 있다.

$$\frac{\text{기간중 실입원환자수}}{\text{기간중 연 외래환자수}} \times 100$$

(7) 초진환자 입원율

일정기간 동안의 초진환자 중 입원한 실인원의 비율을 의미한다.

$$\frac{\text{기간중 초진환자 중 입원한 실인원}}{\text{기간중 초진환자수}} \times 100$$

3.4 사망 통계

사망률(mortality rate)은 해당 의료기관에서 제공된 의료서비스의 질과 관련이 있다. 병원 사망률은 퇴원한 환자수와 사망자수를 기본으로 한다. 사망자 수는 총퇴원수에 포함되는데 이는 환자의 사망이 입원의 마지막 순간에 발생한 것으로 간주하기 때문이다. 사망률에는 신생아는 포함되지만 응급실 도착 당시 사망해 있었던 환자(death on arrival, DOA), 입원수속을 하지 않은 채 응급실에 있던 중 사망한 환자, 사산아는 제외한다.

(1) 총사망률

총사망률(gross death rate)은 기간 중 총 퇴원환자수(사망포함)에 대한 총 사망환자수의 비율을 의미한다. 총사망률은 쉽고 빠르게 계산할 수 있지만 환자의 사망에 영향을 미칠 수 있는 여러 가지 요소들을 고려하지 않고 있기 때문에 직접적으로 의료서비스의 질과 관련 있다고 보기는 어렵다. 보건지표로 사용되는 조사망률(crude death rate)은 연간 연앙인구에 대한 사망 비율이다.

$$\frac{\text{기간중 총 입원사망수}}{\text{기간중 총퇴원수(사망포함)}} \times 100$$

> 예제. Community Hospital의 5월 퇴원환자수는 633명이고, 이 기간 중 사망환자수는 어른소아 및 신생아를 포함하여 21명이다. 조사망률은 얼마인가?
>
> $$\frac{21}{633} \times 100 = 3.3(\%)$$

(2) 순사망률

순사망률(net death rate)은 기간 중 입원 후 48시간이전 사망자를 제외한 총 퇴원환자수(사망포함)에 대한 48시간이후 사망환자의 비율을 의미한다. 입원 후 48시간 이내에 사망한 환자를 포함하지 않는 이유는 병원이 환자의 상태를 진단하고 치료하기에 48시간은 충분하지 않다고 판단하기 때문이다.

$$\frac{\text{기간중 총 입원사망수} - \text{입원 후 48시간 이내 사망수}}{\text{기간중 총퇴원수(사망포함)} - \text{입원 후 48시간 이내 사망수}} \times 100$$

> 예제. Community Hospital의 5월 퇴원환자수는 633명이고, 이 기간 중 사망환자수는 어른, 소아 및 신생아를 포함하여 21명이다. 이 중 3명은 입원 후 48시간 이내에 사망하였다. 순사망률은 얼마인가?
>
> $$\frac{21-3}{633-3} \times 100 = 2.9(\%)$$

(3) 마취사망률

마취사망률(anesthesia death rate)은 일정 기간 중 마취를 시행했던 총환자 중 마취로 인한 사망환자의 비율을 의미한다. 마취와 사망의 인과관계를 밝히는 것은 의사 또는 검시관이 해야 한다.

$$\frac{\text{기간중 마취사망수}}{\text{기간중 총마취환자수}} \times 100$$

> 예제. Community Hospital의 11월 수술환자 492명 중 452명이 마취를 받았다. 이 중 마취로 인한 사망환자는 2명이었다. 마취사망률은?
>
> $\frac{2}{452} \times 100 = 0.44(\%)$

(4) 수술 후 사망률

수술후 사망률(postoperative death rate)은 일정 기간 중 총 수술환자 중 수술후 10일 이내 수술과 관련되어 발생한 사망환자의 비율을 의미한다.

$$\frac{\text{기간중 수술후 10일이내 사망수}}{\text{기간중 총수술환자수}} \times 100$$

> 예제. Community Hospital의 11월 수술환자는 492명이다. 이 중 수술 후 10일 이내 사망한 환자는 27명이다. 수술 후 사망률은 얼마인가?
>
> $\frac{27}{492} \times 100 = 5.49(\%)$

(5) 모성사망률

병원 모성사망률(hospital maternal death rate)은 일정 기간 중 산과 총퇴원수에 대한 모성사망의 비율을 의미하며 임산, 분만, 분만 후 입원, 유산, 미분만이 포함된다. 모성사망은 임신, 분만 및 산욕기(출산 6주)에 임신관련 합병증으로 사망하는 직접모성사망과 당뇨, 폐결핵 등 원래 가지고 있던 질병이 임신으로 인하여 악화되어 사망하는 간접모성사망으로 구분한다. 임신이나 분만과 관련 없이 어떤 사고로 인하여 임산부가 사망한 경우는 제외된다.

$$\frac{\text{기간중 모성사망수}}{\text{기간중 총산과퇴원수}} \times 100$$

예제. 5월 Community Hospital의 산과 퇴원환자수는 275명이었다. 이 중 2명이 사망하였다. 모성사망률은 얼마인가?

$$\frac{2}{275} \times 100 = 0.73(\%)$$

(6) 신생아/영아/태아사망률

- 신생아사망률(hospital neonatal death rate): 기간 중 병원에서 출생한 신생아 총 퇴원수에 대하여 사망한 신생아의 비율을 의미한다. 신생아사망은 생후 28일 미만의 사망을 의미하며, 사산아 및 분만 후 병원입원 신생아는 제외된다.

$$\frac{\text{기간중 신생아사망수}}{\text{기간중 총신생아퇴원수(신생아사망포함)}} \times 100$$

- 영아사망률(infant death): 기간 중 영아 총퇴원수에 대하여 사망한 영아의 비율을 의미한다. 영아는 출생한지 28일 이후, 1년 미만이 되는 아기를 의미한다.

$$\frac{\text{기간중 영아사망수}}{\text{기간중 총영아퇴원수(영아사망포함)}} \times 100$$

- 태아사망률/사산율(fetal death rate/stillbirth rate): 기간 중 총 출생아수에 대한 사산아의 비율을 의미한다. 태아사망은 제태기간 및 무게에 따라 초기, 중기, 후기 태아사망으로 구분되는데 태아사망률/사산율에는 초기태아사망은 포함하지 않는다.

- 초기태아사망: 임신 20주 미만 또는 500g 미만 → 유산(abortion)
- 중기태아사망: 임신 20~28주 미만 또는 501~1000g 미만 → 사산(stillbirth)
- 후기태아사망: 임신 28주 이상 또는 1000g 이상 → 사산(stillbirth)

$$\frac{\text{기간중 사산수(중기 + 후기 태아사망)}}{\text{기간중 총출생아수 + 사산수(중기 + 후기 태아사망)}} \times 100$$

예제. 2012년 Community Hospital은 다음과 같은 통계분석 보고서를 작성하였다.

출생아	127	신생아 퇴원(사망제외)	115
신생아 사망	2	영아 퇴원(사망제외)	50
영아 사망	5	중기태아사망	13

이 통계를 보고 다음을 구하여라.

- 신생아사망률은 얼마인가?

$$\frac{\text{기간중 신생아사망수}}{\text{기간중총신생아퇴원수(신생아사망포함)}} \times 100 = \frac{2}{115+2} \times 100 = 1.7(\%)$$

- 영아사망률은 얼마인가?

$$\frac{\text{기간중영아사망수}}{\text{기간중총영아퇴원수}} \times 100 = \frac{5}{50+5} \times 100 = 9.1(\%)$$

- 태아사망률/사산율은 얼마인가?

$$\frac{\text{기간중사산수(중기 + 후기태아사망)}}{\text{기간중총출생아수 + 사산수(중기 + 후기태아사망)}} \times 100 = \frac{13}{127+13} \times 100 = 9.3(\%)$$

3.5 부검률

부검률(autopsy rates)은 사망환자에 대한 부검수의 비율로 총부검율, 순부검율, 병원부검율로 구분한다. 신생아의 사망이나 부검은 포함되지만 사산아의 경우는 사망수나 부검수에 포함하지 않는다.

(1) 총부검률

총부검률(gross autopsy rate)은 기간 중 총사망에 대한 부검수의 비율을 의미한다.

$$\frac{\text{기간중 부검수}}{\text{기간 중 총입원사망수}} \times 100$$

예제. 6월 Community Hospital의 사망자수는 21명이며, 이 중 4명에 대해 부검이 시행되었다. 총부검률은 얼마인가?

$$\frac{4}{21} \times 100 = 19(\%)$$

(2) 순부검률

순부검률(net autopsy rate)은 기간 중 법적 문제로 인하여 다른 곳(국립과학수사연구소 등)으로 이송된 사체를 제외한 총 사망에 대한 부검수의 비율을 의미한다.

$$\frac{\text{기간중부검수}}{\text{기간중총입원사망수} - \text{법적문제로이송한미부검수}} \times 100$$

> 예제. 6월 Community Hospital의 사망자수는 21명이며 이 중 3명은 법적인 이유로 검시관의 요청에 의해 국립과학수사원으로 이송되었다. 병원에서는 4건의 부검이 시행되었다. 순부검률은 얼마인가?
>
> $$\frac{4}{21-3} \times 100 = 22.2(\%)$$

(3) 병원부검률

병원부검률(hospital autopsy rate)은 해당 병원의 환자였던 사망자로서 부검이 가능한 사망수에 대해 병원에서 시행된 부검수의 비율을 의미하며, 다른 병원에서 사망하였지만 해당병원에 부검을 위해 이송되어 온 사체도 분모에 포함한다.

$$\frac{\text{기간중총병원부검수}}{\text{기간중총사망수(입원} + \text{외래포함)} + \text{병원부검이가능한사체수}} \times 100$$

> 예제. Community Hospital에서 6월의 입원사망수는 33명이었다. 이 중 3건은 검시관이 요청한 케이스로 2건은 외부로 이송되었고, 1건은 병원의 병리의가 부검하였다. 입원사망자 중 14건도 병원에서 부검하였으며, 다음과 같이 발생한 케이스도 부검하였다.
>
> - 선천성 심장질환을 가지고 있던 어린이가 응급실에서 사망하였다.
> - 이전에 병원에 입원했었던 환자로 다른 의료기관에서 치료받다가 사망하여 부검을 위해 본 병원으로 이송되었다.
> - 이전에 병원에 입원했었던 환자로 집에서 사망하여 부검을 위해 본 병원으로 이송되었다.
> - 병원의 외래환자로 항암치료를 받다가 사망하였다.
> - 요양기관의 환자로 사망 후 부검을 위해 본 병원으로 이송되었다.
> - 이전에 병원에 입원했었던 환자로 응급차를 타고 병원으로 오던 중 사망하였다.

- 총병원부검수

	검시관 케이스로 병리의 부검수	1
+	입원사망 부검수	14
+	입원사망외 부검수	6
		21

- 총병원부검이 가능한 사체수

	병원 입원사망환자	33
−	검시관이 요청한 케이스	2
+	병원에서 부검이 가능한 케이스(이송+사망)	6
		37

$$병원부검율=\frac{21}{37}\times 100 = 56.8(\%)$$

3.6 이환율 및 기타 통계

이환율(morbidity rate)은 환자가 병원에서 진료를 받는 과정에서 발생한 합병증, 병원감염, 수술 후 감염 등을 포함한다. 이 외에 제왕절개율, 협진율 등도 주요한 병원 통계로 산출된다.

(1) 합병증률

합병증률(complication rate)은 기간 중 총퇴원수에 대한 합병증 발생 환자의 비율을 의미한다.

$$\frac{기간중 총 합병증 발생수}{기간중 총 퇴원수(사망포함)}\times 100$$

(2) 병원감염률

병원감염률(nosocomical infection rate): 기간 중 총퇴원수에 대한 병원감염 발생환자의 비율을 의미한다. 일반적으로 병원 내 감염은 입원 후 72시간이 경과된 후 발생한 감염을 의미하고 72시간 이내에 발생한 감염은 지역획득감염(community-acquired infection, CAI)으로 간주한다.

$$\frac{\text{기간중 총 병원감염수}}{\text{기간중 총퇴원수(사망포함)}} \times 100$$

(3) 수술후 감염률

수술후 감염률(postoperative infection rate): 기간 중 시행한 총 수술건수에 대한 수술후 감염수의 비율을 의미한다.

$$\frac{\text{기간중 수술후 감염수}}{\text{기간중 총수술건수}} \times 100$$

2012년 3월 Community Hospital에서 작성한 이환율 데이터는 다음과 같다.

퇴원수(사망수포함)	2000	수술건수	1543
동반질환수	238	합병증수	120
병원감염수(수술후감염 포함)	22	수술 후 감염수	8
지역획득감염수	30		

$$\text{합병증률} = \frac{\text{기간중 총 합병증 발생수}}{\text{기간중 총퇴원수(사망포함)}} \times 100 = \frac{120}{2000} \times 100 = 6.0(\%)$$

$$\text{병원감염률} = \frac{\text{기간중 총 병원감염수}}{\text{기간중 총퇴원수(사망포함)}} \times 100 = \frac{22}{2000} \times 100 = 1.1(\%)$$

$$\text{수술후 감염율} = \frac{\text{기간중수술후감염수}}{\text{기간중 총수술건수}} \times 100 = \frac{8}{1543} \times 100 = 0.52(\%)$$

(4) 제왕절개율

제왕절개율(cesarean section rate)은 기간 중 분만 총수에 대한 제왕절개술 수의 비율을 의미한다. 사산아는 분만 총수에 포함하고, 다태아의 경우 분만수나 제왕절개수는 한 건으로 계산한다.

$$\frac{\text{기간중 총제왕절개수}}{\text{기간중 총 분만수}} \times 100$$

예제. Community Hospital의 3월 산과 퇴원환자는 534명었고, 분만한 산모는 276명이었다. 이 중 제왕절개에 의한 분만은 74건이었다. 제왕절개율은 얼마인가?

$$\frac{74}{276} \times 100 = 26.8(\%)$$

(5) 협진율

기간 중 총퇴원수에 대한 협진을 받은 환자의 비율로 협진은 특정 환자의 진단 및 치료에 대해 두 명 이상의 의사들이 협의하는 경우를 의미한다. 주치의가 협진을 의뢰하면 협진의는 환자의 상태를 직접 혹은 기록을 통해 검토하여 이에 대한 권고사항을 기록하여 작성하여 준다.

$$\frac{\text{기간중협진을받은환자수}}{\text{기간중총퇴원수(사망포함)}}\times 100$$

> 예제. Community Hospital의 수술부서 퇴원수는 85명으로 이중 13명이 협진을 받았다. 수술부서의 협진율은 얼마인가?
>
> $\frac{13}{85}\times 100 = 15.29(\%)$

3.7 병원통계의 비교: 중증도 보정

병원간의 통계를 산출하기 비교하는데 있어서 가장 문제가 되는 부분은 각 병원환자들의 질병의 중증도가 차이가 있다는 것이다. 즉 대학병원을 이용하는 환자와 중소병원을 이용하는 환자들의 질병의 중증도가 차이가 있음에 따라 이를 단순 비교하는 것은 잘못된 해석을 하는 오류를 범할 수 있다. 따라서 집단 간 환자의 질병의 중증도를 보정하여 통계를 산출하여 비교할 필요가 있다. 질병의 중증도가 보정된 병원통계를 산출하여 의료기관간에 비교하게 할 수 있는 벤치마킹 시스템이 필요하다.

(1) 병원통계를 기반으로 한 벤치마킹 시스템

1) 의료이용 결과 벤치마킹의 정의

의료기관을 효율적으로 관리하기 위해서는 의료서비스의 질 관리를 통해 양질의 의료서비스를 환자에게 제공하여야 한다. 의료의 질 관리를 위해서는 의료기관에서 제공하는 의료서비스의 질적 수준을 평가하고 타 의료기관과의 비교를 통해 현재의 의료의 질적 수준을 파악하여야 한다. 일반적으로 의료서비스의 질은 구조(structure), 과정(process), 결과(outcome) 영역에서 평가될 수 있다. 구조의 평가는 의료의 질을 단지 간접적으로 반영할 뿐이고, 과정의 평가는 자원 사용의 적정성에 주로 초점을 맞추고 있다. 따라서 결과의 평가는 의료의 질을 예측하는데 있어서 필수적인 분야라 할 수 있다. 의료서비스의 결과(outcome)를 평가하는 가장 대표적인 지표로 재원일수와 사망이 널리 활용되고 있다. 재원일수와 사망률 평가의 타당도를 보장하기 위해서는 평가 이전에 환자의 중증도를 동일하게 맞추는 중증도 보정 과정을 거친 후 평가하여야 하며, 중증도 보정 과정을 거친 재원일수 및 사망률에 대해 의료기관 간 비교를 하여야 한다. 이와 같이 각 의료기관의 입원환자 자료를 이용하여 중증도 보정 후 각 의료기관의 재원일수 및 사망률의 수준을 평가하고 이의 비교를 통해 의료서비스 제공의 효율성을 비교하는 것을 의료이용 결과의 벤치마킹이라고 한다.

2) 외국의 의료이용 결과 벤치마킹 사례

미국에서는 의료기관에서 제공되는 의료서비스의 질적 향상을 유도하기 위해 이미 오래전부터 의료기관에서 제공되는 의료서비스의 결과 수준을 평가하고 이를 비교하기 위해 벤치마킹 기법을 개발하고 있다. 미국의 대표적인 의료서비스 결과에 대한 벤치마킹을 살펴보면 1990년 US News & World Report를 통해 중증도 보정 사망률을 평가하였으며, 1994년 Thomson & Reuters Top 100 Hospitals를 통해 수술환자의 중증도 보정 재원일수, 중증도 보정 사망률을 평가하였다. 2003년 Hospital Compare를 통해 급성심근경색, 심부전, 폐렴의 중증도 보정 사망률을 평가하였고, 2005년 Michigan Manufacturing Technology Center (MMTC) 프로젝트 통해 병원 전체 중증도 보정 사망률, 중증도 보정 재원일수, 환자 만족도를 평가하였다.

표 6-4. 미국의 벤치마킹 시스템 및 의료이용 결과 벤치마킹 지표

벤치마킹 시스템	벤치마킹 지표
US News & World Report (1990)	Clinical Outcomes • Risk adjusted mortality(중증도 보정 사망률) • Number of discharges(퇴원환자수) • Patient services(환자 서비스)
Thomson & Reuters Top 100 Hospitals (1994)	Clinical Outcomes • Risk adjusted mortality(중증도 보정 사망률) • Risk adjusted complications index (중증도 보정 합병증 지수) • Risk adjusted patient safety index (중증도 보정 환자 안전 지수) • Severity adjusted length of stay(중증도 보정 재원일수)

Hospital Compare (2003)	• 30 day risk-adjusted mortality rate • Acute Myocardial (급성심근경색의 입원 후 30일 이내 사망률) • Heart Failure (심부전의 입원 후 30일 이내 사망률) • Pneumonia(폐렴의 입원 후 30일 이내 사망률)
Michigan Manufacturing Technology Center (MMTC) (2005)	Clinical outcomes • Hospital-wide Mortality Index(의료기관 사망률) • % of cardiac patients with acute readmission within 31 days(심장병 환자의 31일 이내 긴급재입원율) • % of patients with unscheduled Inpatient returns to OR within same stay (동일 재원기간 중 계획되지 않은 수술율) • % of Inpatient admissions following unscheduled returns to Emergency Dept within 72 hrs (72시간 이내 계획되지 않은 응급입원율) • Avg length of stay (days), Case-Mix adjusted (중증도 보정 재원일수)

영국에서도 2001년 CHKS Top Hospitals Program을 통해 중증도 보정 사망률, 중증도 보정 재원일수, 수술 전 재원일수, 재입원율을 평가하였으며, 2008년 National Health Services (NHS) Choices Hospital Scorecard를 통해 재원일수, 외래 및 응급실을 통한 입원의 생존율, 재입원율 등을 평가하는 등 의료서비스의 결과 수준을 평가는 벤치마킹 프로젝트가 수행되었다. 유럽연합에서는 2005년 Health Consumer Powerhouse를 통해 심근경색의 사망률, 신생아 사망률, 예방 가능한 사망률을 평가하였으며, 전 세계적으로는 2004년 WHO에서 World Health Organization Performance Assessment Tool for Quality Improvement in Hospitals(PATH)를 구축하여 전 세계의 급성심근경색증, 뇌졸중, 지역사회 획득 폐렴, 엉덩이 골절, 관상동맥위회로이식술(CABG)의 사망률, 재입원율, 재원일수 등을 평가하고 있다.

표 6-5. 영국의 벤치마킹 시스템 및 의료이용 결과 벤치마킹 지표

벤치마킹 시스템	벤치마킹 지표
CHKS Top Hospitals Program (2001)	Clinical effectiveness and safety • Risk adjusted mortality (or mortality index) (중증도 보정 사망률) • Rate of emergency readmission to hospital (응급실 재입원율) • Rate of emergency readmission to hospital following treatment for fractured hip (엉덩이 골절 치료를 위한 응급실 재입원율) • Rate of emergency readmission to hospital following AMI (within 28 dys) (급성심근경색으로 인한 28일 이내 응급실 재입원율) • Rate of emergency readmissions to hospital within 14 days for COPD (만성폐쇄성폐질환으로 인한 14일이내 응급실 재입원율) • Risk adjusted length of stay (중증도 보정 재원일수) • Pre-op length of stay for fractured neck of femur (넙다리뼈목 골절에 대한 수술 전 재원일수) • Pre-op length of stay for elective surgery (정규수술에 대한 수술 전 재원일수)
National Health Services (NHS) Choices Hospital Scorecard (2008)	• Readmission(재입원율) • Length of Stay(재원일수) • Survival rate(elective and emergency surgeries) (정규 및 응급수술에 대한 생존율) • Standardized admission ratio (SAR) (보정된 입원율)

표 6-6. 기타 국가의 벤치마킹 시스템 및 의료이용 결과 벤치마킹 지표

국가	벤치마킹 시스템	벤치마킹 지표
유럽연합	Health Consumer Powerhouse (2005)	Clinical Outcomes • Heart infarct mortality < 28days after getting to hospital(퇴원후 28일 이내 심근경색 사망률) • Infant deaths/ 1000 live births (1000일 미만 신생아 사망률) • Cancer 5-yr survival rates(암에 대한 5년간 생존율)
전세계	World Health Organization Performance Assessment Tool for Quality Improvement in Hospitals(PATH) (2004)	Clinical Effectiveness and Safety • Mortality (Acute myocardial infarction, stroke, community acquired pneumonia, hip fracture, coronary artery bypass graft) (급성심근경색, 뇌졸중, 지역사회획득 폐렴, 엉덩이 골절, 관상동맥우회로이식술의 사망률) • Readmission(재입원율) • Length of stay(재원일수)

3) 외국의 의료이용 결과 벤치마킹 시스템

현재 미국에서는 Medicare.gov사이트를 통해 미국병원들의 의료서비스 결과 수준에 대한 벤치마킹 자료를 공개하고 있다. Medicare.gov사이트에서 공개하고 있는 미국병원들의 의료서비스 결과 수준에 대한 벤치마킹 지표에는 입원 후 30일 이내 사망률, 퇴원 후 30일 이내 재입원율, 수술합병증, 감염 등이 있다. 미국의 TRUVEN HEATH ANALYTICS에서는 중증도 보정 사망률, 중증도 보정 재원일수, 30일 이내 재입원율 등 미국 내 의료기관의 의료서비스의 질적 수준을 벤치마킹하여 상위 100대 의료기관의 결과를 공개하고 있다. 영국의 경우 웹 베이스의 Real Time Monitoring(RTM) 시스템으로 의료기관의 재원일수, 사망률 등 의료서비스 결과 수준을 제시하고 있다. Dr Foster Intelligence에 의하면 영국의 Real Time Monitoring(RTM) 시스템은 의료기관의 사망률, 재원일수 등 의료의 질 및 효율성에 관련된 주요 지표를 실시간으로 제시함으로써 의료서비스의 잠재적인 문제를 확인할 수 있게 하며, 모니터링 할 수 있게 한다고 한다. Real Time Monitoring(RTM) 시스템은 의료기관의 약 70%가 이용하며, 정부에서 의료기관의 의료의 질을 향상시키기 위한 자료로 활용된다고 한다. 또한

Real Time Monitoring(RTM) 시스템은 의료기관들에게는 의료기관에서 제공된 의료서비스의 질적 수준을 측정하고 측정된 의료서비스 질적 수준의 비교를 통해, 의료기관의 의료서비스 수준을 인지할 수 있게 할 뿐 아니라 의료기관에서 제공한 의료서비스 질적 수준의 조사 및 연구를 위한 세부적인 환자 상태에 대한 자료를 제공한다. 웹베이스의 Real Time Monitoring(RTM) 시스템은 dr foster intelligence 홈페이지에서 그 툴을 제공하고 있다.

4) 외국의 의료이용 결과 벤치마킹 시스템의 효과

실제 영국의 한 의료기관에서는 Real Time Monitoring(RTM) 시스템을 이용하여 의료기관의 재원일수 수준을 평가하고, 이를 타 병원과 비교하였으며, 이를 통해 정형외과에서 제공되는 의료서비스의 절차를 새롭게 구성하여 환자에게 제공하였다. 그 결과 재원일수가 현형 8일에서 4일로 단축되는 효과가 있었으며, 이는 영국 의료기관의 평균 수준보다 낮았다. 재원일수의 단축은 환자에게 제공되는 의료서비스의 경험이나 결과의 질적 향상을 가져오게 하였으며, 환자의 재원일수 1일당 약 200파운드의 의료비용 절감효과를 가져왔다. 이는 웹으로 구축된 중증도 보정 병원 통계 시스템의 실질적인 효과를 증명한 자료임에 의미가 있다고 할 수 있다.

Ine Borghans 등(2008)의 연구에서는 의료기관 중 재원일수가 높은 의료기관에서 잠재적으로 감소시킬 수 있는 재원일수가 며칠인지 규명하였다. 재원일수가 높은 의료기관은 전체 의료기관의 평균재원일수 중 평균재원일수가 하위 15%에 해당하는 의료기관의 평균재원일수 보다 높은 의료기관으로 정의하였으며, 총 98개 의료기관 중 69개 의료기관이 재원일수가 높은 의료기관으로 분류되었다. 이들 69개 병원에 대한 퇴원환자 자료를 국가 행정자료로부터 수집하였으며, 환자의 입원경로, 나이, 진단 및 시술 변수를 이용하여 각 의료기관의 입원환자에 대해 중증도 보정을 실시하였다. 중증도 보정을 통해 불필요한 입원일수가 며칠인지를 측정한 결과 69개 병원에 대해 잠재적으로 감소시킬 수 있는 재원일수는 180만 일로 조사되었다.

5) 우리나라의 의료이용 결과 벤치마킹 시스템

우리나라에서는 질병관리본부에서는 의료기관에서 의료서비스의 질 관리를 위해 관심이 높은 질환을 중심으로 2012년 퇴원손상심층조사 표본병원 의료정보 질 평가를 위한 중증도 보정 병원통계 생성모형 개발을 통해 중증도 보정 재원일수 및 사망 모형을 개발하였다. 2012년도의 연구를 통해 개발된 중증도 보정 재원일수 및 사망모형에는 급성심근경색증 환자의 중증도 보정 재원일수 모형, 급성뇌졸중 환자의 중증도 보정 재원일수 모형, 머리내 손상 환자의 중증도 보정 재원일수 모형이 있었으며, 의료기관 중증도 보정 사망 모형이 있었다. 중증도 보정 모형개발 시 모형의 정확성 및 타당성을 높이기 위해 문헌고찰 및 전문가의 자문을 통해 중증도 보정에 사용할 변수를 정의하였으며, 데이터마이닝 기법을 이용하여 중증도 보정 모형을 개발하였다. 급성심근경색, 급성뇌졸중, 머리내 손상, 의료기관 사망에 대한 중증도 보정 모형 개발 후 중증도 보정 병원 통계 산출을 위해 중증도가 보정된 재원일수와 실제 재원일수 차이를 살펴보았으며, 의료기관에서 사망한 실 사망자수와 의료기관 중증도 보정 사망 모형에 따라 산출된 예측 사망자수를 이용하여 중증도 보정 사망률을 산출하였다. 또한 이러한 중증도 보정 병원 통계를 의료기관에서 손쉽게 활용할 수 있도록 웹기반의 의료기관 질 관리 비교 파일럿 프로그램을 개발하였다. 파일럿 프로그램 개발 시, 질병관리본부의 퇴원손상심층조사 자료를 재구성하여 중증도 보정 병원 통계에 맞는 관계형 데이터베이스를 개발하고, 데이터웨어하우스를 기반으로 한 데이터마이닝의 중증도 보정 기법을 이용하여 중증도 보정 병원통계 모형을 개발하였으며, 각 병원의 질 관리 담당자가 중증도 보정 병원 통계를 손쉽게 이용할 수 있도록 의료기관 질 관리 웹 서비스 모형을 개발하였다.

(2) 병원사망률에 대한 중증도 보정통계: HSMR

개별 질환이나 시술에 대한 재원일수, 사망률 등 의료이용 결과 지표는 차이가 커서 단일 재원일수 지표, 사망률 지표를 통해 병원 전체의 질적 수준을 가늠할 수 없다. 따라서 의료기관의 전반적인 질적 수준이 반영된 지표를 산출하기 위해서는 의료기관 전체 환자를 대상으로 재원일수, 사망률 등의 지표를 산출할 필요가 있다. 이러한 필요성에 부응하여 미국, 영국, 캐나다, 호주 등에서는 의료기관 전체 퇴원환자를 대상으로 의료기관의 전반적인 질적 수준을 반영한 지표인 '의료기관 중증도 보정 사망률(hospital standardized mortality rate, HSMR)' 지표를 산출하여 공개하고 있다. 우리나라에서도 의료기관 중증도 보정 사망률 지표산출에 대한 연구가 이루어져서 의료기관간간의 중증도를 보정한 병원사망률 통계를 비교하고 있다.

4. 보건통계

보건통계는 국민의 건강상태를 나타내는 중요한 지표로 생성 주요목적은 국내 보건의료정책 수립의 기초자료로 활용하고 국제적으로는 WHO, OECD 등 국제기구에 제출하여 국가 간 보건지표를 비교하기 위함이다. 국민의 건강수준을 직접적으로 측정하는 결코 쉽지 않으므로 평균수명, 사망률 등의 사망지표(mortality rates)와 유병률, 발생률과 같은 상병지표(질병지표, morbidity rates)를 이용하여 간접적으로 측정한다.

4.1 생정통계

통계는 의료기관 내부에서 수집될 뿐만 아니라 지역사회, 더 나아가서는 국가 전반적으로 수집되기도 한다. 생정통계(vital statistics)는 인간의 삶에 있어서의 가장 중요한 일, 즉 출생과 사망(태아사망), 결혼, 이혼, 입양 등을 포함하는 인구변동 사건을 수집하여 작성되며 인구동태 통계라고도 한다. 이러한 데이터는 공중보건을 향상시키기 위해 사용되고, 인구의 건강상태에 영향을 미치는 요인을 파악하는 연구를 '역학(epidemiology)' 라고 한다.

생정통계를 작성하기 위해 수집하는 출생, 사망, 영아사망 등에 대한 데이터는 의학연구, 역학연구, 공중보건 프로그램을 개발 및 수행하는데 핵심적인 정보를 제공하며, 사망률, 출생률, 유병률을 산출하는 기본 자료로 사용된다. 생정통계는 이렇게 다양한 목적으로 사용되므로 이를 보고하기 위한 신고서는 정확하고 완전하게 작성되어야 한다.

(1) 인구동태보고와 생정통계 수집체계

1) 출생신고서

출생신고서(certificate of live birth)는 출생을 등록하기 위한 목적으로 출생자, 부모, 신고인, 임신주수, 신생아 체중, 다태아 여부, 출생자의 부모에 관한 사항을 작성하도록 되어있다(양식 제1호).

2) 사망신고서

사망신고서(death certificate)에서 수집한 데이터는 사망원인을 파악하는데 사용되며 사망자에 대한 정보(사망일시, 사망장소 포함), 신고인 정보, 사망원인, 사망종류, 외인사사항 등이 포함된다(양식 제19호).

(2) 주요 생정/보건통계 지표

주요 생정통계 지표는 출생률, 사망률, 이환율로 구분된다. 출생률과 사망률은 인구 10만 명당 조출생률(crude birth rate)과 조사망률(crude death rate)로 나타낸다. 사망통계는 일정기간 동안 특정질병에 의한 사망을 나타내는 비례사망률(proportionate mortality ratio), 성별-연령별, 사인별 특수사망률, 연령표준화 사망률, 영아사망률, 모성사망률 등이 있다. 이환율은 유병률(prevalence rate), 발생률(incidence rate), 치명률 등이 대표적인 지표로서 특정 인구단위를 기준으로 표현한다.

1) 조출생률

조출생률(crude birth rate)은 보통출생률이라고도 하며 1년 동안 특정 지역의 총 출생수를 그 지역의 총 인구수로 나눈 것이다. 인구수는 일반적으로 연도 중간 시점(7월 1일)의 인구인 연앙인구를 사용하고 인구 10만 명당으로 나타낸다.

$$\text{조출생률} = \frac{\text{1년간 총 출생수}}{\text{연앙인구}} \times 100{,}000$$

2) 조사망률

조사망률(crude death rate)은 보통사망률이라고도 하며 1년 동안 특정 지역의 총 사망수를 그 지역의 총 인구수로 나눈 것이다. 인구수는 일반적으로 연도 중간 시점(7월 1일)의 인구인 연앙인구를 사용하고 인구 10만 명당으로 나타낸다.

$$\text{조사망률} = \frac{\text{1년간 총 사망수}}{\text{연앙인구}} \times 100{,}000$$

3) 특성별 사망률

특성별 사망률(specific death rate)은 전체 인구집단이 아닌 성별, 연령별, 직업별 등으로 특정 집단의 사망률을 말한다. 특성별 사망률에는 성별-연령별 사망률(age-sex specific death rate)과 사인별 사망률(cause-specific death rate)이 있다.

$$\text{성별-연령별 사망률} = \frac{\text{특정 성별 - 연령별 집단에서의 1년간 총 사망수}}{\text{특정 성별 - 연령별 집단의 연앙인구}} \times 100{,}000$$

$$\text{사인별 사망률} = \frac{\text{특정 원인이나 질병에 의한 1년간 총 사망수}}{\text{연앙인구}} \times 100{,}000$$

4) 비례 사망률

비례 사망률(proportionate mortality rate, PMR)은 1년 동안 특정 질병에 의한 사망수가 총 사망수에 대해 차지하는 백분율을 말한다. 즉 사인별 사망분포를 알 수 있다.

$$\text{비례 사망률} = \frac{\text{1년간 특정 질병으로 인한 사망수}}{\text{같은 해 총 사망수}} \times 100$$

[양식 제1호]

출생신고서 (년 월 일)	※ 뒷면의 작성방법을 읽고 기재하시되, 선택항목은 해당번호에 "○"으로 표시하여 주시기 바랍니다.

① 출생자	성명	한글	(성) / (명)	본(한자)		성별	1남 2여	1혼인중의 출생자 2혼인외의 출생자
		한자	(성) / (명)					
	출생일시		년 월 일 시 분(출생지 시각: 24시각제)					
	출생장소		1자택 2병원 3기타	시(도) 구(군) 동(읍, 면) 리 번지의				
	부모가 정한 등록기준지							
	주소				세대주 및 관계		의	
	자녀가 이중국적자인 경우 그 사실 및 취득한 외국 국적							
② 부모	부	성명	(한자:)	본(한자)		주민등록번호	–	
	모	성명	(한자:)	본(한자)		주민등록번호	–	
	부의 등록기준지							
	모의 등록기준지							
혼인신고시 자녀의 성•본을 모의 성•본으로 하는 협의서를 제출하였습니까? 예□아니오□								
③친생자관계 부존재확인판결 등에 따른 가족관계등록부 폐쇄후 다시 출생신고하는 경우								
폐쇄등록부상 특정사항		성 명		주민등록번호	–			
		등록기준지						
④기타사항								
⑤ 신고인	성명		⑩ 또는 서명	주민등록번호	–			
	자격		1부 2모 3동거친족 4기타(자격:)					
	주소							
	전화			이메일				
⑥ 제출인	성 명			주민등록번호	–			

※ 다음은 국가의 인구정책 수립에 필요한 자료로 「통계법」 제32조 및 제33조에 따라 성실응답 의무가 있으며 개인의 비밀사항이 철저히 보호되므로 사실대로 기입하여 주시기 바랍니다.

	출생자에 관한 사항		
⑦임신주(週)수	임신 □□주 □일	⑧신생아체중	□.□□□kg
⑨다태아 여부 및 출생순위	1단태아 2쌍태아(쌍둥이) → 쌍둥이 중 1첫번째 2두번째 3삼태아(세쌍둥이) 이상 → □ 쌍둥이 중 □ 번째		

	출생자의 부(父)에 관한 사항	출생자의 모(母)에 관한 사항
⑩국적	1 대한민국(출생 시 국적취득) 2 대한민국(귀화등 국적취득, 귀화전국적 :) 3 외 국(국가명기입)	1 대한민국(출생 시 국적취득) 2 대한민국(귀화등 국적취득, 귀화전국적 :) 3 외 국(국가명기입)
⑪실제생년월일	양력 / 음력 년 월 일	양력 / 음력 년 월 일
⑫최종졸업학교	1무학 2초등학교 3중학교 4고등학교 5대학(교) 6대학원 이상	1무학 2초등학교 3중학교 4고등학교 5대학(교) 6대학원 이상
⑬직 업	* 주된 일의 종류와 내용을 기입 합니다.	* 주된 일의 종류와 내용을 기입 합니다.
⑭실제결혼생활시작일	년 월 일 부터	
⑮모의 총출산아 수	이 아이까지 총 □□명 출산 (□□명 생존, □명 사망)	

※ 아래 사항은 신고인이 기재하지 않습니다.

읍면동접수	가족관계등록관서 송부		가족관계등록관서 접수 및 처리
	주민등록번호		
	년 월 일(인)		

※ 타인의 서명 또는 인장을 도용하여 허위의 신고서를 제출하거나, 허위신고를 하여 가족관계등록부에 부실의 사실을 기록하게 하는 경우에는 형법에 의하여 5년 이하의 징역 또는 1천만원 이하의 벌금에 처해집니다.

[양식 제19호]

사 망 신 고 서 (　　　년　　월　　일)	※ 뒷면의 작성방법을 읽고 기재하시되 선택항목은 해당번호에 "○"으로 표시하여 주시기 바랍니다.

① 사망자	성명	한글		성 별	주민등록 번 호	－
		한자		1남 2여		
	등록기준지					
	주소			세대주·관계	의	
	사망일시	년　월　일　시　분(사망지 시각: 24시각제로 기재)				
	사망장소	장소	시(도)　구(군)　동(읍, 면)　리　번지			
		구분	1 주택　2 의료기관　3 사회복지시설(양로원, 고아원 등) 4 공공시설(학교, 운동장 등) 5 도로　6 상업·서비스시설(상점, 호텔 등) 7 산업장　8 농장(논밭, 축사, 양식장 등) 9 병원 이송 중 사망 10 기타(　　　)			
②기타사항						
③ 신고인	성명	㊞ 또는 서명		주민등록번호	－	
	자격	1동거친족 2비동거친족 3동거자		관계		
		4기타(보호시설장/사망장소관리장 등)		자격		
	주소		전화		이메일	
④제출인	성 명			주민등록번호	－	

※ 다음은 국가의 인구정책 수립에 필요한 자료로 「통계법」 제32조 및 제33조에 의하여 성실응답 의무가 있으며 개인의 비밀사항이 철저히 보호되므로 사실대로 기입하여 주시기 바랍니다.

⑤ 사망원인	가	직접 사인		발병부터 사망까지 기 간	
	나	가의 원인			
	다	나의 원인			
	라	다의 원인			
	기타의 신체상황			진단자	1 의사 2 한의사 3 기타
⑥ 사망종류		1 병사　2 외인사(사고사 등)　3 기타 및 불상(　　)			
⑦ 외인사 사항	사고종류	1 운수(교통) 2 중독 3 추락 4 익사 5 화재 6 기타(　　)		의도성 여 부	1 비의도적 사고 2 자살 3 타살 4 미상
	사고일시	년　월　일　시　분(24시각제로 기재)			
	사고지역	1 현주소지와 같은 시군구 2 다른 시군구(　시도,　시군구) 3 기타(　　)			
	사고장소	1 주택　2 의료기관　3 사회복지시설(양로원, 고아원 등) 4 공공시설(학교, 운동장 등) 5 도로　6 상업·서비스시설(상점, 호텔 등) 7 산업장　8 농장(논밭, 축사, 양식장 등) 9 기타(　　)			
⑧ 사망자	국 적	1 한국인 2 귀화한 한국인(이전국적:　　)			
	최종 졸업학교	1 무학 2 초등학교 3 중학교 4 고등학교 5 대학(교) 6 대학원이상			
	발병(사고)당시직업		혼인상태	1 미혼 2 배우자 있음 3 이혼 4 사별	

※ 아래사항은 신고인이 기재하지 않습니다.

읍면동접수	가족관계등록관서 송부	가족관계등록관서 접수 및 처리
	년　월　일(인)	

※ 타인의 서명 또는 인장을 도용하여 허위의 신고서를 제출하거나, 허위신고를 하여 가족관계등록부에 부실의 사실을 기록하게 하는 경우에는 형법에 의하여 5년 이하의 징역 또는 1천만원 이하의 벌금에 처해집니다.

5) 영아 사망률

영아 사망률(infant mortality rate)은 1년 동안 1세가 되기 전에 사망한 아이의 총수를 말하며, 출생아 1,000명당으로 나타낸다. 영아사망률은 국가의 건강수준을 민감하게 반영하는 중요한 보건지표로 이용된다.

$$\text{영아 사망률} = \frac{\text{1년간 1세 미만 사망아 총수}}{\text{연간 총 출생아 수}} \times 1,000$$

6) 모성 사망률

모성 사망률(maternal mortality rate)은 임신·출산·산욕의 합병증을 발생한 산모의 사망을 말하며, 1년간 출생아에 대한 모성사망의 비로 나타낸다. 모성사망률은 보통 출생아 10,000명당으로 나타낸다.

$$\text{모성 사망률} = \frac{\text{1년간 임신, 분만, 산욕에 의한 총 여성 사망 수}}{\text{연간 총 출생아 수}} \times 1,000$$

7) 발생률

발생률(incidence rate)은 질병의 발생 빈도를 나타내는 지표로서 일정 기간 동안 특정 질병에 새롭게 이환된 환자수를 해당 지역의 인구수로 나눈 것이다. 이 때 해당 지역의 인구수는 해당 지역에서 특정 질병에 이환될 위험이 있는 사람의 총수로 감수성인구(population at risk)라고 하며 이렇게 정의한 질병 발생률을 누적 발생률(cummulative incidence)이라고 한다. 그러나 감수성 인구를 구하는 것이 현실적으로 어렵기 때문에 흔히 연앙인구 또는 두 시점 사이의 평균인구를 이용한다.

$$\text{발생률} = \frac{\text{일정기간 특정질병의 신환자 수}}{\text{연앙인구(감수성인구)}} \times 100(\%)$$

8) 유병률

유병률(prevalence rate)은 일정 기간(시점) 동안 특정 질병을 앓고 있는 사람을 해당 지역의 인구수로 나눈 것으로, 인구 10만 명당으로 나타낸다.

$$\text{유병률} = \frac{\text{일정기간(시점)의 특정질병의 환자 수}}{\text{동일기간(시점)의 전체 인구 수}} \times 100,000$$

(3) 표준화 통계

통계를 산출하는 주요 목적은 비교와 분석이라고 할 수 있다. 특히 서로 다른 집단 간의 비교를 위해서는 두 집단의 전제조건(분모)을 동일한 상황으로 통일시키는 것이 필요하다. 이를 표준화라고 하며 여기서는 표준화 사망률 산출방법과 예를 설명하기로 한다.

1) 표준화사망률 산출방법

표준화 사망률의 산출방법은 직접표준화법(direct standardization)과 간접표준화법(indirect standardization)이 있다. 여기서는 연령별 사망률(age-specific death rate, ASDR)을 표준화하는 방법을 살펴보고자 한다. 연령별 사망률은 연령별 집단의 사망수를 연령별 집단의 평균인구수로 나눈 것이다. 연령별 사망률의 직접표준화법의 공식은 아래와 같다. 표준인구는 각 연령별 집단간 인구수를 더한 것이고, 기대사망자수는 각 연령별 표준인구에 해당 집단의 조사망률을 곱하여 기대사망자수를 구한다.

- 직접표준화법 공식

$$\text{ASDR(A)} = \frac{A\text{집단의총기대사망수}}{\text{총표준인구}} \times 10^n$$

$$\text{ASDR(B)} = \frac{B\text{집단의총기대사망수}}{\text{총표준인구}} \times 10^n$$

예를 들면 백인(A)과 흑인(B)의 인구 1,000명당 조사망률은 각각 10.08명과 10.03명이고 연령별 사망률은 아래와 같다. 직접표준화법으로 백인과 흑인의 표준화 사망률을 구해보자.

표 6-7. 인종간 연령별 인구 1,000명당 사망률(ASDR)

구분	백인			흑인		
	a.인구수	b.사망수	c.ASDR	d.인구수	e.사망수	g.ASDR
<1	39,759	284	7.14	19,868	302	15.20
1-4	159,202	67	0.42	78,863	77	0.98
5-14	391,255	104	0.27	191,320	100	0.52
15-24	423,303	465	1.10	202,525	336	1.66
25-22	948,788	1,834	1.93	323,950	1,228	3.79
45-64	704,351	5,445	7.73	170,728	2,307	13.51
65+	442,471	23,142	52.30	108,396	6,634	61.20
합계	3,109,129	31,341	10.08	1,095,650	10,984	10.03

- 먼저 연령별로 표준인구를 구한다(a+d).
- 연령별 사망분율을 구한다(b/a)

- 연령별 표준인구와 연령별 사망분율을 곱하여 연령별 기대사망자수를 구한다 (h*i).
- 기대사망수의 합을 표준인구의 합으로 나누어 표준화사망률을 구한다.

$$\text{백인의 표준화 사망률} = \frac{39,348.4}{4,204,779} \times 1,000 = 9.36$$

표 6-8. 직접표준화법: 백인의 표준화 사망률 산출법

구분	h.표준인구(a+d)	i.연령별 사망분율(b/a)	j.백인의 기대사망자수(h*i)
<1	59,627	0.0071	423.4
1-4	238,065	0.0004	95.2
5-14	582,575	0.0003	174.8
15-24	625,828	0.0011	688.4
25-22	1,272,738	0.0019	2418.2
45-64	875,079	0.0077	6738.1
65+	550,867	0.0523	28810.3
합계	4,204,779		39348.4

간접표준화법(indirect standardization)은 연령별 사망률 데이터가 없거나 있더라도 건수가 적을 때, 또는 비교 대상이 되는 모집단의 인구가 적을 때 사용한다. 간접표준화법의 공식은 아래와 같으며, 간접 표준화 사망률을 산출하기 위한 기본단계를 알아보기 위해 1995년 미국 Utah주의 폐렴에 의한 퇴원환자사망 통계를 예를 들기로 하자. Utah 주의 폐렴 퇴원환자 사망 통계와 Utah주 내의 Salt Lake City의 폐렴 퇴원환자 통계가 주어져 있다. Salt Lake City의 폐렴환자 표준화 사망률을 구해보자.

- 간접표준화법 공식

$$\text{ASDR(A)} = \frac{A\text{집단의관찰사망수}}{A\text{집단의기대사망수}}$$

$$\text{ASDR(B)} = \frac{B\text{집단의관찰사망수}}{B\text{집단의기대사망수}}$$

표 6-9. 간접표준화법: Salt Lake City의 표준화 사망률 산출법

	Utah			Salt Lake City		
	a.퇴원환자수	b.퇴원환자 사망수	c.ASDR (b/a)	d.퇴원 환자수	e.실제 사망수	f.기대사망수(c*d)
35-45	366	7	0.0191	154	3	2.94
45-54	392	9	0.0230	162	2	3.73
55-64	522	22	0.0421	197	9	8.29
65-74	940	53	0.0564	322	27	18.16
75+	1,874	133	0.0710	617	45	43.81
합계	4,094	224	0.0547	1,452	86	76.93

- 먼저 Utah주의 연령별 사망분율(b/a)를 구한다.
- Utah주의 연령별 사망분율을 이용하여 Salt Lake City의 기대사망수를 구한다 (c*d).
- Salt Lake City의 실제(관찰)사망률을 기대사망률로 나누어 표준화사망률을 구한다.

$$\text{ASDR(A)} = \frac{A\text{집단의관찰사망수}}{A\text{집단의기대사망수}} = \frac{86/1,452 = 5.92}{76.93/1,452 = 5.30} \times 100 = 112\%$$

2) OECD의 연령 표준화 통계

2013년 OECD의 보고서에 따르면 2011년 국가에서 모든 사망의 원사인(underlying cause) 중 약 8%가 뇌혈관 질환이었다. 뇌혈관 질환은 뇌로 연결되는 혈관과 관련된 질병을 일컫는다. 뇌혈관 질환의 대표적인 종류로는 뇌에 피 공급이 차단되거나 방해받는 경우 발생하는 허혈성 뇌졸중과 혈관에서 피가 뇌의 표면으로 새나올 때 발생하는 출혈성 뇌졸중이 있다. 뇌졸중을 비롯한 기타 뇌혈관 질환은 사망의 주요 원인이기도 하지만 이로 인한 장애 부담도 상당히 크다(Murray et al., 2013).

국가별로 뇌혈관 질환에 의한 사망률에 상당한 차이가 있다(그림 1.3.2). 헝가리와 슬로바키아공화국은 스위스와 프랑스보다 심혈관 질환에 의한 사망률이 3배 이상 높았다. 우리나라의 인구 10만 명당 연령표준화 사망률은 80으로 OECD 평균(69)보다 높은 것으로 나타났다.

사망률은 1년 동안 한 국가에서 등록된 사망자 수를 해당 국가의 인구 크기로 나누어 추정하였다. 사망률은 국가 간, 시점간 연령구조 차이로 발생하는 변이를 제거하기 위해 2010년 OECD 인구로 연령표준화 하였다. 자료원은 WHO Mortality Database이다. 뇌혈관 질환에 의한 사망은 ICD-10 코드에서 I60-I69로 분류된다. Mathers 등(2005)이 사망 원인에 대한 자료의 범위, 완전성 및 신뢰도에 대해 전반적으로 평가했다.

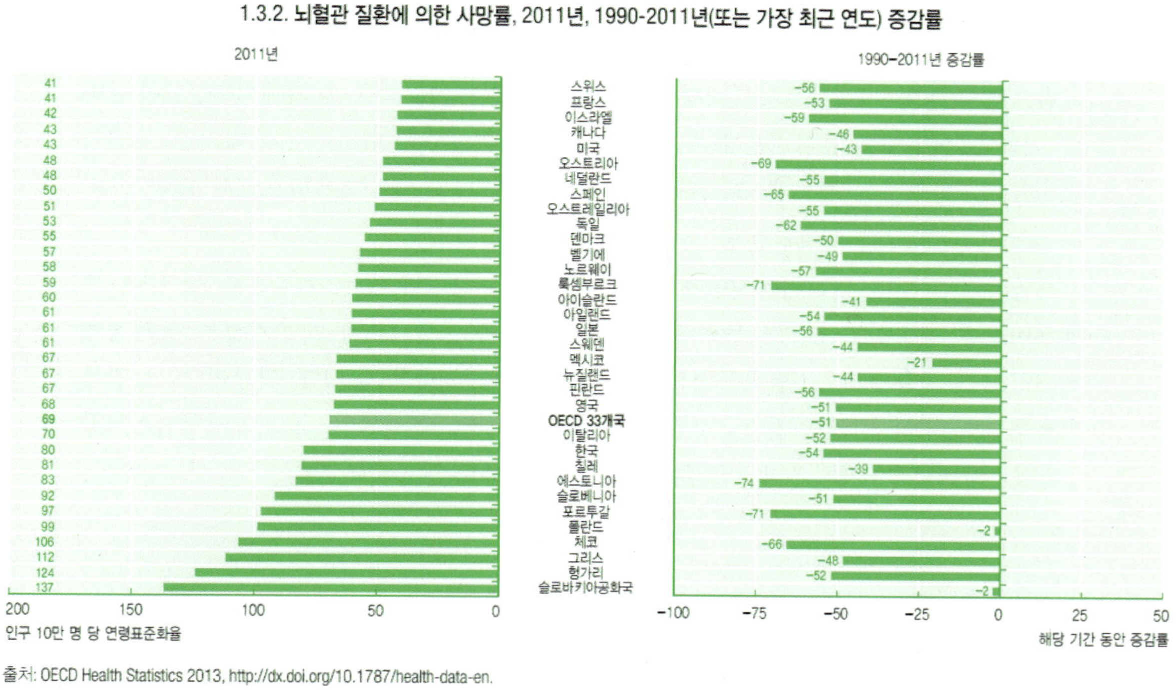

그림 6-5. OECD국가의 뇌혈관질환 연령표준화 사망률

4.2 보건통계 생성기관

(1) 우리나라 주요 보건통계 생성기관

1) 통계청과 보건복지부

통계청은 국가중앙통계기관으로 국가통계 업무를 전반적으로 계획하고 통계기준을 설정·조정하는 등 통계 자료의 처리에 관한 사무를 관장하는 기관이다. 통계청에서는 인구동향 조사를 통하여 우리나라 생정통계를 생성하고 있으며, 사망원인통계조사(영아모성사망조사 포함), 만성질환 현황 등 질병에 대한 통계도 작성하고 있다. 매년 발간되는 한국통계연감의 'XV. 보건 및 사회보장' 부문에서는 우리나라 의료기관 현황, 의료인력 현황, 주요 전염병 발생현황, 예방접종 실적, 모자보건 사업, 건강보험 및 의료급여 현황 등의 보건통계가 작성되어 있다. 통계청에서 제공하는 대표적인 통계서비스는 통계청 국가통계포털(KOSIS)과 e-나라지표가 있다. 국가통계포털의 '보건·사회·복지' 분야에서 대표적인 국가보건통계 지표를 제시하고 있다.

또한 한국표준질병 · 사인분류에 대한 책임도 통계청에 있다. 질병 · 사인분류는 의무기록자료 및 사망원인통계조사 등 질병이환 및 사망자료를 그 성질의 유사성에 따라 체계적으로 유형화한 것으로 모든 형태의 보건 및 인구동태 기록에 기재되어 있는 질병 및 기타 보건문제를 분류하는데 이용하기 위하여 설정하고 있다. 이는 다양한 보건의료 현상을 파악하는 통계를 작성함에 있어 표준화된 기준을 적용함으로서 일관성 및 비교성 있는 자료를 확보하는데 그 필요성이 있다.

보건복지부는 매년 보건복지통계연보를 발간하고 '보건복지부 통계포털'을 통해 통계서비스를 제공하고 있다. 우리나라 정부부처의 통계전담조직 보유기관은 통계청을 제외하고 보건복지부, 농림식품수산부, 고용노동부, 국세청 등 4개 기관이다. 보건복지통계연보는 인구, 국민건강, 보건복지인력 및 시설, 보건산업, 사회복지서비스, 공공부조, 사회보험, 재정·경제, 국제통계 등 9개 분야로 구성되어 있다.

2) 질병관리본부

질병관리본부는 국가 전염병 연구 및 관리, 생명과학 연구, 교육훈련을 수행하는 보건복지부 산하기관으로 주요기능은 감염병 대응 및 예방, 감염병에 대한 진단 및 조사 · 연구, 국가 만성질환 감시체계 구축, 장기기증지원 및 이식관리, 감염병, 만성질환, 희귀 난치성 질환 및 손상질환에 관한 시험 · 연구업무, 질병관리, 유전체실용화 등 국가연구개발사업, 검역을 통한 해외유입감염병의 국내 및 국외 전파방지 등이다. 감염병의 예방 및 관리에 관한 법률 제1장 제2조에서 정의하고 있는 감염병에 대한 통계뿐만 아니라 국민건강영양조사를 통해 흡연, 음주, 정신건강, 에너지 및 영양소 섭취, 비만, 고혈압, 이상지혈증, 구강건강에 대한 조사를 통해 국민의 건강행태, 만성질환, 영양섭취에 관한 건강통계를 산출하고 있다.

3) 기타: 국민건강보험공단, 한국보건사회연구원, 한국보건산업진흥원

우리나라에서 보건통계 생성 체계는 분산형으로 보건복지부와 관련기관에서 생성하고 있다. 분산형 통계생성체계는 분야별 전문인력 활용에 따른 조사결과 신뢰도 확보, 정책수행부서와 통계생산부서가 일치됨으로서 자료수집이 용이하고 생산통계의 정책활용이 용이하다는 장점이 있다. 보건복지부 유관기관으로 건강보험공단, 한국보건사회연구원, 한국보건산업진흥원 등에서 다양한 보건통계를 산출하고 있다. 보다 세부적인 내용은 '제8장 보건의료 이차자료'에서 설명하겠다.

표 6-10. 우리나라 보건통계 주요조사

통계명	조사목적
결핵현황	결핵으로 치료받고 있는 환자현황 분석과 특성을 파악하여 결핵관리사업의 추진성과를 측정하고, 결핵관리대책수립을 위한 기초 자료로 활용
국민건강영양조사	국민의 영양섭취상태 및 건강상태를 파악하여 국민영양개선 및 건강증진 시책을 강구하기 위한 기초자료의 제공
국민구강건강실태조사	국민의 구강건강 수준과 구강보건의식 등을 파악하여 관련정책 및 구강보건사업 우선순위 결정 등에 필요한 기초자료로 활용
국민보건의료실태조사	보건의료자원(인력, 시설, 장비)의 실태를 파악하여 관련 정책 수립 및 시행의 기초자료로 활용
모성사망조사	모성사망에 대한 현황을 파악하여 모성사망예방 정책수립의 기초자료로 활용하고, 국제기구(OECD 등)로부터의 통계 자료요구에 대한 제출을 위함
법정전염병발생보고	법정감염병 종류별 발생건수 및 사망자수를 파악하여 관련 정책수립 및 예방의 기초자료로 활용
선천성이상아통계	OECD회원국으로서의 자료제출 의무, 선천성이상아 발생의 국제적 모니터링 및 역학연구에의 동참, 우리나라 모자보건정책수립 기초자료 제공 등
암등록통계	암등록통계자료를 수집, 질관리, 분석하여 국가암관리 정책 및 암연구에 중요한 근거 자료가 되는 국가등록통계(암발생, 암생존, 암유병)자료를 체계적으로 제공하기 위함
영아사망조사	출생 코호트의 영아사망률 등을 작성하고, 그 원인과 특성을 분석하여 영유아보건정책 및 사업계획 수립에 활용할 수 있는 기초자료 제공
전국장내기생충실태조사	인구의 기생충 감염률 실태를 파악하여 효율적인 기생충 감염 관리 방향을 설정하고 계획수립을 위한 자료로 활용
정신질환자실태조사	정신질환자의 현황, 주요 발생원인, 관리실태 등 정신질환자의 실태를 파악하여 정신보건 정책의 기초자료로 활용
지역사회건강조사	시 · 군 · 구 단위 주민 건강수준 및 관련 요인 현황을 파악하여 지역보건의료계획 수립 및 평가의 기초자료로 활용
청소년건강행태온라인조사	중. 고등학생의 건강행태에 대한 현황파악을 통해 효율적인 청소년 건강관리 정책 수립 및 수립된 정책의 평가에 활용
퇴원손상환자조사	퇴원 손상에 대한 의무기록 조사체계를 구축하여 입원 손상환자의 규모 및 특성을 파악하여 손상 예방정책 수립 및 평가에 활용
환자조사	전국 의료기관을 대상으로 일정 시점에서의 의료기관 현황과 일정 기간동안에 이들 의료기관을 이용한 환자를 조사하여 성별 · 연령별 · 의료기관 종별 및 상병별 환자수, 수진율, 진료비 지불방법 등 국민들의 질병 · 상해 양상과 의료이용실태를 파악, 국가보건의료정책 수립과 평가 · 분석에 필요한 기초자료로 제공

(2) 미국 보건통계 생성 기관 및 데이터세트

1) Center for Disease Control and Prevention(CDC)

미국 CDC는 미국의 DHHS(Department of Health and Human Services)의 산하 기관으로 질병, 상해, 장애를 예방 및 통제함으로써 국민의 건강과 삶의 질을 증진하는 것을 목적으로 한다. CDC 내에 있는 데이터 세트는 다음과 같다.

- SEER(Cancer Surveillance, Epidemiology, and End Results): 암의 발생건수 및 발생율과 관련된 데이터 세트로 연령, 성, 인종, 연도, 주별로 검색가능하며 질병코드(ICD-9-CM)로 검색이 가능하다.
- FARS(Fatal Accident Reporting): 교통사고로 인한 사망자와 외상환자에 대한 데이터 세트로 고속도로 안전관리국(National Highway Traffic Safety Administration)에 교통안전 문제에 대한 기반자료를 제공한다.
- DATA 2010...the Healthy People 2010 Database: 'Healthy People'의 목적, 즉 건강한 삶의 질을 높이고 건강에 장애가 되는 요소를 제가하기 위한 목적으로 생성된 데이터 세트로 28개의 건강지표로 데이터를 검색할 수 있다.
- Injury Data and Resources: 외상 사망률 및 이환율에 대한 정보를 제공한다.
- Leading Causes of Death: 사망자수에 대한 주요 사망원인의 비율을 보여준다.
- Mortality: 연령, 성, 인종, 연도, 주, 사망원인별 사망자 수 및 사망률을 제공하며, 기대수명에 대한 정보를 사용하여 다른 국가와의 비교가 가능하다.
- Natality: 출생건수에 대한 데이터 세트로 출생신고서를 통해 만들어진다.

2) National Center for Health Statistics(NCHS)

CDC 부속기구로 연방정부의 생정통계, 보건통계를 관할하는 기관이다. 국민의 건강 향상을 위한 정책을 수립하는데 기본이 되는 통계 정보를 제공하며 이를 위해 건강상태, 생활습관, 불건강한 요인에 대한 노출, 질병 · 장애의 발생과 진단, 의료서비스의 사용에 대한 데이터를 수집, 관리한다.

- 출생데이터(Birth Data): 재생산율(reproduction rate), 출산율(fertility rate), 임신결과(outcome of pregnancy) 등의 출생의 특성에 대한 경향을 파악하는데 사용된다.
- 사망데이터(Mortality Data): 인구학적, 지역적, 사망원인별 사망을 설명하는 데이터로 기대수명을 결정하며 다른 국가와의 사망률 비교를 위해 사용된다.
- 출생/영아 사망(Linked births/infant deaths): 출생데이터와 사망데이터가 연계되어 영아사망의 패턴을 분석하는데 사용된다.

3) Agency for Healthcare Research and Quality (AHRQ)

AHRQ는 DHHS의 산하기관으로 의료서비스의 결과와 질의 향상, 비용절감, 환자안전을 향상, 효율적인 서비스에 대한 접근 확대, 환자진료 코디네이팅 및 정보기술(IT)을 사용을 미션으로 하고 있다. AHRQ의 목적은 건강결과의 향상을 지원하고, 질관리 및 향상을 강화하기 위한 전략을 개발하고, 의료서비스에 대한 접근을 향상시키고 의료의 적절한 사용과 불필요한 보건의료 비용을 줄이는 것을 목적으로 한다.

AHRQ의 데이터베이스인 The Healthcare Cost and Utilization Project(HCUP)는 주(state) 데이터조직, 주(state) 병원협회, 민간 데이터조직, 연방정부로부터 수집한 데이터로 보건의료에 대한 국가정보자원을 생성하는 역할을 하고 있다. 그러므로 장기적인 병원 진료데이터를 미국에서 가장 많이 수집하고 있으며 이 데이터는 지역, 주, 국가단위에서 병원 통계를 분석, 비교하는데 사용된다.

(3) 국제기구의 보건통계

1) Organization for Economic Cooperation and Development(OECD)

OECD는 경제협력개발기구로 상호 정책조정 및 정책협력을 통해 회원가국의 경제사회발전을 공동으로 모색하고 나아가 세계경제문제에 공동으로 대처하기 위한 국제협력기구이다. OECD에서 요구하는 통계는 경제 이외에 보건, 복지, 에너지, 고용, 노동, 교육 등 국가정책이 수행되는 모든 분야를 망라하고 있다. 우리나라는 1996년 가입이후 회원국으로서의 의무에 따라 각종 통계를 제출해오고 있다.

OECD Health Data는 건강상태, 보건의료자원, 보건의료이용, 보건의료비용, 보건의 비의료 결정요인, 의약품 소비량 및 판매액 등 6개 분야의 지표에 대한 온라인 데이터베이스로, OECD 회원국의 전반적인 보건 수준 현황을 동일한 기준에서 비교할 수 있어 보건의료 정책수립의 기초자료로 활용되고 있다. OECD Health Data는 2014년부터 OECD Health Statistics로 명칭이 바뀌었으며, 데이터베이스의 지표는 'Health at a Glance'라는 보고서로 매년 발간되고 있다.

2) World Health Organization(WHO)

보건위생분야의 국제적인 협력을 위하여 설립한 UN(United Nations: 국제연합) 전문기구의 하나로 1946년의 국제보건회의에서 채택한 세계보건기구 헌장에 의거, 1948년에 발족하였다. 세계의 모든 사람들이 가능한 한 최고의 건강수준에 도달하는 것을 목적으로 한다. WHO는 세계 각국이 개인, 가족, 공동체를 위해 보다 나은 서비스를 제공할 수 있도록 지원하며, 중요한 약물이나 의료장비를 제공함으로써 보건제도를 보다 강화시키기 위해 노력하고 있다.

WHO는 매년 World Health Statistics를 발간하고 있으며 이 보고서는 194개국의 건강상태를 파악하여 제시하고 있다(http://www.who.int/gho/publications/world_health_st atistics/en/). 이 보고서에는 기대수명과 사망률, 특수 원인 사망률 및 이환율, 감염병, 의료서비스, 위험요인, 사업장 보건 및 필수 의약품, 보건의료비, 의료 불평등, 인구사회학적 통계, 보건정보시스템 등 10개 분야의 지표를 비교 제시하고 있다.

표 6-11. OECD Health Data (2013)

구분	지표	OECD	KOR
건강상태	1. 기대수명(년)	80.1	81.1
	2. 영아사망률(출생아 1,000명당)	4.1	3
	3. 암에 의한 사망률(인구 100,000명당)	210.5	185.1
	4. 뇌혈관질환에 의한 사망률(인구 100,000명당)	69.1	79.7
	5. 허혈성심장질환에 의한 사망률(인구 100,000명당)	122.2	42.3
	6. 호흡기질환에 의한 사망률(인구 100,000명당)	66.7	68.9
	7. 자살에 의한 사망률(인구 100,000명당)	12.6	33.3
	8. 본인의 건강상태가 양호하다고 생각하는 비율(%)	69.1	36.8
보건의료 자원	9. 총병원병상수(인구 1,000명당)	4.8	9.6
	10. 급성기의료 병원병상수 (인구 1,000명당)	3.4	5.9
	11. 활동의사(인구 1,000명당)	3.2	2
	12. 활동간호사(인구 1,000명당)	9.1	4.7
	13. CT 스캐너(인구 1,000,000명당)	23.7	35.9
	14. MRI 장비(인구 1,000,000명당)	13.3	21.3
	15. 의대졸업자(인구 100,000명당)	10.6	8
보건의료 이용	16. 의사의 외래진료(국민 1인당)	6.8	13.2
	17. 치과의사의 외래진료(국민 1인당)	1.3	2
	18. 환자1인당 평균병원재원일수(일)	8.6	16.4
	19. 제왕절개 건수(출생아 1,000명당)	256.8	346.1
	20. 신장이식 건수(인구 100,000명당)	3.3	3.3
보건의료 비용	21. GDP 대비 국민의료비(%)	9.3	7.4
	22. 국민의료비 중 공공지출 비율(%)	72.2	55.3
	23. 국민의료비 중 가계지출 비율(%)	19.5	35.2
	24. 국민의료비 중 의약품 및 기타의료소모품 지출비율(%)	16.4	20.2
	25. 국민 1인당 국민의료비 지출(US$ PPP)	3,322	2,198
보건의 비의료 결정요인	26. 주류 소비량(15세 이상인구 1인당, ℓ)	9.5	8.9
	27. 흡연인구 비율(15세 이상인구, %)	20.7	23.2
	28. 측정된 과체중 또는 비만인구 비율(%)	56.7	30.7
의약품	29. 의약품 판매액(US$ PPP)	404	507
	30. 의약품 소비량(DDD/1,000인/1일)**		

** 의약품 소비량은 WHO의 일일상용량(DDD · Defined Daily Dose)에 따른 약품별 소비량을 측정한 수치이기 때문에 전체 평균을 산출할 수 없음.

참고문헌

1. 보건복지부·보건사회연구원. (2014). OECD Health Data 2013.
2. 손창균, 정기문, 고혜연. (2010). 보건복지통계 생산 표준화 방안 연구: 메타정보관리를 중심으로. 한국보건사회연구원.
3. 송태민, 이승욱, 류시원, 장영식, 고혜연. (2010). 보건복지통계 발전방안 연구. 한국보건사회연구원.
4. 안윤옥, 이무송. (2006). 보건통계학의 이해. 정문각.
5. 장영식, 고경환, 도세록, 김나연, 장현경. (2010). 2010년도 OECD 보건통계생산, 보건복지부, 한국보건사회연구원.
6. Abdelhak M, Grostick S, Hanken MA, Jacobs E. (2011). Health information: Management of a strategic resource. 4th edition. Philadelphia: Saunders.
7. Johns M. (2006). Health information management technology: An applied approach, second edition with workbook 2nd ed. AHIMA (American Health Information Management Association)

연습문제

1. 자료의 척도(scale)과 종류에 대해 설명하시오.

2. 비, 분율, 비율, 백분율을 구분하여 설명하시오.

3. 자료 요약을 위한 그래프의 종류를 척도에 따라 설명하시오.

4. 타당도와 신뢰도의 의미를 설명하시오.

5. 입퇴원환자 통계의 종류에 대해 설명하시오.

6. 사망통계의 종류에 대해 설명하시오.

7. 중증도 보정의 의미와 중요성에 대해 설명하시오.

8. 우리나라 생정통계의 종류에 대해 설명하시오.

9. 우리나라의 주요 보건통계 생성 기관과 산출 통계에 대해 설명하시오.

PART 07

의료의 질 관리

학습목표

1. 의료 질과 관련된 이해단체에 대해 알아본다.
2. 질 성과 측정 방법과 자료수집 방법에 대해 알아본다.
3. 의료의 질 향상을 위한 여러 가지 개선 활동 모형을 살펴본다.
4. 질 향상 활동에 흔히 사용되는 도구들에 대해 알아본다.
5. 환자안전과 위험도 관리에 대해 알아본다.
6. 이용도관리의 4가지 프로그램에 대해 살펴본다.
7. 자격관리와 임상권한에 대해 알아본다.
8. 의료의 질과 환자안전 향상을 위한 관리자의 역할에 대해 살펴본다.
9. Dynamic Capacity Management 방법론에 근거한 질관리 방법에 대해서 알아본다.

핵심용어

• 안전성	• 효과성	• 환자중심성	• 적시성	• 효율성
• 형평성	• 도나베디언	• 마이어스	• 미국의학원(IOM)	• 근거중심의학
• 임상진료지침	• 적신호 지표	• 비율 지표	• 구조, 과정, 결과	• PDCA
• TQM/CQI	• 식스시그마	• 린	• 벤치마킹	• 브레인스토밍
• 명목집단기법	• 친화도	• 흐름도	• 의사결정행렬	• 어골도
• 장애구역분석	• 히스토그램	• 막대그래프	• 파레토차트	• 런차트/선그래프
• 관리도	• 상관관계분석	• 환자안전지표(PSI)	• 환자안전기구(PSO)	• 근본원인분석(RCA)
• 적신호사건	• 오류유형 및 영향분석(FMEA)		• 시뮬레이션	• 위험 관리
• 이용도 관리	• 사전심사	• 재원심사	• 퇴원계획	• 사례관리
• 사후심사	• Dynamic Capacity Management		• 보건관리공학	

1. 의료의 질 관리 개요
   1.1 개요
   1.2 의료 질의 정의 및 구성요소
   1.3 의료 질과 관련된 이해단체
      (1) 정부
      (2) 의료기관 인증평가 기구
      (3) 국가품질평가상
      (4) 회사 및 의료보험 구매자
      (5) 소비자
      (6) 국가질목표 설정 기구
2. 의료 질의 측정
   2.1 질 측정의 개요
      (1) 질의 측정의 기본개념
      (2) 근거중심의학과 임상진료지침
      (3) 지표
      (4) 질 지표의 종류
   2.2 구조, 과정, 결과 지표
   2.3 질 지표의 개발
      (1) 지표의 요건
      (2) 지표의 선정
   2.4 측정자료의 수집
      (1) 자료수집 방법
      (2) 자료 질 관리
3. 질 평가와 개선활동
   3.1 질 평가
      (1) 분석 보고서
      (2) 개선 목표와 대상의 설정
   3.2 질 향상 모형
      (1) PDCA 모형
      (2) TQM/CQI
      (3) 식스 시그마
      (4) 린
      (5) 벤치마킹
   3.3 질 향상 도구
      (1) 브레인스토밍
      (2) 친화도
      (3) 흐름도
      (4) 의사결정 행렬
      (5) 인과관계도/어골도
      (6) 장애구역분석
      (7) 막대그래프와 히스토그램
      (8) 파레토차트
      (9) 런차트/선그래프
      (10) 관리도
      (11) 상관관계 분석
4. 환자안전
   4.1 환자안전 개요
   4.2 환자안전의 측정
      (1) 사고보고서
      (2) 환자안전지표
      (3) 환자안전 데이터베이스 프로젝트
      (4) 국가보고시스템
   4.3 환자안전 향상활동
      (1) 근본원인분석
      (2) 오류유형 및 영향분석
      (3) 시뮬레이션
5. 위험 관리
   5.1 위험관리의 개요
      (1) 위험, 상해, 위해
      (2) 위험관리
      (3) 위험관리 정보관리
      (4) 위험관리의 결과와 배상
   5.2 법적 손실의 예방 및 최소화
      (1) 위험 예방
      (2) 손실의 최소화
6. 이용도 관리
   6.1 이용도 관리의 개요
   6.2 이용도 관리에 대한 외부기관의 요구
      (1) Medicare COP
      (2) The Joint Commission standards
      (3) Health Plans
   6.3 이용도 관리의 유형
      (1) 사전심사
      (2) 재원심사
      (3) 퇴원계획 및 사례관리
      (4) 사후 심사
   6.4 이용도 관리 프로그램의 기획
      (1) 이용도 관리의 기능
      (2) 이용도 관리 위원회
      (3) 이용도 관리 부서
      (4) 이용도 관리에서 의사의 역할
7. 보건관리공학에 근거한 의료의 질관리
   7.1 보건관리공학의 개요
      (1) 필요성
      (2) 기존의 관리방법과의 차이
      (3) 보건관리공학의 활용영역
      (4) 접근방법
   7.2 보건관리공학의 활용사례
      (1) 수요예측
      (2) 병원설계
      (3) 인력관리
      (4) 스케줄링
      (5) 환자동선
      (6) 프로세스 개선
      (7) 자원관리
      (8) 임상진료 영역

1. 의료의 질 관리 개요

1.1 개요

의료의 질이 무엇인가에 대해서는 여러 학자들의 이론이 있으나, 관점에 따라 관심을 두는 영역에는 차이가 있을 수 있다. 의사와 같은 전문가의 입장에서는 건강에 대한 위험과 편익이 가장 적절하게 균형을 이루는 진료를 양질의 의료라고 정의하고 주로 의학적인 기술을 제공하는 능력에 관심을 둔다. 이와 달리 환자와 같이 이용자 중심의 입장에서는 환자 개개인의 요구, 기대, 가치 등에 따라 의료의 질을 판단하며, 환자가 느끼는 서비스에 대한 만족도나 이용 가능성에 관심을 둔다. 사회적 입장에서는 보다 많은 사람들에게 사회적 편익이 돌아가는 것을 양질의 의료라고 정의하고 집단 전체의 건강과 진료비용에 관심을 둔다.

의료의 질에 대한 관심은 고대로부터 거슬러 올라갈 수 있다. 함무라비 법전에는 의료행위 과실에 대한 책임으로 의사의 손을 절단한다고 되어있다. 이렇게 의료 질 향상의 중요성은 전통적으로 안전성의 측면에서 강조되어 왔다. 사람의 생명과 건강을 다루는 의료의 특성상 안전성은 무엇보다도 중요한 질적인 요소로 강조되었기 때문이다. 근대와 현대로 오면서도 의료의 질 향상에 대한 관심과 노력은 지속되었다. 2000년 미국의학원(Institute of Medicine, IOM)에서 발간한 보고서 '인간은 실수하기 마련이다: 더 안전한 의료시스템 구축(To error is human: Building a safer Health System)'에 의하면 병원 입원환자 중 의료과오로 사망하는 환자가 연간 44,000 ~ 98,000명이며, 이는 교통사고, 유방암, AIDS로 인한 사망률보다 높은 것으로 보고되었다(Kohn et al., 2000). 현재 국제사회에서 의료의 질 향상에 대한 관심이 더욱 높아지고 있으며, 의료서비스의 복잡성과 특수성으로 인해 다양한 정책 수단을 동반한 의료의 질 향상에 대한 체계화와 활성화 방안이 활발히 논의되고 있다.

1.2 의료 질의 정의 및 구성요소

Myers(1969)는 양질의 의료의 요소를 재정적, 지리적, 사회문화적인 이유로 필요한 의료서비스를 제공받는데 장애가 있어서는 안된다는 개념의 '접근성(accessibility)', 가능한 범위 내에서 최신 의학지식과 기술을 보건의료에 적용해야 하며, 의료인의 전문적 능력이 중요하다는 측면의 '질(quality)', 의료의 전문화와 세분화로 인한 단편적 진료가 아닌 예방-치료-사회복귀가 연결되어야 한다는 개념의 '지속성(continuity)', 자원의 불필요한 소모를 지양하면서 최대의 효과를 달성하여야 한다는 개념의 '효율성

(efficiency)'이라는 4가지 측면에서 정의하였다.

Donabedian(1982, 1988)은 의료의 질을 기술적 측면(technical aspect), 대인관계 측면(interpersonal aspect), 환경의 쾌적함(amenity)으로 정의하였고, Vuori(1982)는 효과(effectiveness), 효율(efficiency), 의학적 · 기술적 수준(medical/technical competence), 적합성(adequacy)으로 정의하였다.

미국의학원(IOM)의 보고서 '의료서비스 질의 간극을 넘어서-21세기를 위한 새로운 의료시스템(Crossing the quality chasm)' 에서는 의료의 질을 6개의 관점에서 보고 있다(Institue of Medicine, 2001). 안전성(safety), 효과적인 치료(effectiveness), 환자중심적(patient-centeredness), 시간의 적시성(timeliness), 비용효율성(efficiency), 형평성 있는 의료(equity)가 반드시 보장해야 할 의료 질의 중요 요소라는 것이다.

- 안전성(safety): 진료의 모든 과정에서 일어날 수 있는 상해 · 손상으로부터 안전하게 피하는 것을 말한다.
- 효과성(effectiveness): 과학적 지식에 근거한 의료서비스를 제공하고(근거중심의학), 과소 이용 및 과다 이용과 같은 환자에게 이익이 되지 않는 의료서비스를 제공하지 않는 것을 의미한다.
- 환자중심성(patient-centeredness): 환자의 선호도, 요구도 및 가치를 존중하는 진료를 의미하며 환자의 가치가 진료의 모든 의사결정과정에서 가장 우선시되는 것이다.
- 적시성(timeliness): 대기시간 및 위해가 되는 진료지연을 감소시키는 것을 의미한다.
- 효율성(efficiency): 의료 장비, 물자, 아이디어, 에너지 등의 낭비를 피하는 것을 말한다.
- 형평성(equity): 성별, 인종, 지역, 사회경제적 수준과 같은 개인특성에 의해 제공하는 의료의 질을 차별화하지 않을 것을 의미한다.

1.3 의료 질과 관련된 이해단체

의료의 질에 대한 관심이 높아짐에 따라 이에 대한 외부의 요구도도 높아지고 있으며, 따라서 현대사회에서 의료의 질은 다양한 이해관계자들이 관여한 매커니즘을 통해 관리되고 있다. 전통적으로 의료의 질 관리는 의료인에 의해 자발적으로 수행되어 왔으나 의료의 공적 책임이 강조되고 국민들의 의료에 대한 관심이 높아짐에 따라 국가에 따라 의료제공자 뿐만 아니라 국가나 의료소비자인 국민이 의료질 향상 노력에 적극적으로 참여하는 형태로 변화되고 있다. 여기서는 미국의 의료의 질에 대한 이해단체가 어떻게 의료질 향상에 관여하는지를 이해함으로써 우리나라의 의료의 질관리 시스템의 현재를 이해하고 미래의 시스템을 예측하는데 도움을 주고자 한다.

(1) 정부

1) Centers for Medicare & Medicaid Services (CMS)

의료기관에서 국가건강보험(Medicare) 환자를 받기 위한 조건은 CMS의 COP(conditions of participation)에 명시하고 있는데 COP는 의료기관의 기본적인 질 관리 사항을 규정하고 있다. 이 규정에서는 의료기관이 병원전체 데이터에 근거한 효과적인 질 평가 프로그램을 개발, 실행, 유지, 관리할 것을 요구하고 있다. COP의 개정 및 별표사항은 Federal Register에서 공시하고 있으며, http://www.federalregister.gov/에서 이용가능하다.

2) Quality Improvement Organizations (QIOs)

주(state) 정부는 국가적 차원에서 다양한 의료 질 향상 활동을 있으며, 주 별로 민간비영리기관인 QIOs(Quality improvement organizations)와 3년 간격의 계약을 통해 해당 주의 의료 질 관리를 하고 이 기간의 성과에 따라 CMS와 재계약이 결정되며, 보고서를 국회에 제출하도록 하고 있다. 질 지표 보고, 수술 및 환자 진료향상, 재입원 감소 및 환자이송 등의 내용을 포함하고 있다.

(2) 의료기관 인증평가 기구

많은 의료기관들이 병원인증프로그램에 자발적으로 참여하고 있다. '인증'이란 의료기관 질 관리 등 일정 기준을 충족하는 의료기관에 대해 신임을 주는 것을 의미한다.

1) The Joint Commission (TJC)

비영리기구로 1951년에 설립되었으며, 현재까지 미국 내 19,000개 보건의료기관이 TJC로부터 인증을 받았다. TJC는 의료기관에 대해 질 향상 자료를 수집, 분석, 모니터링 할 것을 요구하고 있으며, 그 자료를 통해 질 지표 CORE measure data set을 관리하고 있다. 대표적인 질 지표는 심부전(heart failure), 급성심근경색(acute myocardial infarction), 폐렴(pneumonia), 뇌졸중(stroke) 등이 있다.

2) National Committee for Quality Assurance (NCQA)

비영리민간기구로 1991년에 설립되었으며, HMO(Health Maintenance Oragnization)에서 PPO(Preferred provider organization)에 이르기까지 다양한 관리의료조직

단위의 프로그램을 담당한다. 미국인의 70.5%가 NCQA에서 인증한 민간보험에 가입하고 있다. 또한 의료서비스 질 측정 도구인 HEDIS(Healthcare Effectiveness Data and Information Set)를 이용하여 민간보험회사의 질 지표를 비교, 공개한다.

(3) 국가품질평가상

국가품질평가상 중에서 가장 대표적인 Baldrige National Quality Award는 의료의 질과 성과 향상의 중요성에 대한 인식을 확대시키기 위해 1987년 미국의회가 설립한 것으로 다음의 7개의 분야를 포함한다.

- 리더십(leadership)
- 전략기획(strategic planning)
- 환자중심 진료(focus on patients, other customers, and markets)
- 지표관리 및 분석 등 지식경영(measurement, analysis, and knowledge management)
- 직원중심(staff focus)
- 진료과정 관리(process management)
- 진료결과 및 성과(organizational results)

국가품질평가상 프로그램은 요양기관을 대상으로 하는 American Health Care Association's Quality Award와 American Hospital Association's Quest for Quality Prize 등이 있으며, 관련정보는 National Institute of Standards and Technology(NIST) 웹페이지에서 이용가능하다.

(4) 회사 및 의료보험 구매자

연방정부 및 주정부는 미국 보건의료서비스의 가장 큰 구매자이므로 의료의 질에 관한 사항은 대부분 COP와 주정부 규정을 따른다. 민간보험회사와 일반회사도 의료비용이 상승함에 따라 환자안전과 질 향상에 대한 관심이 증가하였고 이에 대한 역할도 동시에 확대되었다. 미국에서는 회사에서 직원의 건강보험에 가입하기 때문에 의료 질에 대한 관심도가 중요한다.

1) Leapfrog Group

미국의 유수 기업들과 민영 의료서비스 구매 단체들이 의료서비스의 안전을 도모하기 위해 1998년에 창립된 단체로 의료보험회사 선택에 도움을 준다. 평가 내용은 전자의무기록의 컴퓨터의사처방입력(computerized physician order entry, CPOE)부터 증거기반의 환자이송(evidence-based hospital referral), 중환자실 인력 등에 이르기까지 광범위한 평가를 한다. 평가결과는 홈페이지에 공개한다.

2) Pay for Performance(P4P)

의료기관이 특정 의료 질 및 환자안전 목표 성취도에 따라 재정적 보상을 받는 제도이다. P4P의 원칙은 공통 질 지표(환자만족도, 예방, 장기치료관리 등)를 평가하고, 성과에 근거한 재정적 보상을 받도록 하는 것이다.

3) Never events

'Never events'는 예방 가능한, 고비용·다빈도, 추가적인 비용을 발생하게 만드는 사건 또는 질환을 말한다. 2008년부터 CMS에서는 입원환자에 대해 'Never events' 비율이 높은 의료기관에 대해서는 진료비를 상환하지 않고 있다.

- 수술 후 이물질 잔존
- 공기색전증
- 수혈 부적합
- 욕창성 궤양(3-4단계)
- 낙상 및 기타 외상에 의한 손상
- 카테터 관련 요로 감염
- 혈관 카테터 관련 감염
- 수술부위 감염(CABG, 정형외과수술 등)
- 혈당의 부적절한 관리로 인한 증상 발현
- 무릎, 고관절 치환술 후 심부정맥혈전증 또는 폐색전증

(5) 소비자

소비자/환자 자문그룹은 의료 질과 환자안전 향상을 위한 정보를 제공하고, 의료기관 및 보험자와 협력 관계를 유지하며, 평가기준이나 Medicare COP 개정 시에 참여한다. 환자는 환자권리장전을 통해 자신의 환자의 권리와 책임에 대해 알 수 있고, 각종 브로셔, 비디오, 방송 등을 통하여 교육을 받고 있다. 환자만족도는 설문조사를 통해 평가되고 있으며 환자만족도에 대한 조사결과는 CMS 웹사이트를 통해 공개하고 있다.

(6) 국가질목표 설정 기구

1990년대 말부터 미국에서는 의료기관이 의료비용에 상응하는 포괄적이고 질 높은 의료를 제공해야 한다는 여론이 형성되면서 의료기관과 보험자에 대한 공적 책임을

강조하고 의료서비스의 결과 공개(report cards)에 대한 요구가 증가하게 되었다. 이에 따라 1999년 National Quality Forum(NQF)이 설립되었는데, 이는 국가적으로 의료의 질 수준을 측정하고 보고하며, 국가적 전략을 개발하고 실행하기 위한 단체로서 다양한 이해당사자가 모두 참여한다. NQF의 가장 중요한 목표는 질 향상을 위한 국가적 우선순위와 목표를 설정하는 것이다. 이 외에 질 지표와 결과공개에 대한 국가적인 합의 기준을 마련하여 질지표를 측정하고 공개한다. 또한 교육 및 프로그램을 통해 국가적 목표 달성도를 향상시킨다.

의료서비스의 질을 평가하기 위한 'Core Measures'는 급성심근경색, 뇌혈관질환, 심부전, 폐렴, 산모/영유아/신생아 등을 측정하고 있으며, CMS, TJC, NCQA 등 평가기구와 국가기관에서 의료기관의 성과를 평가하기 위해 Core measures를 이용하고 있다.

2. 의료 질의 측정

2.1 질 측정의 개요

(1) 질의 측정의 기본개념

의료의 질 또는 성과 측정(performance measurement)은 투입, 산출, 결과, 효율성, 효과성을 정량화 하는 것을 말한다. 각 개념의 정의는 아래와 같다.

- 투입(input): 과정에 이용되어진 물적 또는 인적 자원(예: X-ray 필름, 방사선사)
- 산출(output): 과정의 산물(예: 검사결과)
- 결과(outcome): 과정의 최종 결과(예: 수술 후 환자 상태)
- 효율성(efficiency): 'doing things right'로 정의. 산출물 또는 결과를 위해 적절하게 사용되어진 자원의 비율(예: 장비가동율이 적정한가)
- 효과성(effectiveness): 'doing the right things'로 정의. 기대되는 결과를 나타내기 위해 시행된 올바른 서비스(예: 적절한 진단검사를 통해 환자상태를 호전시키는 치료계획을 세움)

(2) 근거중심의학과 임상진료지침

1) 근거중심의학

근거중심의학(evidence-based medicine, EBM)은 환자진료를 위한 의사결정에 있어 최신의 검증된 연구결과를 이용하는 것이며, 최근 의료인들은 환자에게 'right thing'을 선택하기 위해 근거중심의학에 의존하고 있다.

2) 임상진료지침

임상진료지침(clinical practice guidelines)은 최신의 검증된 연구결과를 임상에 적용하기 위한 지침이다. 특정한 임상적 상황에서 제공되는 의료서비스에 대한 의료진 및 환자의 의사결정에 도움을 주기 위하여 체계적으로 개발된 진술로 정의된다. 최근 여러 국가에서는 국가적인 임상진료지침을 개발하고 인터넷을 통해 제공하려는 노력을 하고 있다. 미국 AHRQ(Agency for Healthcare Research and Quality)의 National Guideline Clearinghouse, 우리나라 대한의학회의 임상진료지침정보센터와 근거창출 임상연구 국가사업단 등이 있다.

(3) 지표

질/성과 측정은 숫자(number)와 측정단위(unit of measure)로 구성되며, 대개 '지표(indicator)'로 표현된다. 지표는 환자진료의 측면을 '정량적'으로 측정한 것으로 질을 직접적으로 측정하는 것은 아니나 보다 상세한 분석이나 추가적 조사가 필요한 영역을 나타내는 표지자(screen or flag) 역할을 한다. 예를 들면 '적절한 항생제 투여비율'은 진료지침에 따라 예방적 항생제를 투여받은 고관절 수술환자 비율을 의미한다.

(4) 질 지표의 종류

질/성과 지표는 대개 두 가지 형태로 나누어진다. 발생 빈도에 따라서 드물게 발생하는 사건과 통상적으로 발생할 수 있는 사건으로 구분한다.

- 적신호 지표(sentinel indicators): 발생 빈도는 드물지만 예상치 못하게 발생하여 환자에게 사망 또는 심각한 신체적·정신적 손상을 가져오는 사건으로 즉각적인 조사가 필요하며, 원인을 밝히고 예방조치를 취해야 한다. 예를 들면, 예상치 못한 산과적 사망, 심각한 수혈부작용, 잘못된 부위 수술 등을 말한다.
- 비율 지표(rate-based indicators): 축적된 데이터에서 발견 가능한 패턴으로 적신호 사건에 비해 치명적이지 않으나 일상적인 진료과정에서 발생하며, 발생빈도의 변동이 크다. 일정한 수준(역치, 기준)을 정해놓고 기준치 이하일 때 선별적 중점 검토(focused review)를 수행한다. 예를 들면 배식시간 및 투약시간 지연 등이다.

2.2 구조, 과정, 결과 지표

Donabedian(1988)은 의료 질 측정 접근 방법으로 구조(structure), 과정(process), 결과(outcome)의 3가지를 제시하였으며, 이 개념은 현재까지 의료의 질을 평가하는 가장 일반화된 방법으로 이용되고 있다.

(1) 구조지표

진료수준을 간접적으로 평가하는 지표로 환자진료에 필요한 물리적·운영적 자원을 평가한다. 구조지표는 양질의 질을 제공하는 잠재적 능력으로 보고 있으며, 시설, 운영정책 및 절차, 기술적 능력 인력, 안전규정 준수정도 등이 포함되며 비교적 측정 및 계량화가 용이하다.

(2) 과정지표

진료제공 과정에서 무엇이 시행되었는가에 초점을 두고 평가하는 것으로서, 환자치료 과정에 직접적으로 영향을 미치는 의료진의 의사결정의 질과 직원의 능력을 평가한다. 임상 및 비임상 과정을 모두 평가하는 가장 일반적인 측정지표로 구조평가에 비하여 의료서비스의 질과 직접적인 관련이 있다. 예를 들면 임상진료지침을 다루고 있는가?, 항생제 처방을 지침에 따라 적절하게 하였는가?, 입원담당직원은 환자의 인적사항을 정확히 입력하는가? 등이다.

(3) 결과지표

환자진료의 결과를 평가하는 지표로서 의료행위의 궁극적인 목적과 직접 관련이 있다. 과정지표는 결과지표를 보충하기 위해 필요하며 최근 이 둘을 종합한 접근법을 이용하는 경향이 있다. 급성병원(acute hospital)에서 사용하는 가장 일반적인 결과지표로는 사망률이 있으며, 그 외에 합병증 및 감염발생률, 환자만족도, 평균진료비용 등의 지표가 활용되고 있다.

2.3 질 지표의 개발

(1) 지표의 요건

Mainz(2003)은 질 지표의 요건으로 합의된 정의에 근거해야 하며, 지표 측정에 필요한 모든 내용을 담고 있어야 한다고 하였다. 또 민감도와 특이도 수준이 가능한 한

높아야 하고, 타당도와 신뢰도가 높아야 하며, 결과가 변이정도, 즉 차이를 잘 구분해내야 한다고 하였다. 사용자와 관련된 명확한 지표여야 하는데 예를 들면 의사라면 임상시술과 관련이 있는 지표라야 한다. 또한 비교 가능해야 하고, 근거 중심 지표여야 함을 강조하였다.

(2) 지표의 선정

환자진료의 모든 과정을 측정할 수는 없기 때문에 성과(질)지표를 선정하는 것은 의료기관에 있어 중요한 일이다. 성과지표를 선정할 때 고려할 사항은 다음과 같다.

- 외부평가기구 및 규정
- 국가적 질 측정 우선순위
- 임상적 중요도
- 의료기관의 전략적 우선순위
- 가용 자원
- 분석도구
- 보고기술

2.4 측정자료의 수집

(1) 자료수집 방법

1) 수작업

체크시트(checksheet) 또는 데이터시트(data sheet)를 이용한다. 데이터시트는 자료를 수집하기 위한 간단한 테이블 형식의 양식으로, 다음은 입원기간 중 특정사건 발생에 대한 정보를 파악하는데 사용된 데이터 시트이다.

표 7-1. 기록 검토를 위해 사용되어지는 데이터시트의 예

SAMPLE HOSPITAL 예기치 않은 결과 발생 스크리닝 보고서	
지표	발생 건수
1. 예기치 않은 급성 의료기관으로의 전원	
2. 예정되지 않은 재수술	
3. 수술 중 또는 수술 후 계획되지 않은 장기 제거	
4. 입원 시 없었던 신경학적 결손	
5. 낙상	
6. 병원감염	
7. 욕창	
8. 외래수술 후 계획되지 않은 입원	
9. 자의퇴원	
10. 수술 후 사망	
11. 투약 부작용	
12. 수혈 부작용	
13. 24시간 이내 중환자실 재입실	
14. 마취합병증	

2) 전산작업

전자의무기록(electronic health record)에서 자료 수집은 시간이 절약되지만 수작업에 의한 데이터 수집방법을 완전하게 대체하지는 않는다. 또한, 데이터웨어하우스 시스템을 적용할 경우 환자 진료 활동에 대한 통합적인 일련의 데이터를 제공하지만, 성과측정을 위한 정보를 제공하기 위해서는 주의 깊은 계획이 필요하다.

(2) 자료 질 관리

1) 타당도

타당도(validity)란 측정도구가 무엇을 측정하고 있느냐와 그 측정도구가 측정하려는 목표를 얼마나 정확하게 측정해 내느냐 하는 것이다. 즉, 측정의 목적을 정확히 이해하고 그를 얼마나 정확히 측정하였는가에 대한 정도를 나타내 주는 것이다. 예를 들

어, 환자의 체중을 재고자 할 경우 일반 계량저울보다 영점이 잘 잡힌 디지털 체중계를 이용하여 측정하는 것이 타당도가 높다고 할 수 있다.

2) 신뢰도

신뢰도(reliability)란 언제 누가 측정하는가에 따라 결과가 변하지 않고 안정적인가와 관련되는 개념이다. 일반적으로 신뢰도는 같은 대상에 대해 2번 측정해서 얻은 2개의 측정치 사이에 어느 정도 일관성이 있느냐는 뜻으로 해석되기도 한다.

3) 정확도

정확도(accuracy)란 측정하는 방법이 얼마나 정확하게 참값을 측정하는가를 나타내는 것으로, 편향(bias)이 대표적인 오류의 예로 잘 설계한 데이터 수집방법론은 bias를 감소시킬 수 있다.

보건정보관리자는 자료의 질 코디네이터로서 가치 있는 성과 측정 정보가 될 수 있도록 일관성 있는 자료의 기록과 구축에 영향을 줄 수 있다.

3. 질 평가와 개선활동

3.1 질 평가

질 평가 활동은 정기적으로 이루어져야 하며, 평가 시 검토해야 할 사항은 다음과 같다. 이를 위해 먼저 평가를 위한 보고서를 작성하여 평가를 수행한 후 개선활동을 하게 된다.

- 현재의 성과는 무엇인가?
- 어떤 경향성이 있는가?
- 조치를 취해야 하는가? 어떤 조치가 있겠는가?
- 원하지 않은 결과에 대한 가장 큰 요인은 무엇인가?
- 우선순위 높은 조치에 집중하고 있는가?

(1) 분석 보고서

1) 자료의 정리

성과 평가를 위해서는 도출된 결과가 이해할 수 있는 형태로 정리되어야 한다. 그룹화하거나 요약하여 표, 그래프, 통계 비교 등의 형태로 제시하며, 스프레드시트(엑셀),

데이터베이스 등의 도구를 이용한다.

2) 보고

평가 단계에서 목적은 정보를 의사결정권자에게 전달하는 것이다. 보고서는 대개 표와 그래프 및 기초적인 결론의 코멘트 정도로 구성하는 것이 바람직하며, 보고서 작성 시 고려해야 할 사항은 다음과 같다.

- 누가 보고를 받는가?
- 보고서의 용도는? 의사결정을 지원하고 조치를 취하는데 도움이 되는 보고서인가?
- 단순히 결과를 모니터하는 정도의 보고서인가?
- 당신이 전달하고자하는 최소한의 정보는 무엇인가?
- 어떤 형태가 가장 좋은가? (보고서, 브로셔, 구두보고 등)

3) 통계적 도구

표나 그래프는 의사소통의 가장 강력한 도구이지만, 통계적 방법은 이를 더 상세하게 설명하고 타당성을 높여준다. 예를 들면 평균, 중앙값, 범위, 표준편차 등의 제시가 필요하거나 가설을 설정하고 이를 검증해야하는 경우가 있다.

(2) 개선 목표와 대상의 설정

과거 의료기관은 한 번에 한명의 환자에 대한 성과를 판단하였으나, 1917년 미국외과학회(American College of Surgeon)에서 'minimum hospital standards'를 개발한 이후로 의료기관은 사망, 합병증 등에 대한 자료를 모으고 그 축적된 자료에서 성과를 평가하기 시작하였다. 1953년 TJC(The Joint Commission)는 미국외과학회로부터 '병원표준화심사사업(Hospital Standardization Program)'을 이관받아 새로운 질/성과 측정항목을 점진적으로 개발해 왔으나, 여전히 외부와 단절된 상태에서 병원내부의 자료로만 활동되었다. 즉 의료기관은 병원내부의 현재와 과거 데이터만 비교하는 수준으로, 1980년대 중반 이전에는 타병원 데이터와 비교가 거의 불가능한 실정이었다.

현재 표준과 역치(threshold)를 설정할 때 병원내부 과거 데이터뿐만 아니라 외부병원의 데이터와 교과서 및 권위 있는 문헌을 참고로 한다. 최소한의 기준 또는 역치는 정밀검토를 시작할 것인지의 여부를 판단하는 기준점이라 할 수 있으며, 측정치와 기준치와 큰 차이가 없다면 계속 측정, 큰 차이가 있다면 개선 조치를 취한다.

3.2 질 향상 모형

(1) PDCA 모형

W. Edwards Deming은 지속적인 질 향상을 위한 방법으로 Shewhart가 개발한 PDCA(Plan-Do-Check-Act) cycle을 제안하였다.

- Plan: 절차는 어떻게 이루어지는가? 개선을 위한 제약사항은 무엇인가? 무엇을 시도하였는가?를 검토한다. 근거에 기반하여 개선활동을 개발해야 개선여부를 평가할 수 있는 지표설정과 성과예측이 필요하다.
- Do: 작은 규모로 파일럿 테스트를 수행하고 절차가 개선되는 것을 정확히 평가할 수 있는 자료를 수집한다.
- Check: 절차 개선의 효과와 예측 결과를 비교한다. 예측한 바와 같은 결과가 나왔다면 초기에 설정한 개선 계획을 확대하여 실행하고, 예측한 바와 다른 결과가 나왔다면 계획은 잘못된 것이다.
- Act: 개선활동을 지속적으로 실행하도록 하고, 새로운 시도와 개선활동을 보완한다. 결과를 공유하는 것이 중요한데 정보공유는 조직 학습과 지속적인 질 향상의 핵심이다.

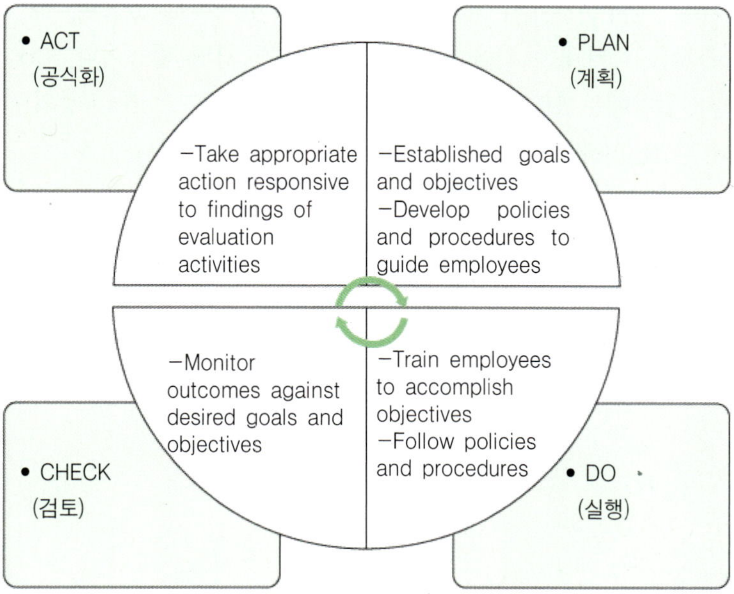

그림 7-1. 슈하르트/데밍의 PDCA 사이클

(2) TQM/CQI

총체적 품질 관리(total quality management, TQM)는 1950년대 Deming, Juran 등에 의해 일본의 제조업자들에게 소개되었고, 이후 1980년대 미국의 제조업체를 통해 소비자 만족도 향상을 위한 방법론으로 광범위하게 활용되었다. 지속적 질 향상(continuous quality improvement, CQI)은 1980년대 Berwick과 Bataldan이 TQM을 보건의료 영역에 적용한 것이다. 이 방법론은 조직의 목표를 설정하고 프로젝트를 수행하기 위해, 팀을 구성하여 과정 또는 절차의 순서도를 그리고 변이(variation)를 이해하기 위해 데이터를 사용한다. TQM/CQI는 오류를 개인이 아닌 잘못 설계된 '시스템'의 문제로 본다. 또는 TQM/CQI는 과정/절차를 개선하기 위한 개선 방안 계획, 개선 방안 실행, 개선 방안 분석, 결과의 시행 순으로 진행된다. 보건의료 분야에서 가장 널리 퍼져 있는 질 관리 철학이라고 할 수 있다.

(3) 식스 시그마

식스 시그마(Six Sigma)는 1987년 모토로라 등 제조산업의 품질경영 운동에서 기원한 것으로 결점을 제거하고 업무효율성을 증진하여 작업상의 결점을 최소화하여 비용을 절감하면서도 품질이 좋은 제품을 생산하고자 하는 개념이다.

시그마(sigma, σ)는 표준편차를 나타내는 그리스어로, 6시그마 품질의 통계적 배경은 정규분포이다. 정규분포에서 약 99%가 3σ 내에 위치하고 있으며, 6σ는 백만개 중의 3.4개의 결점을 나타내는 것을 목표로 하는 품질 경영 활동이다. Six Sigma를 수행하는 대표적 절차에는 DMAIC 방식이 있다. DMAIC은 Define(정의), Measure(측정), Analyze(분석), Improve(개선), Control(관리)의 약자이다.

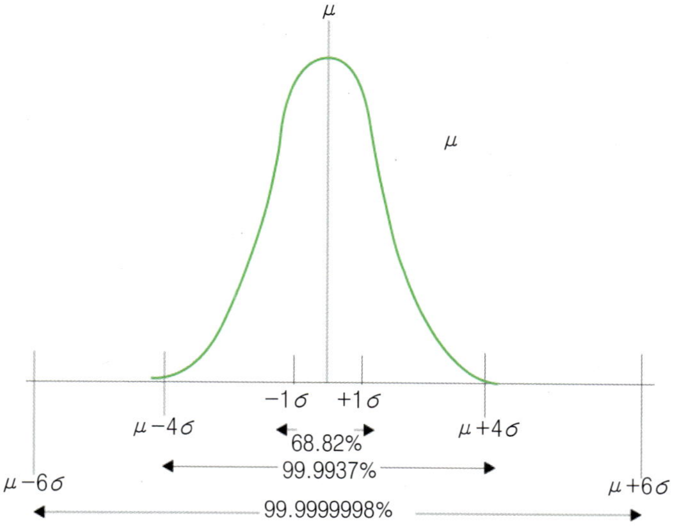

그림 7-2. 식스시그마의 수준

표 7-2. 식스시그마의 절차 DMAIC

단계		내용
STEP 1	문제 정의 Defining the problem	고객의 요구와 서비스 제공과정을 파악
STEP 2	문제(크기) 측정 Measuring the problem	· 고객의 요구를 알면 성과 측정 가능 · 자료의 수집 Measuring and Sampling System → '과정' 을 파악하는 데 중요
STEP 3	자료 분석 Analyzing the data	· 정보 분석을 통해 문제의 잠재적 원인을 우선순위화(원인에 대한 가설 설정) · 근본원인이 파악될 때까지 추가적인 정보 분석
STEP 4	시스템 개선 Improving the system	해결방안을 실행하고, 그 결과를 확인하기 위해 Sigma 점수를 산출
STEP 5	개선활동 관리/유지 Controlling and sustaining the improvement	성과지표 'Performance measures' – 기준(표준)에서의 변동을 파악 – 미래의 문제를 예측 – 지속적 질향상

(4) 린

토요타 생산시스템(Toyota Production System)으로도 알려져 있으며, Lean이란 '날씬한' 라는 의미와 같이 불필요한 낭비요소를 제거하여 지속적인 비용절감과 자원을 관리하는 것을 말한다. 1980년대 일본의 세계시장 성공신화는 QI철학과 기법에 대한 국제적 관심을 유발하였으며, 제조업에서 시작하여 현재 보건의료산업을 포함한 서비스업에까지 퍼져있다. 자료를 수집하고 절차를 분석하는 활동을 '최우선순위 과제' 에 집중하는 것으로, Six Sigma 모델을 보완한 것이다.

린의 핵심 4원칙은 첫째, 낭비를 제거하고 가치 있는 활동만 유지한다. 둘째, 가치 있는 활동을 개선하는데 집중한다. 셋째, 고객의 목소리에 응대한다. 넷째, 조직전체의 절차를 최적화하는 것이다.

린의 핵심 가치는 '고객' 으로 고객을 중심으로 가치가 부여된 절차를 활용하고, 낭비를 제거함으로써 조직전체의 목표에 기여할 수 있도록 한다. 즉 '가치' 란 절차(process)나 활동(activity)의 결과가 고객에게 의미가 있고, 구매 결정을 유도할 수 있는 것을 말한다.

즉 의료기관에서 환자, 보호자 또는 고객에게 제공되는 절차에 서비스의 '가치' 가 부여되어야 한다. 검사서비스는 환자가 느끼는 진료서비스와 직접적 관련이 없다고 볼 수도 있으나, 조직의 구조적 관점에서 환자진료제공의 능력의 중요한 부분이다. 린 기법을 적용할 때 고객 및 환자에게 미치는 직간접적 활동을 모두 고려해야 한다. 즉 고객에게 영향을 미치지 않는 활동은 비부가가치 활동으로 '낭비 제거' 의 대상이 된다. 관리자는 전체 '가치사슬(value chain)' 에 따라 절차를 최적화하고 성과향상에 기여하는 활동을 구분해야 한다. 린 프로젝트의 수행절차는 다음과 같다. 응급실 환자에 대해 의무기록을 확인하지 않고 중복검사를 시행한 경우를 예로 생각하여 보자.

- 1단계: 고객의 관점에서 무엇이 문제인가 의문점을 제기한다.
- 2단계: 현재 업무 절차의 파악을 위해 실제로 무엇이 발생하고 있는가에 대한 흐름도를 작성해 봄으로써 문제가 되는 정보를 수집할 수 있다.
- 3단계: 구체적인 개선사항을 정량화한다. 문제가 얼마나 자주 발생하는지, 그것이 어떻게 고객에게 영향을 미치는지 파악한다.
- 4단계: 근본 원인의 조사, 업무관련자에게 왜 문제가 발생했는지 질문(인터뷰)한다.
- 5단계: 개선점 또는 개선 절차를 작성한다.
- 6단계: 개선 절차 실행 계획, 업무 순서, 책임소재, 기한 등을 설정한다.
- 7단계: 개선 계획의 실행결과를 예측, 어떻게 데이터를 수집할 것인가 결정한다.
- 8단계: 개선 계획 실행 후 결과를 측정하고 예측내용과 비교한다.

(5) 벤치마킹

벤치마킹(Benchmarking)이란 높은 성과를 산출하는 다른 기관과 비교하는 행위를 말하며, 타기관이 어떻게 더 나은 성과를 달성하는지를 파악하여 적용하기 위한 것이다. 1980년도 제록스에 의해 개발된 벤치마킹 모델을 대부분 적용하였으며, 의료기관도 경쟁이 심화되고 의료비용을 절감하기 위해 '벤치마킹'에 관심을 가지기 시작하였다.

자신의 조직에 대해 파악

↓

어떤 부분을 벤치마킹 할 것인지 결정

↓

벤치마킹 할 다른 조직을 파악

↓

데이터 수집, 분석, 해석

↓

향상을 위한 변화 실행

그림 7-3. 벤치마킹의 과정

표 7-3. 벤치마킹의 종류

벤치마킹 종류		목적	사례
내부 벤치마킹		오류의 제거 효율성 증진	검사환자 대기시간 감소를 위해 타과의 절차 벤치마킹
외부 벤치마킹	경쟁 벤치마킹	의료(경쟁)기관 간 격차 해소 데이터-지역사회/공공지료 활용	신생아중환자실 사망률비교 의무기록부서 생산성 비교
	비교 벤치마킹	타산업의 유사한 업무과정 적용	항공업계의 일정표 예약 시스템을 의료기관의 등록/예약 시스템에 적용

3.3 질 향상 도구

(1) 브레인스토밍

브레인스토밍(brainstorming)은 아이디어를 최대화 하도록 설계되어 구조화되어 있지만 절차는 유연하다. 주로 문제를 발견하는 단계와 해결방안을 도출하는 과정에서 사용되며, 6-10명 정도로 구성된 팀은 특정 주제에 관해 아이디어를 도출하고 리더는 그것을 기록하고 회의를 이끄는 사람으로 구성된다. 주제와 시간이 정해지고, 모든 아이디어는 구두로 제시하며 다른 사람의 의견에 비판은 할 수 없다. 많은 아이디어를 도출하는 것을 목적으로 하며, 질 향상의 통합적 분야로서 조직구성원의 역량을 강화하고 모든 직급의 의견 수렴이 필요할 때 사용한다.

- 명목집단기법(nominal group technique, NGT): 브레인스토밍과 유사하지만 구두로 하는 것이 아니라 투표 등 문서로 의견을 교환하고(silent generation of ideas) 모든 구성원들의 의견을 반영하는 보고서를 산출한다. 명목집단기법은 팀원들간의 이해관계가 복잡하거나 내용이 민감하고 많은 논쟁이 예상될 경우 사용한다.

(2) 친화도

친화도(affinity diagrams)는 도출된 아이디어와 아이디어를 정리하는 단계에 사용되는 도구이다. 초기 브레인스토밍 후 정보를 조직화하고 우선순위를 정하기 위해 아이디어를 집단화 및 카테고리화하는 것이다. 많은 양의 복잡한 정보를 다루는데 유용하며, 관리가 힘든 많은 분량의 정보를 유사한 특성을 가진 작은 그룹으로 축소를 하는 것이다. 브레인스토밍 단계에서 산출되는 새로운 정보의 양을 제한하기 위해 토론시간을 설정하기도 한다.

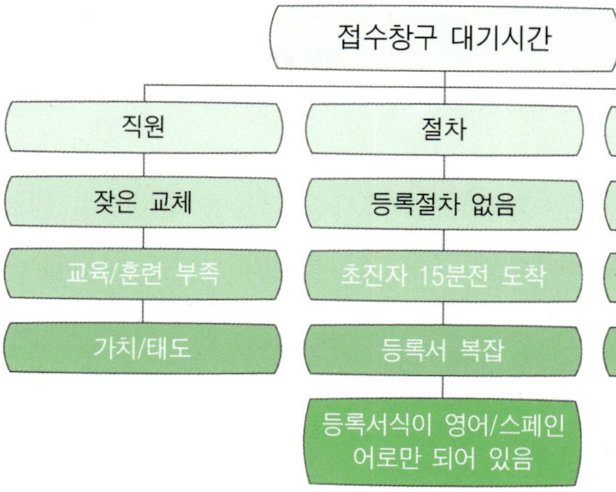

그림 7-4. 친화도

(3) 흐름도

흐름도(flowcharts)는 활동과정 또는 절차의 단계를 그림으로 표현한 것으로 절차의 실제 상황을 순서대로 정확하고 이해하기 쉬운 형태로 도식화하는 것이다. 개선이 필요한 절차의 현재의 상황을 보여주는데 사용하거나, 미래의 절차를 어떻게 개선할 것인지를 그림으로 표현한다.

흐름도를 사용함으로써 구성원은 절차의 단계와 일이 발생되는 순서를 파악하고, 중복되는 분야 및 가치가 없는 단계를 확인할 수 있다. 또한 사람과 조직과의 업무관계를 명확히 할 수 있으며, 개선이 필요한 절차의 구체적인 단계를 설정 할 수 있다. 흐름도 작성을 위해서는 시작과 끝 지점을 결정하고, 절차의 순서를 정하고 '의사결정이 필요한 지점' 을 명확히 해야 한다.

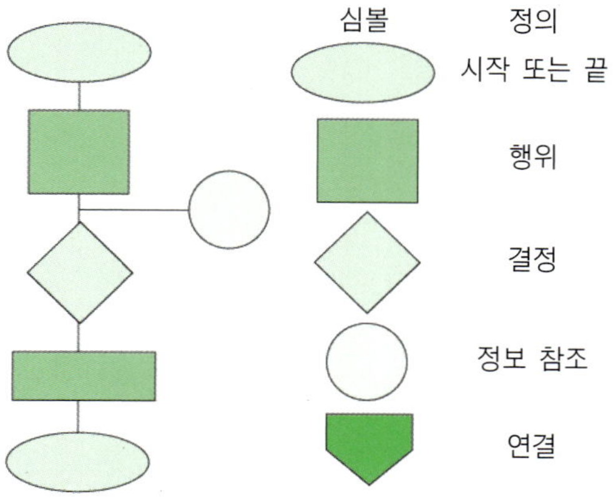

그림 7-5. 흐름도에 사용되는 기호

(4) 의사결정 행렬

의사결정 행렬(decision matrix)는 정보를 정리하고 범주화하여 의사결정에 도움을 줄 목적으로 사용되는 다차원적 도구(multidimensional tool)이다. 브레인스토밍 등 아이디어 도출 기법(idea-generating tools)으로 생산된 정보를 의사결정 매트릭스를 사용하여 미리 설정된 범주기준(criteria)에 따라 우선순위화한 다음 팀원은 각 아이디어를 분석한다. 모든 방안을 평가할 수 있는 범주기준의 목록을 작성하는 것이 먼저이며, 범주기준은 해결방안을 제시할 수 있고 개선목적에 부합해야 한다. 기준사례는 다음과 같다.

- 긍정적인 결과를 도출할 수 있는가?
- 구성원들이 참여가 가능하고 관리부서의 지원이 가능한가?
- 개선이 필요한 절차의 구성원들이 실제 참여하여 이를 실행할 수 있는가?
- 개선비용은 얼마나 소요되는가?
- 문제를 해결할 수 있는 방안인가?
- 실행하기 얼마나 어려운가?

매트릭스는 행(해결방안)과 열(평가기준)로 작성하고, 각 셀에 팀원이 답한 후 각 방안에 대해 평가기준을 비교한다. 선택된 방안에 대해 새로운 평가기준을 적용하여 평가 또는 분석할 수 있다.

표 7-4. 의사결정 행렬

	긍정적 영향	지원가능 여부	실행 가능성	비용절감	실행 용이성
직원 고용	Yes	No	Yes	No	Yes
직원 교육	Yes	Yes	Yes	Yes	Yes
절차 자동화	Yes	No	Yes	No	No
타부서 업무이관	Yes	Yes	Yes	Yes	No

(5) 인과관계도/어골도

인과관계도(cause-and-diagrams) 또는 어골도(fishbone diagrams)는 원인과 결과의 관계를 도식화하여 복잡한 문제를 해결하도록 도와주는 유용한 도구이다. PDCA cycle의 'Plan' 단계에서 유용하며, 절차는 다음과 같다.

- 결과(effect, outcome, goal)를 원인선(causal line) 오른편 끝에 위치한다.
- 주요한 원인(major cause)을 원인선에 순서대로 연결한다.
- 세부 원인(minor cause)을 주요 원인선에 연결한다. 주요 원인 및 세부 원인의 목록을 도출하기 위해 브레인스토밍 방법 많이 이용하며, 친화도를 이용하여 모든 가능한 원인을 범주화 한다.
- 개선팀이 어떤 문제를 먼저 접근할 것인지를 선택한다. 이 때 의사결정 행렬을 사용할 수 있다.

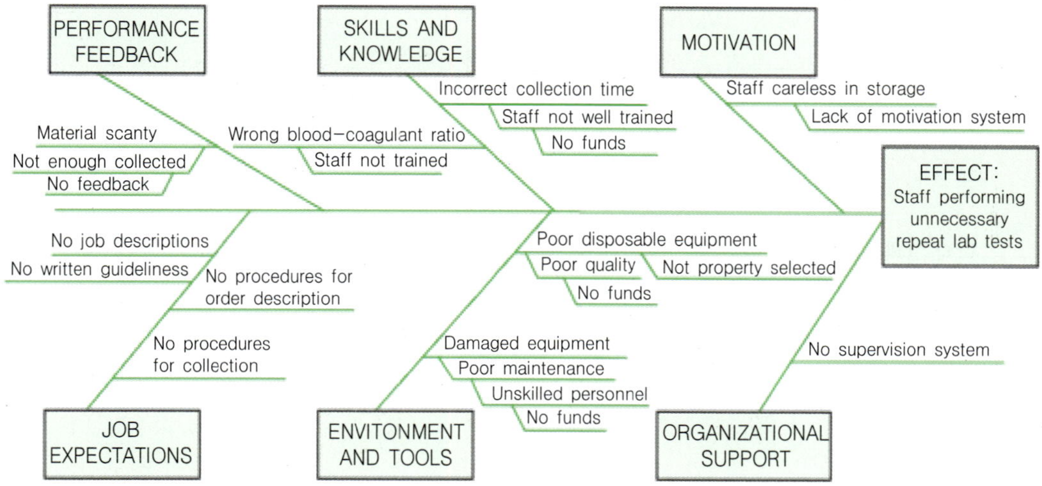

그림 7-6. 어골도

(6) 장애구역분석

장애구역분석(force field analysis)은 '역장분석'이라고도 하며 변수와 결과와의 관계를 도식화 한 것으로, 문제해결방안을 도출하는 단계에서 기대하는 결과를 지지하는 변수와 방해하는 변수를 확인할 수 있는 도구이다. 현 상황을 개선하려는 쪽과 유지하려는 쪽의 두 가지 힘의 균형에 대한 상황을 보여준다. PDCA cycle의 'Plan' 단계에서 유용하며, 특히 개선계획을 저해하는 변수의 영향력을 최소화하기 위해 중요하게 사용된다. 브레인스토밍은 특정 결과에 대한 긍정적인 면(왼쪽에 위치)과 부정적인 면(오른쪽에 위치)을 파악하기 위해 이용된다.

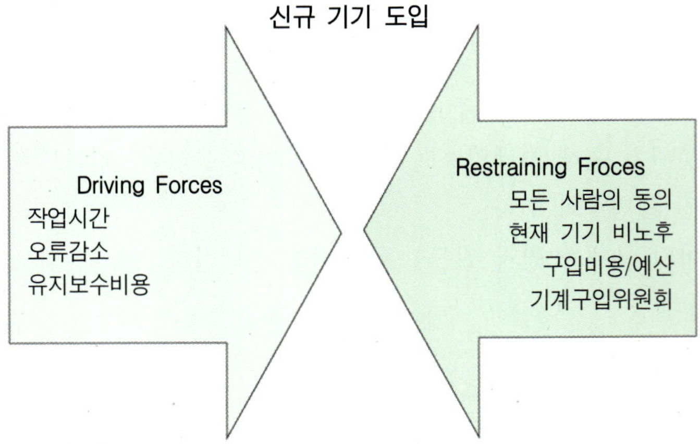

그림 7-7. 장애구역분석

(7) 막대그래프와 히스토그램

막대그래프(bar graph)는 빈도분포(표)를 도식화한 것으로 분포를 확인할 수 있다. 막대그래프는 요일별 외래환자수와 같이 불연속변수(categorical data)에 사용하고 히스토그램(histogram)의 가로축은 반드시 연속변수(continuous data)이다. 따라서 막대그래프의 가로축인 변수값 사이는 떨어져있고, 히스토그램은 붙어있다.

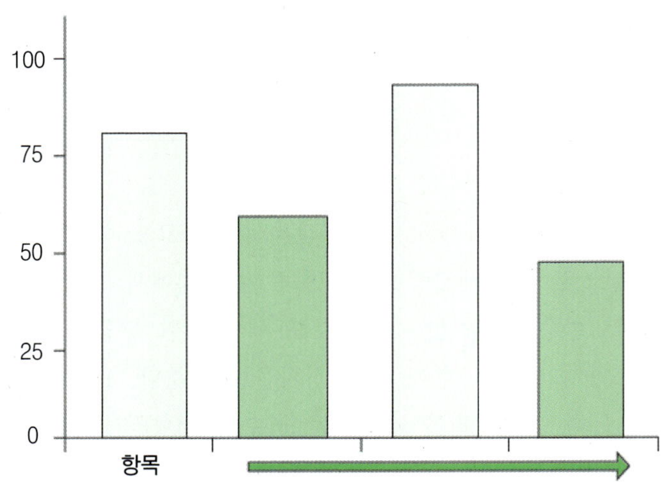

그림 7-8. 막대그래프

(8) 파레토차트

파레토차트(pareto charts)는 막대그래프와 유사하나 가로축이 빈도순(또는 중요도순)으로 나열된다. 먼저 비교할 데이터를 선정한 후 표준을 선정해야 한다(예. 빈도, 비용, 크기). 가로 및 세로축의 이름을 표기하고, 마지막으로 순서에 따라 각 요인의 빈도를 막대로 표현한다. 오른쪽 세로축은 누적빈도선(cumulative frequency line)으로 표현하는데 이는 각 변수의 범주에 대해 상대적 크기를 나타낸다.

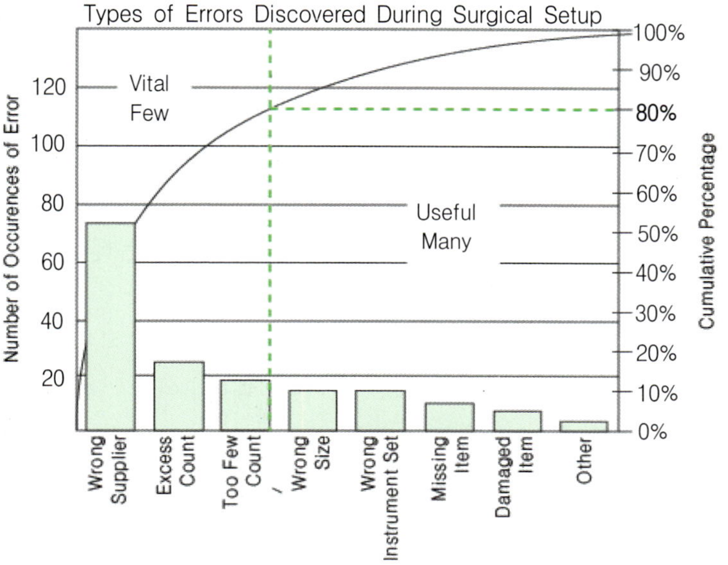

그림 7-9. 파레토 차트

(9) 런차트/선그래프

런차트(run chart) 또는 선그래프(line graphs)시간에 따른 경향성을 모니터링하는 간단한 시각적 도구이다. 분석할 데이터의 시간 간격을 정하고 가로(시간) 및 세로축(빈도)을 그린 다음 데이터 포인트를 표시하고 선을 이어 경향성을 평가한다. 선은 예측을 가능하게 하고 또 실제 및 예측 성과를 비교할 수 있도록 그리기도 한다.

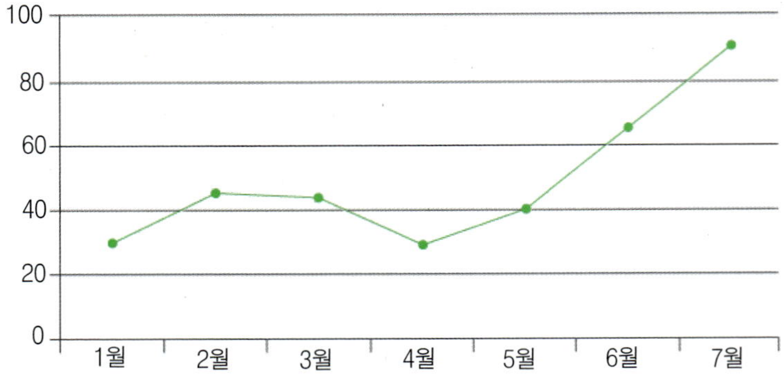

그림 7-10. 런차트/선그래프

(10) 관리도

관리도(control charts)는 성과를 모니터하기 위해 사용하는 특수한 형태의 선그래프이다. 성과분석을 위해 또 다른 차원인 상하한선을 추가하는데 이것은 통계적으로 관리범위 안에 있는지 여부를 판단하는 수단이 된다.

1920년대 물리학자 Walter A. Shewhart는 미국의 벨연구소에서 전화기 생산의 질을 향상시키는 일을 하였고, 과정상의 변이에 대한 이론 (theory of process variation)을 개발하였는데 이것이 통계적 공정관리(statistical process control, SPC)의 근간이 되었다. Shewhart의 변이이론의 중요한 특징은 변이의 종류에 따라 변이를 감소시킬 개선방법이 다르다는 것이다.

- 일상원인변이(common cause variation)는 절차를 변화시키거나 시스템 자체를 바꿔야 한다.
- 특별원인변이(special cause variation)에 대해서는, 통상적으로 발생하지 않는 원인을 발견하여 제거하여야 한다.

일상원인변이는 어떠한 절차에서도 발생할 수 있으며 일상적이고(routine)하고 무작위적(random)이다. 예를 들면 응급실 검사의 소요시간은 요일에 따라 변동성을 가진다. 요일에 따른 환자수의 변화 등에 의해 일정한 패턴이 가지는데 이 경우 어느 정도 예측 가능한 형태의 변이가 발생한다고 할 수 있다. 반면 특수원인변이는 무작위적이지 않고 드물게 발생하는 사건이다. 예를 들어 응급 검사실의 직원이 음주 근무로 검사결과가 늦어지는 경우 등이다.

이 두 가지 변이를 구분하기 위해 Shewhart가 창안한 것이 관리도이다. 관리도는 세 개의 중요한 선으로 구성되며, 평균 또는 중앙값과 상한선 및 하한선으로 이루어져 있다. 관리한계선을 벗어나는 데이터 포인트가 제거되어야 할 '특별원인' 임을 나타낸다. 모든 데이터 포인트가 관리한계선 내에 있을 때는 통제범위 내에 있으므로 안정적이고 예측가능하며 변화가 필요 없다고 간주된다. 관리도는 어골도, 파레토차트, 흐름도 등과 통합하여 함께 이용할 때 유용성이 극대화된다.

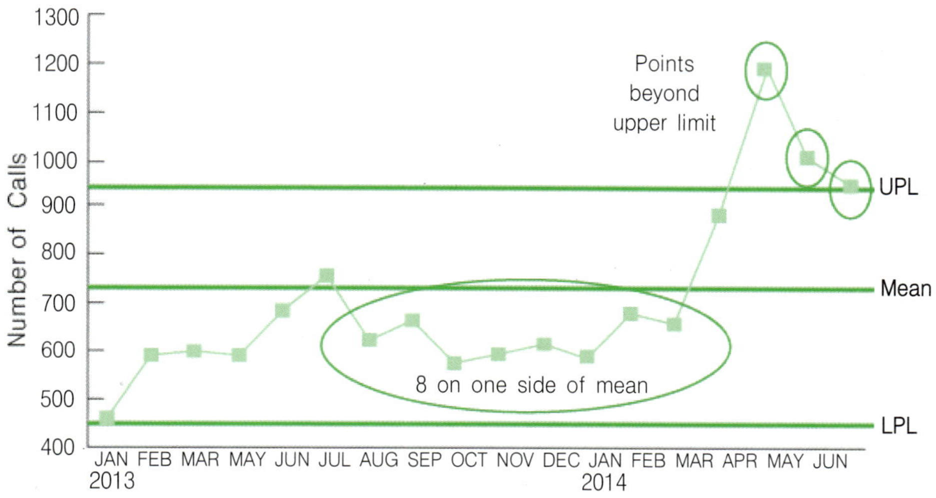

그림 7-11. 관리도

(11) 상관관계 분석

상관관계 분석(correlation analysis)은 변수간의 관계에 대한 관련 정도(strength), 방향성(direction), 통계적 유의성(statistical significant)을 나타낸다. 변수간의 상관관계를 가장 쉽게 파아하는 방법이 산점도(scatter chart)를 그려보는 것이다. 상관계수(correlation coefficients)는 산점도에서 상관성을 정확히 표현하는 수치로 다음의 부호로 상관관계를 나타낼 수 있다.

- −1.0 완벽하게 음의 관계
- 0 전혀 상관성이 없음
- +1.0 완벽하게 양의 관계

표 7-5. 질 향상 활동에 흔히 사용되는 도구들

구분	질 향상 단계				
	문제분석	절차분석	방안도출	실행	결과평가
브레인스토밍	X	X	X		
명목집단기법	X	X			
친화도	X	X			
흐름도	X	X	X	X	
의사결정행렬	X	X	X		
어골도	X	X	X		
장애구역분석			X	X	
히스토그램	X	X			X
막대그래프	X	X			X
파레토차트	X	X			X
런차트/선그래프	X	X			X
관리도	X	X			X
상관관계분석		X			X

4. 환자안전

4.1 환자안전 개요

환자안전이란 의학적 치료로 인한 우발적 손상이나 의료과오가 없는 상태를 말한다. 지난 10여 년간 의학적 오류(medical mistakes)에 의한 비용과 관심이 증대함에 따라 환자안전을 보장하는 것은 현재 국가적인 과제가 되었다. 이에 따라 소비자가 환자안전 활동에 대한 영향이 증가하고 있지만 의료기관 인증평가기구가 중요한 역할을 수행하고 있다. 미국에서는 2003년부터 국가환자안전목표(National Patient Safety Goals, NPSGs)를 선포하고 이 기준을 충족시키기 위해 의료기관들이 의무적으로 질 향상 활동을 수행하도록 권고하고 있다. 매년 환자안전에 대한 다른 목표를 제시하고 있다. 예를 들면 환자확인을 위해 두 가지 이상의 환자정보를 이용할 것을 권고하는 것인데 예를 들면 혈액 체취 및 기타 다른 검사, 수술 시에 최소한 2개 이상의 환자 표식자를 사용하는 것이다. 표 7-6은 2009년 OECD 18개국에서 보고된 비표준화 환자안전지표 비율의 최소값, 최대값, 그리고 최대/최소 비를 보여준다. 카테터 관련 혈류감염과 수술후 패혈증은 50배 이상이 차이가 났다(OECD, 2011).

표 7-6. OECD 환자안전 질 지표 (2009년 18개국)

지표(자료보고한 국가수)	최소(%)	최대(%)	최대/최소비
시술 중 이물질 체내 잔류(n=15)	0.002	0.011	5.50
카테터 관련 혈류감염(n=16)	0.004	0.425	106.25
수술후 패색전증(PE) 또는 심부정맥 혈전증 (DVT)(n=15)	0.108	1.450	13.50
수술 후 패혈증(n=16)	0.140	8.081	57.73
우발적 천공 또는 열상(n=15)	0.013	0.402	31.15
산과적 외상- 도구를 이용한 질식 분만	1.556	16.626	10.69
산과적 외상- 도구를 이용하지 않은 질식 분만	0.193	3.811	19.75

4.2 환자안전의 측정

(1) 사고보고서

환자안전의 정도를 측정하는 가장 일반적인 형태가 사고보고서(incident reports)이다. 사고보고서는 환자, 직원, 방문객 등에게 재난 및 사고가 발생했을 때 관련 직원이 작성하도록 한다. 개인적 판단이 들어가면 안되며 객관적인 사실과 그 결과만을 기록하도록 한다. 의료기관 내 문제분야를 파악하고 개선하도록 하며 법적문제에 대처할 수 있도록 한다. 사고보고서는 의무기록과 함께 보관하는 것이 아니라 행정문서에 별도로 관리하며 보안에 주의한다. 사고보고 시스템은 조직문화 및 그 정보를 어떻게 활용하는가에 달려있으며, 개인이 사고를 보고하려는 의지는 조직문화와 그 정보가 어떻게 활용되느냐에 밀접한 관련을 가진다. 즉 사고에 관련된 직원이 사건의 발생에 대해 관여되었다는 이유로 비난받고 책임을 져야한다면 보고서를 작성할 때 자발적으로 잘못을 시인하지 않을 것이다. 그러므로 사고에 대한 훈계조치로부터 보호받을 때 사고보고가 더 잘 이루어질 수 있다. 환자사고 데이터 수집의 가치는 데이터를 분석하여 정보를 생산할 때 발생되며, 환자사고 데이터의 수집, 분석, 보고는 질 향상부서에서 담당하게 된다.

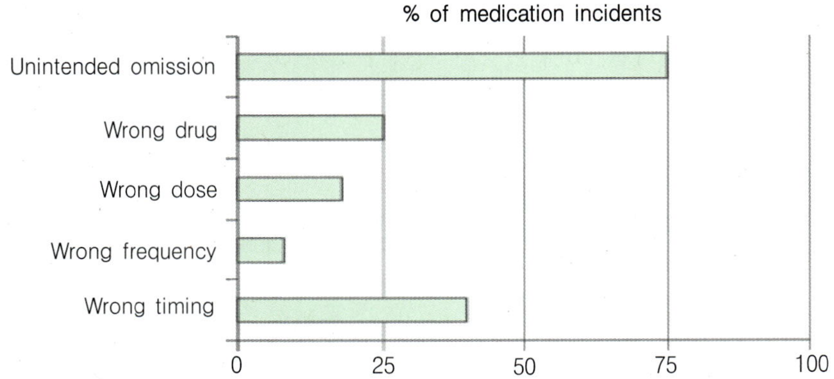

그림 7-12. 의료과오(사고)의 유형(The Joint Commission, 2010)

(2) 환자안전지표

AHRQ(Agency for Healthcare Research and Quality)에서 제시한 환자안전지표(patient safety indicators, PSIs)는 표 7-7과 같으며, 퇴원요약자료로부터 산출, 문제를 발견하고 사고를 예방할 수 있도록 정보를 제공한다.

표 7-7. AHRQ의 환자안전지표

PSI No.	Patient Safety Indicators – Provider
1	Complications of Anesthesia
2	Death in Low - Mortality DRGs
3	Decubitus Ulcer
4	Failure to Rescue
5	Foreign Body Left During Procedure
6	Iatrogenic Pneumothorax
7	Selected Infections Due to Medical Care
8	Postoperative Hip Fracture
9	Postoperative Hemorrhage or Hematoma
10	Postoperative Physiologic and Metabolic Derangements
11	Postoperative Respiratory Failure
12	Postoperative Pulmonary Embolism or Deep Vein Thrombosis

13	Postoperative Sepsis
14	Postoperative Wound Dehiscence
15	Accidental Puncture or Laceration
16	Transfusion Reaction
17	Birth Trauma - Injury to Neonate
18	Obstetric Trauma – Vaginal with Instrument
19	Obstetric Trauma - Vaginal without Instrument
20	Obstetric Trauma - Cesarean Delivery

(3) 환자안전 데이터베이스 프로젝트

반복적으로 발생하는 오류의 원인을 밝히기 위해 환자사고에 관한 정보를 체계적으로 수집하고 분석하는 것이 중요하다. 이에 따라 미국에서는 전문학회를 위주로 환자안전에 관한 정보를 모으고 데이터베이스화하는 프로젝트가 진행되고 있다. 다음은 미국의 국가 환자안전 DB 구축을 위한 프로젝트명과 주관조직 목록이다.

- American Society of Anesthesiologists' Closed Claims Project: 주요 사고의 패턴분석 및 예방전략 수립
- Pediatric Perioperative Cardiac Arrest (POCA) Registry: 마취과정 및 회복과정에서의 소아환자의 심정지 및 사망에 대한 조사
- Institute for Safe Medication Practices의 Medical Errors Reporting Program: 약제 오류 자료의 독립적(객관적) 검토 기관
- The Joint Commission의 Sentinel events(1996): National Patient Safety Goals(NPSGs) 개발의 근간
- The FDA의 MedWatch: Medical Products Reporting Program으로 의료기기의 오류를 보고하는 프로그램
- FDA & CDC의 Vaccine Adverse Event Reporting System(VAERS): 백신 부작용 사건 보고 시스템

(4) 국가보고시스템

1999년 미국의학원의 환자안전패널에서는 심각한 환자 손상이나 사망을 초래하는 의학적 오류(medical errors)를 국가보고시스템(nationwide reporting system)에 보고

해야 한다고 권고하고 있으며, 축적된 데이터는 미래의 사건에 대해 예방할 수 있는 정보로 사용할 수 있도록 해야 한다고 하였다(Kohn et al., 2000). 환자에게 심각한 위해(serious patient harm)를 초래하는 조직 시스템의 취약점을 발견하기 위해 사소한 오류(less serious errors)에 대해서도 자발적인 보고시스템을 개발해야한다는 주장도 지지를 받고 있다. 몇몇 주정부는 이미 특정 환자사고에 대해 보건부 주보건부서(state health department)에 보고하도록 의무화하고 있다.

AHRQ(Agency for Healthcare Research and Quality)는 국가보고시스템의 기능을 수행할 수 있는 기관을 인증하고 있다. 환자안전기구(patient safety organizations, PSOs)는 독립적이고 전문적인 외부기관으로 환자안전사고에 관한 정보를 수집, 분석, 축적하여 잠재적인 원인을 밝히는데 이용한다. 환자안전 관련 사건의 종류는 다음과 같이 구분한다.

- 환자에게 영향을 미친 위해사건(incident)
- 환자에게 영향을 미치지 않은 위해사건(near miss or close call)
- 환자안전사고를 유발할 가능성이 높은 환경(unsafe condition)

미래에는 궁극적으로 의료기관 등이 자발적으로 보고하는 환자안전데이터베이스네트워크(Network of Patient Safety Databases, NPSD)가 구축되어질 것이며, 근거에 기반한 네트워크는 보건의료 공급자, 환자안전기구, 기타 기관들 간 상호작용을 통해 유지되어질 것이다. AHRQ는 축적된 데이터를 이용하여 국가 및 지역 통계를 분석하여 결과를 매년 공개하고 있다.

4.3 환자안전 향상활동

환자안전을 보장하는 것은 오류발생 가능성을 최소화하고 발생 조짐을 최대한 빨리 인지하는 시스템과 절차를 확립하는 것이다. 환자안전 향상활동 기법은 질 향상 방법론과 유사하며 개선이 필요한 분야를 정하고, 분석한 후 개선 목표를 정하고 실행하는 것이다. 그러나 심각한 환자 사고가 발생한 후 시행되는 환자안전향상 프로젝트(patient safety improvement project)는 대체로 수동적이다.

(1) 근본원인분석

근본원인분석(root cause analysis, RCA)은 사후 위험평가 방법론이다. 환자의 잠재적 질병상태가 원인이 아닌, 의학적 관리가 소홀하여 발생한 합병증이나 부작용 등 환자위해사건을 체계적으로 조사하는 과정 및 절차이다(Brennan et al., 1991).

적신호 사건(sentinel event)은 근본원인분석이 필요한 중증도의 환자위해사건으로 다음과 같은 예를 포함한다.

- 예측하지 못한 환자 사망이나 영구적인 주요 기능 상실을 초래한 사건
- 24시간 진료서비스를 받는 환자의 자살
- 정상 신생아의 예상치 못한 사망
- 신생아 유괴 또는 다른 가정으로 바뀜
- 용혈성 수혈 반응 또는 혈액형 부적합 혈액성분
- 잘못된 환자 또는 잘못된 부위 수술

근본원인분석은 간단히 무엇이, 어떻게, 왜 발생했는지를 조사하는 과정으로 어떻게 하면 동일한 사건을 예방할 것인지를 분석한다. 예를 들어, 의무기록부서 직원이 절차에 따라 정보를 공개지 않았다고 가정하자. 흔히 관리자는 실수 혹은 직원의 책임이라 생각하고 그냥 넘어갈 것이다. 하지만 더 깊이 조사하지 않으면 문제는 반복될 수 있으므로 '근본적인 원인'에 대해 추적해야 한다는 것이다. 즉 '왜 절차대로 하지 않았나?', '절차가 명확하고 이해하기 쉬운 형태인가?', '직원이 교육 또는 훈련 받은 범위를 넘어서는 일을 하도록 하지 않았나?' 등의 계속적인 '왜' 라는 질문은 어떤 사건에 대한 근본원인을 파악할 수 있도록 해준다.

근본원인분석은 자료수집, 근접원인분석, 근본원인분석, 개선방안수립 등의 4단계를 거친다.

- **자료수집**: 팀을 구성하여 무엇이 언제 어떻게 발생하였는지 확인하고, 왜 발생하였는지 탐색하기 시작한다. 팀 구성원에는 사건에 관여한 사람, 해당분야 전문가(임상의사, 인사관리자, 치료사 등), 개선활동의 장애물을 제거할 수 있는 조직의 리더가 포함되어야 한다.
- **근접원인분석**: 사건의 발생 가능성을 증가시키는 요인들을 분석한다. 이러한 근접원인(causal factors)은 각각이 사건을 직접 유발하지는 않으나 동시에 작동했을 때 사건 발생시킨다(Swiss cheese theory).
- **근본원인분석**: 근본원인은 제거하면 비슷한 사건의 재발을 예방할 수 있는 것이므로, 단편적인 하나의 문제나 요인이 아니라 조직의 시스템에 내재되어 있는 근원적인 요인를 말한다. 이 단계에서 어골도를 많이 이용한다.
- **개선방안 수립**: 개선활동은 첫째, 오류가능성을 제거하고, 둘째 올바르게 실행할 수 있도록 절차를 쉽게 하며, 셋째는 사건발생 후 나타날 수 있는 오류의 효과를 최소화한다. 무엇보다 개선과정에 대한 정보를 공유하는 것이 중요하다.

(2) 오류유형 및 영향분석

오류유형 및 영향분석(failure mode and effect analysis, FMEA)은 제조, 항공, 컴퓨터 S/W설계 등 산업분야에서 안전시스템평가(safety system evaluation)를 위해 사용하는 위험도 분석기법(risk analysis technique)이다. 근본원인분석이 사후 위험평가 방법이라면 FMEA는 사전 위험평가 방식이다. 현재 의료분야에서도 현재의 시스템을 분석하고 새로운 절차의 시행 전 평가를 위해 사용하고 있으며, 환자진료과정에서 체계적 사고(systematic thinking)를 촉진시키는 기법이다. FMEA의 목적은 절차상의 실패 가능성을 줄이는 조치를 취하는 것이며, 무엇이 환자안전에 문제가 될까?', '그 문제의 크기는?', '예방을 위한 조치가 무엇인가?' 에 대한 답을 얻어가는 과정으로 다음과 같은 단계를 거친다.

FMEA는 다음의 4단계를 거친다.

- 분석할 과정 및 절차의 정의: FMEA는 매우 노동집약적인 작업이므로 약물투약 절차 등 고위험도 또는 잘 알려진 문제를 선택하는 것이 가장 좋다.
- 팀 구성: 관련 문제의 전문가와 다양한 관점을 가진 대표자로 구성하며, 선택된 문제영역의 절차에 대한 흐름도를 작성하면서 시작한다.
- 오류의 원인 규명
  - 오류 규명: 절차의 각 단계가 어느 정도의 실패(오류) 가능성이 있는지를 규정한다. 이를 위해 팀은 브레인스토밍 등의 기법을 이용하여 각 단계에서 모든 가능한 실패 가능성을 확인한다. 예를 들면 약 처방을 내는 단계에서 의사가 잘못된 약물을 처방하거나 약용량 오류를 낼 수 있고, 식별하기 어려운 글씨체를 사용하거나 혼동되는 약어를 사용할 수 있다.
  - 오류의 영향 분석: 오류의 영향력에 대한 분석 단계로, 환자에게 중대한 해를 입히는 치명적 사건(vital few failure)의 영향 정도를 규명하는 것이 중요하다.
  - 오류의 원인 규명: 각각의 중요한 오류에 대해 간단한 근본원인분석(RCA)를 시행한다. 오류가 매우 이론적이라 할지라도 오류의 원인과 기여요인을 파악하고자 하는 노력이 중요하다.
- 개선방안의 수립: 질 향상 프로젝트와 같이 파일럿 테스트를 통하여 효과성을 확인하고 효과가 있을 시 전체 확대 시행하고 지속적으로 모니터링을 실시한다. FMEA의 주요 제한점은 한 번에 '하나의' 절차에 대해서만 실행이 가능하다는 점이다.

(3) 시뮬레이션

시뮬레이션(Simulation)은 실제의 세계와 동일하게 상호작동하는 방식으로 거대한 실제 상황을 정확히 재현하는 기법이다. 시뮬레이션도 FMEA와 같이 사전 위험평가 방식이다. 시뮬레이션은 오류가 발생하기 쉽고, 고위험의 발생빈도가 낮은 상황에 유용하다. 예를 들어, 약물부작용 사건을 시뮬레이션 하면서 문제를 인식하고 안전한 환경이 어떤 효과가 있는지 이해하게 된다. 시뮬레이션은 절차를 매우 상세하게 바라볼 수 있도록 하여 환자안전을 향상시킨다. 시뮬레이션 결과는 절차의 변경, 소요시간 단축, 방법(도구)의 변경, 기능 재배치, 새로운 기술의 도입, 정보관리 방법 갱신, 자원의 추가배치 등이 있을 수 있다. 시뮬레이션은 이 장의 후반부 및 제9장에서 다시 설명하기로 하겠다.

5. 위험 관리

5.1 위험관리의 개요

(1) 위험, 상해, 위해

의료기관에서 위험(risk)이란 개인에게 상해(injury)를 유발하거나 의료기관에 재정적 손실을 미칠 수 있는 잠재적인 상황 또는 사건을 이야기 한다. 법률용어에서 상해(injury or harm)란 신체적 손상보다 포괄적인 용어로, 개인이나 개인의 권리 또는 재산에 잘못을 하거나 해를 끼치는 것을 말한다.

의료기관에서 위험 관리 프로그램(risk management program)은 안전한 물리적 환경에 대한 공적책임성(public accountability)과 표준임상지침 준수에 대한 사항을 포함한다. 의료사고 소송(malpractice litigation)은 금전적 보상을 동반하고 공적 가시성(public visibility)이라는 측면에서 큰 관심영역이지만, 의료기관의 경영자는 어떤 이유로든 의료기관을 방문하는 사람에게 일어날 수 있는 잠재적인 상해(potential injury)에 관심을 가져야 한다. 이러한 잠재적 의료소송자(potential claimants)는 환자뿐만 아니라 직원, 방문객, 계약 및 제휴기관(외주업체) 등을 모두 포함한다.

(2) 위험관리

위험관리(risk management)는 위험을 감소시키기 위한 모든 정책(policy), 절차(procedure), 활동(practice)과 상해에 대한 법적책임(liability) 관리를 포함한다. 위험관리프로그램을 구성하는 정책과 절차는 법률적 해석이 계속 변화하기 때문에 의료기관의 법률 자문가와 협력하여 개발하여야 한다. 일반적으로 위험관리활동은 아래를 포함한다.

- 상해발생 가능성을 최소화한다.
- 상해를 당한 환자에 대한 즉각적이고 적절한 조치(대응)를 취한다.
- 상해가 발생했을 때 법률적 책임을 확인하는 과정(계획 및 예측): 금전적 손실을 예방 또는 최소화하고 보상 사건에 대한 배상액의 산정, 소송으로 인한 의료기관의 부정적인 이미지를 최소화한다.

(3) 위험관리 정보관리

위험관리에 관한 문서는 정보유출을 방지하기 위해 법률 지침에 따라 엄격하게 관리되어야 한다. 변호사-의뢰인 면책특권(attorney-client Privilege)은 일반적인 계약서나 환자진료 문서에 언급되지 않는다. 따라서 특정 사건이나 환자에 대한 정보는 위험관리자 및 의료기관 대표자와 법률 자문가 사이의 사적인 의사소통 문서로서 관리되어야 한다. 이러한 정보는 이미 알고 있는 위험사건이나 보상이 필요한 잠재적 위험사건(potentially compensable event, PCE)에 대한 행정적 의사결정이나 대응방안 마련하는데 중요한 정보가 된다.

(4) 위험관리의 결과와 배상

일반적으로 의료소송은 의료사고가 발생하고 의료기관이 금전적 보상을 해야 한다는 법적판결이 나기까지 수년 동안의 법적 대응으로 진행된다. 이러한 법적 대응 과정에서 의료기관의 승소여부와 관계없이 발생하는 막대한 비용 때문에 재정계획(financial planning)을 위한 정확하고 완전한 정보를 필요로 한다. 보험회사 또는 의료기관은 방어를 위한 정보 부족, 합의금보다 더 큰 재정적 손실, 병원의 이미지 손실 등과 같은 이유로 재판보다는 합의를 선택할 수도 있다.

5.2 법적 손실의 예방 및 최소화

(1) 위험 예방

위험관리를 위한 최선의 방안은 '예방'이며, 고위험의 문제가 발생하기 쉬운 분야, 과정, 절차를 찾아내고 지속적으로 모니터링 하는 것이 중요하다. 상해(injuries), 위해요인(safety hazards), 고객불만사항(complaints), 법적 소송에 대한 정보(liability claims) 등의 자료가 주요 정보가 된다. 예를 들어, 진료행태(올바른 손씻기), 물리적 환경(미끄러지기 쉬운 젖은 바닥), 개별 보안(락커 등의 잠금기능 점검) 등에 대한 평소의 평가와 모니터링이 중요하며, 문제점의 개선과 재발 방지는 위험방지 절차(risk prevention process)에서 매우 중요한 과정이다.

(2) 손실의 최소화

손실의 최소화(loss reduction)를 위해서는 하나의 사건이나 소송에 초점을 맞추어 또 다른 연쇄사건이 발생하지 않도록 즉각적으로 대처하는 것이 중요하다. 사건의 조사를 위해서는 사건발생 즉시 발생장소, 목격자의 진술 등 모든 가능한 요인을 수집하는 것이 중요하며, 만약 사건이 보상가능한 경우라면 보험회사의 법률 담당자와 연락을 취하여 모든 필요한 정보를 수집하고 적절한 대응책을 마련해야 한다. 많은 경우에 있어 의료기관의 즉각적이고 진지한 노력이 재정적 손상이 필요한 법적 소송을 방지할 수 있다.

5.3 소송관리

소송관리(claims management)는 의료사고에 대한 행정적/법적 절차를 말하며 아래의 과정을 거치게 된다.

- 청구비용에 대한 내부감사
- 의무기록 완결도 검토
- 재정 및 의무기록의 별도보관
- 내부 인터뷰 및 조사
- 재판 준비
- 소송진행상황의 추적
- 관련 소송 및 법적 손실 요약정리
- 소송결과를 질 향상 자료로 이용

의료기관 전체 차원에서 모니터링하고 평가하는 활동, 위험도 조사, 감염관리 및 기타 질 검토 활동을 통해 축적된 정보는 질 향상 및 환자안전 기능으로 통합되는 것이 타당하며, 이러한 정보는 다음의 목적을 위해 이용할 수 있을 것이다.

- 시스템의 절차 개선
- 환자와 직원의 만족도 향상
- 임상 결과의 향상
- 위험요인 감소

6. 이용도 관리

6.1 이용도 관리의 개요

이용도 관리(Utilization Management, UM) 활동은 의료시설과 의료자원이 얼마나 환자의 의료 요구도에 맞게 적절하게 사용되었는가를 평가하는 것이다. 즉 의료의 '질과 비용'에 관한 문제이다. 과소이용(의학적 요구도 미충족)과 과다이용(의학적으로 불필요) 둘 다 문제가 된다. 환자의 50-60%가 이러한 유형의 이용도 관리에 문제가 있는 것으로 알려져 있으며(Wickizer and Lessler, 2002), 관리의료(managed care)의 시행률이 높은 지역에서 이러한 문제는 더 심각한 것으로 알려져 있다.

이용도 관리의 목적은 자원을 효율적으로 사용하면서도 의료의 질과 접근도를 향상시키는 것으로 의료기관, 의료인, 보험회사가 모두 이용도관리 활동에 참여해야 한다. 이용도 관리는 자원사용에 대한 측정과 얼마나 잘 사용되었는지의 평가, 자원 이용도의 향상 과정을 포함한다. 이용도관리 활동은 독립적이면서도 의료 질 및 환자안전 향상 활동과 상호 의존성이 높은 활동이다.

6.2 이용도 관리에 대한 외부기관의 요구

이용도 관리는 의료자원의 국가적 관리의 필요성, 민간보험회사의 의료자원 관리의 필요성 등으로 인하여 미국에서 발전하였다. 우리나라는 건강보험심사평가원이 이러한 기능을 부분적으로 수행하고 있으며, 여기서는 미국의 제도를 중심으로 살펴보고자 한다. 이를 통해 향후 우리나라의 이용도 관리에 대한 제도가 어떻게 발전하게 될지를 전망해 볼 필요성이 있다.

(1) Medicare COP

Medicare and Medicaid programs는 환자를 진료하기 위해서는 의료기관과 의료진은 환자에게 제공한 의료서비스의 필요성을 검토하는 절차(review activities)를 갖추도록 요구하고 있다. 의학적 필요성(medical necessity)이란 환자의 임상적 상태가 입원진료의 필요성을 증명해야 하는 것을 말하며, 기타 의료서비스의 의학적 필요성도 검토하여야 한다. 특히 진단 검사, 신체검진 등이 기록으로 확인되어야 한다. 의료기관은 이용도관리 활동을 감독하는 이용도관리 위원회를 두어야 한다.

(2) The Joint Commission standards

TJC 평가기준의 대부분이 사실상 이용도 관리의 주제라고 할 수 있다. 예를 들어 평가항목 중 '진료제공(Provision of Care)' 부문의 기준은 퇴원한 환자에 대해 진료의 지속성을 보장하는 진료활동에 대해 평가하는 기준들로 구성되어 있다. 따라서 이용도관리활동의 데이터는 의료 질 향상 활동과 의료기관 차원에서 전체적으로 통합되는 것이 바람직하다.

(3) Health Plans

민간보험회사는 CMS와 주정부의 규정에 따라 이용도관리 활동을 감독 받으며, NCQA, URAC(Utilization Review Accreditation Commission)의 인증을 받는 기관은 CMS와 주정부 이용도관리 규정과 유사한 기준에 통과해야 한다. 이용도관리는 보험회사 내부의 업무영역일 수도 있고, 제3자 회사(독립적 UM 외주회사)에서 그 서비스를 제공할 수도 있으며, 보험회사는 타 기관에 여러 의료분야에 대해 이용도관리를 위임할 수 있다. 예를 들면, 정신과 영역, 약제 서비스 영역, 의학 심사 영역 등은 각각의 기관에 의해 심사가 가능하다. 많은 보험회사 또는 UM회사는 실제로 기업이나 회사 및 개인에게 복수의 의료관리 프로그램을 제안하고 프로그램 간에 직원과 정보를 공유하는 시스템을 운영한다.

6.3 이용도 관리의 유형

이용도 조사는 진료의 적정성을 조사함으로써 과다이용과 과소이용을 줄이고자 하는 활동이다. 진료의 적정성(appropriate care)은 진료서비스가 환자의 의학적 요구에 얼마나 맞는가를 의미한다. 예를 들면 고관절 치환술을 받은 노인환자의 재활치료의 필요성 등을 말한다. 이용도 관리 활동은 사전심사, 재원심사, 퇴원심사, 사후심사로 구분한다.

(1) 사전심사

사전심사(prospective review)는 환자진료가 시작되기 전 병원이 이용도관리 회사 또는 보험회사에 승인을 받는 것으로 환자가 가입한 보험회사에서는 의료기관에 대해 핵의학검사, 수술 등과 같은 '고비용 서비스'에 대해 사전승인을 요구한다. 보험회사의 UM 간호사는 임상정보를 수집하고 해당 기준(criteria)을 이용하여 의학적 필요성을 검토한다.

기준은 주로 Milliman 또는 McKesson 컨설팅회사의 IS/SI(intensity of service/severity of illness) criteria를 사용한다. IS/SI criteria는 환자신체손상등급(severity)에 기초하여 제공하는 서비스의 강도(intensity)를 결정한다. 평가기준에 의해 의학적 필요성이 있다고 판단되면 비용지급에 대한 승인이 이루어지고, 평가기준에 의해 의학적 필요성이 없다고 판단되면 추가 심사(조사)가 이루어지는데, 이 때 상세한 임상정보, 의사간의 임상 컨설팅, 전문가에 의한 심사가 필요하다. 의학적 필요성에 대한 보험회사의 최종결정은 전자문서형태로 의료기관(또는 의료인)에게 통보되며, 최종결정 불수용 시 이의 신청 절차가 있다.

(2) 재원심사

병원, 가정간호사, 재활치료소, 가정진료 기관은 환자 입원 시 및 재원기간 중 정기적으로 이용도관리를 시행하여야 한다. 재원심사(Concurrent Review)는 입원 후 24시간 내에 입원기간 지속을 위한 재원타당성을 평가하는 것으로 그 목적은 어느 시점이 더 이상 현재수준의 치료가 필요 없는지를 판단하는 것이다. 예를 들어 환자가 퇴원해도 되는가? 적절한 가정진료가 필요한가? 등을 평가한다. UM 담당직원(간호사 또는 보건정보관리자)이 InterQual IS/SI criteria를 이용하여 일차 판단을 하고 최종결정은 의사에 의해 결정되어진다. UM staff은 기준(IS/SI cirteria)에 따라 의무기록을 검토하여 기록이 충분하고, 기준에 맞으면 재원기간을 연장한다.

기준에 맞지 않으면, 주치의사는 부가적인 정보를 제시하거나 해당 사례를 자문의사에게 의뢰하게 되는데, 의료기관의 자문의사는 해당 사례를 검토한 후 주치의와 토의한다. 더 이상의 입원이 필요 없다고 판단되면 해당 의료기관은 보험회사로부터 비용지불을 거부 받게 된다. 따라서 환자의 입원이나 재원이 의학적으로 불필요하다고 판단되면 의료기관은 환자에게 보험회사의 보험적용이 되지 않음을 알리게 되고 통보를 받은 날짜이후로는 환자가 본인부담을 하게 된다. 보험회사는 수시로 재원심사를 하는데, 주로 원거리(전화, 이메일 또는 팩스)에서 해당 의료기관의 UM 담당직원과 함께 심사를 하며, 일부 보험회사는 UM 간호사를 고용하여 현지 조사를 의뢰하기도 한다.

(3) 퇴원계획 및 사례관리

퇴원계획(discharge planning)은 환자가 퇴원 후 다음 단계의 진료를 계획하는데 도움을 주는 이용도관리의 기능 중 하나이다. 보통 UM 담당직원이 초기 퇴원평가를 실시하고, 보다 심도 있는 퇴원계획은 사례관리 서비스(case management service) 쪽으로 의뢰하게 된다.

사례관리(case management)는 환자중심으로 환자의 복잡한 의료 요구도 또는 퇴원 후 진료에 대해 진료 코디네이션을 추가적으로 제공하는 것으로, 간호사, 사회사업가 등과 같은 사례관리자(case manager)는 진료 효율을 극대화하기 위해 환자와 의료기관 또는 의사를 연결해주는 역할을 한다. 만약 퇴원 후 계획이 잘 수립되지 않으면 환자의 재원일수는 불필요하게 길어지게 되므로 Medicare COP requirements, TJC 기준은 이러한 퇴원심사에 대한 사항을 요구하고 있다.

(4) 사후 심사

보험 관할 지역 외 또는 응급상황이 아닌 환자의 응급실 이용, 사전승인을 받지 않은 진료 등에 대해 환자진료가 끝난 후에 해당 의료기관이 의학적 필요성과 진료의 타당성을 평가한다. 사후 심사(Retrospective review)는 과다이용이나 과소이용을 예방하지는 못하지만, 향후 진료의 질을 향상시킬 수 있는 바람직한 진료행태에 대한 가치있는 정보를 제공한다. 즉, 의료기관의 사후심사 중 자원이용도에 대한 분석은 진료 효율을 증대시키고 비용을 감소시켜야 하는 분야를 파악하는데 중요하다.

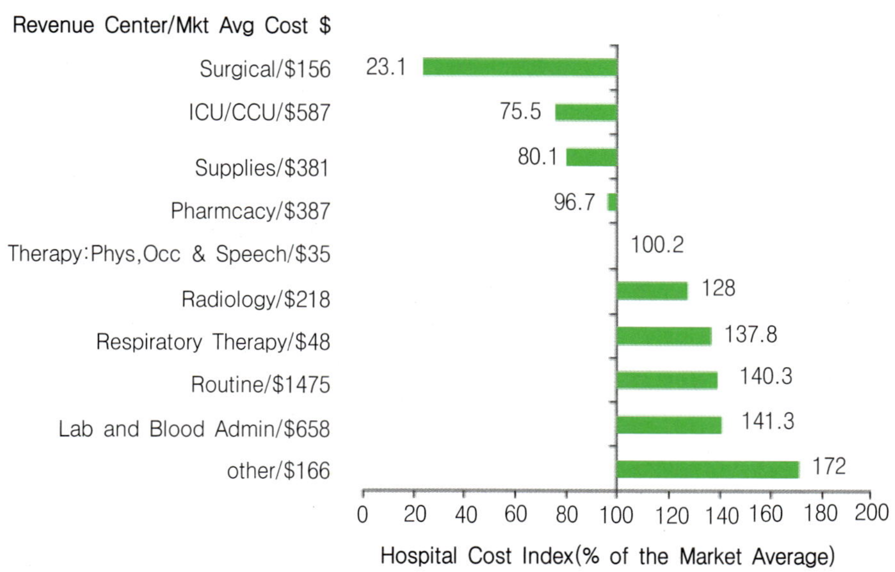

그림 7-13. 수익비용 분석: DRG-174 위장관 출혈

6.4 이용도 관리 프로그램의 기획

(1) 이용도 관리의 기능

의료기관과 보험회사는 측정-평가-개선 활동을 명시한 이용도 관리 계획을 세워야 하며 아래의 사항을 포함하도록 한다.

- UM 프로그램 실시 과정/절차에 대한 권한과 책임
- 해당 사례에 대한 책임소재 및 보고체계
- 자문의사 역할
- 심사과정
- 의사결정 및 이의신청 절차

(2) 이용도 관리 위원회

이용도 관리 위원회의 일차적인 역할은 이용도 자료를 검토하고 환자진료행태와 진료과정에 대한 개선 방안을 권고하는 것으로 다음과 같이 구성한다.

- 의료진 대표: 외과, 가정의학과, 내과, 정신과, 소아과, 산부인과 등
- 진료지원과 및 행정부서: UM 또는 사례관리 부서장, 행정 또는 간호부서장, QI 실장, 의무기록부서장, 재무부서장 등

(3) 이용도 관리 부서

이용도 관리 기능을 담당하는 직원의 배치는 병원의 규모에 따라 다양하며, 작은 병원에서는 한 사람이 이용도 관리 업무 외에 다른 업무를 담당하기도 한다. UM 코디네이터는 주로 임상지식을 가지고 있는 전문가인 경우가 많으며, UM 부서에서는 대체로 재원심사와 사후심사를 지원하는 데이터 분석전문가를 두고 있다.

(4) 이용도 관리에서 의사의 역할

UM에서 의사의 참여는 매우 중요하며 보험회사는 진료부장이 UM활동을 감독하도록 권고하고 있다. 보통 의료기관은 이용도 심사(utilization review) 과정을 지원하기 위해 한 명이상의 자원 자문의사(volunteer physician advisors)를 두고 있다. 어떤 경우는 순환을 시키고 어떤 경우는 풀타임 전담 자문의사를 두는 경우도 있으며, 최근에는 'Physician advisor' 보다 'Medical advisor' 라는 명칭을 사용하는 추세이다.

표 7-8. 질 향상, 이용도 관리, 위험 관리의 비교

	질/성과 향상	이용도 관리	위험 관리
목적	의료 질 향상	자원이용의 효율/효과성	재정적 손실 관리
대상	유사 사례의 집단	개별 환자	개별 환자, 직원, 방문객 등
절차	기준에 근거한 기록검토	기준에 따른 의학적 필요성 검토	단일 사건의 원인 및 경향성 분석
도구	통계 분석	퇴원계획사례관리	발생가능성 검토
이슈	진료결과가 향상될 수 있는가?	진료가 비용효과적인가? 비수술적 치료의 효과와 같은가?	예방이 가능한가? 손실을 최소화할 수는 없는가?
조치결과	정책, 절차, 과정의 개선	진료비용의 승인 또는 거부	절차 및 환경 개선, 자원의 배치
관련 기관	인증기관, 정부규제기관, 관리의료기관, 지불자	관리의료기관, 지불자	법률 보험회사

7. 보건관리공학에 근거한 의료의 질관리

7.1 보건관리공학의 개요

(1) 필요성

현대의료는 생명과학, 의료장비, 영상기술 등의 발전에 힘입어 환자들의 치료결과 향상에 큰 기여를 하였다. 즉, 의료의 효과성을 향상시켰다. 그러나 의료의 효과성을 향상시키는데 많은 비용이 소모됨에 따라 국가나 국민이 이를 부담하기 어려워 져서, 최근에는 의료의 효율성이 점차 중요해지고 있다. 이러한 필요성에 부응하기 위해서 시스템공학기법을 의료분야에 적용하는 보건관리공학(healthcare management engineering)이 출현하게 되었다.

보건관리공학이란 시스템공학, 경영과학 또는 Operations Research 방법을 이용하여 환자에게 양질의 의료를 제공하는데 필요로 하는 자원을 최적으로 배분하는 것을 말한다. 즉 최소비용으로 양질의 의료를 제공할 수 구체적인 방법론이라 할 수 있다.

(2) 기존의 관리방법과의 차이

기존의 관리 방법은 정적인 통계인 평균을 기반으로 하여 의사결정을 하는 것인데

비해 보건관리공학은 동적인 특성을 파악하여 이를 기반으로 최적의 의사결정을 하는 것이다. 예컨대 기존의 관리방법에서는 초진환자의 평균진료시간이 10분, 재진환자의 평균진료시간이 5분인 경우 의사가 4시간 동안 진료할 경우 초진환자 10명, 재진환자 28명의 예약으로 잡는 것으로 예약스케줄에 대한 의사결정을 한다. 그러나 보건관리공학에서는 시뮬레이션 기법 등을 이용하여 보다 정교한 예약스케줄링을 결정한다. 즉 초진환자와 재진환자의 진료시간을 평균으로 측정하지 않고 통계분포의 형태로 측정한다. 그후 초진환자를 먼저 예약하고 그 다음에 재진환자를 예약하는 예약방법1, 재진환자를 먼저 예약하고 그 다음에 초진환자를 예약하는 예약방법2, 초진 및 재진의 구분없이 환자들이 원하는 시간대에 예약을 잡아 주는 예약 방법3에 대해서 시뮬레이션을 하여 최적의 예약방법을 선택한다. 표 7-9와 같이 예약방법 3가지에 대해서 시뮬레이션 한 결과를 보면 재진환자를 먼저 예약하는 예약방법 2가 가장 효율적인 예약방법이라는 것을 알 수 있다.

표 7-9. 예약방법에 따른 외래환자의 대시기간

	환자구분	평균대기시간
예약방법1 (초진먼저)	초진환자	7분 42초
	재진환자	16분 27초
예약방법2 (재진먼저)	초진환자	6분 28초
	재진환자	1분 2초
예약방법3 (무작위)	초진환자	7분 22초
	재진환자	6분 58초

(3) 보건관리공학의 활용영역

보건관리공학은 주로 프로세스 개선에 주안점을 두고 관리하는 방법이다. 보건관리공학이 주로 활용되는 분야는 병상관리, 인력관리, 스케줄링, 환자동선, 자원관리, 미래에 대한 예측 분야이다,

(4) 접근방법

보건관리공학은 기존의 방법론과는 다르게 Dynamic Capacity Management라는 방법론을 사용한다. 기존의 질관리 방법론인 TQM, 6-Sigma 등은 주로 정적인 특성을

지닌 제조업 등에서 활용되던 방법론이다. 제조업에서는 관리대상인 장비나 재료의 표준화가 용이하다. 그러나 의료는 의사와 환자가 주요 관리 대상임에 따라 표준화가 용이하지 않다. TQM, 6-Sigma 등의 방법론에 입각하여 이루어진 의료의 질 관리는 표준화를 지향하였으나 의료의 동적인 특성이 반영되지 않음에 따라 그 효용성이 제한적이였다. 이러한 문제를 해결하기 위해서 최근에 동적인 특성을 파악하여 이를 기반으로 동적인 표준화를 지향하는 Dynamic Capacity Management 방법론이 의료분야에 도입되기 시작하고 있다.

7.2 보건관리공학의 활용사례

보건관리공학을 이용한 다양한 질 관리 활동이 이루어지고 있다. 이의 내용을 살펴보면 다음과 같다(강성홍 등, 2013).

(1) 수요예측

의료기관을 효율적으로 운영하기 위해서는 환자 수 등의 수요를 예측하는 것이 매우 중요하다. Finarelli and Johnson(2004)은 의료서비스 수요예측을 위한 9단계를 제시하였다. Abdel-Aal and Mangoud(1998)는 시계열분석의 ARIMA 모형을 이용하여 월별 환자수를 예측하였고 Schweigler 등(2009)은 응급실의 시간대별 도착환자수를 예측하는 모형을 개발하고 이를 기반으로 응급실의 병상점유율을 추정하였다. Abraham 등(2009) 또한 응급실의 환자 중 입원 병상점유율을 ARIMA 모형으로 예측하였으며, Jones 등(2008)은 응급실의 일별 환자수 예측을 위하여 다양한 시계열분석을 활용하였다.

(2) 병원설계

병원 건축이 제대로 이루이지기 위해서는 체계적인 병원의 운영계획이 설계되고 이를 기반으로 병원설계가 이루어져야 한다. Kusters and Groot(1996)는 산업공학/경영과학 기법을 이용하여 병원 운영 계획의 타당성을 평가하였다. 운영계획을 충족시킬 수 있는 병원 건축이 되기 위해서는 도면 설계단계에서 설계대로 했을 때 병원운영이 계획대로 이루어질 수 있는지 분석기법을 이용하여 검토할 필요가 있다. Lim 등(2012)은 건강 검진센터의 운영 의사결정에 시뮬레이션을 활용하는 예를 보였다. Zonderland 등(2009)은 대기이론을 기반으로 외래마취과의 설계방안을 제시하였다.

(3) 인력관리

병원은 노동집약적인 산업임에 따라 인건비가 전체 비용에서 높은 비율을 차지하기 때문에 인력관리는 병원 운영에 매우 중요하다. 병원의 인력관리에 대한 연구에는 간호사 인력에 관한 사례가 많다. 이는 병원에서 간호사 인력이 차지하는 비중이 높고 업무가 다양하기 때문으로 판단된다. Burke 등(2008)은 간호사 스케줄링에 수학적 알고리즘을 이용하여 최적의 스케줄링 방안을 찾은 후 인력 효율화를 도모 하였다. Sundaramoorthi 등(2009)은 간호사에게 환자를 배분하는 방식의 효율성에 대해서 시뮬레이션 기법을 이용하여 분석하였다. 유럽 12개국이 참여하는 RN4CAST 프로젝트에서는 과거의 간호사 인력관리모델의 단점을 지적하면서 양적인 측면과 동시에 간호 인력 및 간호의 질을 고려하는 새로운 모델을 제시하였다(Sermeus *et al.*, *2011)*.. Diefenbach and Kozan(2008)은 응급실의 의사 및 간호사의 효율적 활용을 위해서 시뮬레이션 방법론에 근거하여 연구를 수행하였다. Isken and Rajagopalan(2002)은 산부인과 입원병동의 인력계획을 수립하는데 있어서 시뮬레이션 기법을 이용하였다. van Oostrum 등(2008)은 시뮬레이션 기법을 이용하여 응급 수술팀의 인력의 규모를 제안하였다.

Eveborn 등(2006)은 홈 케어를 위한 스태프 계획 의사결정지원 시스템을 개발하여 스웨덴의 한 소도시에 적용하였다. Izady and Worthington(2012)에 따르면 영국에서는 2000년부터 응급환자가 병원에 도착하면 4시간 안에 98%의 환자의 응급치료를 완료하겠다는 목표를 설정하고 노력을 기울이고 있다고 한다. 그들은 시간대에 따라 여러 종류의 환자들이 응급실에 도착할 때 의사, 간호사, 검사 전문가 등의 적정 수를 구하는 해법으로 대기이론과 시뮬레이션을 이용하는 방법을 제시하였다. Koeleman 등(2012)은 환자의 요구와 서비스 시간에 불확실성(stochastic)이 있는 상황에서 새로운 환자가 홈케어를 받기 원할 때 그 환자를 받아들일 것인지 않을 것인지, 받아들인다면 바로 서비스를 시작할 것인지 대기시킬 것인지를 어떻게 결정하는 것이 최적의 정책인가에 대한 연구를 수행하였다. 그들은 마코브 결정이론(Markov decision theory)을 이용하여 해법을 제시하였다.

(4) 스케줄링

환자의 대기시간을 줄이고 병원의 인력 및 자원을 최대한 활용하기 위해서는 효율적인 스케줄링이 필요하다. Hans 등(2008)과 van Houdenhoven 등(2007)은 초과근무의 가능성을 줄이면서도 수술실 활용률을 높일 수 있는 휴리스틱 및 개선 알고리즘을 제안하였다. Chang and Lee(2010)는 시뮬레이션과 탐색 알고리즘을 이용하여 효과적인 외래환자 예약 방법을 찾는 시뮬레이션 최적화(Simulation Optimization : SO) 기법이 어떤 환경의 병원에 잘 적용될 수 있는지에 대한 연구를 수행하였다. 그들은 예약 환자수의 변동이 심한 병원 환경에서 SO가 효과적임을 보였다.

Zonderland 등(2010)은 빠른 수술을 요하지만 반드시 당일에 수술을 해야 할 필요는 없는 응급환자(semi-urgent)를 위해 어느 정도의 수술실 시간을 할애하는 것이 좋은지에 대한 연구를 수행하였다. 그들은 대기이론 모델을 이용하여 응급환자를 위한 수술실 시간 할애에 따른 일반환자의 수술 취소율과 수술실 활용률에 대한 영향도를 분석하고, 마코프 의사결정이론을 이용한 의사결정지원 시스템을 제안하였다. van Oostrum 등(2008)은 수학적 모델링 기법에 근거하여 수술실 스케줄의 최적화에 대해서 모델링을 하였다.

Cheng and Rich(1998)는 홈 헬스 케어 간호사 스케줄링 문제를 위한 혼합정수계획법 모델을 제시하고 휴리스틱 알고리즘을 제안하였다. Bertels and Fahle(2006)는 홈 헬스 케어를 위한 간호사 스케줄링을 위한 해법을 제시하였다. 이 문제는 환자에게 어떤 간호사를 할당할 것인가에 대한 로스터링(rostering) 문제와 각 간호사가 따라가야 할 경로를 찾아주는 라우팅(routing)문제를 포함하고 있다. Nickel 등(2012)은 독일과 네덜란드의 홈 케어 서비스 인력의 주간 스케줄링 문제에 대한 해법을 제시하였다. 먼저 그들은 일관성을 위한 마스터 플랜을 작성하는 것을 제안하였는데 해법으로 제약계획법과 ALNS(Adaptive Large Neighborhood Search)을 사용하였다. 매일매일의 변화에 대응하기 위한 방법으로는 마스터 플랜을 기반으로 타부탐색법을 사용하는 것을 제안하였다. Rasmussen 등(2012)은 노인이나 병약자들을 위한 홈 케어 서비스 인력의 일일 스케줄링 문제에 대한 연구를 진행하였다. 그들은 고객들의 우선순위 및 선호도와 고객 방문의 시간 상의 우선순위 등을 고려한 문제를 분지평가법(branch-and-price)을 사용하여 해결하고자 하였다.

Cardoen 등(2010)은 수술실 계획 및 스케줄링에 관한 124개의 논문을 조사하고 정리하였다. 그들은 다루어진 문제들에서 환자의 위급성 종류, 사용된 평가지표, 연구방법론, 다루어진 불확실성의 종류(환자 도착 혹은 수술 시간) 등으로 논문들을 분류하였다. Hall(2012)은 의료시스템 스케줄링 방법론에 관한 논문들을 편집하여 단행본을 출간하였다.

(5) 환자동선

효율적인 치료를 위해서는 의료기관의 환자 동선을 최적화해야 한다. Moreno 등(2000)은 환자중심의 환자동선을 설정하는 방법과 이의 효과성을 시뮬레이션 기법으로 분석하는 방법을 제시하였다. Sibbel and Urban(2001)은 병원의 효율적인 동선관리를 위한 환자동선에 대한 모델링의 중요성을 기술하고 이의 효과성을 시뮬레이션으로 분석하였다. Litvak 등(2008)은 중환자실의 환자 동선에 대해서 시뮬레이션 기법을 이용하여 분석을 하였다. Ahmed and Amagoh(2008)는 환자동선에 따른 환자의 대기시간, 의사 및 간호사의 활용도 등을 분석하여 최적의 환자동선을 선정하려는 연구를 수행하였다. Cardoen and Demeulemeester(2007)는 시뮬레이션을 이용하여 의료의 표준 프로세스라 할 수 있는 표준임상경로(clinical pathway)에 따른 영향도를 분석하였다. Li 등(2010)은 표준임상경로는 의료서비스의 효율성을 향상 시키면서 치료비를 절감할 수 있는데 실제 진료 현장에서는 이것이 제대로 적용되지 못하고 있는 문제점이 있음을 지적하고 이를 개선하기 위해서는 산업공학 기법에 근거하여 분석을 하고 이를 기반으로 표준임상경로를 개발하는 것이 필요하다고 주장하였다.

Jun 등(1999)과 Jacobson 등(2006)은 환자 흐름 개선 및 리소스 할당 부문에 시뮬레이션이 적용된 문헌 조사를 실시하였다. 시뮬레이션은 환자 스케줄링, 환자 진료프로세스 개선, 리소스 스케줄링, 병상수 결정 및 계획, 병실수 결정 및 계획, 스태프 수 결정 및 계획에 활발히 사용되었다. Hall(2006)은 환자 흐름에 관한 논문들을 편집하여 단행본으로 출간하였다.

(6) 프로세스 개선

병원의 프로세스 개선활동에 관한 사례는 다양하게 보고되고 있다. Revere and Black(2003)은 TPM과 식스시그마를 접목하여 프로세스를 개선하는 방안을 제시하였으며 예로서 약물관련 오류를 측정하는 절차를 제공하였다. De Koning 등(2006)은 린 식스시그마(lean six sigma)를 의료활동에 적용하여 비용, 품질, 서비스 등을 관리하는 체계적인 혁신활동에 대한 프레임워크를 제시하였다. Najmuddin 등(2010)은 산부인과 외래의 대기시간 절감을 위한 질 향상 활동에 시뮬레이션 기법을 이용하였다. 이영우와 이태식(2010)은 대형 병원에서 대기시간 절감을 위한 프로세스 개선방안에 대한 의료의 질 향상 활동에 시뮬레이션 기법을 이용하여 연구를 수행하였다. 한재현 등(2011)은 응급실 의료서비스의 질 향상을 위한 품질관리 활동에 린 식스시그마와 시뮬레이션 기법을 접목한 연구를 수행하였다. 이외에도 식스시그마 등의 품질혁신활동을 의료서비스 분야에 적용한 사례 및 적용을 위한 제언 등은 다른 문헌에서도 찾아볼 수 있다(van den Heuvel et al., 2005; Woodard, 2005; Carrigan and Kujawa, 2006).

(7) 자원관리

병원의 자원관리는 매우 중요하다. van Houdenhoven 등(2007)은 네덜란드 한 대학병원 데이터를 이용하여 환자 유형의 구성과 초과근무를 어느 정도 수준으로 받아들일 것인가에 따라 수술실 활용률이 크게 달라질 수 있음을 수학적인 모델링을 이용하여 보였다. Fletcher 등(2006)은 영국 보건복지부(Department of Health)에서 사용할 수 있도록 응급실분석용 시뮬레이터를 개발하였다. van Houdenhoven 등(2008)은 스케줄링 기법을 이용하여 수술실의 활용률을 향상시킬 수 있는 방안을 제시하였다. van Dijk and Kortbeek(2009)는 수술실에서 수술을 마치고 중환자실로 이동하는 병원상황에서 중환자실의 병상수에 따라 수술을 마친 환자가 중환자실로 들어갈 수 없는 확률에 대해 Tandem queue 모델을 사용하여 분석하였다. Raikundalia 등(2011)은 병실 점유율 등을 시뮬레이션할 수 있는 웹 기반 시뮬레이터를 개발하였다. Zonderland and Timmer(2012)는 MRI 스캔 용량을 요구하는 진료 과에 어떻게 할당하는 것이 최적인가를 베이지안 게임(Bayesian game) 이론을 이용하여 분석하였다. 그들은 각 진료 과에서는 자기 과에서 최대한 많은 용량을 확보하기 위해 실제 예상되는 요구보다 많은 양을 요청하기도 한다고 가정 하였다. 이 문제는 공급망관리(SCM)에서 발생하는 용량분배(capacity allocation) 문제와 유사하다. Creemers 등(2012)은 여러 환자 군에 수술실의 사용시간을 할당하는 문제를 다루었으며 벌크서비스대기모델(bulk service queuing model)을 이용하여 환자 군의 가중치를 고려한 기대 대기시간을 가장 작게 할 수 있음을 보였다.

(8) 임상진료 영역

제품과 달리 환자들은 동일한 치료에 대해서 매우 다양한 반응을 나타내기 때문에 진료에 어려움이 많다. 환자를 다루는 임상의학은 기본적으로 이러한 불확실성을 내포한 환경을 전제로 한다. 이러한 진단 및 치료에서 그 불확실성이나 오류를 제거하거나 환자의 안전을 도모하고 치료효과를 높이기 위해 산업공학/경영과학 기법을 적용하는 다양한 시도가 이루어지고 있다. 예를 들면, 확률 의사결정의 대표적인 방법의 하나인 마코프 결정 프로세스의 임상에의 적용을 들 수 있다(Schaefer et al., 2005). Lefevre(1981)는 어떤 정해진 수의 인구에서 나타나는 감염을 birth and death 프로세스를 이용하여 모델링하고 최적으로 통제하는 방법을 찾기 위해 연속시간 마코프 결정 모델을 사용하였다. 모델에서는 인구에서 이미 감염된 사람의 수를 시스템의 상태(system state)로, 건강한 사람이 환자로 바뀌는 속도, 감염환자가 회복하는 속도가 전이 확률(transition probability)에 영향을 미친다고 고려하여 인구 중 격리될 수 있는 사람 수, 감염된 인구를 치료할 수 있는 자원의 양 등 두 가지 인자를 의사 결정자가 선택할 수 있도록 하였다.

Ahn and Hornberger(1996)는 신장 이식에서 이식이 성공할 것인지를 예측하기 위해서 환자 상태를 수치화하고 임계값(threshold)을 설정하여 이식성공 가능성을 예측하는 모델을 개발하여 활용하였다. 그들은 환자의 상태를 다섯 가지 상태로 단순화하고 이미 보고된 이식 성공률을 대입하여 모델을 만들고, 이식을 받는 환자의 상태는 마코프 체인을 따라 상태 사이를 전이 한다고 가정하였다. Hauskrecht and Fraser(2000)는 부분관찰 마코프 결정프로세스를 허혈성 심질환 환자에게 적용하였다. 환자의 상태를 관상동맥질환의 유무, 관상동맥 우회술 병력, 혈관성형술 시행병력, 스트레스 테스트 등에 따라 분류 하였고 의사결정자는 진단기법의 시행유무, 수술기법의 시행유무를 선택할 수 있게 하였다. 그들은 환자의 관상동맥의 폐색정도는 알기 힘든 불확실성으로 간주 하여 환자의 전체 일생에서 치료경비를 절약할 수 있는 치료 전략 모델을 개발 하였다.

경영과학을 활용하여 도출된 결과에 따라 치료를 시행하는 연구도 많이 수행되고 있다. 그 대표적인 예로서 혈당-인슐린 분비 패턴을 시간에 대한 함수로 분석하고 수학적 기법을 활용하는 방법과 뇌 MRI에서 백질과 회백질을 연산적으로 구분하는 기법, 푸리에 분석(Fourier analysis) 등을 이용한 심장 박동 분석 기법, 체열의 분포를 예측하고 열을 가하는 종양의 열치료 기법이 있다(Bartolozzi et al., 2000). Kim 등(2012)은 이산시간추계적 모델링 방법(discrete-time stochastic control formalism)을 활용하여 암환자의 방사선 치료를 최적화할 수 있도록 방사선 치료에 환자의 상태가 어떻게 달라지는지에 따라 방사선의 세기를 조절하는 치료법을 제안하였다. 그들은 환자의 생리적 상태를 시스템 상태로, 방사선의 세기를 제어변수(control)로 모델링을 하였다.

한편, 전자의무기록과 더불어 도입된 임상의사결정지원체계(clinical decision support system)는 임상데이터를 이용하여 경고 등의 방법으로 의료진에게 직접 조언을 하게 함으로써 추론 업무를 지원하고 있다(Cho and Kim, 2011). Kong 등(2012)은 심장병의 흉통 임상위험도 평가에 전통적인 규칙기반의 의사결정시스템과 근거 추리 접근법(evidential reasoning approach)을 이용함으로써 불확실성을 가진 진료상황에 더 충실한 시스템을 제공하고자 하였다. 임상의사결정지원체계는 국내에서도 이미 많은 병원에 도입되어 약물 용량, 약품정보, 약물상호작용, 약물 구분 등의 투약관련 경고 체계나, 항생제, 수혈 처방 관리에 이용 되고 있다(Cho and Kim, 2011).

참고문헌

1. 강성홍, 김병인, 전치혁, 최병관, & 이신호. (2013). 의료서비스 최적화 : 현황 및 활성화 방안. 대한산업공학회지, 39(4), 313-324.
2. 한국QI간호사회. (2010). QI실무자에게 배우는 질향상 활동지침서.
3. Abdelhak M, Grostick S, Hanken MA, Jacobs E. (2011). Health information: Management of a strategic resource. 4th edition. Philadelphia: Saunders.
4. Brennan, TA, Leape LL, Laird N, Hebert L, Localio AR, Lawthers AG, et al. (1991). Incidence of adverse events and negligence in hospitalized patients: Results of the Harvard Medical Practice Study I. N Engl J Med., 324, 370-6. A
5. Donabedian, A. (1988). The Quality of care. How can it be assessed? J Am Med Assoc, 260, 1743-1748.
6. Institute of Medicine, Committee on Quality of Health Care in America. (2001). Crossing the quality chasm: A new health system for the 21st century. Washington, D.C. ; National Academy Press.
7. Kohn, L. T., Corrigan, J., & Donaldson, M. S. (2000). To err is human : Building a safer health system. Washington, D.C.: National Academy Press.
8. Mainz J. (2003). Defining and classifying clinical indicators for quality improvement. IJQHC, 15(6): 523-530.
9. OECD. (2011). OECD Health Policy Studies. Improving Value in Health Care. Measuring Quality. Paris; OECD.
10. Wickizer TM, Lessler D. (2002). Utilization management: Issues, effects and future prospects, Annu Rev Public Health, 23, 233-254.

연습문제

1. Donabedian이 제시한 구조-과정-결과 모형에 대해 설명하시오.

2. 근거중심의학과 임상진료지침에 대해 설명하시오.

3. 질 향상 모형 중 PDCA model과 6Sigma에 대해 설명하시오.

4. 질 향상 활동에 사용되는 다음의 도구들에 대해 요약하시오.
   흐름도, 인과관계도, 파레토차트, 관리도, 의사결정 매트릭스

5. 환자 안전에 대해 설명하고, 의료기관에서 사용되어지는 대표적인 환자안전 질 지표를 나열하시오.

6. 이용도 관리의 정의와 4가지 프로그램에 대해 설명하시오.

7. 재직직원 교육방법에 대해 설명하시오.

8. 의료의 질 향상을 지속시키는 방안에 대해 생각해보고, 자신의 생각을 서술 하시오.

9. 보건관리공학에 근거한 의료의 질관리에 대해서 설명하시오.

PART 08

Secondary Data Sources

보건의료 이차자료

학습목표

1. 이차자료의 수집목적과 용도에 대해서 이해를 한다.
2. 퇴원요약자료에 대해서 이해를 한다.
3. 등록제도에 대해서 이해를 한다.
4. 주요 이차자료에 대해 이해한다.
5. 이차자료의 활용과 연구에 대해 이해한다.

핵심용어

- 퇴원요약자료
- 동반질환
- 중앙암등록사업
- 병원암등록
- 병기
- 협력 병기
- 공중보건정보학
- 병원표준화사망비
- 주진단
- 합병증
- 강화지역암등록사업
- 지역암등록
- TNM 병기
- DCO%
- 중증도보정
- 사물인터넷
- 주된병태
- 데이터세트
- 국가암등록통계사업
- 원발암
- SEER 병기
- NEDIS
- 결과연구

1. 이차자료의 개요

1.1 보건의료자료와 이차자료

자료 및 데이터는 사실에 기반한 정보를 말한다. 보건의료자료의 일차적인 자료원(primary data)은 환자의 의무기록에 기록된 사실정보로서 진단, 치료, 투약 등의 진료과정에서 발생한다. 보건의료 일차자료의 목적은 환자진료 및 진료비 청구 등이다. 이러한 의무기록 자료는 인구집단(population)이 아니라 환자 개인(individual)에 대한 정보이기 때문에 전체 국민보건상태 등을 파악하기는 어렵다. 이차자료(secondary data)는 일차자료인 의무기록에서 특정 목적으로 추출하여 체계적으로 정리한 자료 및 데이터베이스를 말한다. 이차자료는 의료기관에서 의학연구와 의료의 질 향상을 목적으로 이용되는 자료뿐만 아니라 국가 보건정책 및 국민 건강수준 향상을 위해 필요한 자료를 말한다. 이차자료의 종류는 가장 간단한 형태의 색인(index)부터 등록(clinical registry), 지역기반 조사(surveys), 행정 데이터베이스(administrative database) 등으로 구분할 수 있다. 우리나라의 대표적인 이차자료원으로는 건강보험청구자료 등이 있다.

1.2 보건의료 이차자료의 수집목적

보건의료 이차자료의 수집목적은 크게 국민들의 건강문제에 대한 모니터링, 의료의 질 및 안전에 대한 평가, 연구 및 보건행정을 위한 것이라 할 수 있다.

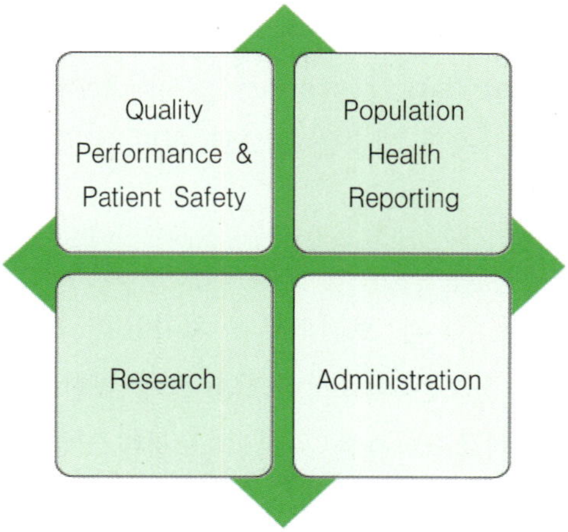

그림 8-1. 보건의료 이차자료 수집의 목적 (Mon, 2007)

1.3 보건의료 이차자료의 이용

의료기관에서는 임상, 행정, 재정 데이터 등 방대한 양의 자료를 생산하지만 사실 타 산업분야에 비해 의사결정이나 의료의 질 향상을 위해 자료를 분석하고 해석하는 도구를 적극적으로 활용하고 있지는 못하다. 그러나 현재 지속적으로 정확한 자료의 관리와 활용에 대한 요구도가 증가하고 있다.

보건의료 이차자료의 내부 이용자는 의료기관 내의 개인으로서 의료인, 행적 및 관리직이 환자진료 외에 임상연구, 중장기 계획 및 예산 수립, 벤치마킹에 활용하는 것을 말한다. 외부 이용자는 의료기관 외부의 개인과 단체로서 지방정부의 법정 전염병 보고, 출생신고 등이 중앙정부로 보고되는 예를 말한다.

이차자료로서 보건의료 자료의 주요 용도는 다음과 같다.

(1) 벤치마킹

의료기관간 벤치마킹을 할 수 있는 자료로 사용될 수 있다. 최근 환자안전이 중요하고 환자안전과 질지표에 대한 보고가 요구되고 있는 시점에서, 의무기록 자료를 이용하여 의료기관간에 벤치마킹을 할 수 있게 하는 것이 필요하다.

(2) 임상의사결정지원

의료인이 환자진료에 대한 의사결정을 할 때 '지식'을 제공하며 진료지원을 해주는 모형을 개발할 때 이차자료가 필요하다. 예를 들면 최신 의학지식, 논문, 임상지침(clinical guideline) 등의 외부 자료원을 실시간으로 연결하거나 검사결과 수치가 비정상일 때, 상호작용을 하는 두 가지 약물을 함께 처방했을 때 알람기능을 개발하는 것이다. 이는 전자의무기록 하부구조로서 통제어휘(controlled vocabulary), 구조화된 중앙 임상데이터저장소(central data repository), 지식표현(knowledge presentation), 추론엔진(inference engine) 등의 기술을 필요로 한다.

(3) 소비자 교육

의료소비자에 대한 교육을 할 때 보건의료 이차자료를 활용할 수 있다. 건강보험심사평가원의 병원평가 등의 정보는 의료서비스의 질에 대한 데이터가 대중에게 공개된 대표적 사례이다. 앞으로 의료소비자를 위한 의료서비스에 대한 정보 제공은 지속적으로 확대될 것으로 전망된다.

(4) 의료의 질적 수준 평가

의료기관의 의료의 질적 수준을 평가하는데 이용될 수 있다. 예컨대 병원간의 표준화된 사망률 비교, 중증도가 보정된 재원일수에 대해서 의료기관간에 비교할 수 있다. 의료기관은 이를 위해 데이터를 보고하도록 요구받고 있으며, 이러한 이차자료는 대중에게 공표되어 의료기관 선택에 도움을 주고, 병원인증평가에 활용될 뿐만 아니라 병원 자체적으로 질 향상 활동을 위해 이용된다.

(5) 보건기획 및 평가

의무기록을 기반으로 질병감시 시스템은 보건기획 및 평가에 활용할 수 있다. 예를 들면 국가암등록 자료는 암치료에 대한 요약정보를 포함하고 있어 다른 의료기관의 진료행태를 비교분석 할 수 있을 뿐만 아니라 미래의 수요를 예측하고 기획할 수 있도록 해 준다.

2. 퇴원요약자료

의료기관의 퇴원요약 자료는 의료기관 내 각종 진료통계의 산출뿐만 아니라 국가환자조사 및 퇴원손상환자 조사의 기초 자료가 되며, 각종 이차자료 활용의 기본이 되는 대표적인 자료이다. 퇴원요약은 매일 퇴원한 환자의 의무기록을 이용하여 주요항목을 추출(abstracting)하고 정보화하여 데이터베이스에 저장한다.

2.1 퇴원요약의 내용

퇴원요약자료는 크게 기본정보, 입퇴원정보, 진료정보로 구성된다. 기본정보는 환자등록번호, 연령, 성별, 보험유형 등이다. 입퇴원정보는 입원일, 퇴원일, 재원일수, 입원횟수, 재입원여부 등을 말하며, 진료정보는 퇴원과, 주치의, 입원경로, 치료결과, 수술, 감염, 협의진료, 전과 등이다. 이의 세부내용을 살펴보면 다음과 같다.

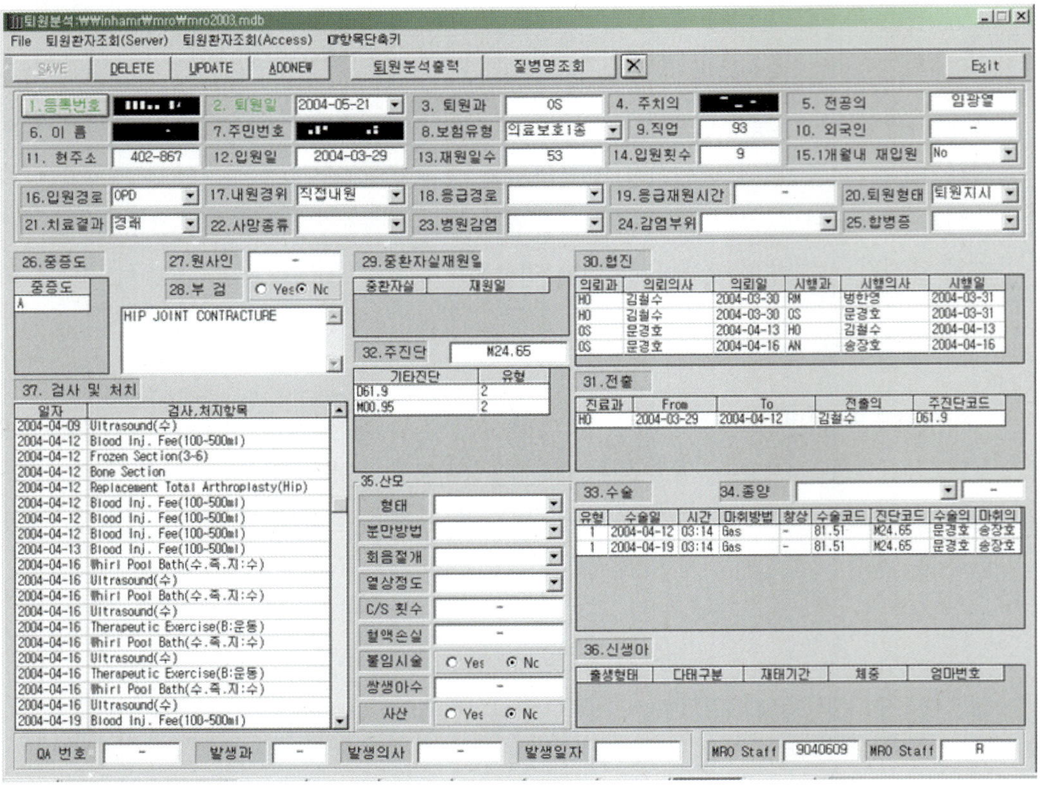

그림 8-2. 퇴원요약자료 입력 전산화면

(1) 입원경로

입원이 이루어질 때 의료기관에서 거친 경로로 응급실, 외래, 분만장, 기타 등

(2) 치료결과

퇴원 당시 환자의 상태

- 완쾌(recovered): 완전히 치유
- 경쾌(improved): 많이 회복되어 양호해진 상태
- 불변/호전되지 않음(stationary/not improved): 차도 없이 호전되지 않은 상태
- 진단뿐/치료안함(diagnosis only): 진단만 받고 치료는 하지 않은 상태
- 치료중단/가망없는 퇴원/빈사퇴원(hopeless/moribund): 살아날 가망이 없어 치료를 중단하고 퇴원
- 사망(death)

(3) 퇴원형태

지시 후 퇴원, 자의퇴원(discharge against medical advices, DAMA), 탈원(escape), 사망, 기타 등

(4) 퇴원 후 향방

해당 병원에서 진료를 종결한 후 다음 단계(disposition)를 말하며 귀가, 타병원 이송, 의뢰병원 회송, 사망, 기타, 불명 등으로 구분

(5) 사망

입원 후 48시간 이내; 입원 후 48시간 이후; 수술 중; 마취 사망; 수술 후; 수술 후 10일 이내; 모성사망; 정상신생아사망; 미숙아사망

- 원사인: 사망에 이르게 한 원인이 되는 질병이나 치명적인 손상의 원인인 외부의 힘이나 사고. 사망기록이나 사망진단서의 사인을 참조하여 원사인선정규칙(국제질병분류 제2권)에 따라 사인을 선정

(6) 퇴원과

환자를 최종적으로 퇴원시킨 과

1) 산과

- 분만: 해당 병원 분만실에서 아기를 분만한 산모 (살아서 태어난 아기나 사산아 여부는 관계없음)
- 미분만: 병원 도착 이전에 이미 분만하고 입원한 경우나 임신된 상태로 입원하여 임신상태를 유지하고 퇴원하는 경우
- 유산: 임신 20주 미만이나 태아의 체중 500g 이하로서 임신이 종결된 경우

2) 소아과

- 소아로 규정한 연령의 환자로 소아과로 퇴원한 환자만 분류(만 14세까지)
- 병원 외부에서 출생 후 입원한 아기/내원도중 출생하여 입원한 아기
- 신생아: 해당 병원에서 태어난 아기

(7) 주치의/주수술의

- 주치의(attending physician): 환자의 진료에 주된 책임을 지는 퇴원 시 담당의

사면허번호, 사번, 기타 번호 부여
- 주수술의/집도의(operating physician): 이번 입원기간 중 시행한 주 수술을 집도한 책임의사

(8) 진단명/코드

- 주된 병태(main condition): 입원 후 시행한 모든 검사결과로 확진된 것으로 그 환자의 치료나 검사를 가장 필요로 했던 병태
- 주진단(principal diagnosis): 입원하게 된 주원인이 되는 진단으로서 검사 후 최종적으로 밝혀진 진단
- 기타 진단(other diagnosis): 입원 시 가지고 있었거나(동반질환, comorbidity) 입원 후 발생한 상태(합병증, complication)로 치료나 재원기간에 영향을 준 병태
- 코드는 국제질병분류 제10판(International Classification of Disease, 10th edition, ICD-10)을 우리나라에 맞게 발간한 한국표준질병사인분류에 따른다.

(9) 수술 및 처치명/코드

- 주수술/처치(principal procedures): 분명한 치료목적으로 실시한 수술로 진단이나 검사목적으로 실시하거나 합병증 치료를 위한 처치나 수술이 아닌 것
- 부수술/처치(additional procedures): 주수술 이외의 수술과 위험성 존재, 마취가 필요하거나, 전문적인 훈련이 요구되는 시술 중 수술로 간주되지 않는 것
- 코드는 미국에서 사용하는 국제질병분류 제9판 제3권(International Classification of Disease, 9th edition, clinical modification, ICD-9-CM, volume 3)에 따른다.

(10) 재원일수

재원일수(length of stay, LOS)는 입원일에서 퇴원일까지의 날수를 말한다.
- 양입법: 퇴원일-입원일+1
- 단입법: 퇴원일-입원일
- 전과한 경우 분리 계산: 전과 전 재원일수, 전과 후 재원일수

(11) 재입원

퇴원한 해당 병원에 다시 입원하는 경우를 말하며 아래와 같이 1개월 또는 28일 이

내 재입원(readmission)을 확인한다.

- 1개월 이내 재입원: 계획된 재입원, 계획에 없던 재입원
- 1개월 이후 재입원

(12) 재수술

동일 입원기간 중 받은 주수술 부위에 대해 재시행하는 수술 및 처치로 계획 여부를 확인해야 한다.

- 현 입원기간 중 계획된 재수술
- 현 입원기간 중 계획에 없던 재수술
- 수술장에서 시행되지 않은 수술 또는 처치

(13) 병원감염

환자가 진료를 받는 과정에서 발생한 감염을 말하며 hospital acquired infection 또는 nosocomial infection이라고 한다. 병원감염은 진료과정에 영향을 주며, 사망의 원인이 될 수도 있기 때문에 중요한 합병증으로 원내 감염관리위원회에 보고한다. 병원감염의 주요 부위는 아래와 같다.

- Urinary tract(예: 요로감염)
- Nasopharyngeal
- Lower respiratory(예: 폐렴)
- Wound(예: 수술창상 감염)
- Blood(예: 패혈증)
- GI tract
- Drainage site(예: 소변배액관에 의한 요로감염)
- IV site(예: 수액요법 중 주사바늘 부위의 발적 및 감염)

2.2 데이터 세트

퇴원요약자료는 원래 미국에서 의료비 상환, 국가보건기획 등을 목적으로 의료기관의 필수 데이터 세트(minimum data set)를 규정하여 보건의료 이차자료의 수집 표준을 마련한 데에서 출발하였다. 미국생정통계위원회(National Committee on Vital and Health Statistics, NCVSH)는 데이터 세트에 포함되는 항목을 연방정부나 The Joint Commission과 같은 민간 병원평가기구에서 요구되는 데이터의 정의와 일치시

키고 표준화시키려는 노력을 지속적으로 수행하였다.

아래는 미국 연방정부에서 수집하는 의료기관에 대한 대표적인 표준 데이터 세트이다. 의료기관 종류별로 다양한 국가 데이터 세트가 존재한다. 우리나라도 질병관리본부 등을 중심으로 의료기관의 퇴원요약정보를 활용하여 국가적인 데이터 세트를 구축하고 있다. 또한 건강보험청구자료도 의료기관을 대상으로 하는 대표적인 데이터 세트라고 할 수 있다. 그러나 의료기관에 대한 이차자료의 수집체계가 중복되고 비효율적인 측면이 있어 향후 국가 차원에서 항목 정의에 대한 표준화 노력도 시도될 것으로 기대된다.

표 8-1. 미국 의료기관 대상 주요 데이터 세트

약어	데이터 세트 명칭	목적
UHDDS	Uniform Hospital Discharge Data Set	입원환자에 대한 표준 수집자료
UACDS	Uniform Ambulatory Care Data Set	의원환자(외래) 자료비교
DEEDS	Data Elements for Emergency Department System	응급환자 표준 수집자료
MDS	Minimum Data Set for Long-Term Care	요양병원의 포괄적 기능 평가
OASIS	Outcome and Assessment Information Set	가정간호 환자에 대한 결과 평가

3. 등록제도

3.1 등록제도의 개요

등록제도(registry)란 특정 질병, 위험물질, 사고, 치료 등에 대한 자료를 체계적으로 수집하는 것이다. 등록제도는 감시체계(surveillance mechanism)를 세우고 발생지표(incidence/occurrence measures)를 개발하는 것이 중요하다. 등록제도에 포함되는 주요 내용은 대상설정 및 정의, 사례발견, 요약, 추적조사, 등록자료의 질관리, 등록정보의 비밀보호 등이다.

미국의 경우 암등록을 포함한 여러 등록사업이 시행되고 있으며 관련 법률에 등록제도를 의무화하고 전문등록사 자격 제도도 개발되어 있다. 일반적으로 의무기록사에 해당하는 보건의료정보전문가(RHIA, RHIT 등)가 부가적인 자격을 취득하는 형식을 취하고 있다. 우리나라는 국립암센터 중앙암등록본부의 암등록 사업 외에 질병관리본부의 퇴원손상심층조사(퇴원환자, 손상환자, 심뇌혈관질환, 천식 및 만성폐쇄성폐질환), 보건복지부의 선천성이상아조사 및 영아모성사망조사 등이 조사(survey)형태로 시행되고 있다. 그러나 최근 질병관리본부에서는 다양한 형태의 등록제도를 개발하고 있다.

표 8-2. 미국의 주요 등록사업

등록사업		관련기구, 등록자격 및 등록 내용
암등록	Cancer Registries	NCRA(Cancer Registrars Association)
손상등록	Trauma Registries	AIS(Abbreviated Injury Scale), ISS(Injury Severity score) ATS(American Trauma Society), CSTR(certified specialist in trauma registry)
출생손상등록	Birth Defects Registries	대상(태아, 사산, 영아 또는 소아) 자료원(질병색인, 진통분만기록, 검사결과 등)
당뇨병등록	Diabetes Registries	당뇨관리를 통해 합병증 발생 최소화, HBA1c(당화혈색소)
보형물등록	Implant Registries	보형물 기능 평가, MedWatch(FDA)
장기이식등록	Transplant Registries	UNOS, NMDP, 수여자와 공여자 정보-조직적적합성(histocompatibility)
예방접종등록	Immunization Registries	NVAC, 예방접종 등록의 12 최소 기능(CDC)
기타	HIV/AIDS, Carediac	

(1) 대상 설정 및 정의

특정 등록에 포함되어야 할 대상자 또는 사례(case)를 특정한 코드체계에 근거하여 정의하는 기준(criteria)이 필요하다. 예를 들면 외상환자를 등록하기 위해서 국제질병분류의 'S~T' 코드를 사례 대상자로 정의하는 것을 말한다. 역학조사 사례(epidemiologic case)는 일반적으로 질병관리본부와 같은 공공기관에서 특정 전염병 등에 대해 정의한다. 그 밖에 임상 사례(clinical case)는 임상 진단을 확정하기 위한 증상 목록 등으로 정의할 수 있으며 역학조사 사례에 속하는 질환을 포함한다.

(2) 사례 발견

등록 대상자를 찾는 것이 매우 중요하다. 대상자를 빠짐없이 포함시킬 수 있도록 다양한 사례발견 접근법이 개발되어야 한다. 암등록의 경우 외래기록, 입원기록, 검사결과, 수술기록 등 다양한 정보에서 등록 대상자를 체계적으로 발견하여 누락자가 없도록 하는 것이 중요하다.

(3) 요약/추출

요약 또는 자료추출(abstracting)은 환자기록과 관련 자료원을 통해 사전에 설정된 데이터 세트를 획득하는 것을 말한다. 일반적으로 대상자의 인구학적 정보, 진단, 치료, 결과, 추후진료 계획 등이 포함되며 자료추출 시에는 정확한 기준과 정확한 코드로 요약하는 것이 매우 중요하다.

(4) 추적조사

암등록의 중요한 기능은 DB로 등록된 후 환자에 대해서 추적조사(follow-up)를 수행하는 것이다. 즉 등록제도에 따라서는 등록환자의 최소 인원에 대해 일정간격으로 환자의 상태를 지속적으로 추적하는 것을 질병 등록사(registrar)의 핵심역할로 설정하기도 한다.

(5) 등록자료의 질관리

데이터를 입력하는 책임은 등록기관의 데이터베이스 담당자에게 있지만, 등록기관 외부의 기관에 의해 수행되거나 등록기관은 단순히 데이터베이스의 질(quality)만 확인할 수도 있다. 수집된 데이터의 질과 가치는 자료의 타당도(validity)와 직접 관계가 있기 때문에 매우 중요하다. 일반적으로, 자료의 타당도를 검증하기 위해서는, 전체자료의 5-10%의 표본을 이용하여 데이터 질을 위한 검토를 한다.

(6) 등록정보의 비밀보호

등록은 환자고유정보 뿐만 아니라 의료기관 및 의사의 개인정보를 포함하고 있기 때문에, 비밀이 유지되어야 한다. 개인정보 보호를 위한 정책과 절차는 모든 등록제도의 운영과정에서 적용되어야 한다.

3.2 암등록

암등록은 질병등록 중 가장 대표적인 등록 제도이다. 암등록에 대한 이해를 통해 다른 형태의 등록 제도를 보다 체계화하고 발전시킬 수 있다. 암등록은 지역의 암 발생률을 산출하고 암 발생 위험인자 규명하기 위해, 암사례 확인 및 등록, 데이터베이스 구축, 통계보고, 추적조사 등의 자료를 축적하는 것이다. 따라서 암등록 사업의 목적은 대상 지역의 암 환자에 대한 정보를 수집, 분류하여 그 집단에서의 암의 발생률과 특성, 유병률 및 사망양상에 대한 통계를 제공하고 산출하는 것이다. 또한 암의 생태와 원인을 연구하고 암과 관련된 보건정책과 암관리 프로그램을 계획하여 그 효과를 평가할 수 있게 한다. 암등록 사업은 병원 암등록, 지역 및 중앙 암등록, 특수목적 암등록 사업으로 구분된다.

(1) 암등록 사업의 역사

병원 암등록은 1800년대 후반 미국의 American Oncologic Hospital(필라델피아), General Memorial Hospital(뉴욕), Johns Hopkins Hospital(볼티모어), Charity Hospital (뉴올랜즈) 등의 병원에서 암 경험에 관한 보고서를 발행하였다. 1920년대에 미국외과학회는 골격, 자궁경부, 유방, 입 및 혀, 대장 및 갑상선 암에 대한 자료 수집을 요청하였다. 1930년에 미국외과학회의 암 위원회(Commission on Cancer)는 병원 암 클리닉을 위한 표준을 개발하고 240개의 암 클리닉을 인증하였다. 1956년에는 의료기관 암프로그램의 인증조건에 암등록이 추가되었다.

인구집단에 기반한 최초의 지역 암등록 사업은 1941년 미 커네티컷(Connecticut) 주의 종양등록이 효시이다. 커네티컷 의학 협회(Connecticut Medical Society)는 종양 연구 위원회(Tumor Study Committee)를 조직하고, 암/만성질환관리부(Division of Cancer and Other Chronic Diseases)를 입법하는 기초를 마련하였고, 커네티컷 주의 암/만성질환관리부에서 병원조사를 통해 1935년에서 1940년 사이의 모든 암 환자 기록에서 자료를 발췌하였는데 이렇게 지역암감시(cancer surveillance)가 시작되었다. 1942년에는 덴마크에서 국가암등록을 시작하였다. 1950년 WHO는 암등록 사업을 권고하였으며, 1965년에는 세계보건기구 국제암연구소(International Agency for Cacner Research, IARC)가 설립되고, 1966년에는 국제암등록협회(International Association of Cancer Registry, IACR)가 결성되었다. 또한 1966년 국제암퇴치연맹(The International Union Against Cancer, UICC)에서 세계암발생통계집(Cancer Incidence in Five Continents, CI5)이 처음으로 발간되었다. 1976년 CI5 제3권부터는 IARC에서 5년마다 발행하고 있다.

우리나라는 1975년 대한암협회가 수련병원 22개소를 대상으로 암환자 등록을 시작하였다. 1980년에는 WHO지원 워크샵 결과를 토대로 하여 52개 수련병원의 암등록을 국립의료원의 주관으로 시작하였는데 이것이 중앙암등록 사업의 시작이었다. 1983년에 1차 암등록보고서(안윤옥 등)가 발간되었다. 그러나 이 자료를 통하여 우리나라 전체의 암발생 경향은 알 수 있었지만 국가 암발생률을 산출할 수는 없었다. 이후 암발생률 산출을 위해 1983년 강화도에서 강화지역암등록사업이 수행되었다. 강화지역 암등록통계(1988-1992년 통계)는 1997년 발행된 CI5 제7권에 처음으로 수록되었다. 그리고 1990년에는 최초로 보험자료에서 파악되는 암환자 자료를 통해 '한국형 암등록'의 모형을 제시한 서울암등록 사업이 시행되었다(김진복, 안윤옥, 박인서, 안돈희 등). 2000년에 이르러 국립의료원의 중앙암등록본부가 국립암센터로 이관하였고 2003년 암관리법이 제정됨에 따라 본격적인 국가중앙암등록통계사업이 시작되었다. 2005년에는 우리나라 최초의 전국단위 암발생률이 발표되었으며 현재에 이르기까지 매년 암발생, 암생존, 암유병 통계를 발표하고 있다. 우리나라는 2000년 이후 국가차원의 암관리 사업을 시작하면서 암관리법에 따라 전국단위 병원중심의 중앙암등록사업과 지역암등록사업이 협력하여 우리나라 전체 국민을 대상으로 하는 국가암등록사업으로 발전시켰다.

(2) 암등록 사업의 종류

1) 병원 암등록

병원 암등록(hospital-based cancer registration)은 의료기관에서 자체적으로 해당 병원에서 진단, 치료받은 암환자를 등록하는 체계이다. 일차적인 목적은 환자 진료를 위한 것이며, 전문가 및 일반인 대상 교육 프로그램 개발, 자원의 배분 등을 위해서도 이용된다. 즉 병원 암등록은 암환자의 진단 및 치료에 대한 자료를 연구 및 행정 목적으로 활용할 수 있다는 장점이 있다. 그러나 해당 병원 방문 환자에 대한 자료만으로 지역사회 인구집단의 특성을 나타낼 수는 없으므로 발생률이나 유병률 등의 통계는 산출할 수 없다.

수집되는 자료 항목은 환자 인적사항과 인구학적 정보, 암 진단, 제공된 치료, 예후인자 및 치료 결과를 포함한다. 암등록 대상자는 해당 병원에서 임상적으로 또는 조직학적으로 진단받은 환자, 타병원에서 진단 후 진행 중인 암을 치료받은 환자, 부검시 진단된 환자, 해당 병원에서 진단받고 치료는 다른 곳에서 받고 있는 환자 등이다. 병원에서 암등록은 일반적으로 의무기록부서(또는 의료정보관리부서)의 주요 업무이며, 의료법에 의무기록사의 직무로 명시되어 있다.

2) 지역 암등록

지역 암등록(population-based cancer registration)은 일정 인구집단에서 발생하는 모든 암환자를 등록시키는 것으로 해당 인구집단의 암의 위험도를 측정할 수 있다는 것이 큰 장점이다. 또 지역사회 암등록 사업의 결과를 다른 인구집단에 일반화할 수 있는 가능성이 높아 모든 연구에서 중요한 자료원으로 활용된다.

지역 암등록소의 기능은 크게 세 가지로 구분되는데, 암 발생자를 등록만 하는 경우, 암환자의 관리까지 하는 경우, 암환자에 대한 연구를 수행하는 경우이다. 지역 암등록은 중앙 암등록 사업으로 연결되는데 관련 법령에 의해 임무와 자료 보안, 등록 의무 등을 규정한다.

암 관리를 하는 지역 등록소는 암 관리 대상을 정하고 조기진단 및 환자교육 등의 프로그램을 운영한다. 수집된 자료는 암환자 관리를 위한 전략을 수립하고 효과를 평가하는데 이용된다. 이러한 전략은 고위험군, 교육 프로그램, 관련 자원의 평가 등을 포함한다. 평가결과는 공표되고 학술지 등을 통해서도 공유된다.

암관리법 제14조(암등록통계사업) ① 보건복지부장관은 암 발생 위험 요인과 암의 발생 및 치료에 관한 자료를 지속적이고 체계적으로 수집 · 분석하여 암 발생률, 생존율 등의 통계를 산출하기 위한 등록 · 관리 · 조사사업(이하 "암등록통계사업"이라 한다)을 시행하여야 한다. 이 경우 통계자료의 수집 및 통계의 작성 등에 관하여는 「통계법」을 준용하며, 통계의 산출을 위하여 처리되는 개인정보는 「개인정보 보호법」 제58조제1항에 따라 같은 법이 적용되지 아니하는 개인정보로 본다. <개정 2011.3.29>

② 보건복지부장관은 암환자를 진단 · 치료하는 의료인 또는 의료기관, 「국민건강보험법」에 따른 국민건강보험공단 및 건강보험심사평가원, 그 밖에 암에 관한 사업을 하는 법인 · 기관 · 단체에 대하여 보건복지부령으로 정하는 바에 따라 암등록통계사업에 필요한 자료의 제출이나 의견의 진술 등을 요구할 수 있다. 이 경우 자료의 제출을 요구받은 자는 특별한 사유가 없으면 요구에 따라야 한다.

3) 특수목적 암등록

지역 암등록(special cancer registry)은 관련 학회를 중심으로 특수한 암에 대한 자료를 등록하는 체계이다. 뇌종양, 간암, 유방암 등의 등록사업이 대표적인 예이다.

대학 병원들은 병인(etiology) 분석을 위한 역학 연구를 수행하기 위해서 연구 위주의 등록소를 운영한다. 연구 자료는 전형적인 프로젝트 형태로 수집되며 의무기록 검토, 환자와의 접촉, 기타 특정 절차를 통해 이루어진다. 예를 들면, 쌍둥이의 암 발생에 대한 연구는 형제·자매의 확인, 의무기록 검토, 그리고 환자 및 가족 면담 등을 통해 진행할 수 있다.

(3) 국가암등록통계사업

우리나라는 국가 차원에서 국가암등록통계사업을 실시하고 있다. 2000년 중앙암등록본부가 국립의료원에서 국립암센터로 이관되고 2003년 암관리법이 제정됨으로써 국가암등록통계사업의 근거를 마련하게 되었다. 2004년 공식적으로 중앙암등록본부 및 지역암등록 본부가 지정되고 국가암등록통계사업은 시작되었다. 국가암등록통계사업의 목적은 신뢰성 있고 안정적인 암등록 자료를 생성하여, 정확하고 시기적절한 국가 암통계를 산출함으로써 국가암관리사업의 정책 개발과 방향 제시, 결과 평가 및 암 연구 등에 활용하기 위한 것이다. 국가 암등록사업의 역할은 다음과 같다.

- 적기에 정확한 암통계(발생률, 생존률 등) 생산 및 발표
- 암등록자료의 일관성과 정확성 향상
- 암등록자료의 질 관리 지표를 통한 자료의 질 향상
- 암등록 인력의 교육자료 및 교육프로그램 개발
- 자료제공에 대한 지침을 개발하여 환자들의 개인정보 보호와 자료의 광범위한 활용 도모
- 암등록 자료의 유용성을 향상시키고 최신 암역학 관련 정보를 제공하고 논의할 수 있는 프로그램 개발 및 운영

국가암등록통계사업의 수행체계는 그림과 같으며 보건복지부와 중앙암등록본부, 지역암등록본부가 사업운영의 주요 주체가 되며 이 외에도 국민건강보험공단, 통계청, 안전행정부, 전문 학회 등과 유기적인 협력체계를 맺고 있다.

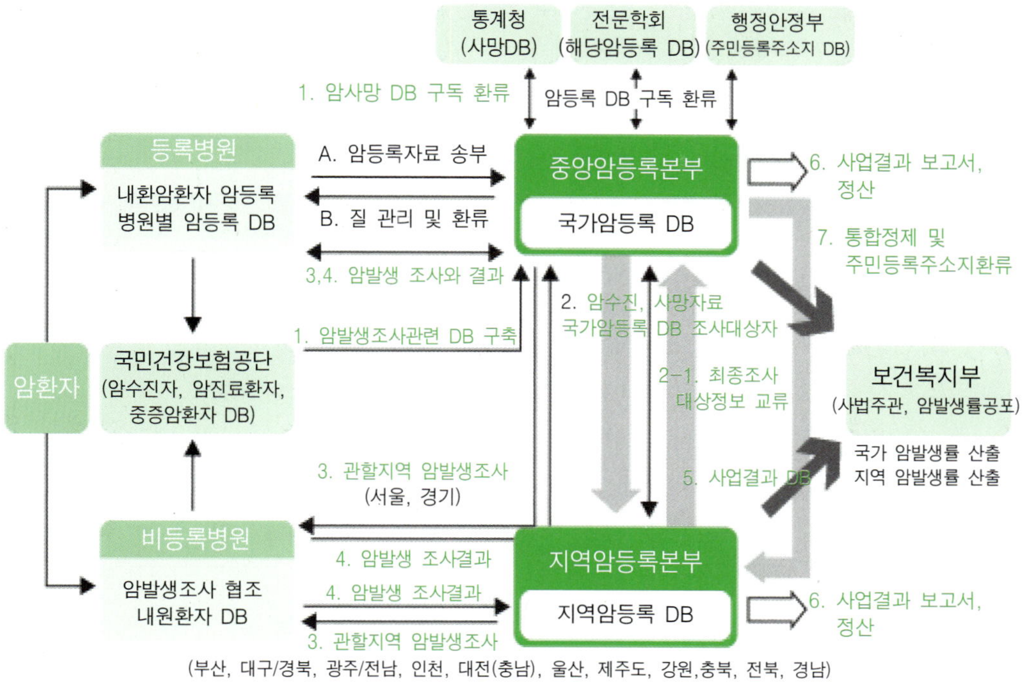

그림 8-3. 국가암등록통계사업 체계

1) 보건복지부

복건복지부는 국가암등록통계사업을 총괄하여 계획을 수립하고 조정하는 역할을 담당한다. 중앙 및 지역암등록본부를 지정하고 본부의 역할을 조정하며, 사업 예산을 확보하고 배정하는 역할을 수행한다. 또한 암등록통계사업 지침의 작성 및 배포, 암등록 통계를 발표하는 역할을 수행한다.

2) 중앙암등록본부

중앙암등록본부는 암발생 현황 등 전국단위의 암관련 통계자료를 수집, 분석, 관리하는 역할을 맡고 있다. 국가단위의 암발생률, 암생존률, 암유병률을 산출하고 지역암등록본부를 지원한다. 암등록통계사업과 관련한 교육 및 훈련, 암등록지침의 개발 뿐만 아니라 암등록통계사업과 관련한 연구사업도 수행하고 있다. 국제공인 암관련 통계생산 등 국제협력에 관한 사항을 주관한다.

3) 지역암등록본부

지역암등록본부는 해당 지역의 암관련 자료의 수집, 분석, 관리를 하고 있다. 지역단위의 암발생률, 암생존율 등을 산출하고 해당 지역의 암등록통계사업과 관련한 조사 및 연구사업도 수행한다.

표 8-3. 암등록본부 지정 현황

본부	지정 기관	관할 지역
중앙암등록본부	국립암센터	중앙암등록 등록병원 및 서울, 경기 지역
지역암등록본부	부산대학교 병원	부산 지역
	경북대학교 병원	대구, 경북 지역
	인하대학교 병원	인천 지역
	화순전남대학교 병원	광주, 전남 지역
	충남대학교 병원	대전, 충남 지역
	울산대학교 병원	울산 지역
	제주대학교 병원	제주 지역
	강원대학교 병원	강원 지역
	충북대학교 병원	충북 지역
	전북대학교 병원	전북 지역
	경상대학교 병원	경남 지역

(4) 암등록 절차

1) 암등록 대상 정의

암등록의 대상은 중앙암등록본부에서 정의한다. 등록소에 보고하는 신생물 목록은 종양학국제질병분류 제3판 (International Classification of Diseases for Oncology, second edition, ICD-O-3)의 분류 체계를 참고로 한다. ICD-O-3는 종양의 해부학적 부위(topography), 세포 구조와 형태를 나타내는 형태학(morphology), 정상 조직으로부터의 변이를 나타내는 등급(grading), 그리고 정상 조직으로부터의 변이를 나타내는 또 다른 용어인 분화도(differentiation) 등의 내용을 포함한다. ICD-O-3에 따른 암등록 대상의 원칙은 아래와 같다.

- 조직학적, 임상적으로 원발암으로 진단된 종양
- 조직학적 진단명 행태코드가 '/2 상피내암(carcinoma in situ)' 또는 '/3 악성, 원발부위(malignancy, primary site)' 인 종양

- 단, 뇌종양은 '/0 양성(benign)' 및 '/1 양성인지 악성인지 불명확 (uncertain whether benign or malignant)' 도 포함

2) 암등록 사례 발견

암등록 사례를 발견하는 것은 암환자가 진단 또는 치료를 시작하는 시점부터 병원의 모든 자료를 검토해야 한다. 자료원은 병리부서, 의무기록부서, 외래진료 부서 외에도 방사선 치료기록도 검토해야 한다. 의무기록사는 병리보고서에서 병리학적으로 암으로 진단받은 환례를 조사한다. 보고서는 수술검체 표본, 부검, 골수, 혈액학 및 세포학 보고서를 포함한다. 진단코드를 포함하고 있는 퇴원요약 데이터베이스 또는 병원 데이터베이스도 확인해야 한다. 아래는 확인이 필요한 자료원의 목록이다.

- 의무기록: 외래기록지(내외과외래, 종양클리닉, 특수클리닉, 전원소견서 등), 입원기록지(퇴원요약지. 입퇴원기록지, 경과기록지, 특수검사결과지, 간호기록지 등), 의무기록부서 퇴원요약 데이터베이스(질병코드)
- 검사보고서: 병리검사 보고서(pathology report), 세포검사 보고서(cytology report), 혈액검사 보고서(hematology report), 방사선종양학 보고서(radiation oncology)
- 행정자료: 부검기록, 사망진단서, 보험청구내역, 건강보험자료 등

3) 암등록 자료 요약/추출

암등록 자료의 추출(abstracting)은 중앙암등록본부의 암환자 지침서에 따른다. 지침서는 암등록 자료를 논리적이고 일관성있는 방식으로 수집되도록 설계되어 있다. 암등록을 위한 주요 조사항목은 환자의 성명, 주민등록번호, 주소, 직업, 초진연월일, 초진 당시 연령, 진단명, 치료방법, 병기분류 등이며 세계표준인구를 이용한 연령표준화발생률, 암유병률 등을 산출한다.

- 인적사항:
  - 병원번호, 환자(등록)번호
  - 이름, 주민등록번호, 성별, 나이
  - 주소지(의무기록), 전화번호, 직업
- 암관련 정보:
  - 초진년월일, 입퇴원일
  - 원발부위, 조직학적 소견
  - 진단방법, 치료방법
- 추적정보: 사망년월일(생존기간), 사망원인
- 병기(Stage): 2003년부터 SEER Summary Staging System을 사용하면서 보완

적으로 TNM stage를 기입

- 관리정보: 등록년도, 자료년도, 입력일, 입원일, 퇴원일, 입력자, 입력환자수 등

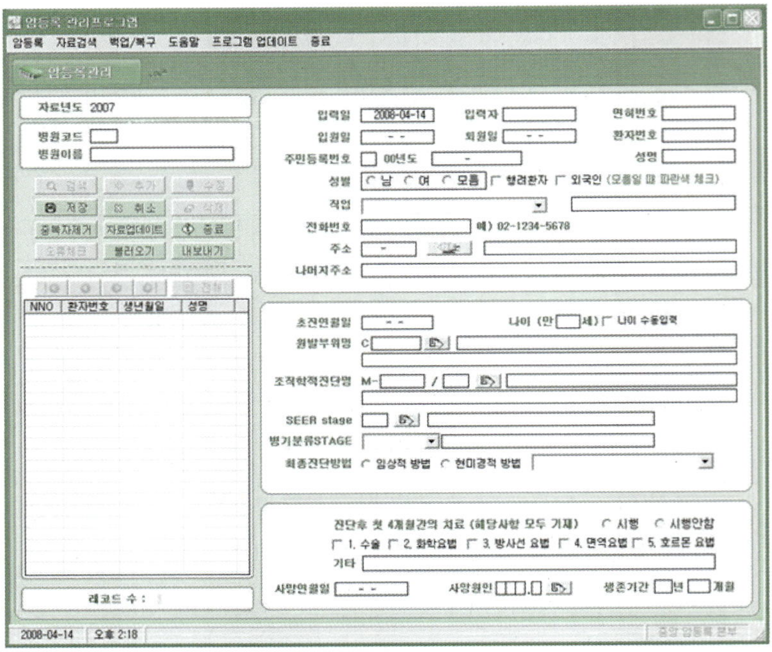

그림 8-4. 중앙암등록본부의 암등록 관리프로그램

4) 병기 분류

암등록 시에는 모든 환례에 대해 암이 퍼진 범위 또는 초기 진단 및 치료 시의 병기(stage)를 기록한다. 적정한 암 분류와 병기의 결정은 의사가 적절한 치료를 결정하고, 환자 치료 결과를 올바르게 평가하며, 국가단위 또는 국제 통계와 비교를 가능하게 한다. 병기 체계(staging system)의 종류는 다양한데 대장·직장암에 대한 Dukes A-D 병기 그룹과 같은 부위 특이적(site-specific) 병기와 부인과 계통 부위의 국제산부인과연맹분류(International Federation of Gynecology and Obstetrics classification, FIGO)와 같은 계통 특이적(system-specific) 분류 체계가 있다. 반면 TNM 병기체계와 SEER 병기체계는 거의 모든 부위에 공통적으로 적용할 수 있는 병기 체계이다.

SEER 요약 병기(SEER Summary Stage) 체계는 1977년 미국 국립암연구소(National Cancer Institute, NCI)의 SEER 프로그램(Surveillance, Epidemiology, and End Results Program Summary Staging)에서 개발된 것으로 요약 병기(Summary

Staging)이라고도 한다. 요약 병기 체계는 암이 기원한 원발부위로부터 얼마나 멀리 퍼져있는지를 분류하는 방법으로, 상피 내(in situ), 국소(localized), 구역 림프절 또는 인접한 장기 조직으로 퍼짐(regional spread to lymph nodes or adjacent tissue), 원격 전이 또는 다른 구역 림프절로 원격 전이(distant spread to lymph nodes in other areas of body or distant site)로 분류를 한다.

미국외과학회 암위원회는 소아 종양을 제외한 모든 부위를 미국암연합위원회(American Joint Committee on Cancer, AJCC)에서 발행한 암병기결정매뉴얼(Manual for Staging of Cancer)에 따라 병기 분류를 하도록 요구한다. AJCC 병기 체계의 질병 확장정도는 종양 크기(tumor size, T), 림프절 침범(lymph node, N), 그리고 전이(metastasis, M) 여부에 따라 분류된다. TNM 체계라고도 부르는데, 국제암연맹(International Union Against Cancer, UICC) TNM 위원회와 협력하여 여러 가지 해부학적 부위의 병기분류 정보를 하나로 모은 것이다.

협력 병기(Collaborative Stage, CS)는 TNM 병기와 SEER 병기 등 여러 병기시스템의 목적을 모두 충족시키는 통일된 데이터 수집 시스템이다. 협력 병기는 모든 부위의 암에 대한 모든 병기 시스템을 통합하여 시기(timing), 임상 및 병리학적 평가, 호환성(comparability)에 대한 표준규칙을 정해 데이터의 질을 향상시키는 포괄 시스템이다. 협력 병기는 AJCC가 SEER 프로그램 등 여러 조직과 협력하여 개발한 것이다.

미국 국립암연구소에서 제시한 병기 결정과 관련된 주요 사항

- 병기는 개개인의 암이 퍼진 정도 또는 심각성을 나타낸다. 질병의 병기에 대한 지식은 의사가 환자 치료와 예후를 예측하는 것을 도와준다.
- 암 병기 체계는 지속적으로 발전되어 왔으며 암 연구에 따라 변화가 계속된다.
- TNM 병기 체계는 종양의 확장 정도(T), 림프절에 퍼진 정도(N), 신체의 다른 부분에 퍼지는 전이(M) 여부에 근거한다.
- 대부분의 암은 0기(stage 0), 1기(stage Ⅰ), 2기(stage Ⅱ), 3기(stage Ⅲ), 4기(stage Ⅳ)로 설명된다.
- 신체조사, 영상의학 검사, 임상병리검사, 병리 보고서, 및 수술 보고서는 암 병기를 결정할 수 있는 정보를 제공해 준다.

5) 암등록 자료의 질 관리

암등록소가 수집한 자료의 유용성은 자료의 질에 달려있다. 질 관리 절차는 수집된 자료의 완전성, 정확성, 적시성을 보장하기 위해 중요하다. 따라서 자료의 질을 검토하고 재등록을 하는 과정을 통해 일관된 자료를 유지하도록 한다. 자료의 질 관리를 위한 정보시스템의 활용도 중요한데, 우리나라는 중앙암등록본부의 암등록 관리프로그램을 통해 등록을 한다.

암등록 자료의 질관리 지표는 흔히 세계보건기구 국제암연구소(International Agency for Cacner Research, IARC)의 충실도와 타당도 지표를 이용한다. 자료의 충실도(completeness)를 보는 지표로는 사망/발생비(Mortality/Incidence Ration, M/I ratio), 연령군별 발생률 곡선(age-specific incidence curve) 등이 있고, 등록된 자료의 내용 정확도를 평가하기 위한 타당도(validity) 지표로는 현미경적 확진율(microscopically verification%: MV%), 사망진단서에서만 암으로 확인이 가능한 분율(death certificate only, DCO%), 원발암종 불명률(primary site unknown, PSU%), 연령 미상률(age unknown%, Age UNK%) 등의 지표를 이용한다. 특히 DCO%는 매우 중요한 질 관리 지표 중 하나로 해당지역의 사망자료의 질과 연계되어 있다.

IARC에서 5년마다 발행하는 세계암발생통계집(Cancer Incidence in Five Continents, CI5)에서는 국가별 암등록 자료의 질을 평가하여 해당 국가의 통계 수록 여부를 결정한다. 우리나라는 1999-2002년 통계가 CI5 제9권(2007)에 수록되었고, 2003-2007년 통계는 CI5 제10권(2012)에 수록되었다.

6) 암 등록 자료의 이용과 보안

자료를 수집, 관리 및 활용하는 모든 곳에서는 자료에 대한 물리적인 보호, 자료의 보안관리, 자료에 대한 기밀유지를 하여야 한다. 한국중앙암등록본부는 암등록자료의 수집과 활용시 국제암연구소(IARC)에서 제시하고 있는 기밀성 유지지침을 준수하고 있다. 기밀성 유지에 대한 내용들은 일차적으로 개인의 사생활에 대한 권리를 위해 적절한 보안장치를 제공하는데 있다. 그러므로 암으로 등록된 환자의 식별자료(예; 주민등록번호)는 승인되지 않은 제3자에게 전달할 수 없다. 중앙암등록본부는 자료를 이용하기 원하는 병원이나 연구자의 요청이 있는 경우, 자료요청서를 접수받아 정해진 심의절차에 따라 자료제공 여부를 신중히 결정하여 제공한다. 또한 자료를 요청한 사람은 이에 대한 적절한 보안지침을 준수하여야 한다.

암 등록 자료는 암관리 사업의 평가와 성과 향상, 암등록 통계의 작성, 암 연구 등을 위해 이용된다. 암등록자료의 요청과 암등록통계는 국가통계포털 또는 국립암센터 홈페이지에서 확인할 수 있고, 암등록자료의 요청은 국립암센터 중앙암등록본부의 홈페이지를 이용할 수 있다.

(5) 암 등록사

우리나라에서 암등록사(cancer registrar profession)는 의무기록사로서 의료법에 의무기록사의 직무로 규정되어 있다. 미국의 경우 NCRA의 자격증 협회(Evolve Web 사이트로 가면 NCRA에 대해서 좀 더 알 수 있다)에서 암등록사를 관리한다. 암등록은 아래에 열거된 목적들을 위해 암 발생 자료의 관리와 분석을 수반한다:

- 연구
- 질 관리/향상
- 암 프로그램 개발
- 암 예방 및 감시
- 생존율 및 결과 자료
- 보고 기준 준수
- 암 등록 인증 기준 개발

암 등록사는 향상된 암 치료, 궁극적으로는 암 치유 목표를 위한 질적인 자료를 제공하는데 기여한다. 암 등록사에 대한 상당한 수요는 감독 기관(regulatory agencies), 인증 기관(accrediting organizations), 연구자, 제약 회사, 소프트웨어 판매자, 및 계약 서비스 제공자들을 포함하는 서비스 암 감시 기관(cancer surveillance community)의 모든 단계에까지 확산된다.

NCRA는 암등록사들을 대표하는 비영리적, 전문직 조직이다. NCRA는 교육을 도모하고, 자격인증, 및 암 등록소 인력들을 위한 지지를 한다. NCRA의 자격증 협회는 자격 요건을 충족하고 공인된 종양 등록사(Certified Tumor Registrars, CTR)로서 국가 시험을 통과한 인력들을 증명해 준다.

보건정보관리 인력은 역사적으로 암 등록소 분야에서 전문화된 주요 영역 중의 하나였다. 이들이 받은 교육과 가진 경험은 암 등록 분야가 과도기일 때 이들이 최소의 추가 훈련(교육)으로 유례없이 자격을 받을 수 있게 되었다.

3.3 기타 등록사업

(1) 급성심정지 등록감시사업

급성심정지 등록감시사업은 심정지 발생 후 생존율을 평가하기 위한 기초 자료를 수집하여 심정지 관련 보건지표를 생산하고 국가단위의 심정지 발생규모, 생존율 및 역학적 특성을 파악하여 국가 심정지 생존율 향상 대책 수립에 필요한 기초자료를 생산하는 것을 목적으로 한다.

우리나라는 「심뇌혈관질환 종합대책」(2006년)의 일환으로 '국가 심정지 의무기록조사'를 도입하였다. 2008년 심정지 발생규모와 생존율 파악을 위해 질병관리본부와 소방방재청이 협력협정을 체결하였고, 매년 119구급대를 이용하여 병원으로 이송된 환자의 의무기록을 조사하고 있다.

표 8-4. 급성심정지 등록감시사업의 자료수집 항목

구분	내용
의료기관 정보	의료기관코드, 지역번호
인구 · 사회지리학적 정보	성별, 나이, 거주지 우편번호, 보험종류
시간정보	응급실 내원일시, 병원전 심정지 발생일시, 심폐소생술 종료일시, 응급실 심전도 확인일시, 응급실 제세동 일시, 응급실 퇴실일시, 입원후 퇴원일, 사망일시
심정지 관련 정보	심정지발견/목격여부, 심정지 발생장소 및 층수, 심정지 원인 및 중점손상 추가정보, 최초 심전도 확인장소, 병원전 초기 심전도 소견, 응급실 초기 심전도소견, 과거력
심폐소생술관련 정보	심폐소생술 시행여부 및 종료이유, 제세동 시행여부, 최초 제세동 실시 장소, 자발순환 회복여부
진료결과 정보	응급실 진료결과, 입원후 진료결과, 퇴원시 신경학적 결과, 주요시술 분류, 2차 이송병원명, 3차 이송병원명

(2) 고혈압당뇨병 등록관리 시범사업

「심뇌혈관질환 종합대책」(2006년)의 일환으로 2007년부터 대구에서 '심뇌혈관질환 고위험군(고혈압, 당뇨병) 등록관리 시범사업'을 실시한 이후 경기도, 서울, 광주, 울산 등 전국적으로 시범사업을 확대시행하고 있다.

우리나라는 고혈압 및 당뇨병 등 만성질환 관리가 미흡한 실정으로 고혈압 환자의 42.9%, 당뇨병 환자의 28.5%만이 적절한 수준으로 혈압과 혈당이 조절되고 있고, 고혈압 환자의 61.1%, 당뇨병 환자의 61.0%만이 병원치료를 받고 있으며, 고혈압 환자의 33.1%, 당뇨병 환자의 26.8%가 자신이 질환을 앓고 있는지 모르는 것으로 보고되고 있다.

미국 등에서는 만성질환자 등록체계가 1980년대부터 시도되어 건강결과를 향상시키는 근거들이 축적됨에 따라 현재 많은 의료제공자들이 관리수준을 향상시키기 위한 일차적인 도구로 채택하고 있다. 즉 기존의 개인 책임 위주의 의료서비스만으로는 적정 수준의 만성질환 관리가 어려워 등록관리 개념의 관리체계가 도입되었다. 이를 기반으로 병의원의 개인별 치료일정 및 누락일정 안내, 혈압 및 혈당 조절 상태, 각종 검진결과 안내, 맞춤형 보건교육 등의 서비스를 제공하고 있다.

(3) 예방접종 등록사업

예방접종등록사업이란 예방접종대상 감염병(VPD, vaccine-preventable disease)에 대한 개인과 지역사회의 면역수준을 파악하고 예방접종일정과 누락접종안내, 예방접종 증명서 신청 등을 위해 예방접종기록을 작성보관할 수 있도록 전산체계화한 작업이다. 예방접종정보가 의료기관에서 개별적으로 관리될 경우 한 개인에 대한 접종 기록이 분산되고 접종기록의 보관 및 관리소홀, 이사, 의료기관의 폐업 등의 이유로 관리가 어렵다. 따라서 국가차원에서 예방접종 기록을 효율적으로 보관하고 관리하기 위해 질병관리본부에서는 2002년부터 예방접종 기록을 전산화, 표준화하고 통합시스템을 개발하여 예방접종등록관리 정보시스템(is.cdc.go.kr)을 운영하고 있다. 2002~2010년까지 약 1억 건의 접종기록이 보건소 및 병의원으로부터 등록되었으며 2010년 병의원 전산등록률은 94%에 달한다.

필수예방접종 8종은 B형 간염, 결핵, 디프테리아 · 파상풍 · 백일해(DTaP), 폴리오, 홍역·유행성이하선염·풍진(MMR), 일본뇌염, 수두, 파상풍 · 디프테리아(Td)로서 필수 입력항목은 접종자의 이름, 주민등록번호, 주소, 백신종류, 접종일자, 접종자수, 접종자, 접종기관, 예진의사명 등이다.

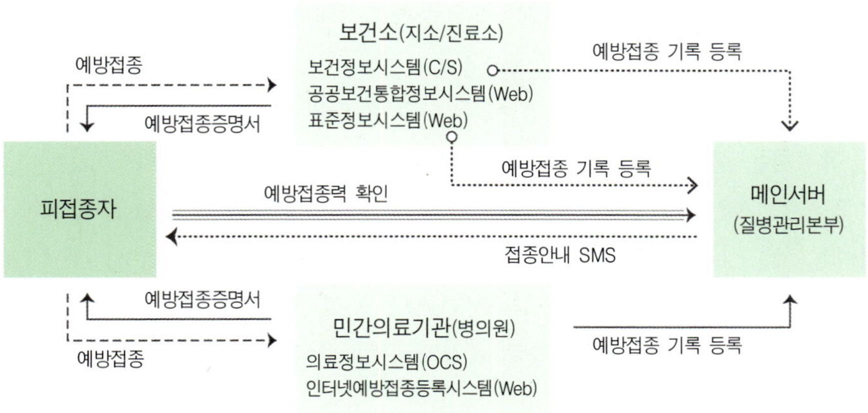

그림 8-5. 예방접종등록 추진체계(출처: 질병관리본부)

(4) 임상연구 등록

최근 근거중심의료(evidence-based medicine)의 개념이 확산되면서 의료행위 및 정책결정에 근거를 생산하기 위해 임상연구가 활발히 진행되고 있으며, 이와 더불어 세계보건기구 임상시험등록플랫폼(WHO ICTRP), 세계의사협회(WMA), 국제의학학술지편집인위원회(ICMJE) 등 다양한 그룹에서 임상연구 참여자에 대한 보호를 강화하고, 연구결과에 대한 출판 삐뚤림(bias)를 없애기 위해 임상연구등록을 의무화하고 있다.

이에 따라 질병관리본부에서는 2010년 임상연구정보서비스(CRiS, Clinical Research Information Service)(cris.nih.go.kr) 개발을 완료하여 WHO ICRTP의 11번째 국가대표등록시스템으로 등록이 되었다. CRiS는 임상적 의사결정에 필요한 모든 연구에 접근이 가능하도록 보장하고 연구의 투명성과 타당성을 강화하고 과학적 근거 수준을 높이기 위해 노력하고 있다.

4. 주요 이차자료

보건의료 이차자료원은 등록(registry) 이외에도 지역기반 조사(population-based survey), 보고(reporting), 행정 데이터베이스(administrative database) 등이 있다. 즉 이차자료 생성을 위해 등록, 조사, 감시, 보고 등 여러 가지 방법을 이용할 수 있다. 또한 통계청에서 정의하는 국가승인통계는 조사통계, 보고통계, 가공통계 등으로 구분한다. 본 장에서는 이차자료를 수집방법 및 통계종류별로 구분하지 않고 대표적인 이차자료를 몇 가지 소개하도록 하겠다. 이차자료의 수집항목은 일반적으로 인구사회학적 특성, 의료이용, 질병이환, 생활습관 및 행태, 삶의 질, 복지 등에 대한 내용을 포함한다.

- 조사통계: 통계작성기관이 직접 또는 다른 기관에 위임, 위탁하고 실지 조사를 한 후 작성하는 통계로, 인구총조사, 경제활동인구조사 등을 말한다.
- 보고통계: 개인, 단체의 신고, 보고, 신청 등과 같은 행정업무를 수반하여 수집된 자료로부터 작성된 통계로, 주민등록인구통계 등을 말한다.
- 가공통계: 한 종류 이상의 투입 자료(관련 통계 및 외부 자료)를 분류, 집계, 편집, 단계별 가공 등의 통계작성 절차에 따라 작성하는 통계로, 경기종합지수, 국민계정 등을 말한다.

표 8-5. 국내 보건의료 이차자료원 현황(출처: 한국보건의료연구원, 2013)

순서	자료원명	자료담당기관	자료원 홈페이지
1	건강보험청구자료	건강보험심사평가원	http://www.hira.or.kr
2	중앙암등록자료	국립암센터	http://www.ncc.re.kr/manage/manage03_04.jsp
3	국민건강보험공단 건강검진자료	국민건강보험공단	http://www.nhis.or.kr
4	사회조사	통계청	http://mdss.kostat.go.kr
5	통계청 사망원인자료		http://mdss.kostat.go.kr
6	국민구강건강실태조사	보건복지부	http://www.khealth.or.kr/index.do
7	국민건강영양조사	질병관리본부	http://knhanes.cdc.go.kr
8	지역사회건강조사		http://chs.cdc.go.kr
9	청소년건강행태온라인조사		http://yhs.cdc.go.kr
10	퇴원손상심층조사		http://injury.cdc.go.kr
11	노인실태조사	한국보건사회연구원	http://hawelsis.kihasa.re.kr
12	베이비부머의 생활실태 및 복지욕구		
13	장애인실태조사		
14	전국다문화가족 실태조사		
15	전국출산력 및 가족보건복지실태조사		
16	영아모성사망조사		
17	차상위계층 실태조사		
18	환자조사		http://mdss.kostat.go.kr
19	한국복지패널		http://www.koweps.re.kr
20	한국의료패널		http://www.khp.re.kr
21	고령화연구패널	한국고용정보원	http://survey.keis.or.kr
22	한국노동패널		

4.1 건강보험청구자료

건강보험청구자료는 건강보험법 제55조에 의해 요양급여심사 및 요양급여 적정성 평가를 위하여 청구된 자료이다. 건강보험청구자료는 의료기관에서 진료를 받은 환자에 대한 데이터로서 의료기관에서는 환자 진료 후 월별 또는 주별로 건강보험심사평가원에 청구를 한다.

주요 자료수집 항목은 명세서 일반내역, 진료내역, 수진자상병내역, 원외처방전 상세내역 등 4가지의 테이블로 구성되어 있다. 건강보험심사평가원에서는 연구목적을 위해 건강보험청구자료의 표본을 구축하여 국가환자표본자료(HIRANPS, National Patient Sample)을 제공하고 있다.

표 8-6. 건강보험청구자료의 자료수집 항목

구분	내용
명세서 일반내역	환자 및 기관의 기본정보, 기본적인 상병(주상병과 첫 번째 부상병), 내원일수, 요양개시일자, 특정기호구분 등 일반적 현황
진료내역	병원 내 처치, 수술, 원내 약처방, 청구금액 등 의료서비스 제공 상세 현황 (처방구분, 실시횟수, 투여일수 등)
수진자 상병내역	주상병과 부상병 코드, 상병분류구분 등
원외처방전 상세내역	원외 처방 약에 대한 정보

4.2 사망원인자료

통계청 사망원인자료는 국민의 정확한 사망원인 구조를 파악하여 국민복지 및 보건의료 정책수립이나 학술연구 등의 기초자료로 활용하기 위해서 통계청에서 수집한 자료이다. 대상은 대한민국 영토 및 외국거주 국민 사망신고를 한 자이며, 신고 의무자(동거하는 친족이나 호주·친족·동거자·사망장소를 관리하는 자)는 사망 사실을 인지한 날로부터 1개월 이내 신고한다. 읍 · 면 · 동에서 신고받은 내용은 인구동태 시스템에 입력되면 해당 시·도를 경유하여 통계청에 송부된다.

자료수집 항목은 신고정보와 사망정보로 구분하며 사망원인은 한국표준사인분류 기준에 따른 코드로 기재된다.

표 8-7. 통계청 사망원인자료 자료수집 항목

구분	내용
신고정보	신고년, 신고월, 신고일
사망정보	주소지, 성별, 연령, 사망년월일, 사망시간, 사망장소, 사망자직업, 진단자, 결혼상태, 교육, 사망원인, 국적 등

4.3 퇴원손상심층조사

퇴원손상심층조사는 의료기관 퇴원환자에 대한 국가단위의 보건의료 통계 생산이 주요 목적이다. 효율적이고 과학적 근거기반의 특정질환, 만성질환 및 손상 예방 정책 기획 및 평가를 위해서는 지속적이며 체계적인 감시체계를 구축하여 안정적인 보건통계를 생산할 필요가 있다. 또한 병·의원의 의무기록 자료는 보건통계 산출시 비용 효과적이고 효율적인 자료원으로 선진국도 이를 활용한 조사체계를 운영하고 있다. 퇴원손상심층조사의 세부목표는 다음과 같다.

- 주요 만성질환 및 손상의 규모, 특성 및 시계열적 추이 파악
- 의료기관 퇴원환자에 대한 국가단위의 보건의료통계의 지속적 생산
- 보건관련 정책 수립 및 평가에 필요한 기초자료 생산
- 국가 간 비교 가능한 보건지표 생산

(1) 조사개요

2005년부터 질병관리본부에서는 100병상 이상의 일반병원을 지역별, 병상규모별로 표본추출하여 전국 150개 의료기관에서 퇴원한 환자에 대한 조사를 매년 실시하여 연간 약 17만 건의 자료를 수집하였다. 2008년 표본재설계를 통해 지역 간의 대표성 보완 및 손상, 심혈관질환에 대한 통계를 강화하기 위해 170개 의료기관으로 확대하였고 주요 만성질환인 급성심근경색증 및 뇌졸중에 대한 의무기록 심층조사를 시작하였다. 또한 2009년에는 천식, 만성폐쇄성폐질환에 대한 심층조사 시범사업을 시작하였다.

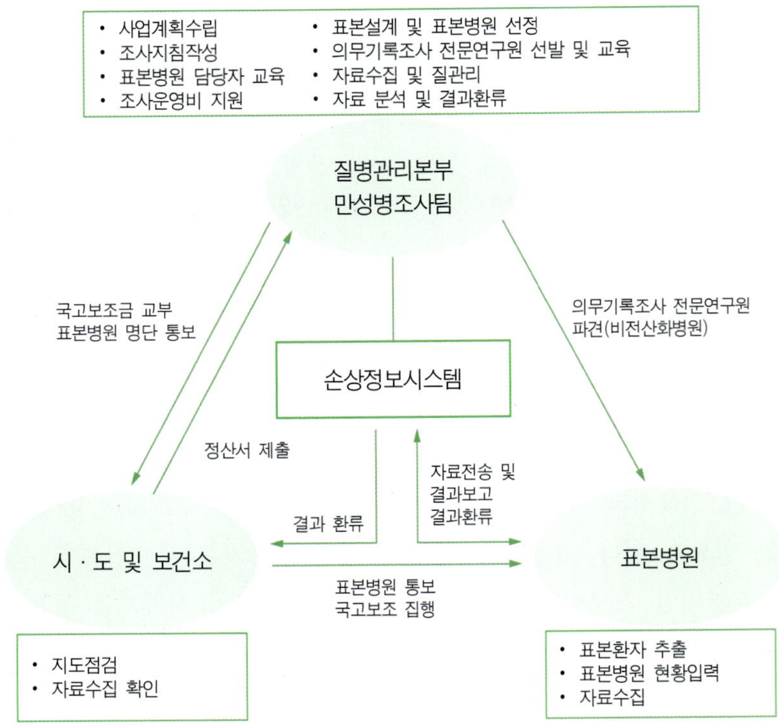

그림 8-6. 퇴원손상심층조사 조사체계 (출처: 질병관리본부)

(2) 조사내용

전체퇴원환자 자료는 표본병원의 퇴원요약자료가 전산화되어 있는 경우 DB에서 추출하고, 전산화되어 있지 않은 경우는 의무기록사 전문연구원이 직접 조사를 한다. 손상환자, 심뇌혈관 질환자, 천식 및 만성폐쇄성폐질환자는 의무기록조사를 통해 필요자료를 수집한다.

표 8-8. 퇴원손상심층자료 조사내용

구분	내용
전체 퇴원환자	의료기관정보, 인구사회·지리학적정보, 환자내원정보, 질병 및 치료정보
손상 심층조사	손상과 중독부문의 외인분류코드, 손상외인 및 중점 손상정보
심뇌혈관질환 심층조사	급성 심근경색증, 뇌졸중에 대해 내원정보 및 위험요인, 증상 및 검사결과 관련정보, 시간정보, 입원후 치료정보
천식 및 만성폐쇄성 폐질환 심층조사	내원정보, 과거력 및 위험요인, 증상 및 검사결과 관련정보, 치료정보

4.4 영아모성사망조사

영아모성사망조사는 모성사망의 수준 및 원인에 대한 통계를 생산함으로써 보자보건증진을 위한 기초정보를 제공하는 것이 목적이다. 더불어 OECD 국가 대표통계 제출과 모자보건증진의 중장기 계획수립 및 전략 개발, 사업평가를 수행한다.

영아모성사망조사는 1995년 특수 환자조사의 일환으로 실시된 영아사망조사를 시작으로 제2차 조사(1998년)에서 사산에 대한 조사를 추가하고, 제3차 조사(2001년)부터는 모성사망조사를 통합하여 통계법에 의한 일반조사로 정기적으로 조사되고 있다.

조사대상은 영아사망 발생여부와 관계없이 분만이 1건 이상 발생한 모든 의료기관이며, 응급실 사망을 포함한 사망진단서 발급 영아사망이다. 자료수집 항목은 영아사망, 사산, 모성사망으로 구분하여 조사표 작성기관, 대상자 확인정보 등으로 구성된다.

표 8-9. 영아모성사망 자료수집 항목

구분	내용
영아사망조사	조사표 작성기관정보, 대상자 확인정보, 출생사망의료기관, 임신 및 분만관리, 사망관련정보, 산모특성
사산조사	조사표 작성기관정보, 대상자 확인정보, 산전관리·사산기관, 임신 및 분만관련 정보, 사산관련정보, 산모특성
모성사망조사	조사표 작성기관정보, 대상자 확인정보, 임신 및 분만관련 정보, 사망관련정보, 일반특성

4.5 환자조사

환자조사는 전국 의료기관을 대상으로 일정기간 동안 의료기관을 이용한 환자의 질병, 상해 양상과 의료이용 실태, 보건의료시설 및 인력을 파악하여 보건의료정책에 필요한 기초자료 제공과 보건의료통계를 생산할 목적으로 시행된다. 구체적인 목적은 다음과 같다.

- 국민의 질병 및 의료이용 실태 파악
- 의료기관의 주요 의료자원 파악
- 국가의 보건의료정책 수립을 위한 기초자료 제공
- 국제기구에서 필요로 하는 의료이용 통계의 제공

환자조사 대상은 6만 여개의 전체 의료기관을 모집단으로 하고 9천 여개의 의료기관을 표본추출하여 외래 및 재원환자, 퇴원환자를 조사한다. 외래 및 재원환자는 조사 해당 월의 1일 동안의 환자전체, 퇴원환자는 조사지정 월 1개월 동안 진행된다. 2010년부터 환자조사관리시스템(ps.mw.go.kr)에 입력하는 방식으로 변경되었다. 주요 조사 내용은 다음과 같다.

표 8-10. 환자조사 자료수집 항목

구분	내용
기관조사	기관명, 요양기관번호, 가동병상수(일반병상, 신생아병상, 중환자병상, 응급실병상), 의료장비대수(전산화단층촬영기, 자기공명영상기, 방사선치료장비, 보육기, 체외충격파쇄석기, 혈액투석기, 유방촬영기, 치과유니트), 환자수(외래환자, 재원환자, 퇴원환자), 병 · 의원 소속 종사자수(일반의, 전문의, 전공의, 치과의사, 한의사, 약사, 조산사, 간호사, 간호조무사, 임상병리사, 방사선사, 물리치료사, 작업치료사, 치과기공사, 치과위생사, 의무기록사, 영양사, 호스피스, 기타요원), 위탁업체 소속 종사자수(청소, 세탁, 경비, 주차장 관리, 쓰레기 처리, 적출물 처리, 기타)
외래조사	진료과, 성별, 연령, 환자주소지, 진단명, 상해원인, 수술명, 원내주사, 투약처방, 진료비지불방법
퇴원조사	진료과, 성별, 연령, 환자주소지, 진단명, 상해원인, 수술명, 입원일자, 퇴원일자, 치료결과, 퇴원형태, 입원경로, 내원경위, 진료비지불방법

4.6 응급환자진료정보망

중앙응급의료센터에서는 응급환자진료정보의 표준전산화, 전국적 자료 산출을 통한 정책 및 연구자료 활용, 응급의료기관의 질적 수준 측정을 위한 정보수집체계를 구축하기 위해 2003년부터 응급환자진료정보망(NEDIS, National Emergency Department Information System)을 운영하고 있다. 응급환자진료정보망은 기본망 이외에 3대 중증응급질환(응급뇌질환, 응급심장질환, 중증외상) 등록체계와 급성심정지 등록체계를 운영하고 있다. 응급환자진료정보망은 응급의료기관평가 뿐만 아니라 응급의료 모니터링, 연구 등에 이용되고 있다.

표 8-11. 국가응급환자진료정보망 자료수집 항목

구분	내용
환자신상정보 및 의료기관정보	응급의료기관코드, 환자의무기록번호, 성명, 생년월일, 성별, 보험유형, 요양기관번호, 진료의사 면허번호
내원정보	내원일시, 발병일시, 내원사유, 내원경로와 수단, 전원보낸 의료기관종류, 구급활동일지번호, 교통사고정보
초기평가 정보	주증상, 응급증상 해당여부, 환자내원시 반응, 내원시 활력징후
응급진료내용과 결과	입실후 결과, 전원보낼 의료기관종류, 주진료과, 응급실 퇴실일시, 응급실내 검사·처치·수술정보, 퇴실시 진단정보
입원 후 진료내용과 결과	입원후 결과, 전원보낼 의료기관종류, 퇴원일시, 입원후 검사·처치·수술정보, 퇴원시 진단정보

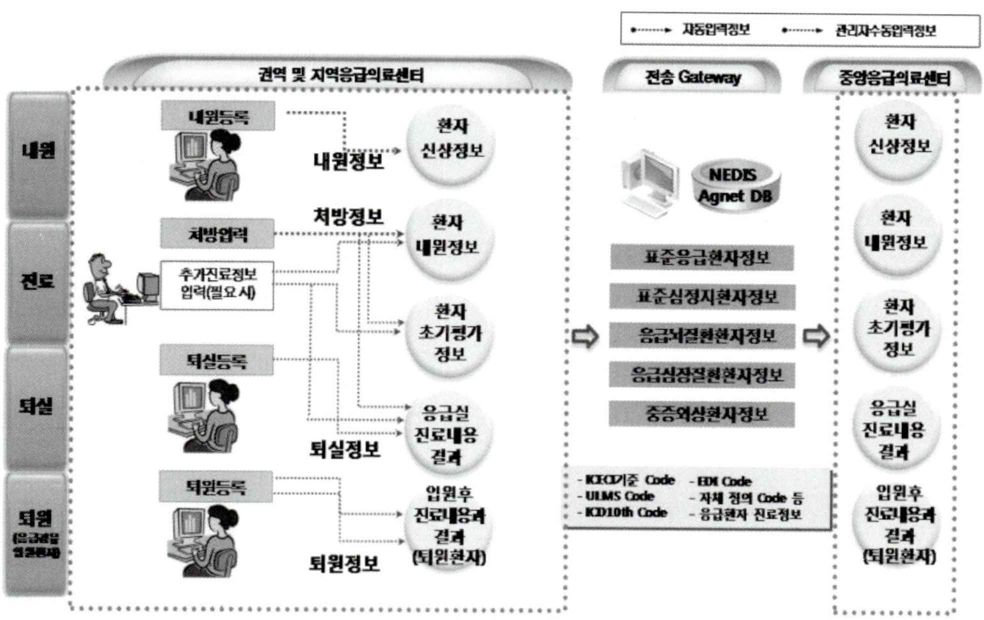

그림 8-7. 응급환자진료정보망 운영흐름도

5. 이차자료의 활용과 연구

보건의료 이차자료의 수집의 중요한 목적 중 하나가 연구이다. 여기서는 연구를 중심으로 이차자료의 활용에 대해 알아보고자 한다. 연구(research)는 지식을 일반화하기위해 설계된 체계적인 탐구(investigation) 과정으로 기초연구와 응용연구로 구분된다. 기초연구(basic research)는 이론적 개념과 기본적 원칙에 중점을 두는 반면 응용연구(applied research)는 기존의 이론, 지식, 방법, 기술을 이용하여 실제적 문제(practical problem)를 해결하고자 하는 분야이다.

보건의료 분야에서 연구는 의학연구, 의료서비스 연구, 공중보건 연구 등으로 구분할 수 있다. 이러한 연구에 사용되는 질병등록(registry) 데이터는 의료기관 차원 또는 지역 차원에서 질병을 예방하거나 장애를 줄이기 위해 사용되지만, 진료비 청구 자료를 포함한 행정 데이터도 의학연구, 의료서비스 연구, 공중보건 연구에 중요하게 이용된다.

보건정보관리자는 상시적으로 방대한 양의 보건정보를 다루고 있고, 최근 환자 데이터 사용의 요구도가 증가되고 있으며 국가적으로 또는 행정적 절차상 보건정보의 보고 의무도 증대되고 있는 실정이다. 이러한 상황에서 보건정보관리자는 이차자료를 생성하고 인구기반의 자료(population-based data)를 제공하는 중요한 역할을 하고 있다.

5.1 공중보건 연구

공중보건학(public health)은 지역사회의 공동노력을 통하여 질병을 예방하고 수명을 연장하며 건강을 증진시키는 과학(자연과학)이며 예술(사회과학)이다(Winslow, 1920). 질병 감시 및 건강 상태 평가를 위해 생성된 보건의료 이차자료는 공중보건의 주요한 기능을 지원한다. 미국의학원에서 제시한 공중보건의 3대 핵심 기능은 다음과 같다(IOM, 2002).

- 지역사회 인구집단의 건강을 평가하고 모니터링(건강문제와 우선순위 파악)
- 국가 및 지역사회 건강문제를 해결하기 위한 보건정책의 개발
- 모든 인구집단이 적절하고 비용효과적인 의료에 접근할 수 있도록 보장 (건강증진, 질병예방, 의료의 효과성을 평가)

보건정보관리자의 자료 수집, 분석, 보고 및 프로젝트 관리에 대한 지식은 공중보건의 핵심 기능을 수행할 수 있는 전략적 지식이다. 전세계적 패러다임이 질병치료에서 건강증진으로 이동함에 따라 의무기록사도 의료기관 내에서의 역할에서 공중보건 영

역으로 역할을 확대하여 보건정보관리 전문가로서 역량을 준비해야 한다. 이를 위해 필요한 최근의 주제 몇 가지에 대해 이야기 하고자 한다.

(1) 공중보건정보학

공중보건정보학(public health informatics)은 정보와 컴퓨터 과학 및 기술을 사용하여 공중 보건 및 연구에 체계적인 적용을 하는 것이다(Yasnoff, 2000). 정보기술의 발전에 따라 모든 공중보건 활동에 공중보건정보학의 개념이 적용되기 시작하였다. 지역 및 국가 보건부의 주요 활동은 아래와 같으며 각 활동은 모두 고유의 정보시스템을 운용 중이거나 개발 중에 있다.

- 생정 통계의 수집과 관리
- 전염병 환자 보고
- 감염병 통계와 추이 보고
- 예방접종 정보 수집
- 응급실 데이터의 수집: 생물학적 위협의 증거를 조기 발견
- 병원현황 정보 수집: 응급상황에 대처하기 위한 보건 기획

이러한 공중보건정보망은 질병등록시스템(registry information system)과 질병감시시스템(surveillance information system)으로 분류할 수 있다. 공중보건정보 시스템도 전자의무기록과 마찬가지로 상호운용성(interoperability)를 보장하기 위해 표준 시스템을 적용할 것이 권고된다. 특히 최근 응급상황 감시시스템의 운용이 매우 중요한데 징후감시(syndromic surveillance) 시스템은 특정 증상을 보이는 질병군집(illness cluster)이 발견되면 진단이 확정되기 전에 보건의료기관에 보고하고 신속한 대처를 하도록 한다. 최근 국가에서 개발하는 공중보건정보시스템 뿐만 아니라 'Google Flu'와 같이 민간의 SNS를 이용한 정보시스템을 통합 활용하려는 시도도 증대되고 있다. 미래의 공중보건정보시스템은 정보시스템의 통합, 신속한 보고 시스템이 더욱 발전될 뿐만 아니라 의료기관의 질병치료와 지역사회의 건강증진이 융합 발전될 전망이다.

(2) 인구기반 데이터와 중증도 보정

행정 데이터를 포함한 코딩 데이터는 여러 가지 용도로 사용되지만 특히 공중보건학의 영역에서 인구집단의 건강상태를 비교하기 위해서는 중증도/위험도 보정(severity/ risk adjustment)이 반드시 필요하다. 일반적으로 중증도 보정은 진료비 상환비율의 결정, 결과 평가, 의료서비스 이용의 변이 연구, 환자집단의 비교 등에 필

요하다. 흔히 사용되는 중증보 보정도구로는 DRG(Diagnosis Related Group)과 Elixhauser Comorbidity Measurement 등이 있고, 이러한 보정 시스템에는 국제질병분류(international classification of disease, ICD) 코드가 사용된다. 특히 Clinical Classification Software(CCS)는 미국의 AHRQ(Agency for Healthcare Research and Quality)에서 12,000여개의 ICD 질병코드를 260여개의 임상학적 군집으로 축소한 것으로 보건기획, 정책, 연구를 위해 적용할 수 있도록 하였다. 중증도/위험도 보정 도구에 대해서는 전문 서적을 참고하기 바란다.

5.2 의학연구

의학연구(medical research)에서 동반질환은 환자군을 비교할 때 중요한 위험도 보정 정보로 사용된다. 동반질환(comorbidity)은 주상병(primary condition)에 부가되는 질환으로서 치료과정과 경과에 영향을 주는 질환을 의미한다. 중환자실의 사망 위험도를 예측하는 대표적인 중증도 도구인 APHACH(Acute Physiology and Chronic Health Evaluation)에 비해 동반질환을 이용하는 Elixhauser Comorbidity Measurement가 예측력이 더 우수한 것으로 보고된다(Johnston et al., 2002).

향후 전자의무기록 환경과 이에 파생되는 각종 이차자료는 의학연구의 발전에 큰 영향을 미칠 것이다.

5.3 의료서비스 연구와 결과 연구

의료서비스 연구(health service research)는 의료서비스를 제공하는 과정에서 자원, 조직, 재정, 정책이 어떠한 관련성을 가지는지를 연구하는 분야이다. 의료서비스 연구는 조직 차원(organizational level)과 정책 차원(policy level)의 연구로 구분할 수 있는데 주요 분야는 사회/경제적 결정요인, 지역사회 차원에서의 보건의료 서비스 조직 및 설계, 보건정책의 영향 분석 등이다.

의료서비스를 제공하는데 투입되는 자원 등 구조, 서비스가 제공되는 과정, 그리고 제공된 의료서비스의 결과를 평가하는 모든 단계가 의료서비스 연구의 분야이다. 특히 결과(outcome) 평가는 환자에게 제공된 의료서비스의 영향을 포괄적으로 반영하고 의료서비스의 궁극적인 목적과 부합되기 때문에 최근 결과연구에 대한 관심이 증대되고 있다.

의료기관에서 의무기록사/보건정보관리자의 직무는 의료서비스 연구와 밀접한 관련성이 있다고 할 수 있는데, 진료비 상환 절차에 관여하고, 의료기관의 조직과 구조를 잘 알고 있으며, 연구자가 필요로 하는 데이터의 성격을 잘 알고 있기 때문에 의료서비스 연구를 지원하고 수행할 수 있는 요건을 갖추었다고 볼 수 있다. 특히 퇴원요약 등과 같은 행정 자료는 의료서비스의 결과연구(outcome research)에 중요하게 이용되고 있다.

(1) 결과연구와 데이터

결과연구(outcome research)는 의료서비스 또는 의료행위의 결과를 연구하는 분야로서 환자의 경험, 선호, 가치를 고려하고, 보건의료 의사결정에 관련된 과학적 증거를 제공할 목적으로 이루어진다(Clancy, 1998). 의료서비스의 결과란 흔히 환자 만족도, 진료 결과 등 의료의 질과 비용 등에 대한 것으로 대표적인 결과연구 주제는 재원일수, 사망률, 진료비 등이며 최근 이러한 결과연구가 활발히 수행되고 있다. 결과연구에 사용되는 데이터는 크게 행정 자료, 환자설문 자료, 임상 자료, 삶의 질과 관련된 자료 등 4가지로 분류할 수 있다.

- 행정 자료: 인구학적 자료, 청구 자료, 비용 및 지불 모델 등
- 환자설문 자료: 신체적 건강상태, 정신 건강상태, 의료 접근성, 만족도 등
- 임상 자료: 수술 및 처치, 검진, 질병, 진료결과 등
- 삶의 질: 고용, 주택, 지역사회 지원 등

행정 자료 중 특히 진료비 청구 자료(claim data)는 보험자가 요구하는 표준 데이터 세트로서 질병, 처치, 진료결과 등이 코드화된 형태로 대용량의 자료로 축적되어 있다. 따라서 특정 질환 또는 인구집단을 중심으로 분석이 가능하다. 그러나 진료비 청구가 주요한 목적이므로 데이터가 분절되어 있고 수가제도에 따라 진단명 코드의 임상적 정확도 떨어질 수 있는 문제점이 있다. 이를 보완하기 위해 의무기록 조사가 보조적으로 수행되기도 한다.

(2) 결과연구 정보시스템

일반적으로 병원정보시스템은 일상적인 운영계 시스템(operation system)이다. 환자 만족도와 같은 데이터도 축적되어 있기는 하지만 병원정보시스템과 연결하여 분석되지는 못한다. 의사결정지원 시스템도 정작 필요한 데이터를 포괄적으로 포함하고 있지는 못하다. 의료기관에는 데이터베이스, 통계 패키지 등을 사용하기 위한 데이터 모델링과 보건의료 지식을 동시에 보유하고 있는 인력이 거의 없다. 즉 결과 데이터를 효과적으로 분석하고 해석할 훈련된 인력을 보유하고 있는 의료기관은 드문 실정이다.

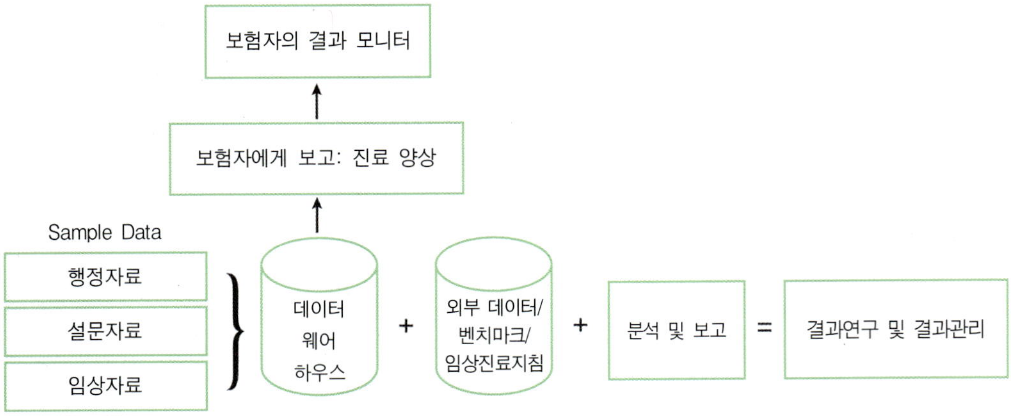

그림 8-8. 결과연구 정보시스템의 요건

결과연구를 위한 정보시스템은 임상정보 및 운영정보 시스템에서 자료를 포괄적으로 추출, 변환, 정제한 데이터웨어하우스(data warehouse, DW)와 외부 자료, 벤치마킹 데이터베이스, 임상진료지침 등이 통합된 형태이어야 한다.

전자의무기록 시스템의 발전과 함께 이러한 결과연구/결과관리 정보시스템에 대한 관심도 증대할 것이다. 그러나 보건의료산업은 일반적으로 아직까지 진료, 경영, 재정 등의 정보시스템의 자동화가 진행 중인 단계이며 이러한 조직은 자체적인 정보시스템을 가지고 매우 복잡한 상호 네트워크를 형성하고 있어 지역사회 및 국가차원의 결과연구가 용이하지 않다. 개인건강기록(personal health record, PHR)이 구현되는 시점에서는 결과분석은 매우 흥미로운 형태로 전개될 것이다. 그러나 국가단위의 관점에서 우리나라는 현재 전국민건강보험 제도 하에 단일화되고 통합된 형태의 데이터베이스를 보유하고 있어 결과연구에 매우 유리한 환경을 갖추고 있다.

(3) 결과 측정 지표

대표적인 결과지표(outcome measures)는 중증도 보정 사망률 및 재원일수, 계획되지 않은 재입원 또는 수술 등이 있다. 아래 표는 건강보험심사평가원에서 요양급여 적정성 평가를 위해 수행하는 평가지표이다. 위암, 간암, 대장암 등 3개 암수술에 대한 결과지표인 평균입원일수와 수술사망률(병원내 사망 및 수술후 30일내 사망)을 평가하고 있다. 이와 같이 결과지표는 일반적으로 특정 질병 또는 과정 지표 중심으로 개발되고 있으며 환자의 진료결과를 전체적으로 나타내는 단일 지표의 개발은 쉽지 않다. 그러나 최근 우리나라를 포함하여 국가적으로 의료기관의 중증도를 보정한 병원

표준화사망비(Hospital Standardized Mortality Ratios, HSMR)의 개발이나 여러 가지 평가지표를 종합하여 하나의 단일 지표로 변환하는 의료기관 질 종합지표(Hospital Quality Composite Measure, HQCM)에 대한 연구가 관심을 받고 있는 추세이다. 또 미국의 HCAPS(Hospital Consumer Assessment of Healthcare Providers and Systems) 등과 같이 국가적으로 수행하는 환자만족도 조사를 개발하고 나아가 행정 데이터베이스와 통합 분석하는 연구도 이루어져야 할 것이다.

표 8-12. 건강보험심사평가원의 요양급여 적정성 평가항목

평가항목		평가대상기간				평가부문				가감
		상급병원	종합병원	병원	의원	구조	과정	결과	비용	
입원진료	급성심근경색증	○	○				○	○	○	○
	급성기뇌졸중	○	○				○		△	○
	관상동맥우화술	○	○				○	○	△	
	수술예방적항생제(11개 수술)	○	○	○			○			◎
	제왕절개분만	○	○	○	○			○	△	○
	진료량(4개 수술)	○	○	○	○	○		○	△	
	진료결과**(3개 암 수술)	○	○	○	○			○	○	
	암질환**(대장암, 유방암)	○	○	○	○	○	○	○	○	
외래진료(1차의료)	약제급여(항생제처방률 등 6항목)	○	○	○	○		○			
	유소아중이염**	○	○	○	○		○			
	고혈압, 당뇨병**	○	○	○	○		○			
장기진료	요양병원			○		○	○	○		△
	의료급여정신과	○	○	○	○	○	○	○		
	혈액투석	○	○	○	○	○	○	○		
기타	수혈(모니터링항목)	○	○	○	○		○			

주 : 2011년 이후 신규평가항목, 비용: ○(평가지표), △(모니터링지표), 가감: ◎(2012년 추가), △(수가인계), 비용(CI, U)
자료 : 건강보험심사평가원, 의료심사평가 선진화를 위한 미래전략, 2012

5.4 미래의 이차자료 활용과 보건의료 자료분석 전문가

미국의 대표적인 정보기술 및 자문회사인 가트너(Gartner)에서는 미래의 정보환경은 소셜(social), 모바일(mobile), 클라우드(claud), 빅데이터(big data)라는 4개의 핵심 동력으로 움직일 것이라고 하였다(Gartner, 2012). 앞서 잠시 언급하였던 Google Flu는 소셜이란 키워드가 탄생시킨 대표적인 공중보건정보 시스템이라 할 수 있다. Google Flu는 등록(registry) 자료에 비해 정확성은 떨어질 수 있으나 전체적인 경향성을 신속하게 파악하고 대처할 수 있다는 측면에서 공중보건 시스템의 중요한 기능을 수행한다고 할 수 있다. 최근 우리나라에서도 건강보험공단과 다음소프트가 국민건강 주의예보 시범 서비스를 개발한 바 있다.

앞으로 개인건강기록(PHR) 시대에서 개인건강에 대한 종적 데이터의 축적뿐만 아니라 모바일 및 웨어러블 기기(wearable devices) 등의 발전에 따른 생체신호 정보, 유전자 정보, 영상 정보 등이 통합되어 보건의료 빅데이터 시대를 예고하고 있다. 특히 사물인터넷(Internet of Things, IoT) 또는 만물인터넷(Internet of Everything, IoE) 기술은 사물과 사물끼리 정보를 주고받으며 스마트 환경을 구현하는 것을 말하는데, 식기에 사물인터넷을 설치하면 식사를 할 때 섭취량과 영양성분이 데이터베이스로 전송되고, 이를 자동으로 분석하여 테이블에서 먹어야 할 음식 또는 다음 식사 장소를 알려주게 된다. 즉 미래에는 Health care와 Social care가 통합되는 환경을 구현하게 되는 것이다.

이러한 환경에서 보건정보관리자, 특히 보건의료 자료분석 전문가의 역할이 더욱 중요해질 것으로 전망된다. 즉 방대한 전자의무기록 정보를 '코딩(coding)' 하는 역할보다 방대한 자료를 빅데이터 기법으로 '분석(analyze)' 하는 비용효율적인 시대가 도래하는 것이다. 이에 따라 빅데이터 시대에 필요한 기반 기술을 습득하고 준비할 필요가 있다. 기반 기술에 대해서는 제9장에서 다시 설명하기로 한다.

참고문헌

1. 건강보험심사평가원. (2012). 2010년 진료분 위·대장·간암 진료결과 평가결과.
2. 류현욱. (2009). 응급환자진료정보망의 경과와 활용. 대한의료정보학회 추계학술대회.
3. 손창균, 정기문, 고혜연. (2010). 보건복지통계 생산 표준화 방안 연구: 메타정보관리를 중심으로. 한국보건사회연구원.
4. 송태민, 이승욱, 류시원, 장영식, 고혜연. (2010). 보건복지통계 발전방안 연구. 한국보건사회연구원.
5. 최정수, 서경, 한영자, 이승욱, 부유경, 이상욱, 신창우, 이난희. (2009). 선천성이상아 조사 및 분석연구. 보건복지부, 보건사회연구원, 대한의무기록협회.
6. 황진섭, 신상진, 김종희 외. (2013). 국내 보건의료 이차자료원 활용. 한국보건의료연구원.
7. Abdelhak M, Grostick S, Hanken MA, Jacobs E. (2011). Health information: Management of a strategic resource. 4th edition. Philadelphia: Saunders.
8. Mon, D. (2007). Development of national health data stewardship entity: Response to request for information. Chicago; AHIMA.
9. Johns M. (2006). Health information management technology: An applied approach, second edition with workbook 2nd ed. AHIMA (American Health Information Management Association)

연습문제

1. 보건의료 이차자료의 수집목적과 용도에 대해 설명하시오.

2. 퇴원요약자료에 포함되는 항목을 설명하시오.

3. 등록제도 포함되는 주요 내용을 설명하시오.

4. 우리나라의 국가암등록통계사업에 대해 설명하시오.

5. 기타 등록사업에 대해 설명하시오.

6. 주요 이차자료원 중 건강보험청구자료와 퇴원손상심층조사의 주요 수집항목에 대해 설명하시오.

7. 결과연구에서 주요 측정지표는 어떤 것들이 있는지 설명하고 왜 중증도 보정이 필요한지 설명하시오.

8. 미래의 이차자료 활용 전망에 대해 설명하시오.

PART 09

Healthcare Information Technology and System

보건정보기술과 시스템

학습목표

1. 보건정보시스템의 계층적 구조에 대해서 이해한다.
2. 데이터베이스에 대해서 이해한다.
3. 사용자 인터페이스에 대해서 이해한다.
4. 응용프로그램에 대해서 이해한다.
5. 정보기술의 최근 동향을 이해한다.
6. 정보관리 및 분석기술을 이해한다.
7. 보건의료분야에서 빅데이터의 활용에 대해서 이해한다.

핵심용어

- 보건정보시스템
- 하드웨어
- 단말기
- 워크스테이션
- 개인용 컴퓨터
- 네트워크 컴퓨터
- 모바일 장치
- 스토리지
- 음성인식시스템
- 컴퓨터 운영체계
- 프로그래밍 언어
- 데이터베이스
- DBMS
- SQL
- 관계형 모델
- 객체지향 모델
- LAN/WAN
- 이더넷
- SSID
- WEP/WPA
- TCP/IP
- ATM
- 클라이언트 서버 시스템
- 인터페이스 엔진
- 미들웨어
- 생명정보학
- 영상정보학
- 임상정보학
- 공중보건정보학
- Translational Bioinformatics
- 의사결정지원시스템(DSS)
- 중역정보시스템(EIS)
- ERP
- SCM
- CRM
- PACS
- CPOE
- 임상의사결정지원시스템(CDSS)
- POC 시스템
- RFID
- HTML
- XML
- JAVA
- Web 2.0
- 사물인터넷(IoT)
- 원격의료
- 데이터마트
- 데이터웨어하우스
- 데이터마이닝
- OLAP
- 기계학습
- 텍스트마이닝
- 프로세스 마이닝
- 지리정보시스템
- 시뮬레이션
- 서비스사이언스
- 빅데이터

1. 보건정보시스템의 구조와 기술
   1.1 보건정보시스템의 범위와 구성
   1.2 보건정보시스템의 과거와 현재
      (1) 초기(1960년대~1980년대)
      (2) 병원정보시스템의 진화
         (1980년대~1990년대)
      (3) 1990년대 후반~현재
   1.3 전산장비
      (1) 하드웨어
      (2) 단말기, 워크스테이션, 개인용 컴퓨터
      (3) 네트워크 컴퓨터
      (4) 스마트폰 및 모바일 장치
      (5) 스토리지
      (6) 음성인식시스템
   1.4 소프트웨어
      (1) 프로그래밍 언어
      (2) 데이터베이스
      (3) 데이터베이스 모델
      (4) 네트워크 기술
      (5) 클라이언트 서버 시스템
      (6) 인터페이스 엔진
2. 보건정보시스템과 응용프로그램
   2.1 행정 응용프로그램
      (1) 원무관리 시스템
      (2) 의사결정지원 시스템
      (3) 자원관리 시스템
      (4) 환자관계관리 시스템
   2.2 임상 응용프로그램
      (1) 검사결과정보시스템
      (2) 처방입력관리시스템
      (3) 임상의사결정지원시스템
      (4) 환자접점관리시스템
   2.3 공중보건정보시스템
3. 정보기술의 최근 동향
   3.1 바코딩과 RFID
      (1) 바코딩
      (2) RFID
   3.2 인터넷과 웹서비스
      (1) 인터넷 도구
      (2) JAVA
      (3) 인트라넷
      (4) VAN
      (5) Web 2.0
      (6) 사물인터넷
   3.3 원격의료
4. 정보관리 및 분석 기술
   4.1 정보 보안기술
   4.2 데이터웨어하우스
      (1) 데이터웨어하우스
      (2) 데이터마트
      (3) OLAP
   4.3 데이터마이닝
      (1) 데이터마이닝과 기계학습
      (2) 텍스트 마이닝
      (3) 프로세스 마이닝
   4.4 지리정보시스템
      (1) GIS의 특징
      (2) GIS의 구성요소
      (3) GIS의 다양한 적용분야
   4.5 시뮬레이션
      (1) 모델링과 시뮬레이션
      (2) 시뮬레이터
      (3) 의료분야에서의 시뮬레이션 기법 활용
5. 보건의료정보의 발전
   5.1 서비스 사이언스
   5.2 보건의료 빅데이터

1. 보건정보시스템의 구조와 기술

최근 보건의료 분야에서는 진료 및 치료결과의 효율성 제고하고 의료기관의 경영 효율을 높이기 위해 과거에 비해 보다 많은 정보가 요구되고 있으며, 새로운 정보기술이 다양하게 활용되고 있다. 타 산업 분야에 비해 보건의료산업에 정보기술에 대한 투자가 활발히 이루어진 것은 오래되지 않았다. 미국의 경우 2000년대 초 연평균 170억 달러~420억 달러가 보건정보기술에 투자하고, 매년 투자비용이 5%~15% 증가하였다(The Rewin Group, 2005). 또한 2004년에 보건정보기술을 활용하여 환자안전, 보건의료의 질 향상, 의료비용을 절감하고자 국립 보건정보기술 조정국(Office of National Coordinator for Health Information Technology, ONC)을 설립하였다(HealthIT.gov, 2013).

보건정보관리시스템은 병원정보시스템(hospital information system), 임상정보시스템(clinical information system), 의사결정시스템(decision support system), 의료정보시스템(medical information system), 경영정보시스템(management information system) 등을 광범위하게 포함한다. 본 장에서는 의료기관을 중심으로 한 보건정보시스템의 전반적인 모습을 설명하고, 다양한 정보기술, 관리기술, 분석기술 등을 소개하고자 한다.

1.1 보건정보시스템의 범위와 구성

보건정보시스템의 구성과 범위를 결정하는 것은 매우 중요하다. 보건정보시스템의 범위는 의료기관의 부서, 부서 간, 의료기관 전체, 의료기관 간 그리고 외부 보건의료시스템까지를 모두 포괄하고 있다. 보건정보시스템은 일반적으로 아래와 같이 7가지 프로그램을 포함한다.

- 기본 환자관리 프로그램(Core Applications): 환자 예약관리, 원무관리(admission, discharge and transfer, ADT) 등의 환자 접수와 예약, 입퇴원 관리를 위한 기본적인 프로그램을 말한다. 대개 원무행정 시스템의 기본 환자관리 기능을 의미하며 의료기관 전산화 초기에 가장 먼저 도입된 영역이다. 최근에는 단순한 환자예약 및 입퇴원 업무처리 뿐만 아니라 고객관계관리(customer relationship management, CRM) 시스템과 연동하여 맞춤형 환자관리를 도입하는 의료기관도 증가하고 있다.
- 경영 및 회계시스템(Business and Financial Systems): 환자계정(patient accounting), 진료비 청구(billing), 수익관리(revenue cycle management), 직원의 임

금(payroll) 관리 등 조직의 기본적인 경영활동을 수행하기 위한 시스템을 의미한다. 즉 원무행정 시스템, 의료수익관리 시스템, 급여관리 시스템 등이 이에 속한다. 최근 의료기관에서도 전략적 경영을 위해 일반 기업에서 사용하고 있는 각종 Business Intelligence(BI) 솔루션을 도입하고 있다. 전사적 자원관리(enterprise resource planning, ERP) 시스템, 고객관계관리(customer relationship management, CRM) 등은 최근 병원에서 도입하고 있는 대표적인 BI솔루션이라 할 수 있다.

- 의사소통 및 네트워크 프로그램(Communications and Networking Applications): 환자의 입원, 처방, 검사결과 데이터의 전달을 위한 병원내 부서간, 병원간 네트워크 시스템 뿐만 아니라, 외부 진료비청구 기관과의 웹기반 프로그램을 포함한다. 병원 내의 대표적인 프로그램으로 처방전달시스템(order communication system, OCS)을 들 수 있으며, 병원간 네트워크 프로그램으로는 진료의뢰 및 회신센터의 결과조회 프로그램 등을 들 수 있다. 그리고 건강보험심사평가원에 진료비를 청구하는 건강보험 EDI (electronic data interchange) 시스템이 대표적인 시스템이라 할 수 있다.
- 부서시스템(Departmental Systems): 약국, 방사선과, 진단검사실 등의 임상진료를 위한 진료지원부서의 시스템을 말하며 약국 시스템이나 검사결과 보고 시스템은 진료비 청구, 전자의무기록 시스템 등과 연결. 약국정보시스템의 주요 기능 중 하나는 해당 병원의 약물목록을 관리하는 것이다. 검사정보시스템(laboratory information system, LIS)은 결과 이상치(critical value)를 관리하는 기능이 중요하다. 방사선과의 영상은 현재 PACS(picture achievement and communication system)의 도입으로 디지털화되어 관리
- 문서시스템(Documentation Systems): 환자자료의 수집, 저장 그리고 검색에 활용하는 시스템으로 point-of-care 시스템, 음성인식시스템 등을 포함. 의무기록이 전산화되면서 기본적인 임상정보라 할 수 있는 진단명, 수술명 등의 코드화된 데이터나 기존의 종이의무기록을 이미지화한 디지털 데이터 뿐만 아니라 free text의 정형화를 위한 인터페이스 화면의 개발, 자연어 처리기술(natural language processing), 진료접점(point-of-care)에서 발생하는 데이터를 실시간 수집하고 저장 및 검색하는 기술이 발전
- 임상진료지원시스템(Reminder and Advice Functions): 현재 전자의무기록의 상위모델은 단순히 데이터의 저장 기능만을 포함하지 않고 이상 검사결과치, 기준치, 약물상호작용 등에 대한 경보(alert) 기능뿐만 아니라 임상지침(clinical guideline and protocol)을 전자의무기록 시스템에 프로그래밍하고 이의 준수여부에 대한

모니터링 까지 시스템에 포함한다. 이러한 기능을 가지는 시스템을 임상진료지원 시스템(clinical decision support system, CDSS)라고 하며 CDSS 기능을 포함하는 전자의무기록은 검사정보시스템, 약국시스템 등과 모든 병원정보시스템과 연결되어 있다.

- 질병감시시스템(Surveillance Systems): 환자 개개인의 진료를 위한 시스템이 아닌 인구 집단의 질병패턴을 감시하도록 설계된 것으로 특히 감염질환의 징후감시 시스템(syndromic surveillance system)을 의미한다.

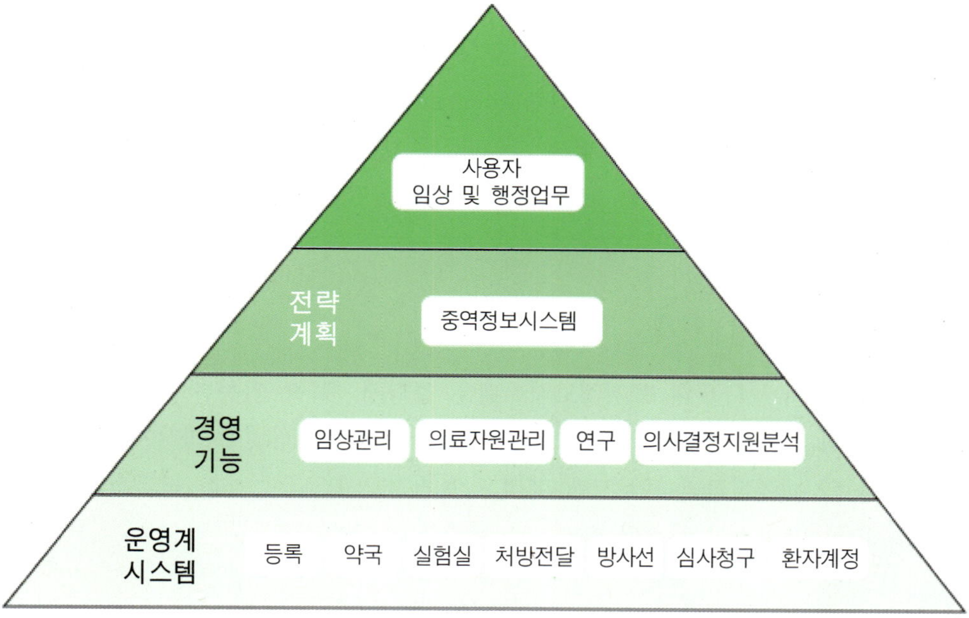

그림 9-1. 병원정보시스템의 계층적 구조

1.2 보건정보시스템의 과거와 현재

(1) 초기(1960년대~1980년대)

보건의료분야의 전산화는 천공카드(punch card processing)를 시작으로, 역학 및 공중보건분야에서 지역사회의 질병발생율, 질병분포 그리고 그 질병의 원인파악을 위한 자료분석 시 주로 활용되었다.

1970년 보건정보시스템은 전체 자료를 하나의 데이터베이스 시스템 형태로 구축하여 각 부서들이 모두 공유할 수 있도록 하였으나, 데이터베이스 구조 및 응용프로그램이 발달하지 못하여 그 효율성은 떨어졌다. 그러나 과거 사용되었던 대형컴퓨터(mainframe) 이상의 전산능력을 갖춘 소형컴퓨터(minicomputer)가 등장하면서, 병원 내 부서 자체 전산시스템을 구축할 수 있게 되었다. 또한 이에 따른 소프트웨어의 기능 향상은 보다 많은 의사들이 병원 전산화 활동에 참여하도록 하였고, 1970년 후반에서 1980년대 사이에 등장한 개인용 컴퓨터로 인해 보건정보시스템은 더욱 발달하게 되었다.

(2) 병원정보시스템의 진화(1980년대~1990년대)

1980년대 네트워크 기술의 발전은 조직 내 다양한 정보에 대한 온라인 교류가 가능하게 됨에 따라 병원 행정업무는 물론 의료진의 진료업무에도 많은 효율성을 가져왔다. 1980년 Ball과 Jacobs가 제안한 보건정보시스템은 3개의 단계(level)로 구성되었는데 첫 번째는 환자원무관리 프로그램(admission, discharge and transfer, ADT), 청구 프로그램으로 구성되고, 두 번째는 환자진료기록의 저장 시스템, 세 번째는 환자진료에 직접적인 도움을 줄 수 있는 정보를 제공하기 위한 시스템으로 구축될 것을 제안했다(Ball & Jacobs, 1980).

(3) 1990년대 후반~현재

1990년대 후반에서 현재 보건정보시스템은 웹환경, 확장 가능한 서버 환경, 낮은 비용, JAVA와 같은 객체지향 소프트웨어의 등장, 무료 인터넷 브라우저와 유틸리티, 사용자 위주의 데이터관리 프로그램 그리고 보건정보시스템에 대한 국가적 노력에 따라 보다 비용·효과적인 시스템 환경으로 변화하고 있다.

1.3 전산장비

(1) 하드웨어

하드웨어(hardware)는 컴퓨터와 컴퓨팅 시스템의 물리적인 장치를 말하는 것으로, 전기장치 및 기계적인 장치로 구성되어있다. 컴퓨터는 컴퓨터의 가장 중요한 부분인 중앙처리장치(central processing unit, CPU)에 입출력장치와 보조기억장치 등의 주변장치의 연결로 구성된다. 컴퓨터는 그 크기별로 대형컴퓨터(mainframe), 소형 컴퓨터(minicomputer), 초소형 컴퓨터(microcomputer)로 구분되는데, 대형컴퓨터는 많은 사용자의 동시 접속하여 각자의 데이터를 처리하기 유용하도록 만들어졌으며, 소형컴퓨터는 검사실 시스템 및 방사선 정보시스템과 같은 개별부서나 사업단위의 특정요구에 맞춤화된 분산 컴퓨팅이 가능하도록 만들어진 컴퓨터로, 1980년~1990년대 초기에 유행하였다. 대형컴퓨터보다 구입 및 유지비용이 낮음에도 불구하고, 대형컴퓨터와 자료처리능력이 유사하고, 기타 장치와의 호환 및 파일공유가 가능하였다.

초소형 컴퓨터는 마이크로프로세서를 탑재한 개인용 컴퓨터(personal computer, PC)를 의미하는 것으로 주로 워드프로세싱, 스프레드시트 그리고 데이터베이스 관리 시스템(database management system, DBMS)에 접속하는 클라이언트 컴퓨터로서 역할을 담당한다.

현재는 네트워크의 발달로 인해, Thick-client 환경에서 Thin-client 환경으로 변화하고 있다. Thick-client 환경은 모든 자료처리가 데스크톱 어플리케이션에서 수행됨을 뜻하며, Thin-client 환경은 대부분의 자료처리가 서버에서 수행되며, 소프트웨어의 운영, 서버로의 자료입력 등과 같은 최소한의 처리만을 랩톱컴퓨터 및 휴대용 네트워크 장치에서 수행하는 것을 뜻한다.

(2) 단말기, 워크스테이션, 개인용 컴퓨터

단말기(terminal)는 컴퓨터나 컴퓨팅 시스템에 연결하여 데이터를 입력하거나 표시하는데 쓰이는 전자 하드웨어 기기를 뜻한다. 단말기는 정보시스템에 연결되지 않는 이상 어떠한 기능도 할 수 없다. 키보드 및 프린트기를 말한다.

워크스테이션(work station)은 컴퓨터 그래픽 기능이 확장된 대량의 정보처리능력을 갖춘 컴퓨터로서, 데스크톱 컴퓨터보다 주기억장치(memory) 및 보조기억장치(disk)가 요구되는 응용프로그램에 적합하도록 설계되어있다. 의료기관에서는 주로 워크스테이션이 중환자실에서 활용되는데, 그 이유는 빠른 처리속도와 심전도와 같은 해상도가 높은 그래프를 나타내기에 적합하기 때문이다.

개인용 컴퓨터(personal computer)에 그래픽과 주기억장치의 성능이 추가된다면, 워크스테이션으로서의 역할도 가능하다.

(3) 네트워크 컴퓨터

네트워크 컴퓨터는 최소한의 연산이 가능한 중앙처리장치, 작은 용량의 메모리, 출력장치 그리고 입력장치만을 가진다. 나머지의 복잡한 고속연산과 데이터의 저장은 모두 서버에서 처리하는 것으로 앞서 제시한 Thin-client 환경에서 주로 사용되고 있다. 기본적인 기능은 인터넷 접속이며, 고비용의 하드웨어를 대신할 수 있는 용도로 개발되었다.

(4) 스마트폰 및 모바일 장치

스마트폰(smart phone) 및 PDA(personal digital assistant, PDA)는 컴퓨팅, 팩스 기능, 이메일 송수신 그리고 네트워크 기능 등이 담겨져 있으며, 키보드 및 터치스크린을 주 입력장치로 사용하는 작고 가벼운 휴대용 장치를 의미한다.

태블릿 PC는 또 다른 모바일 장치의 하나로 정보저장을 위한 문자인식 기능이 포함되어있다. 보건의료산업에서 모바일 장치는 환자만족도 조사, 간호방문 시 또는 치료 및 시술에 대한 내용을 펜 입력과 문자인식 기능을 통해 자료를 저장할 때 효과적으로 사용될 수 있다.

(5) 스토리지

보건정보시스템에서 임상응용프로그램 사용량의 증가는 보다 효율적인 데이터 저장 공간을 요구하고 있다. 이에 따라 의료기관의 데이터 보존 정책(data retention policy)에는 광화일(scanned image), PACS 파일(radiology image), 기타 서식화일 등이 포함된 EHR(electronic health record)을 체계적으로 관리하는 보건정보관리부서의 중요성이 제시되고 있다.

보건정보시스템에는 저장 데이터의 안정성을 위하여 디스크를 Array를 이용한 RAID(redundant array of inexpensive disk)가 활용된다. RAID는 디스크 장애 복구에 매우 비용효과적인 하드웨어로서 그 원리는 모든 디스크에 패리티(parity) 정보를 기록하여 디스크 파손 시 나머지 디스크의 패리티 정보를 조합하여 데이터를 복구할 수 있다. 이때 고장 난 디스크를 교체하면 나머지 디스크의 데이터와 패리티 정보를 이용하여 데이터를 새롭게 작성한다. 그러나 RAID는 안정성 면에서는 뛰어나지만, 성능의 저하와 디스크 손실을 감수하여야 한다.

또 다른 저장 솔루션 형태가 SAN(storage area network)이며, SAN은 서버 종류에 구애 받지 않고 별도의 연결된 저장장치 사이에 대용량의 데이터를 빠르게 전송시킬 수 있다.

(6) 음성인식시스템

음성인식(voice recognition) 장치는 사람이 말하는 음성언어를 컴퓨터가 해석해 그 내용을 문자데이터로 전환하여 처리하는 장치를 말하는 것으로 보건정보시스템에 매우 유용하게 사용될 수 있으나, 음성인식장치가 화자가 말하고자하는 내용을 정확하게 파악하는 것이 중요하나 현재까지는 그러하지 못한 실정이다.

1.4 소프트웨어

소프트웨어는 컴퓨터 및 응용프로그램을 운영하기 위해 필요한 도구의 집합체를 뜻한다. 컴퓨터 운영체계(operating system)는 응용프로그램과의 연결되어, 응용프로그램의 실행, 여러 사용자들에 대한 시간적 배분, 입출력장치 및 네트워킹을 운영한다. 대표적인 컴퓨터 운영체제는 UNIX, Windows, LINUX 등이 있다.

(1) 프로그래밍 언어

프로그래밍 언어는 컴퓨터 시스템을 구동시키는 소프트웨어를 작성하기 위한 언어이다. 프로그래밍 언어는 저급 프로그래밍 언어(low-level language)와 고급 프로그래밍 언어(high-level language)로 나눌 수가 있는데, 저급 프로그래밍 언어는 컴퓨터 내부에서 바로 처리 가능한 프로그래밍 언어로, 일반적으로 기계어와 어셈블리어를 말하며, 고급 프로그래밍 언어는 사람이 알기 쉽도록 쓰인 프로그래밍 언어로서 FORTRAN, COBOL, C, JAVA, BASIC 등이 이에 해당된다.

(2) 데이터베이스

데이터베이스는 저장된 자료의 집합체로서 필드, 레코드 그리고 파일로 구성된다. 데이터베이스는 사용자들이 자료를 검색하고, 잘 활용하기 위한 목적으로 만들어진 것으로, 이를 다수의 사용자들이 데이터베이스 내의 데이터를 접근할 수 있도록 해주는 소프트웨어 도구의 집합을 데이터베이스관리시스템(database management system, DBMS)이라 한다. DBMS의 대표적인 예로서 Microsoft Access, Oracle 등이 있다.

표 9-1. 소프트웨어의 종류

Server	Operating System	UNIX, LINUX, Windows2010 등
	DBMS	Oracle, MS-SQL, Sybase 등
	Middleware	Tmax, COM+, Tuxedo 등
	Language	Visual StudioC#, JAVA, C/C++ 등
Client	Operating System	Windows95/98/NT/Me/2000/XP/7 등
	ProgrammingTool	VisualStudioC#/VB, Powerbuilder, Delphi등
	Utility	한글, MSword, Excel 등

(3) 데이터베이스 모델

주요 데이터베이스 모형에는 관계형 모델(relational model), 계층형 모델(hierarchical model), 네트워크 모델(network model), 객체지향 모델(object oriented model)이 있다.

관계형 모델은 가장 대중화된 모델로 1970년 E. F. Codd에 의해 개발되었다. 기본적인 개념은 각각의 테이블간의 관계에 따라 모든 데이터가 각각의 테이블에 저장되는 형식을 가지는 것이다.

아래 그림은 의료기관의 데이터베이스를 관계형 모델로 나타낸 예시이다. 총 3개의 테이블로 구성되어있으며, 3개의 테이블이 특정한 관계로 연결되어 하나의 데이터베이스를 구축하고 있다. 첫 번째 환자테이블은 환자의 고유한 인적정보를 가지고 있고, 두 번째 테이블은 그 환자들의 여러 건의 진료정보로 구성되어있으며, 세 번째 테이블은 각각의 진단코드에 따른 설명으로 구성되어있다. 환자테이블은 진료테이블과 '1 대 다'의 관계로 연결되어있는데, 이는 환자 한 명은 여러 개의 진료내역를 가질 수 있기 때문이다. 진료테이블과 진단코드 마스터테이블은 '1 대 1' 관계를 가지고 있는데, 이는 하나의 진단코드(ICD-10 코드)에 하나의 설명만이 존재하기 때문이다.

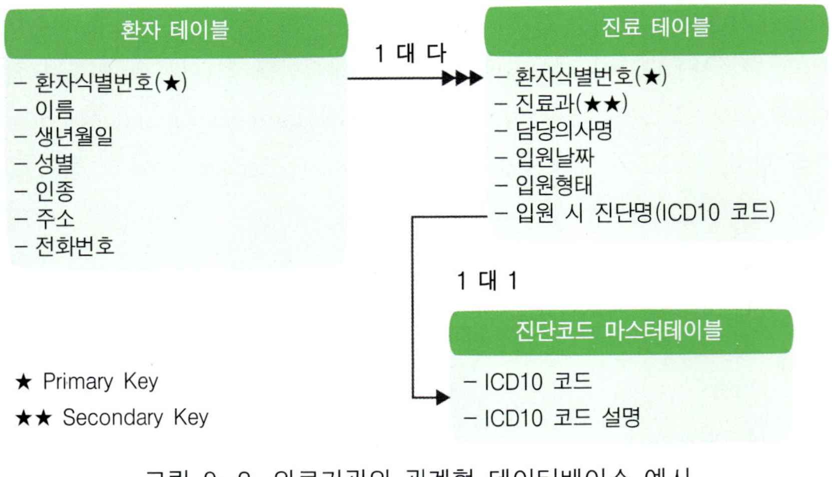

그림 9-2. 의료기관의 관계형 데이터베이스 예시

이러한 관계형 데이터베이스로부터 자료를 생성하고 관리할 수 있는 언어를 SQL(structured query language)이라 부르며, 1975년 IBM사에서 최초 개발되었다.

예시 : 그림에서 제시된 관계형 데이터베이스로부터 자료 발췌을 위한 SQL

- 질의 : 위 의료기관 관계형 데이터베이스로부터 환자식별번호가 "663465"에 대한 모든 진료정보를 발췌하여라.

```
Select * from 진료테이블
Where 환자식별번호= '663465'
```

- 결과 테이블 :

환자식별번호	진료과	담당의사명	입원일자	진단코드
66345	외과	홍길동	2010-01-09	C10
66345	내과	이철수	2012-01-01	A83

계층형 모델은 관계형 모델과는 다른 형태를 지닌다. 데이터가 트리 형태의 구조로 조직된 것을 말한다. 이 구조는 반복적인 부모-자식 관계 정보를 표현한다. 각 부모는 다수의 자식을 가질 수 있고, 자식은 단 하나만의 부모를 가질 수 있다. 이 모델은 '다 대 다' 관계의 표현은 어려우며, 다양한 목적으로 사용되기는 어려운 단점이 있다. 계층형 모델은 다음과 같은 규칙이 정해져있다.

첫 번째, 각각의 환자는 최소한의 하나 이상의 진료행위가 발생되어야 한다.

두 번째, 각각의 환자는 많은 진료행위가 발생할 수 있다.

세 번째, 각각의 진료행위는 다양한 형태로 나타날 수 있으며, 그 관계는 부모와 자식관계라는 계층적인 형태로 존재하여야 한다.

네트워크 모델은 하나의 자식이 여러 개의 부모를 둘 수 있다는 것을 제외하고는 계층형 모델과 유사하다. 즉, 여러 개의 진료행위(자식)는 다양한 환자(부모)와 연결될 수 있도록 설계된 데이터베이스 모델이다.

객체지향 모델은 JAVA 프로그래밍 언어와 같은 객체 지향 프로그래밍에 쓰이는 것으로, 정보를 객체의 형태로 표현하는 데이터베이스 모델이다. 객체지향 모델은 캡슐화(encapsulation)와 상속성(inheritance)을 기반으로 한다. 캡슐화는 부모로서의 객체가 하나의 특성으로서만 존재하게 되고, 사용자는 특성의 저장방법에 대해서는 전혀 알지 못하며, 단지 부모가 객체의 형태로 존재하며, 하나의 특성으로서 존재한다는 것만을 인식할 수 있다. 상속성은 하나의 객체가 다른 객체에게 자신이 가진 특성들을 그대로 상속할 수 있다. 예를 들어, 하나의 특성을 지닌 객체로서의 의사는 정의되고, 이 의사는 이 특성을 또 다른 의사에게 물려줄 수 있는 것이다.

(4) 네트워크 기술

네트워크 기술은 개인용 컴퓨터, 워크스테이션, 프린터, 저장장치 그리고 외부 장치들간의 데이터를 전송하는 통신기술을 의미한다.

근거리 통신망(local area network, LAN)는 비교적 좁은 구역에 분산되어 있는 다양한 장치들을 함께 묶는 구내 네트워크를 뜻하는 것이다. 예를 들어, 한 의료기관에서 7개의 개인용 컴퓨터는 하나의 서버에 연결되어 있고 각각의 개인용 컴퓨터는 각자의 응용프로그램을 실행하면서, 근거리 통신망을 통하여 데이터를 전송하고 어디서든지 다양한 장치에 접속할 수 있는 것이다. 근거리통신망을 통하여 사용자들은 레이저프린터 및 스캐너와 같은 장치를 서로 공유할 수 있고, 환자정보파일을 서로 공유할 수도 있다.

오늘날 근거리 통신망에서 주로 사용되는 컴퓨터 네트워크 기술은 이더넷(Ethernet 이더넷)으로 1976년 미국 제록스사에서 개발되었으며, 전송속도가 10Mbps(초당 10메가 비트전송)인 이더넷 기술은 미국 전기전자학회(Institute of Electrical and Electronics Engineers, IEEE)로부터 공식표준으로서 최초 승인 받았으며(IEEE 802.3), 현재는 10Mbps~10,000Mbps까지 총 4종류의 속도 표준이 있다. 또 다른 하나의 근거리 통신망 기술인 토큰링(Token Ling) 방식은 여러 컴퓨터들이 하나의 고리에 이어져 형성되며, 데이터는 항상 한 방향으로만 흐른다. 즉, 데이터가 한 컴퓨터에서 다음 컴퓨터로 순서대로 전달되는 것으로, 전송속도는 4~16Mbps이다. 그러나 이더넷 기술의 발달로 현재는 거의 사용되지 않고 있다.

원거리 통신망(wide area network, WAN)은 국가, 대륙 등과 같은 넓은 지역을 연결하는 네트워크를 뜻한다. 이 용어는 근거리 통신망과 대조되는 개념으로 전화통신시스템의 전용회선 및 인공위성을 통하여 두 개 이상 근거리 통신망의 연결로 구성된다. 원거리 통신망의 대표적인 것이 인터넷이다. 오늘날 원거리 통신기술의 대표적인 것이 광섬유 분배 데이터인터페이스(fiber distributed data interface, FDDI)로 이더넷과 토큰링보다 큰 용량의 자료를 빠르게 전송할 수 있으며, 광섬유 케이블을 사용한다.

현재 보건의료분야에서 가장 널리 사용되고 있는 컴퓨터 네트워크 기술은 무선통신 또는 Wi-Fi 통신이다. 이 기술은 컴퓨터와 다른 휴대용 장치를 무선으로서 연결해주는 것으로, 각각 통신망은 SSID(service set identifier)라 불리는 32바이트 길이의 고유식별자를 지니고 있고, 무선 통신을 위해서는 같은 SSID를 서로 공유해야한다.

무선 통신은 전파를 이용하기 때문에, 전선이나 장비에 물리적으로 접근해야만 통신

내용을 도청할 수 있는 유선 통신과는 달리 외부의 침입에 의한 정보 유출의 가능성이 높다. 무선 통신의 취약한 보안을 해결하기 위한 무선 보안기술로서는 WEP(wired equivalent privacy) 및 WPA(Wi-Fi protected access)가 있다. 그러나 가장 중요한 보안기술은 주기적인 컴퓨터 시스템에 관련한 권한을 변경해주는 것이다.

프로토콜은 서로 다른 컴퓨터 간에 데이터를 효율적으로 전달하기 위한 통신상의 규칙과 약속을 의미한다. 대표적인 프로토콜에는 TCP/IP와 ATM이 있다. TCP/IP는 TCP(transfer control protocol)와 IP(internet protocol)의 합성어로서, 인터넷 표준 프로토콜이다. ATM(asynchronous transfer mode)은 자료를 일정한 크기로 정하여 순서대로 전송하는 자료 전송방식으로, 처리가 단순하여 고속망에 적합하다

표 9-2. 이더넷과 와이파이

구분	이더넷	Wi-Fi
장점	- 보안성 우수 - 데이터 전송 능력 우수 - 전송속도 10~10,000Mbps	- 케이블이 불필요함에 따라 이에 따른 비용 없음 - 장소에 상관없이 접속가능
단점	- 이동성 없음 - 케이블 초기 설치비용 높음	- 별도의 보안장치 필요 - 이더넷에 비해 데이터전송속도 느림
비용	- 초기 네트워크 카드 비용, 케이블 비용 그리고 인건비	- 네트워크 카드 비용

(5) 클라이언트 서버 시스템

클라이언트 서버 시스템(client-server system)은 1960년대 초 개발된 것으로 클라이언트와 서버로 나뉘는 네트워크 구조를 나타낸다. 클라이언트 서버 시스템은 주로 Two-tier로, 사용자의 개인용 컴퓨터에는 데이터베이스 관리 프로그램이 설치되어 화면을 통하여 처리하고, 데이터베이스 서버에서는 자료를 처리하는 시스템을 일컫는다. Two-tier 구조에서의 서버는 개인용 컴퓨터나 워크스테이션보다 데이터 처리능력이 매우 우수한 대용량의 컴퓨터이지만, 서버에 접속할 수 있는 최소한의 사용자수가 50명 이하로 제한되는 작은 클라이언트 서버 시스템 구조이다. Two-tier 클라이언트 서버 시스템이 가지는 단점은 클라이언트 소프트웨어의 유지보수 및 관리비용이 매우 비싸며, 데이터베이스 구조가 바뀜에 따라 클라이언트 소프트웨어 및 사용자도 변화해야한다는 것이다.

최근 각광 받기 시작한 Three-tier 클라이언트 서버 시스템은 사용자 인터페이스, 애플리케이션 서버, 데이터베이스 서버로 구성되며, Two-tier 클라이언트 서버 시스템과의 차이점은 애플리케이션 서버가 존재한다는 것이다. 사용자 인터페이스란, 컴퓨터나 가전기기, 대규모 시스템의 제어판 등을 통하여 사용자에게 필요한 정보를 전달하고 사용자의 의사를 시스템에 반영하도록 하는 장치를 말하며, 애플리케이션 서버는 데이터를 처리하는 서버이다. 한 예로, 진료비 청구 심사자(utilization review coordinators)가 환자의 진료비 청구 심사 시, 심사 규칙 및 데이터 처리가 필요한데 이 모든 사항이 애플리케이션 서버의 역할이다.

많은 의료기관들이 Two-tier 클라이언트 서버 시스템 구조에서 사용된 응용프로그램들을 Three-tier 클라이언트 서버 시스템에서 재사용하고 있다. 개발자들은 애플리케이션 서버를 통하여 의료기관의 자료처리 수요를 보다 쉽게 해결하려 하고 있다. 그 이유는 애플리케이션 서버로의 구조적 변경은 전체 시스템에는 영향을 미치지 않기 때문이다.

오늘날 보건정보시스템은 보건의료사업의 다양성을 수용해야만 하므로, 클라이언트 서버 시스템의 구조적 변경은 매우 중요한 선택이 될 수 있다.

예시 : 홈헬스케어 데이터시스템에 있어서의 애플리케이션 서버의 역할

홈헬스케어 분야에서는 퇴원 후 홈헬스케어를 필요로 하는 환자들을 파악하여, 그들에게 적절한 사례관리서비스 제공해 줄 수 있도록 도와주는 전산시스템이 필요하다. 데이터베이스 서버에는 수많은 환자정보가 저장되어있으나, 모든 사례관리자가 그들의 개인용 컴퓨터에서 이 모든 정보를 검색할 필요 없이, 각자에게 필요한 정보들만이 구분되어 전달되기를 원한다. 이처럼 정보들의 구분 규칙은 물론 자료복구 정보 및 투약관리 정보 등도 애플리케이션 서버에 저장되어 있다.

(6) 인터페이스 엔진

인터페이스 엔진(interface engine)의 대표적인 것이 미들웨어(middleware)이다. 미들웨어는 양쪽을 연결하여 데이터를 주고받을 수 있도록 중간에서 매개 역할을 하는 소프트웨어 및 하드웨어를 뜻하는 것으로 Three-tier 클라이언트 서버 시스템 구조에서 미들웨어가 존재하며, 앞서 설명된 애플리케이션 서버가 미들웨어에 해당된다.

아래 그림은 보건정보시스템에서의 인터페이스엔진의 기능에 대해 나타내고 있다. 각각의 보건정보시스템의 응용프로그램들에서 생성된 자료를 인터페이스 엔진으로 보

내고, 인터페이스 엔진은 그 자료를 원형 그대로 또는 특정 규칙에 따라 변환하여 최종 목표 응용프로그램에게 전달하게 된다. 이때 응용프로그램과 인터페이스 엔진은 TCP/IP를 통한 네트워크로 연결되어있다.

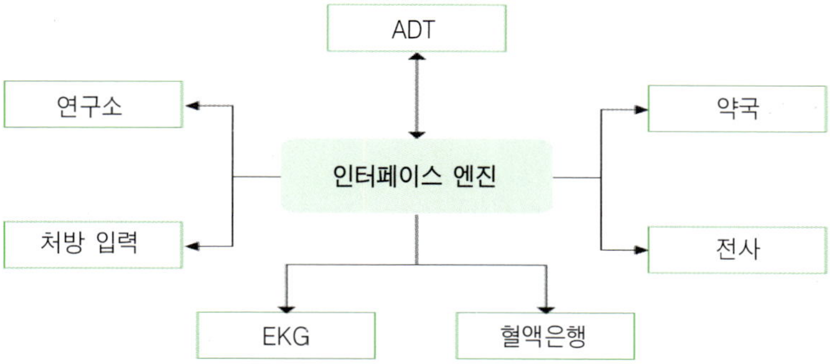

그림 9-3. 인터페이스 엔진 예시

2. 보건정보시스템과 응용프로그램

앞서 의료기관을 중심으로 보건정보시스템을 구성하는 7가지 주요 프로그램에 대해 간략히 설명하였는데, 사실 보건정보시스템은 그 목적과 범위에 따라 분류해 볼 필요가 있다. Kukafka 등(2001)은 보건정보학(health/medical/biomedical informatics)을 세포 및 분자생물학, 인체기관(organ), 개인(people), 인구집단(population) 등 4단계로 나누어 각각 생명정보학(bioinformatics), 영상정보학(imaging informatics), 임상정보학(clinical informatics), 공중보건정보학(public health informatics)으로 구분하였다. 생명정보학은 의생명과학 연구 도구로서의 정보학을 이용하며 주로 인간과 인간의 질병 및 치료를 주된 연구대상으로 한다. 생명정보학은 최근 유전체 정보를 바탕으로 게놈시퀀싱(genome sequencing) 기술을 임상의학에서 구현하고자 하는 중개생명정보학(translational bioinformatics)으로 발전하고 있다. 영상정보학은 의학에 사용하는 영상에 관한 학문으로 X-ray, CT, MRI, Scan 등을 포함한다. 영상정보학 영역에서는 질병진행과정의 시각화와 분자학적 정보의 제공으로 질병의 조기진단과 질병 경과를 효과적으로 모니터링하는 기술이 개발되고 있다. 임상정보학은 임상과정에 초점을 맞춘 분야로서, 흔히 '의료정보학' 으로 불려지는 분야이다. 임상진료의 과정에 정보 공학적 방법론을 적용하는 제반 분야를 일컫는다. 공중보건정보학은 공중보건학적 관점에서 보건 사업 수행, 보고체계, 정책 수립 등에 정보기술을 활용한다. 본 장에서는 의료기관을 중심으로 한 임상정보스시템과 병원경영정보시스템, 공중보건정보시스템에 대한 내용을 간략히 살펴보기로 한다. 먼저 의료기관의 정보시스템은 크게 환자 관리 및 병원 운영에 필요한 행정 응용프로그램(administration application)과 환자의 직접진료에 필요한 임상 응용프로그램(clinical application)으로 구분한다.

2.1 행정 응용프로그램

넓은 의미에서 병원경영정보시스템(hospital management information system)은 환자의 처방, 결과관리, 수술, 검사, 약제, 의무기록 등의 진료 분야를 포함하지만 좁은 의미에서는 기본적인 환자등록, 진료비 청구, 회계재무, 인력관리, 의료소모품 및 기기 등의 물자관리, 자산관리 등의 경영을 위한 정보시스템을 말한다. 특히 일반 산업계에서 정보기술을 활용한 전략적 경영 방법론의 획기적인 발전이 이루어지면서 병원경영정보시스템에도 도입이 확대되고 있다.

(1) 원무관리 시스템

환자원무관리 시스템(admission, discharge, and transfer system, ADT)은 의료기관의 행정 및 관리 응용시스템의 핵심 시스템으로, 환자의 최초 병원 방문 시부터 퇴원할 때까지 환자색인(master patient index, MPI)에 관련 자료가 생성, 갱신, 수정되게 된다. 환자원무관리 시스템은 병원 내 거의 모든 여타의 시스템과 연결되어있으므로, 데이터베이스에 자료가 적재되는 방법을 이해하는 것이 매우 중요하다. HL7(Health level 7)은 이러한 환자원무관리(ADT) 시스템의 필수 기능을 아래와 같이 정의하고 있다. HL7은 미국 국립표준연구소(ANSI)에서 인증한 이기종간 보건의료정보 교환에 대한 표준지침이다.

- A01: 환자 입원
- A03: 환자 퇴원
- A04: 환자 등록
- A08: 환자정보 갱신
- A13: 환자퇴원 취소

일반적인 환자 원무관리 시스템에 포함되는 데이터는 환자의 이름, 주민등록번호, 성별, 나이, 주소, 전화번호, 결혼상태, 학력 등 인구사회학적 정보, 보험유형, 피보험자 이름, 환자와의 관계 등 보험관련 정보, 환자등록번호, 주치의, 방문일시, 입퇴원 일시, 진료과모 등이 환자방문기록 등이며 특히 진료비 계산과 청구, 수익관리에 필요한 기초적인 데이터가 생성, 관리된다.

(2) 의사결정지원 시스템

21세기에 들어서면서, '지식경제(knowledge economy)' 라는 새로운 패러다임이 등장하기 시작했다. 지식경제 하에 사업모델에서는 보다 많은 정보가 필요하게 되었고, 이러한 정보들은 '지적 자산'의 형태가 되기 시작했다. 또한 지식경제 하에서 보다 양질의 물건을 생산하고 및 서비스를 제공하기 위해서는 다른 경쟁사들보다 빠르고 정확한 의사결정이 필요하게 되었다. 이러한 의사결정은 보건의료분야의 관리자와 의사들에게도 중요한 이슈가 되었으며, 이를 위해서는 컴퓨터와 정보기술이 반드시 필요하게 되었다. 또한 필요한 정보기술은 단순한 자료만 모으는 기술뿐 아니라 의사결정을 위한 정보 생산기술이다.

이러한 관점에서 나타난 것이 의사결정지원시스템과 중역정보시스템이다. 의사결정지원시스템(decision support system, DSS)은 전략적 기능을 지원하기 위한 시스템으로서, 환자에 대한 간단한 진료비 분석에서부터 고급전략, 마케팅, 정책개발을 위한 분석까지 의사결정지원시스템의 기능에 해당된다. 또한 의사결정지원시스템에는 기관의 자료를 효율적으로 축적하기 위한 데이터웨어하우스 시스템 구축하고 이러한 자료를 활용하여 미래를 예측하는 데이터마이닝 기술까지 모두 포함된다. 최근 데이터마이닝은 보건의료분야에서 부당청구방지시스템(fraud detection system), 의료자원 이용도 심사(utilization review), 임상진료지침(critical pathway) 개발 등을 위한 모델링에 활용되고 있다. 데이터웨어하우스와 데이터마이닝에 대한 설명은 다시 자세히 설명하도록 하겠다.

의사결정지원시스템의 하위시스템이라 볼 수 있는 중역정보시스템(executive information system, EIS)은 최고경영자에서부터 중간관리자들의 의사결정에 필요한 요약된 정보, 추세정보 등이 제공되는 시스템이다. 그러나 의사결정지원시스템과 중역정보시스템간의 중요한 차이점은 중역정보시스템은 복잡한 모형이나 깊이 있는 분석결과는 제공하지는 않으며, 짧은 시간에 전체적인 조직의 상황을 한눈에 파악할 수 있는 정보만을 제공한다. 의료기관의 중역정보시스템에 포함될 수 있는 세부적인 내용은 다음과 같다.

- 월평균재원일수
- 일평균 환자수

- 분기당 재무성과
- 분기당 일평균 수술건수
- 환자만족도 조사결과

이러한 의사결정지원시스템과 중역정보시스템 등 경영정보시스템은 최근 전사적 전략경영, 전략경영관리(strategy enterprise management, SEM) 시스템으로 발전하였으며, 전사적 전략경영의 기반이 되는 경영기법으로는 가치중심경영(value based management, VBM), 활동중심원가관리(activity based costing, ABC), 평가지표에 근거한 균형성과표(balanced score card, BSC) 등이 있다.

(3) 자원관리 시스템

전사적 자원관리 시스템(enterprise resource planning, ERP)은 조직 내의 인적, 물적 자원을 효율적으로 관리하여 궁극적으로 조직의 경쟁력을 강화시켜 주는 역할을 하는 통합정보시스템을 말한다. ERP는 조직의 전 부분에 걸쳐있는 '경영자원' 을 하나의 체계로 통합하는 것이 핵심이다. 넓은 의미에서 의료기관의 진료, 원무, 구매, 회계, 인사 등 모든 업무와 자원을 통합 관리하고 계획하는 경영시스템을 의미하지만 협의로는 병원의 인사, 급여, 재고관리, 회계, 예산, 고정자산관리 등 각종 일반 행정 관리 업무에 해당되는 기능을 의미한다. ERP는 경영에 필요한 지표를 산출하고, 의료원가정보 및 의사결정을 위한 정보를 제공하는 등 최근 병원 경영에 효과적인 시스템으로 각광받고 있다.

공급망관리(supply chain management, SCM)은 조직의 공급망 전체를 하나의 통합된 개체로 보고 원재료 수급에서 고객에게 제품을 전달하는 전 과정에서 자원과 정보의 일련의 흐름 전체를 체계적으로 관리하는 것을 말한다. SCM은 초기에는 기업 내외부의 재고감소를 목적으로 하였으나 1990년대 후반부터는 '원재료 공급자에서 최종소비자' 까지 전체 비즈니스 프로세스를 통합하여 물류비 절감하는 것이 목표가 되었다. SCM은 원래 제조 산업 중심으로 발전되어 왔으나 현재는 거의 모든 산업에 적용되어 최근 우리나라에서도 대형 병원을 중심으로 공급망을 형성하여 운영하는 조직이 생겨나고 있다.

(4) 환자관계관리 시스템

고객관계관리(customer relationship management, CRM)는 신규고객을 획득하고, 기존 고객의 유지 및 고객 수익성을 증대시키기 위하여, 고객과 지속적인 커뮤니케이션을 통해 고객 행동을 이해하고, 영향을 주기 위한 광범위한 접근이다. CRM은 고객과 관련된 조직의 내·외부 자료를 분석, 통합하여 고객 특성에 기초한 마케팅활동을 계획하고, 지원하며, 평가하는 과정이다.

의료기관에서는 환자관계관리를 위해 CRM을 적용할 수 있는데 병원시스템의 환자 정보를 통합하여 환자 특성에 따라 분류하고 목표 대상에 맞는 맞춤형 마케팅을 할 수 있다. 예를 들면 인구학적 정보와 임상 정보를 이용하여 심장질환 고위험군을 예측하는 모델을 만든 후 병원 환자에 적용하여 고위험군에 대해 타겟 마케팅을 수행할 수 있다.

2.2 임상 응용프로그램

의료기관에서 사용되는 임상 응용프로그램은 사실 전자의무기록(electronic health record) 시스템 내에 포함되어 있다. 전자의무기록의 가장 기본적인 기능은 데이터의 입력과 검색, 검사결과 관리, 영상의학정보 관리 등이다. 이상적인 임상정보시스템은 환자안전과 의료의 질 향상을 목표로 최신의 근거중심의 의학지식을 환자진료에 적시에 적용할 수 있는 시스템으로서 환자 관리와 의학지식 관리가 동시에 체계적으로 이루어지는 형태일 것이다. 현재의 전자의무기록 시스템도 이러한 목적을 가지고 진화하고 있다. 따라서 여기서는 전자의무기록 시스템의 중요한 하부 시스템에 대해 소개하고자 한다.

(1) 검사결과정보시스템

검사결과정보시스템(laboratory information system)은 각종 검사결과를 보고, 관리하는 시스템을 의미한다. 검사결과는 사용자가 각종 임상검사, 심전도 검사 등을 시계열 형태 등 시각적으로 쉽게 이해할 수 있는 형태로 제공되어야 한다. 또한 정상범위를 벗어난 이상 결과치에 대한 관리도 대단히 중요한 기능이다.

PACS(picture archiving and communications system)는 각종 의료 영상 촬영장치(modality)로 촬영한 의료영상들을 디지털화하여 하드디스크와 같은 저장 매체에 저장, 네트워크를 통해 각 단말기로 전송하여 진료실, 병동 등에서 환자의 영상을 조회할 수 있는 시스템을 말한다.

(2) 처방입력관리시스템

병원정보시스템에서 처방입력관리시스템은 원무관리 시스템 다음으로 출현하였다. 우리나라에서는 OCS(order communication system)으로 불리며 원무관리 시스템과 연결되어 의사의 약물, 검사, 처치 지시 등의 처방을 입력하고 전송, 처리하는 기능을 포함하고 있다. 그러나 일반적으로 CPOE(computerized physician order entry)로 불리는 처방입력관리시스템은 종이가 아닌 컴퓨터에 처방을 입력한다는 의미로 사용되며, 진료과정에서 의사결정을 효율적으로 지원하는 것이 궁극적인 목표이다. 즉 처방 세트의 입력, 간단한 체크(validation)에서부터 규칙 기반(rule-based)의 알람 기능 등 임상의사결정지원시스템의 기능을 지원한다.

(3) 임상의사결정지원시스템

임상의사결정지원시스템(clinical decision support system, CDSS)은 의료진에게 진단 및 진료 과정을 지원하기 위한 임상진료지침 등을 제공하기 위해 개발된 시스템으로 CPOE 시스템과 밀접한 상호관련성을 가지고 있다. 특정 환자의 문제에 대해 컴퓨터가 '의학지식' 을 적용하여 최상의 해결방안을 도출하고 이를 사용자에게 편리한 형태로 제공하는 시스템으로 인공지능시스템과 전문가시스템 기술이 적용된다.

기본적인 의사결정지원시스템은 약물 복용, 약물 부작용 체크, 약물검사정보, 약물 상호작용 등에 대한 정보를 제공하고 있고, 보다 발전된 형태의 임상의사결정지원시스템에는 임상검사 이상치 경보, 생리학적 경보 그리고 투약경보 등 정보자동경보기능이 포함되어 있다.

(4) 환자접점관리시스템

POC(point-of-care) 시스템은 개인휴대용 장치를 이용하여, 의료진이 진료현장에서 직접 환자정보를 입력하거나 처방전을 발급하는 시스템을 말한다. 개인휴대용 장치와 무선네트워크 등 모바일 환경이 발전함에 따라 가능해진 시스템이다. 기존의 유선 인프라 환경보다 휴대가 편리하고 진료의 접점에서 즉각적으로 의료정보의 생성이 가능하므로 생산성이 뛰어나지만 보안성 취약하다는 단점이 있다. 랩온어칩(lab-on-a-chip) 기술, 휴대용 초음파 기술 등은 질병의 조기진단과 의료비 절감에 기여하면서 POC 환경의 획기적인 변화를 이룰 전망이다.

2.3 공중보건정보시스템

공중보건정보학(public health informatics)은 공중보건 정책실행, 연구, 보건교육 등에 정보와 컴퓨터 과학 및 기술을 체계적으로 적용하는 것이다(Yasnoff, 2001). 공중보건의 핵심 기능은 질병 발생과 전염병을 확인하고 관리하며, 인구집단의 건강 상태를 감시하고 추적하는 평가(assessment) 단계, 평가결과 및 연구결과를 건강수준 향상을 위한 정책 개발에 활용하는 정책개발(policy development) 단계, 공공보건기관의 의무인 지역주민에게 필요한 보건의료에 대한 접근성 보장(assurance)하는 것이다(IOM, 1998). 이러한 공중보건 행정 역시 의료와 마찬가지로 정보 의존적인 본질을 가지며 정보의 수집, 관리, 분석, 교환, 공표는 매우 중요한 기능이다. 이러한 의미에서 공중보건정보 시스템은 암, 결핵 등 질병 정보의 수집과 통계 작성 등의 질병등록(registries of conditions), 질병 패턴의 감시와 연구를 위한 질병 데이터베이스 관리, 질병의 발생률 및 유병률 연구를 위한 국가적 조사 시스템 등을 포함한다.

3. 정보기술의 최근 동향

3.1 바코딩과 RFID

(1) 바코딩

바코팅(bar coding) 기술은 전통적인 데이터 입력장치이다. 바코드는 오래전부터 타 산업에서 많이 활용되었으나, 최근에는 보건의료분야에서도 많이 사용되고 있는데, 특히 투약관리, 자재관리, 서식처리(의무기록지 상의 바코드 인식을 통해 서버에 저장된 환자정보 검색) 등에서 많이 사용되고 있다. 이 응용프로그램 기술은 모든 부서에서 활용될 수 있으며, 현재 다음과 같은 예로서 사용되고 있다.

- 손목밴드에 표시된 바코드를 통한 환자인식 : 환자등록번호, 성명 등
- 진료실 및 수술실에서 사용된 의료용 소모품 체크
- 방사선 필름 바코드를 통한 환자정보 검색
- 약품정보 검색
- 재진환자 검색

(2) RFID

RFID(radio frequency identification device)는 플라스틱 손목밴드나 카드에 내장된 칩(chip)으로, 환자에 대한 많은 정보를 저장할 수 있다. RFID를 사용하기 위해서는 RFID 태그와 RFID 판독기가 필요하다. RFID 태그는 안테나와 집적 회로로 이루어지는데, 집적 회로 안에 정보를 기록하고 안테나를 통해 RFID 판독기에게 정보를 송신

한다. 이 정보는 RFID 태그가 부착된 대상을 식별하는 데 이용된다. 쉽게 말해, 바코드와 비슷한 기능을 하는 것이다. RFID가 바코드 시스템과 다른 점은 빛을 이용해 판독하는 대신 전파를 이용한다는 것이다. 따라서 바코드 판독기처럼 짧은 거리에서만 작동하지 않고 먼 거리에서도 RFID 태그를 읽을 수 있으며, 심지어 사이에 있는 물체를 통과해서 정보를 수신할 수도 있다. 이러한 RFID의 가장 큰 장점은 칩내에 많은 정보가 저장될 수 있다는 것이며, 바코드와는 달리 RFID 내 저장된 정보는 수정 및 갱신도 가능하다는 것이다.

의료기관에서 RFID는 환자의 신원확인, 의료장비의 위치 추적, 약품의 투약 등에 활용되며 궁극적으로 의료기관에서 일어나는 모든 진료 프로세스의 추적이 가능하고 그러한 정보가 실시간으로 생성될 수 있다. 아래 그림은 임상진료 자동추적 시스템(auto tracking clinical intervention system)을 보여주는 것으로 RFID 안테나가 병실의 출입구와 천정, 침대에 부착되어 투약카트의 약품을 인식하는 것을 볼 수 있다. 만약 환자의 침대 또는 손목의 밴드와 처방된 약품이 일치하지 않을 경우 경고음이 작동하여 안전한 투약시스템을 구현할 수 있다.

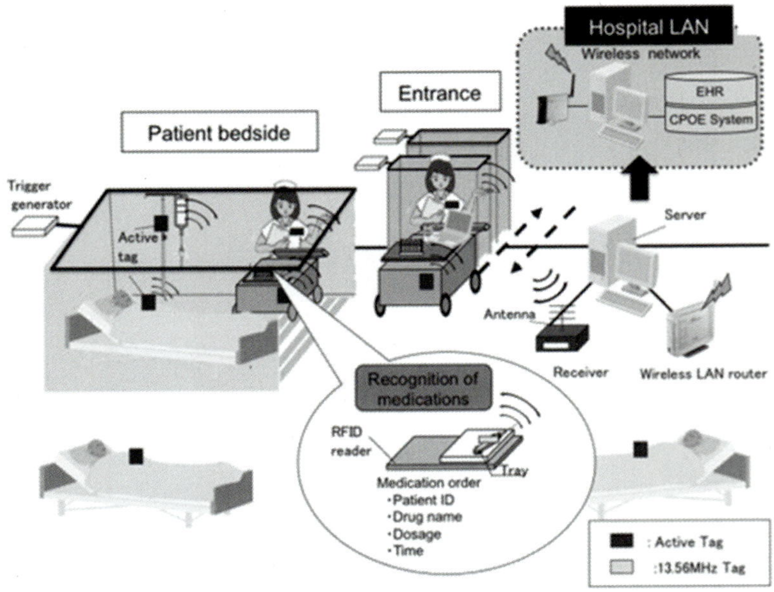

그림 9-4. RFID를 이용한 임상진료 자동추적 시스템

3.2 인터넷과 웹서비스

인터넷은 TCP/IP 통신규약을 이용해 전 세계의 컴퓨터가 서로 연결되어 정보를 주고받는 공개 컴퓨터 통신망으로서 보건의료정보의 활용성과 접근성에 큰 영향을 준 요소이다. 인터넷 환경은 환자와 의료인 간의 간극을 좁히고 의학정보를 손쉽게 검색하고 나아가 환자가 자신의 의무기록을 손쉽게 접근할 수 있게 할 것이다.

인터넷은 1960년대 미국 국방부 산하의 고등연구국(Advanced Research Projects Agency, ARPA)의 ARPANET이라는 연구용 네트워크가 시초이다. 오늘날 국제인터넷 표준화 기구(Internet Engineering Task Force, IETF)를 통해 인터넷의 운영, 관리, 개발에 대해 협의하는 등 인터넷 기술과 관련된 모든 사항에 대한 표준을 정의하고 있다.

(1) 인터넷 도구

인터넷 도구는 웹브라우저를 통해 다양한 형태로 나타나게 되는데, 그 대표적인 것이 HTML(Hypertext Markup Language), SGML(Standard Generalized Markup Language), XML(eXtensible Markup Language)이다.

HTML은 1990년 W3C(World Wide Web Consortium)에서 제안한 언어로, 누구나 사용하기 쉽도록 간단하게 구성되어있고, 구문이 단순하여 사실상 웹문서의 표준 언어로 자리 잡고 있다. 단순한 일반 텍스트 편집기에서부터 전문가 작성도구에 이르기까지 다양한 방법으로 작성하거나 편집할 수 있다.

HTML은 SGML에 기반을 두고 있는 언어인데, SGML은 1986년 ISO에 의해 국제표준언어로 채택된 언어나 태그 셋을 어떻게 정의할 것인가에 대한 표준이다. SGML은 문서언어 그 자체가 들어있는 것은 아니며, 지정방법에 대한 설명으로서 일종의 메타(다른 언어를 만들 수 있는 언어를 메타언어라고 함) 언어이다.

XML은 1996년 W3C에서 제안한 것으로서 웹상에서 구조화된 문서를 전송 가능하도록 설계된 표준화된 텍스트 형식이다. 이는 인터넷에서 기존에 사용하던 HTML의 한계를 극복하고 SGML의 복잡함을 해결하는 방안으로써 HTML에 사용자가 새로운 태그를 정의할 수 있는 기능이 추가된 형태이다.

(2) JAVA

JAVA는 1995년 말 Sun Microsystems 사에서 만들어진 프로그래밍 언어로, 현재 웹 애플리케이션 개발에 가장 많이 사용하는 언어 가운데 하나이고, 모바일 기기용 소프트웨어 개발에도 널리 사용하고 있다. JAVA는 객체지향형 언어로서, 다른 컴파일언어와 구분 짓는 가장 큰 특징은 컴파일된 코드가 플랫폼 독립적이라는 점이다. JAVA컴파일러는 자바언어로 작성된 프로그램을 바이트코드라는 특수한 이진코드로 변환한다. 이 바이트코드를 실행하기 위해서는 JVM(Java Virtual Machine)이라는 특수한 가상머신이 필요하며, 이 가상머신은 JAVA 이진코드를 어느 플랫폼에서나 동일한 형태로 실행시킨다. 이 때문에 자바로 개발된 프로그램은 CPU나 운영체제의 종류에 관계없이 JVM을 설치할 수 있는 시스템에서는 어디서나 실행할 수 있다. JAVA컴파일러는 웹브라우저 소프트웨어의 일부로서, 자바 응용프로그램은 기본적으로 한번 쓰인 곳에서는 지속적으로 실행될 수 있도록 되어있다(Write on, Run Anywhere).

JAVA언어로 작성된 소프트웨어, 즉 JAVA애플릿은 웹브라우저 상에서 동작할 수 있는 프로그램으로 웹페이지 양식인 HTML문서 내에 포함되어 사용되며, 비교적 구성이 간단한 기능의 소규모 프로그램을 수행하는 언어를 말한다. 애플릿은 클라이언트에서 실행되는 것으로, CGI(Common Gateway Interface) 스크립트의 경우는 웹페이지가 접속하는 사용자수가 많아질 경우, 웹서버에 부하로 인해 느려질 수 있으므로 CGI스크립트 보다 효율적이다.

또한 사용자의 요청에 따라, 데이터베이스와 연계되는 프로그램들은 웹서버에서 실행될 필요가 있는데, 이러한 경우, 보통은 CGI를 이용하여 구현되었으나, 효율성 측면에서 최근 JAVA서블릿이 많이 사용된다. JAVA서블릿은 JAVA애플릿과 달리 웹서버 상에서 동작하는 프로그램을 의미한다.

(3) 인트라넷

인트라넷은 일종의 인터넷으로, 인터넷을 조직 내 네트워크로 활용하는 것을 말하는 것으로 조직 내 정책이나 업무를 서로 공유하거나 소통하기 위해서 사용된다. 인트라넷은 근거리 통신망(LAN)을 기반으로 데이터 저장장치인 서버를 연결하고 개인용 컴퓨터에 설치된 인터넷 검색 프로그램을 통해 업무를 처리할 수 있게 하는 것이다. 방화벽을 설치하여 외부로부터의 접근을 막거나 제한하여 보안을 유지한다.

(4) VAN

VAN(virtual private network)는 가상 네트워크, 일종의 인트라넷과 유사하나, 특정 암호 및 권한을 통해 외부에서 접근이 가능하다.

(5) Web 2.0

데이터의 소유자나 독점자 없이 누구나 손쉽게 데이터를 생산하고 인터넷에서 공유할 수 있도록 한 사용자 참여 중심의 인터넷 환경을 말한다. 인터넷상에서 정보를 모아 보여주기만 하는 웹 1.0에 비해 웹2.0은 사용자가 직접 데이터를 다룰 수 있도록 데이터를 제공하는 플랫폼이 정보를 더 쉽게 공유하고 서비스 받을 수 있도록 만들어져 있다. 블로그(Blog), 위키피디아(Wikipedia), 온라인 커뮤니티, 사진공유, 소셜네트워킹, 페이스북, 트위터 등이 이에 속한다.

(6) 사물인터넷

사물인터넷(internet of things, IoT) 또는 만물인터넷(internet of everything, IoE)은 사물에 센서나 데이터의 취득이 가능한 장치를 부착하여 인터넷에 연결한 기술로 사물과 사물이 소통하는 것으로 빅데이터를 중심으로 각광받기 시작했다. 정보기술 연구 및 자문회사인 가트너(Gartner)에 따르면 2020년까지 사물인터넷에 연결되는 장치는 260억 개가 될 것으로 전망한다.

보건의료 환경의 예를 들면 여행 중인 부정맥 환자가 IoT에 연결된 심장박동 모니터링 장치를 부착하면 심전도 결과가 자동으로 기록되어 중앙관제센터로 보내어지고 중앙관제센터는 검사결과를 전문가에게 전송하여 분석한 후 환자와 적합한 의료진을 적시에 연결한다. 사물인터넷이 이루어나갈 미래의 보건의료환경은 엄청난 변혁을 이룰 것이다.

3.3 원격의료

원격의료(telehealth)는 의료인이 정보기술을 활용하여 먼 곳에 있는 의료인에게 의료지식이나 기술을 지원하는 협의의 개념과 의료 및 건강 서비스 제공자가 정보기술을 활용하여 언제 어디서나 의료 및 건강에 관심을 가진 소비자의 질병에 대한 예방·진단·치료·재활·요양, 건강에 대한 관리·증진 등의 보건의료 서비스가 가능한 광의의 개념으로 구분할 수 있다. 우리나라에서는 e-Health, u-Health 등으로 불리어 진다.

원격의료는 고령화와 만성질환자 증가에 따른 의료비 증가와 새로운 의료서비스 수요를 확대시킬 것으로 예상되며 수동적인 환자에서 적극적인 의료소비자로 변화시키는 등 개인 생활과 보건의료 환경에 큰 영향을 미칠 것으로 예측된다. 또 저개발국가의 부족한 의료자원을 대체하여 건강 불평등을 개선시킬 것이다. 이에 따라 전세계적으로 원격의료에 대한 국가적인 관심과 투자가 활발한 실정이다. 우리나라에서도 정부와 민간 IT업체가 시범사업과 상용 서비스를 추진 중에 있다. 그러나 원격의료 환경의 구현을 위해서는 제반 법규의 정비, 표준 개발 등 인프라의 문제가 있다.

4. 정보관리 및 분석 기술

보건의료의 복잡한 특성을 나타내기 위해서는 데이터를 다양한 형태의 보건정보시스템으로부터 통합할 필요가 있으며, 이를 위해서는 데이터베이스 관리 및 보안, 임상자료 분석, 정보기술 등에 대한 전문성이 필요하다.

4.1 정보 보안기술

오늘날 소프트웨어, 네트워크 기술, 인터넷 기술의 발달로 인해 데이터를 보호하는 정책이 필요하게 하였다. 특히 보건정보시스템 사용의 증가는 많은 양의 개인정보자료로의 증가로 이어졌으며, 이에 따라 정보보안의 중요성도 부각되었다.

이에 1996년 미국 HIPAA(Health Insurance Portability and Accountability Act)에서는 전자정보보안에 대한 보안 표준이 이슈화되기 시작했고, 지속적으로 발전하여 2005년 아래와 같은 4가지의 일반적인 규칙이 제시되었다.

- 모든 전자보건정보의 생성, 관리, 교환에 대해 기밀성, 체계성, 유용성 유지
- 정보보안 및 체계에 대한 예측가능한 위협요소에 대비
- 무단정보사용에 대해 대비
- 위와 같은 규칙준수

아래는 이러한 보안규칙들을 준수하기 위해 필요한 보안기술들이다.

인증도구	외부보안
비밀번호	방화벽
통합인증(Single Sign On,SSO)	암호화
보안카드	인터넷 보안
생체인식장치 ; 지문인식 등	바이러스 보안
권한부여	

4.2 데이터웨어하우스

(1) 데이터웨어하우스

데이터웨어하우스(data warehouse)는 오늘날 가장 각광 받고 있는 최신 정보기술 중의 하나이다. 데이터웨어하우스는 다음과 같은 기능을 가지는 데이터베이스이다.

- 운영계 시스템에서 추출되어진 중립적 자료저장 공간
- 조직의 특정 업무 기능과 요구도가 체계적으로 저장된 공간
- 자료분석과 데이터마이닝을 위해 자료접근이 용이하게 만들어진 시스템

많은 전문가들이 다양한 데이터웨어하우스의 정의에 대해 언급하고 있으나, 모두가 동의하는 부분은 데이터웨어하우스는 주제지향성(subjected-oriented), 통합성(integrated), 비휘발성(non-volatile), 시계열성(time variant)을 갖춘 데이터베이스라는 것이다.

운영계 시스템의 데이터베이스 구성과 데이터웨어하우스의 데이터베이스 구성이 가지는 목적 자체가 다르다. 운영계 시스템의 데이터베이스는 관계형 데이터베이스로 설계되어있고, 불필요한 자료의 축적을 지양하는 정규화(normalization)라는 개념이 적용되어있다. 또한 자료갱신, 삭제, 추가를 통해 발생할 수 있는 잠재적인 자료오류를 근본적으로 차단하고자 한다. 그러나 데이터웨어하우스는 사용자 질의 중심의 자료로 설계되어있으며, 질의에 대한 빠르고, 쉬운 자료생성을 위해 자료의 반복성이 허용됨에 따라 높은 수준의 정규화가 되지 않는다.

데이터웨어하우스 모델링은 ER(entity relationship) 모델링 방법과 다차원 모델링 방법이 있다. 병원시스템과 같은 OLTP(online transaction processing)시스템에서는 ER모델링 방법을 사용하고 데이터웨어하우스는 ER모델링과 다차원 모델링 모두 사용 가능하다. ER모델링은 주로 OLTP시스템에서 빈번한 데이터 변화에 대한 전체 데이터의 무결성(integrity)에서 중점을 두고 있는 반면 다차원모델링은 사용자의 다양한 요구사항을 충족시키는 복잡한 질의를 신속하게 처리하는데 있다. 따라서 다차원 모델링의 내용은 사용자의 요구사항, RDBMS의 기능, ROLAP 도구 등 세 가지 요소에 따라 변하게 된다. 다차원 모델링은 차원(dimension)과 사실(fact) 컬럼으로 구성되며, 그 구성에 따라 눈송이 스키마(snowflake schema)와 별자리 스키마(star schema)로 구성되는데 이 두 개의 스키마가 데이터웨어하우스의 대표적인 두 가지 모델이다.

차원은 분석대상의 분류기준이며, 예를 들면 진료과는 차원의 대상이고 내과, 외과, 소아과 등은 차원의 구성요소가 된다. 사실컬럼은 분석하고자 하는 내용이며, 초진환자수, 재진환자수 등은 사실컬럼의 요소이다.

- 눈송이 스키마(Snowflake schema)

눈송이 스키마의 특성은 차원요소마다 1개의 차원테이블이 존재하며, 차원테이블에는 차원요소에 대한 정보와 상위 차원테이블로 조인(Join)하기 위한 키(Key)가 들어있다.

그림 9-3에서처럼 상병, 진료과별, 진료일자별 눈송이 스키마는 1개의 사실테이블과 5개의 차원테이블로 구성되어있다.

• 별자리 스키마(Star schema)

눈송이 스키마의 특성은 각 차원요소마다 하나씩 차원테이블이 있으나, 별자리 스키마의 경우는 각 차원마다 하나씩 차원테이블이 있다.

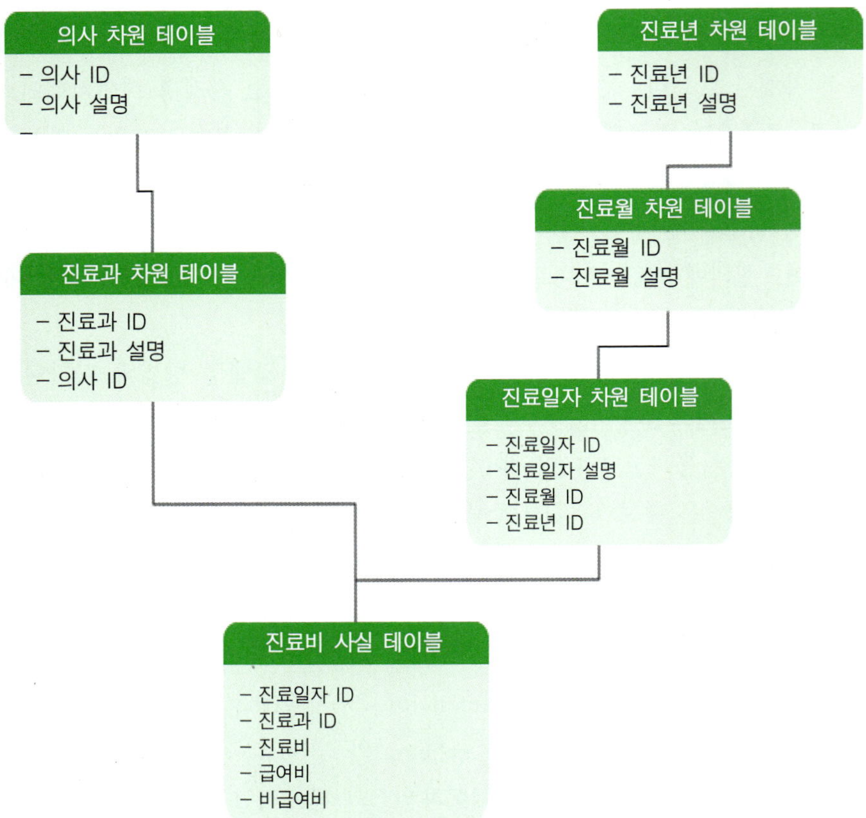

그림 9-5. 눈송이 스키마

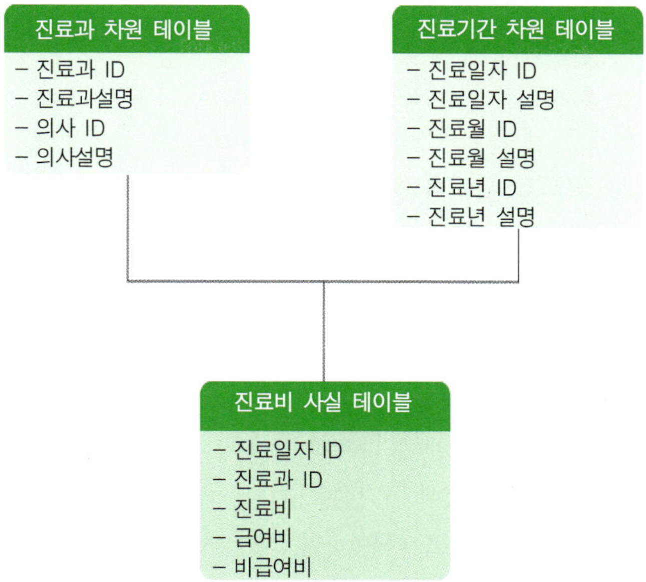

그림 9-6. 별자리 스키마

동일한 주제의 그림 9-4 눈송이 스키마와 그림 9-5 별자리 스키마 하에서의 동일한 내용의 SQL 질의문을 비교하면 다음과 같다.

별자리 스키마의 장점은 눈송이 스키마보다 조인수가 적기 때문에 처리속도는 빠른 반면 차원테이블의 중복이 많기 때문에 디스크의 소모가 크다. 사용하는 테이블이 적기 때문에 만들어진 SQL구문도 간단하다. 그러나 차원요소가 많아지면 많은 중복을 감수해야한다. 결국 별자리 스키마는 눈송이 스키마를 비정규화(denormalization)한 것이라고 생각할 수 있다.

표 9-3. 데이터웨어하우스 모델링: 눈송이 스키마와 별자리 스키마

구분	눈송이 스키마	별자리 스키마
SQL	Select 진료월 설명, 진료과 설명, sum (진료비) From 진료비 사실 A1, 진료과 차원 A2, 진료일자 차원 A3, 진료월 차원 A4 Were A1.진료과 ID = A2.진료과 ID and A1.진료일자 ID = A3.진료일자 ID and A3.진료월 = A4.진료월 Group by A2.진료과 ID, A4.진료월 ID	Select 진료월 설명, 진료과 설명, sum (진료비) From 진료비 사실 A1, 진료과 차원 A2, 진료기간 차원 A3 Were A1.진료과 ID = A2.진료과 ID and A1.진료일자 ID = A3.진료일자 ID Group by A2.진료과 ID, A4.진료월 ID

(2) 데이터마트

데이터마트(data mart)는 대규모의 데이터베이스로 추출된 하위 데이터셋 형태를 말한다. 그러나 이것은 데이터 저장소(data repository)와 구별된다. 데이터 저장소는 정보시스템의 모든 정보가 담겨져 있으나, 데이터마트는 특정 주제 및 특정 부서에 초점을 둔 작은 데이터베이스이다. 데이터마트의 장점을 살펴보면 다음과 같다.

- 대규모의 데이터베이스 구축 시 보다 처리과정 및 비용이 적다.
- 수요자의 요구에 따라 맞춤형 데이터베이스 모델링 및 구축기간에 따른 데이터마트의 규모와 데이터마트 세분성(level of granularity) 선택이 가능하다.

데이터 마트 구축 단계를 살펴보면 다음과 같다.

- 1단계: 데이터마트 구축에 있어 첫 번째 단계는 데이터마트 구축 범위 설정을 하는 것이다. 사용자와 협의하여 결정해야하며, 데이터마트 구축 목적을 가장 최우선적으로 생각하며, 구축 목적 밖의 데이터 분석에 대한 부분은 고려할 필요가 없다.
- 2단계: 데이터마트 구축기술, 즉 적절한 데이터베이스 모델링, 구조에 대한 선택이 필요하다. 앞서 설명한 관계형 데이터베이스 모델링은 데이터마트 구축 시 가장 많이 쓰인다. 또한, 데이터베이스 구조 즉, Two-tier나 Three-tier를 선택도 필요하다.
- 3단계: 데이터 요소와 출처를 확인하는 것이다. 비구조화된 특정 진료서식형태의 자료보다는 퇴원 요약환자데이터로부터 자료를 추출하는 것이 보다 정확한 양질의 자료를 추출하기에 적합하다.
- 4단계: 데이터 추출을 위한 프로그램 개발 및 실행하는 것이다.
- 5단계: 데이터를 정제하는 단계이다. 각기 다른 출처로부터 조합된 자료이므로, 데이터마트 구축 단계에서는 이 단계가 매우 중요하다.
- 6단계: 구축된 데이터마트에 데이터 적재하기
- 7단계: 사용자 교육하기
- 8단계: 데이터마트 관리하기

(3) OLAP

OLAP(Online Analytical Processing)은 데이터웨어하우스 시스템은 분석을 위한 시스템이다. 데이터웨어하우스는 분석을 위해 대량의 데이터가 들어 있는 저장고(repository)이며, OLAP는 저장고에 있는 데이터를 읽어 분석을 요구하는 사용자에게 전달하는 프로그램 일체를 OLAP이라 한다. OLAP을 적용하는 방법은 프로그램을 개발하는 방식과 도구를 사용하는 방식이 있다. 현재는 OLAP 도구를 사용하는 것이 많은 장점이 있기 때문에 대부분 OLAP도구를 사용하는 것이 주류이다. OLAP 도구를 사용하는 장점은 첫째, 시간, 비용, 인력을 절감할 수 있다. 이것은 OLAP를 사용하는 가장 큰 이유일 것이다. 둘째, 비정형화된 장표를 만드는데 효과적이다. SQL로 원하는 장표를 만들 수 있으나, 전산을 전공하지 않은 일반사용자들이 복잡한 SQL을 효과적으로 사용하는 것은 쉬운 일이 아니기 때문에 OLAP 도구가 반드시 필요하다. 셋째, 사용자 중심의 컴퓨팅(end user computing, EUC)이 가능하다. 데이터 웨어하우스를 구축하여 분석위주의 업무를 진행하기 위해서는 사용자가 직접 분석장표를 만들 수 있는 환경을 제공해야하는 것이 기본이다. OLAP 도구를 사용하지 않는다면, 사용자 중심의 컴퓨팅은 거의 불가능한 이야기이다.

OLAP은 데이터를 분석하는 방식에 따라 다차원 DB를 이용하는 MOLAP방식과 관계형 DB를 이용하는 ROLAP방식으로 구분한다.

MOLAP(MDB based OLAP)이란, 다차원 DB를 중심으로 다차원적인 분석을 할 수 있도록 만들어진 OLAP의 구현방식이다. 따라서 MOLAP은 다양하고 신속한 분석에는 매우 강력한 도구이지만 상대적으로 대용량 데이터를 취급하기는 무리가 있으며, 데이터를 MDB로 로딩하는데 많은 시간이 소요되는 단점을 가지고 있다.

ROLAP(RDB based OLAP)은 MOLAP의 단점인 원시데이터를 취급할 수 없으며, 대용량 데이터를 처리할 수 없는 확장성의 한계를 극복하기 위해서 개발되었다. 많이 사용하고 있는 관계형 DB를 그대로 사용하되, 다차원적인 데이터 모델을 통해서 다차원적인 분석이 가능하도록 하는 방식이다.

어떤 경우에도 절대적으로 적합한 OLAP솔루션은 있을 수 없지만, 구축하고자 하는 규모와 목적에 따라 적합한 OLAP솔루션을 선택할 수는 있다. 대용량이고 전산적인 데이터웨어하우스를 구축하려면, ROLAP을 사용하는 것이 효율적이고 부서단위의 소규모의 데이터마트를 구축할 경우는 MOLAP을 사용하는 것이 효율적일 수 있다. 그러나 최근에는 대형 사이트인 경우는 ROLAP과 MOLAP을 동시에 사용하는 경향이 있다.

표 9-4. MOLAP과 ROLAP의 차이

구분	MOLAP	ROLAP
사용 DB	다차원 DB	관계형 DB
데이터 크기	비교적 적은 용량에 적합	대용량에 적합
분석 기능	우수	미약
적용 범위	데이터마트, EIS	전사적 데이터웨어하우스
상용도구	Cognos PowerPlay	Microstrategy DSS Agent
	ORACLE Express	Business Object
	ESSBASE	ORACLE Discover
		Informix Metacube
		Brio Query

4.3 데이터마이닝

(1) 데이터마이닝과 기계학습

데이터마이닝은 대용량의 자료로부터 자료 분석을 통해 숨겨진 지식, 기대하지 못했던 새로운 패턴 및 법칙을 찾아내고, 전문통계기법을 이용해서 모형화하고, 효율적인 의사결정을 돕는 전략적 정보를 추출해 나가는 일련의 분석과정을 의미한다.

일반적으로 데이터마이닝 프로세스는 'SEMMA' 라고 불리는 아래 그림 9-6과 같은 과정으로 진행되는데, 주어진 모집단으로부터 모집단 특성이 잘 반영되도록 자료를 샘플링하고(sample), 자료의 특성을 파악하기 위해 샘플링된 자료에 대해 기본적인 통계분석, 그래프 등을 활용해 시각적인 탐색(explore)과정을 거쳐, 모형화를 위해 각 주어진 자료에 대해 새로운 변수를 생성하고, 주요변수를 검출한다(modify). 또한, 위 과정을 거친 자료를 통해 다양한 통계적 모형화 기법을 통해 모형을 개발하고(model), 앞선 단계에서 개발된 모형들을 비교·검정하여 최적의 모형을 선정하는 절차를 거치게 된다(assess). 데이터마이닝 기법에 있어 모형개발 및 평가는 매우 중요한 단계로서, 주어진 자료를 가장 잘 설명하고 일반화될 수 있는 모형을 개발하는 것이 핵심이다. 즉 주어진 자료에 가장 잘 적합되지만, 주어진 자료와 동일한 형태의 자료에도 잘 적합이 되는 모형이 개발되어야 한다는 것이다. 그러나 일반적으로 데이터마이닝 과정에 있어 시간투입이 가장 많은 단계는 모형개발 이전단계인데, 데이터마이닝은 업무전반을 이해하는 동시에 대용량의 자료를 활용하여 정보를 생산하는 기법이기 때문이다.

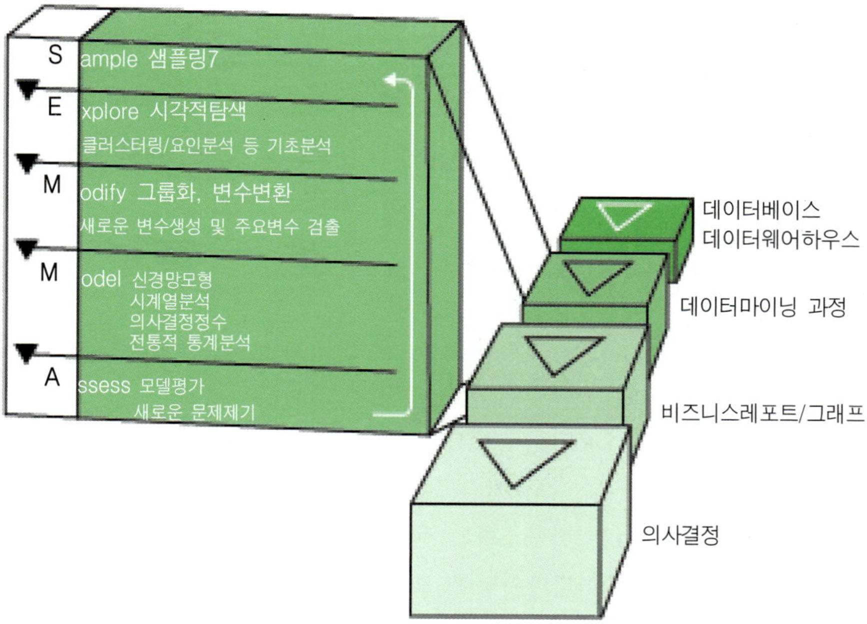

그림 9-7. 데이터마이닝 프로세스

데이터웨어하우스 및 다양한 분석도구 및 프로그램을 활용하여, 조직의 의사결정에 정보를 제공하는 사람을 데이터마이너(data miner)라 한다. 최근 보건의료조직에서의 데이터마이너는 임상분야 및 행정분야에서도 역할이 확대되고 있다. 데이터마이너는 의사결정을 위한 조직의 많은 문제점을 파악해야 될 뿐만 아니라, 앞서 제시한 데이터베이스 관리기술, 다양한 컴퓨터 응용프로그램 및 고급 통계기법을 활용할 수 있어야 한다.

데이터마이닝에서 사용되는 주요 알고리즘은 전통적 회귀분석 외에도 인공신경망, 의사결정나무, 군집분석, 연관성분석 등이 있다. 특히 인공신경망 분석과 의사결정나무 분석 등은 대표적인 데이터마이닝 기술로서 기계학습(machine learning techniques)에 속한다. 기계학습은 지도학습(supervised learning)과 자율학습(unsupervised learning)으로 구분될 수 있다. 두 가지 방법의 차이는 지도학습의 경우는 목표변수(종속변수)가 있는 반면, 자율학습의 경우는 목표변수가 없다. 즉, 지도학습의 경우는 입력변수(독립변수)와 목표변수간의 인과관계를 통계적 모형으로서 개발하는 것이며, 자율학습의 경우는 각 입력변수 자체의 학습을 통하여(각 변수간의 거리 등 계산) 통계적 모형으로서 개발하는 것이다.

표 9-5. 기계학습의 지도학습과 자율학습

구분	지도학습	자율학습
의미	일정한 목표에 대한 여러 입력변수들의 분류	입력변수 자체의 학습에 의한 분류
구분	목표변수 존재	목표변수 부재
종류	- 회귀분석 - 신경망분석 - 의사결정나무 분석	- 군집분석(K-Means) - 연관성 분석

(2) 텍스트 마이닝

텍스트마이닝(text mining)은 비구조화된 텍스트 정보 자료에서 흥미롭거나 유용한 패턴을 찾아내는 과정이다. 데이터마이닝이 보통 수량적으로 구조화된 데이터에서 지식을 발견하기 위해 통계적, 기계학습적 알고리즘을 적용하는 기법이라면 텍스트마이닝은 비구조화된 텍스트 문서에서 정보를 찾아내려는 기법이다. 즉, 문자를 숫자형태로 변화하여 분석하는데, 의료기관에서 임상의들처럼 비구조화된 문서에 담겨진 정보를 활용하고자 할 때 유용하게 사용될 수 있을 것이며, 현재 전자의무기록 시스템 하에서는 더욱 더 많은 지식정보를 생산해 낼 수 있을 것으로 판단된다.

(3) 프로세스 마이닝

최근 기업들은 각 기업에 필요한 비즈니스 프로세스를 정의하여 실행하기 위한 다양한 정보 시스템을 활용하고 있다. 기업정보시스템은 프로세스 실행과정에서 발생한 주요한 사건을 시스템 로그(system log)에 기록하고 있다. 이러한 비즈니스 프로세스 실행결과가 저장된 시스템 로그를 분석하기 위하여 비즈니스 프로세스 마이닝 연구가 등장하였다.

프로세스 마이닝(process mining)이란, 비교적 새로운 연구 분야로 계산 기능(computational intelligence), 데이터마이닝, 프로세스 모델링 및 분석의 중간에 위치한 연구 분야이다. 프로세스 마이닝의 기본적인 아이디어는 정보시스템에 기록되어 있는 이벤트 로그(event log)에서 지식을 추출함으로서, 사람들의 머릿속에서 추상적으로 추정하고 있는 프로세스가 아닌 실제 업무 프로세스를 도출하고 모니터링하며 개선하는 것이다.

프로세스 마이닝의 출발점은 이벤트 로그이다. 이벤트 로그는 프로세스 마이닝을 위한 투입으로 사용되는 이벤트(특정 프로세스 인스턴스에서 한 작업의 시작, 종료, 취소 등과 같이 로그에 기록되는 행위)의 집합으로 의료기관을 예로 들면 원무과에서 환자가 도착하여 처음으로 접수한 시각과 외래 진료실에 도착한 시각 등을 말한다. 프로세스 마이닝 기법은 이벤트가 발생하는 순서대로 기록되어 있다는 것을 가정한다. 또한 하나의 이벤트는 프로세스의 단위작업을 나타내며, 하나의 케이스(프로세스 인스턴스)와 관련을 맺고 있다. 이벤트 로그는 이벤트에 대한 부가적인 정보를 저장할 수 있으며, 이런 부가적인 정보가 존재하면 프로세스 마이닝 기법에 이를 활용할 수 있다.

이벤트 로그는 세 가지 유형의 프로세스 마이닝 수행에 이용될 수 있다. 프로세스 마이닝의 첫 번째 유형은 '도출(discovery)' 이다. 도출기법은 사전 정보없이 이벤트 로그에서 모델을 생성하는 기법이다. 두 번째 유형은 '적합성(conformance)' 이다. 적합성 검사(conformance checking)는 보통 기존의 프로세스 모델과 기존모델에서 생성된 이벤트 로그를 비교한다. 적합성 검사는 로그에 기록된 현실이 모델에 일치하는지(또는 모델이 현실에 일치하는지) 확인하는데 이용할 수 있다. 세 번째 유형은 '향상(enhancement)' 이다. 기본적인 아이디어는 이벤트 로그에 기록된 실제 프로세스 모델을 확장하고 개선하는 것이다. 적합성 검사는 모델과 현실 사이의 정합성을 측정하는 반면에 '향상' 은 이전 모델을 바꾸거나 확장시키는 것을 목표로 한다(Aalst et al., 2012).

최근 프로세스 마이닝 분석을 위한 도구로서 네덜란드 아인트호벤 공대에서 개발한 오픈 프레임 워크인 ProM 시스템이 여러 분야에서 활용되고 있다(Mans et al., 2008). 의료분야에서 네덜란드 암스테르담 대학병원의 부인암 환자들의 진료프로세스 개선을 위해 활용되었다. 일반적으로 병원의 프로세스는 매우 복잡한 형태를 보이고 있다. 이처럼 복잡한 병원의 진료 프로세스는 전체적인 업무 프로세스의 모습을 파악하기 어려운 문제점이 있는데, 프로세스 마이닝 기법을 활용하면, 실제 프로세스의 모습을 파악할 수 있으며(그림 9-7 참조), 이를 이용하여 실제 프로세스에서 도출되어지는 일반화된 형태의 프로세스 모형을 개발할 수 있다(그림 9-8 참조). 이를 통해 추가적인 분석과 업무 프로세스 개선에 활용할 수 있다.

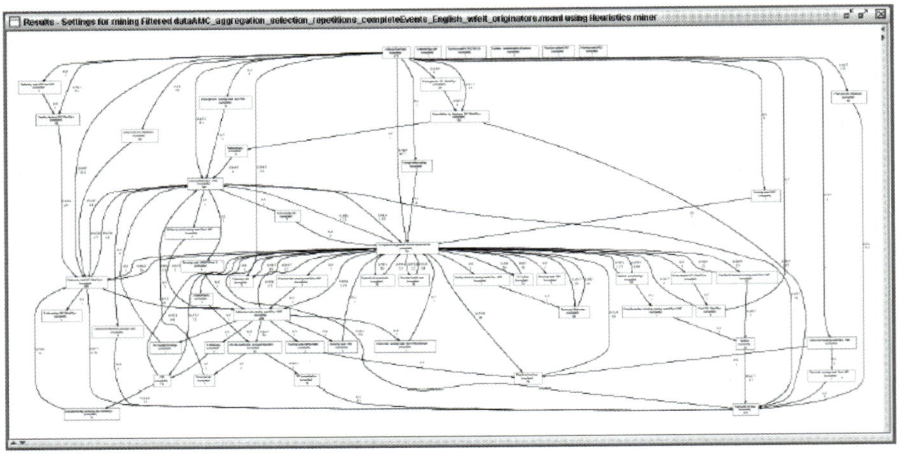

그림 9-8. ProM을 이용한 전체 부인암 환자들의 진료프로세스

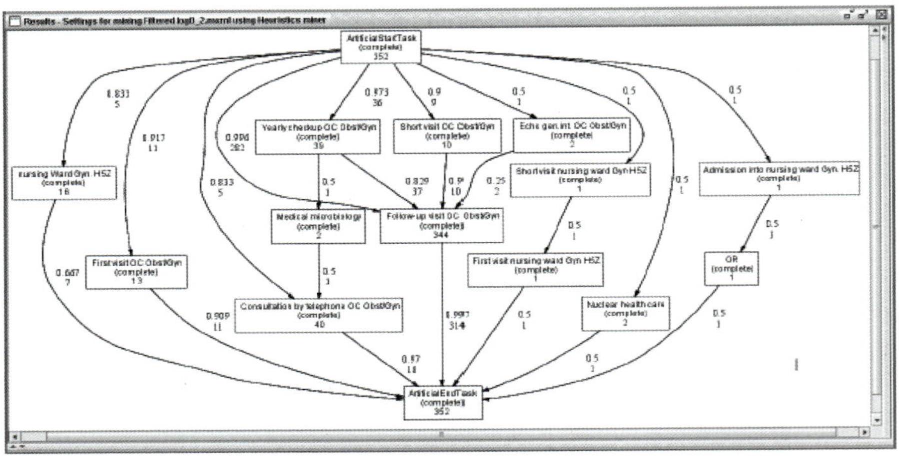

그림 9-9. 주요 진료 이벤트로부터 도출되어진 프로세스 모형

4.4 지리정보시스템

지리정보시스템(geographically information system, GIS)의 사전적 의미는 지리공간데이터를 분석하여 지형관련 분야에 활용될 수 있는 응용통계시스템이라 할 수 있다. 그러나 GIS의 개념은 보는 관점에 따라 다양화 될 수 있다.

첫 번째로 GIS를 도구상자로 보는 관점에서 살펴보면, 실세계의 다양한 형상들에 대한 공간자료를 수집, 생성, 갱신, 검색, 저장, 변환, 분석, 표현을 위해 필요한 다양한 도구들이 모여진 도구상자로 볼 수 있다.

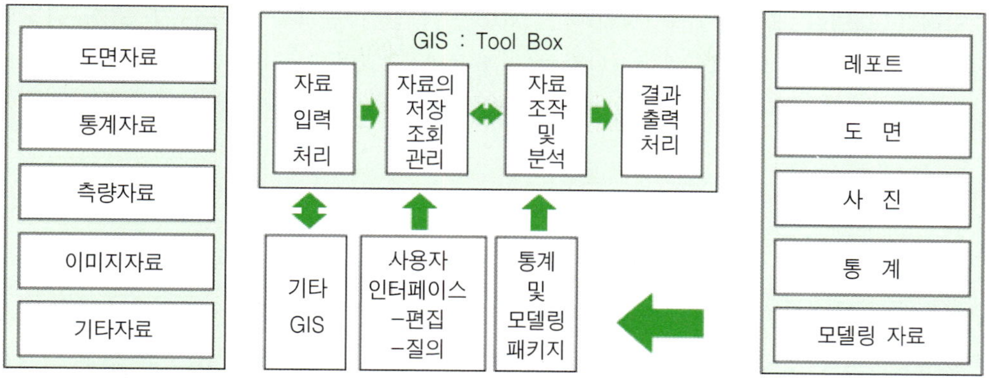

그림 9-10. 도구상자로서의 GIS

두 번째로 GIS를 정보시스템으로 보는 관점이다. 이는 지리적 좌표체계에 참조된 데이터를 다루기 위한 목적으로 고안된 정보시스템으로 의사결정지원 등과 같은 목적을 위하여 공간정보와 다른 유형의 정보를 하나의 데이터베이스 시스템으로 통합하여 데이터를 분류하고, 선정하고 주어진 특정 질문에 대한 해답을 찾는 정보를 추출하는 시스템을 의미한다.

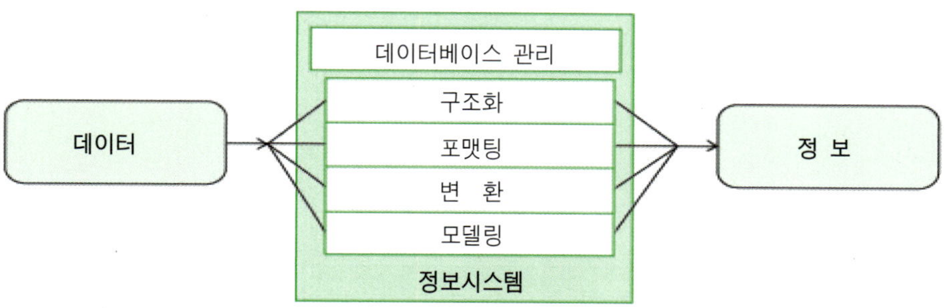

그림 9-11. 정보시스템으로서의 GIS

세 번째로 GIS를 지리정보학으로 보는 관점이다. GIS는 지리정보의 창출과 처리 및 사용과 관련하여 연구하는 학문, 즉, GIS가 지리적 문제를 해결하기 위한 시스템이고 이러한 시스템이 지리정보기술에 의해서 구성된다면, 결국 GIS란 지리정보기술을 개발하고 발전시키기 위한 개념과 원리들을 연구하는 하나의 지리정보학이라 할 수 있다는 것이다.

네 번째로 보다 광의적인 차원에서 지리정보의 사회적 활용에 대한 관심을 두는 견해로서, 이들은 지리정보의 사용이 사회에 어떠한 영향을 미치는가에 초점을 둔다.

이러한 개념을 종합적으로 정리하면, GIS는 공간적 문제를 해결하기 위해 다양한 정보를 수집, 구축, 유지, 관리, 편집하고 분석과 모델링을 통해 추출된 고부가가치의 정보를 표현하고 출력할 수 있게 고안된 종합적인 정보처리시스템이라 할 수 있다.

(1) GIS의 특징

GIS의 특징은 첫째, 한번 구축된 지도데이터를 이용하여 손쉽게 변경이 가능하며, 두 번째 GIS는 단순한 디스플레이를 목적으로 하지 않으며, 그래픽과 데이터를 함께 존재시킴으로서 공간적 위치에 따른 정보를 제공한다. 세 번째로 GIS를 통해 입지분석, 하천분석, 경로분석, 가시권분석, 상관분석 등의 다양한 분석이 가능하다. 마지막으로 다양한 데이터 유형의 통합 및 표현이 가능하다.

(2) GIS의 구성요소

GIS 데이터는 크게 공간데이터와 속성데이터로 구분할 수 있으며, 공간데이터는 점(point), 선(line), 면(polygon) 등 기하학적 요소를 나타내는 '벡터데이터(vector data)' 와 인공위성 데이터, 항공사진 데이터와 같이 현실세계의 대상을 셀(cell)로 표현함으로서 연속적인 현상을 표현하도록 구성된 '래스터 데이터(raster data)' 로 구분할 수 있다. 속성데이터는 인구분포, 사망률, 생존율, 진료환자수와 같이 공간데이터들과 연결이 가능한 형태로 데이터베이스 시스템에 저장된 데이터를 지칭한다.

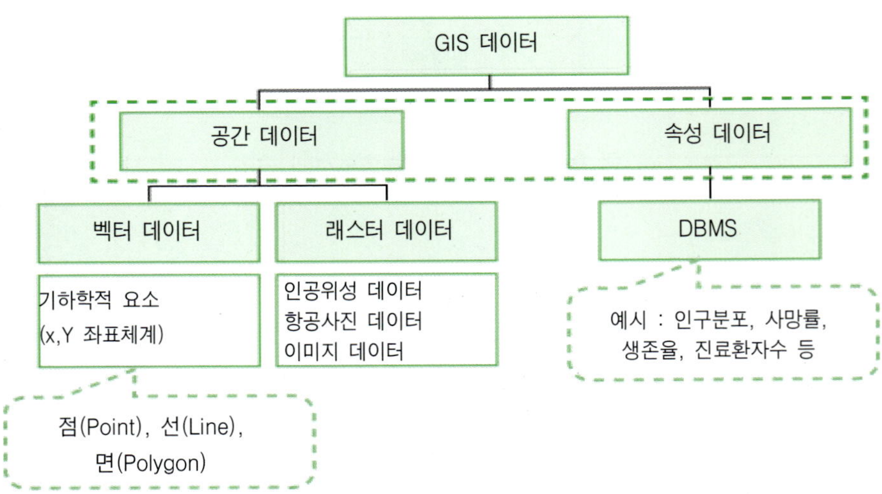

그림 9-12. GIS 구성요소

(3) GIS의 다양한 적용분야

GIS는 농업, 경제, 환경, 지형/지질, 수자원, 도시계획, 의료, 화재, 범죄, 교통관광 등 다양한 분야에 사용되고 있다. 그 중 의료분야에서 활용되고 있는 사례를 살펴보면 다음과 같다.

미국은 의료자원의 분포와 그 활용성을 파악하기 위해, 20년간 Medicare 환자들을 대상으로 수집해온 자료를 바탕으로 미국 의료제도 향상을 위한 연구 및 정책개발을 위해 Dartmouth Atlas 프로젝트를 실시하고 있다. 또한 Dartmouth Atlas of Health Care 웹사이트(http://www.dartmouthatlas.org)를 통해, 지역별, 진료권별의 형태로 지역의 기본적인 정보와 진료비 지출통계, 수술통계, 급성기 진료 현황 등과 같은 진료현황 및 의료자원의 활용도와 같은 정보를 제공하고 있다.

이 밖에도 미국의 미연방비상관리기구(Federal Emergency Management Agency, FEMA)가 개발한 HAZUS-MH는 각 지역이 가지는 공간적 특성을 활용하여 홍수, 태풍, 지진 등과 같은 위험발생 시 지역사회의 경제적 손실량, 요구되는 응급의료시설 등을 예측하고 있다.

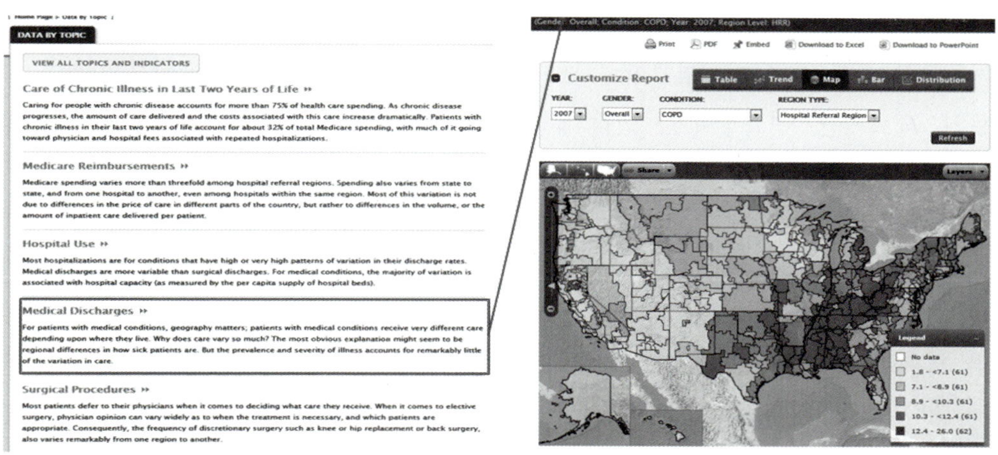

그림 9-13. 미국 Dartmouth Atlas of Health Care 웹사이트

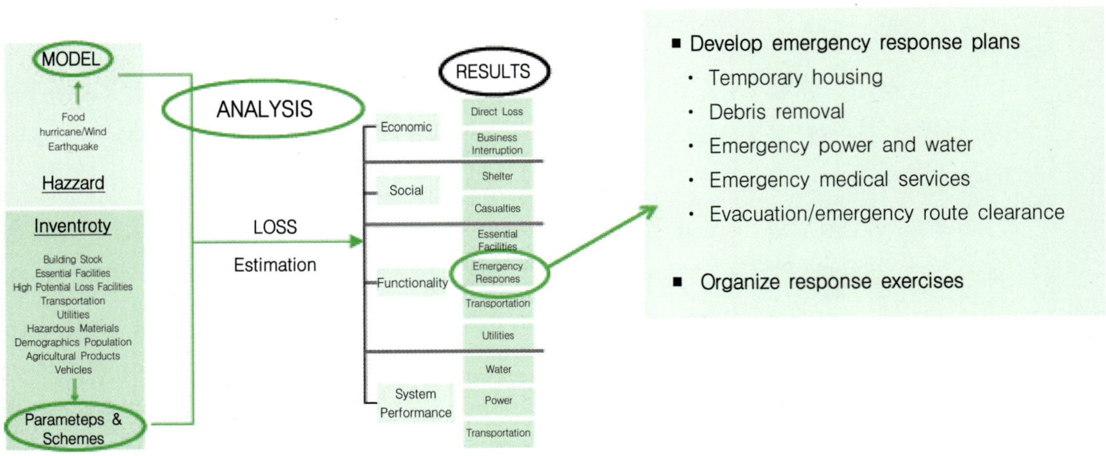

그림 9-13. 미국 FEMA의 HAZUS-MH(http://www.fema.gov)

4.5 시뮬레이션

시뮬레이션(simulation)의 사전적 의미는 시스템의 수리적 또는 논리적인 모델을 설계해서 실제 시스템의 형태를 기술하고, 설명, 예측하기 위해 개발된 컴퓨터 모델을 사용하여 실험을 수행하는 과정을 의미한다. 이러한 시뮬레이션은 과거 많이 응용되지 않았던 서비스 및 공공 분야로까지 확장되어 은행, 매표소, 유원지, 유람선 매표서, 공항 보안 그리고 의료분야에서도 활용되고 있다. 특히 의료분야에서는 환자, 의료인, 의료기관, 진료장비 등 인적 및 물리적 자원을 포함한 수많은 요소들로 이루어진 복잡한 시스템으로 이 요소들이 의료분야 관리 효용성에 큰 영향을 미친다, 따라서 시뮬레이션은 이러한 의료분야 요소들의 움직임 및 활용도를 추적하여 효율적인 의료자원관리를 돕는 문제해결 도구이자, 의사결정지원기법으로 활용될 수 있는 것이다. 즉 의료기관의 자원을 더욱 효율적으로 설계할 수 있도록 지원할 뿐만 아니라 여러 의사결정 대안들을 평가함에 있어서 시행착오를 줄여주며, 최적의 바람직한 대안에 대한 구성원의 합의를 도출해 내도록 지원할 수 있는 도구가 되는 것이다.

(1) 모델링과 시뮬레이션

일반적으로 모델링/시뮬레이션은 모의의 대상이 되는 실제 시스템과 이를 표현하는 모델, 실제로 모의를 수행하는 시뮬레이터로 구성된다. 실세계의 모든 객체와 현상(실제 시스템)을 모델로 표현하는 고정 또는 행위를 모델링이라 하고 이 표현된 모델을 이용하여 실세계 시스템의 현상들을 모의하는 과정을 시뮬레이션이라 한다. 모델링은 성공적인 시뮬레이션의 핵심이라 할 만큼 중요하다. 이러한 시뮬레이션 모델링과 분석의 일반적인 과정은 다음과 같은 6단계로 구분할 수 있다.

첫 번째, 문제파악 및 프로젝트 계획수립
두 번째, 자료수집 및 분석
세 번째, 모델개발
네 번째, 모델검증 및 타당성
다섯 번째, 모델실험 및 최적화
여섯 번째, 시뮬레이션 결과의 실행

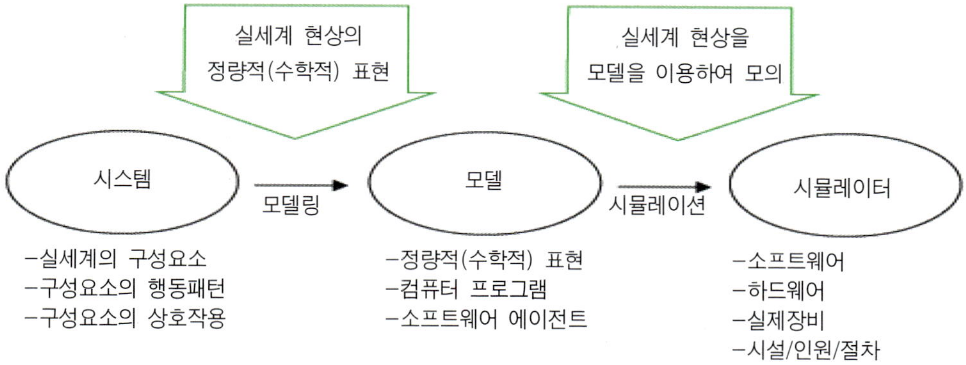

그림 9-14. 모델링/시뮬레이션의 구성요소 : 시스템-모델-시뮬레이터

(2) 시뮬레이터

시뮬레이션을 하기 위한 다양한 시뮬레이터들이 개발되어 활용되고 있다. 그 중 가장 일반적으로 대중화된 의료용 프로그램은 미국 Rockwell Automation사에서 개발한 Arena와 미국 Flexim사에서 개발된 의료용 시뮬레이션 프로그램인 Flexim-HC, ProModel사의 MedModel 등이 있으며, 그 밖에도 일반용 시뮬레이션 프로그램인 SIMUL8, GoldSim, Simio, INCONTROL, AutoMod 등이 있다. 이러한 상용화된 프로그램 이외에도 국내외 해당분야에 특화된 시뮬레이션 프로그램이 개발이 이루어지고 있다. 특히 2012년 포항공과대학교 산업경영공학과 물류연구실에서 개발한 PIOS (POSTECH Internet based Outpatient Simulation)는 외래환자의 대기시간과 인력 등 자원관리 최적화를 통한 진료 프로세스 개선을 위해 웹기반으로 개발되어 무료로 제공되는 프로그램으로 시뮬레이션에 익숙하지 않은 의료기관의 사용자들이 접근과 활용이 용이하다는 장점이 있다(http://logistics.postech.ac.kr/pios).

(3) 의료분야에서의 시뮬레이션 기법 활용

시뮬레이션 기법이 실제로 의료분야에 유용하게 적용될 수 있는 몇 가지 사례를 살펴보면 다음과 같다.

첫 번째로 대기시간과 관련해서는 병원 접수창구의 고객집단, 도착형태, 서비스 형태 등 대기시스템 특성을 결정짓는 요소에 따라 컴퓨터 시뮬레이션 모델을 개발하여 환자의 평균 대기시간, 창구의 평균 유휴 시간 등을 예측해 대기시스템의 적정규모설정에 필요한 정보를 산출할 수 있다. 또한 외래 환자 예약방법 설계, 질환별 진료절차 설계 등에도 적극 활용될 수 있다.

두 번째로 효율적 자원배치를 통한 병원경영 효율화에도 활용될 수 있다.

세 번째로 임상진료에 있어서는 임상진료지침(Clinical Pathway) 개발 및 평가를 위해 활용될 수 있으며, 진료절차의 표준모델링 평가에도 활용될 수 있을 것이다.

5. 보건의료정보의 발전

5.1 서비스 사이언스

서비스 사이언스(service science)의 등장은 서비스 산업이 경제에서 차지하는 비중이 점차 증가하기 시작하면서 이루어지기 시작했다. 산업구조의 중심이 농업에서 제조업을 거쳐 서비스 산업으로 이동하였고, 서비스 산업의 시장범위가 전 세계로 확대되면서 서비스 산업 경쟁력이 경제성장의 중요변수로 작용하고 있다. 또한 이러한 서비스 산업은 그 생산성 상승속도가 제조업에 비해 느리기 때문에 서비스 산업 생산성을 제고시키기 위해서는 서비스에 대한 과학적이고 보다 체계적인 분석을 위한 학문체계가 요구되었고, 이에 따라 서비스 사이언스가 등장하였다(주영민, 2013)

서비스 사이언스는 서비스에 대한 학문이다. 더 구체적으로 서비스 사이언스는 서비스 산업의 본질을 규명하고, 이를 바탕으로 혁신과 생산성 향상을 이루기 위해 기술, 경영, 경제, 사회과학, 산업공학 등 여러 분야의 지식을 종합하려는 시도에서 탄생된 신학문이다. 2004년 미국 국가경쟁력위원회에서 미국혁신(innovate America) 방법론에서 처음 대두되었으며, 2007년 미국국가혁신투자법(U.S. National Innovation Investment Act)이 미국 국회를 통과하면서 서비스 사이언스가 빠르게 확산되었다. 이 법안에 따른 서비스 사이언스는 “컴퓨터과학, 오퍼레이션스 리서치, 산업공학, 비즈니스 전략, 경영과학, 사회과학, 법학 등의 요소를 결합하여 창조되는 과학, 공학,

경영학적 학문에 개별 학문을 따로따로 적용해서는 이루어낼 수 없는 조직의 혁신과 가치 창출을 종합적으로 적용할 수 있도록 설계된 커리큘럼, 교육훈련, 연구 프로그램을 의미한다" 라고 정의한다.

서비스 사이언스는 주로 서비스 혁신을 위해 유용하게 사용된다. 사이언스(과학)는 진실을 검증해내기 위해 관찰, 실험, 증명, 수치화 등 객관적이고 합리적인 방법들을 고안해 내는 것으로, 이러한 관점에서의 서비스 사이언스는 주먹구구식의 서비스 혁신이 아니라, 과학적 방법론에 의해 서비스 혁신을 도모하는 것이다(김광재 등, 2011).

이러한 고객가치 관리를 위한 서비스 혁신 주요 구성요소는 서비스 운영, 서비스 개발, 서비스 개선으로 이루어지며 이들은 서로 유기적인 관계를 가지고 있다. 또한 서비스사이언스 방법론에 따라 각각의 구성요소마다 이에 따르는 과학적이고 체계적인 절차가 존재하게 된다.

5.2 보건의료 빅데이터

최근 들어 정보와 관련한 최대의 관심사는 빅데이터(big data)와 관련한 것이다. 빅데이터는 갑자기 등장한 개념이 아니라 1990년대 컴퓨터의 발달로 인해 이미 예견되었고 지금의 논의는 그 연장선상에 있는 것이다. 현재의 빅데이터에 대한 접근은 오늘날 수많은 정보의 중요성이 부각됨에 따라 이에 대한 체계적인 접근이 이루어진 것이다.

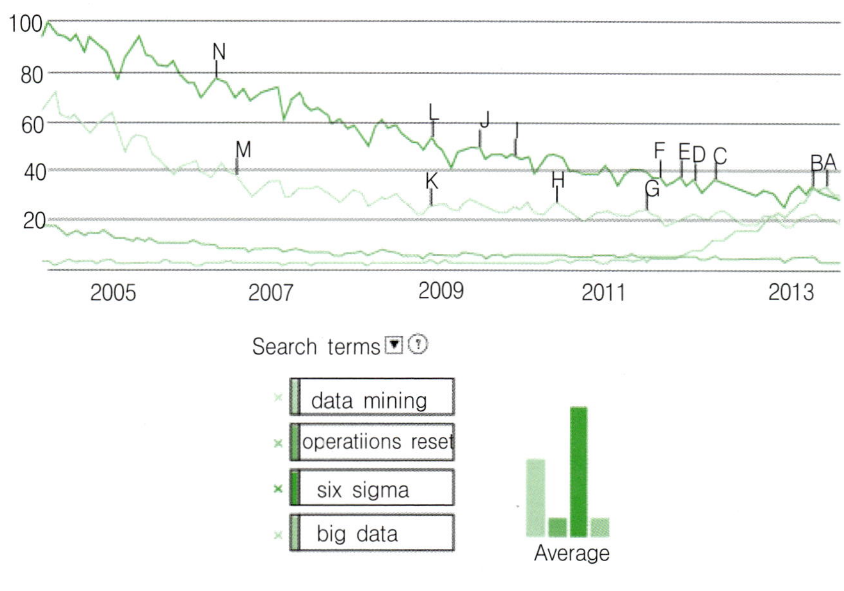

그림 9-15. Google Trends로 본 빅데이터

2012년 1월에 개최된 세계경제포럼(World Economic Forum) 산하 미래기술 글로벌 아젠다 위원회(Global Agenda Council on Emerging Technologies, GAC)에서는 2012년 떠오르는 10대 기술 중 그 첫 번째 기술로 빅데이터 기술을 선정하였고, 우리나라의 지식경제부 R&D 전략기획단은 2012년 4월 IT 정책자문단 회의를 통해, IT 10대 핵심기술 가운데 하나로 빅데이터 및 인공지능 분야를 제시하였다.

여러 관점에서 빅데이터에 대한 정의는 다양하지만, 사전적 의미로서는 기존 데이터베이스 관리도구로 데이터를 수집, 저장, 관리, 분석할 수 있는 역량을 넘어서는 대량의 정형 또는 비정형 데이터 집합 및 이러한 데이터로부터 가치를 추출하고 결과를 분석하는 기술을 포함하는 것을 의미한다. 2012년 미국 IBM가치연구소(IBM Institute for Business Value)에서는 전 세계 95개국 26개 산업분야의 전문가 1,144명을 대상으로 빅데이터와 관련된 설문조사 결과를 토대로 4가지 차원에서 빅데이터를 정의하였다. 빅데이터는 대량의 규모(volume)를 지니고 있어야 하며, 데이터의 다양한 형태와 소스를 지녀야 하며(variety), 짧은 시간에 의사결정을 가능하게 해주는 스트리밍 데이터분석이 가능하도록 데이터의 이동속도(velocity)가 원활해야하며, 적재되는 데이터가 정확(veracity)해야 한다는 4가지 속성을 지녀야 한다고 밝히고 있다.

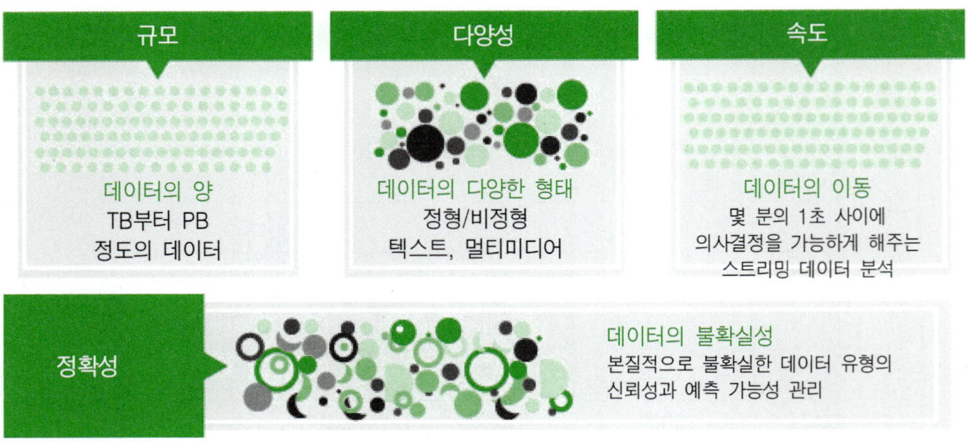

그림 9-16. 빅데이터의 4가지 차원(IBM)

또한 이 보고서에서는 이러한 특성을 지닌 빅데이터가 제대로 된 가치를 창출하기 위해서는 현 시점에서 가장 절실한 비즈니스 과제 해결을 위해 사용되어야하며, 이를 위해서는 더욱더 다양한 데이터에 접근할 수 있어야하고, 소프트웨어 도구와 그 도구의 활용기술을 두루 갖춘 강력한 분석 능력이 요구된다고 밝히고 있다(IBM Global

Services, 2012).

전술한 것을 토대로, 보다 가치 있는 보건의료 빅데이터 활용에 대해 살펴보면 다음과 같다. 미국보건정보관리협회(AHIMA)에서는 보건의료데이터의 종류로서 Clinical Data, Epidemiological Data, Demographic data, Financial Data, Research Data, Reference Data, Coded Data를 제시하고 있다. 이러한 보건의료데이터들은 사전적 의미로서의 빅데이터 정의에 부합됨은 물론, IBM 가치연구소가 제시한 빅데이터가 지녀야할 4가지 속성을 모두 갖추고 있다.

현재 전 세계적으로 의료계가 직면한 문제는 기하급수적으로 증가하는 의료비 문제를 해결하는 것과 자국민에게 양질의 의료를 제공하는 것에 있다. 이를 위해 미국의 학회(Institute of Medicine, IOM)에서는 2012년 'Best Care at Lower Cost' 보고서를 통해 낮은 비용으로 양질의 의료를 행할 수 있는 10가지 방법 중 가장 기본이 되는 요소를 정보기술 인프라(digital infrastructure) 및 데이터의 활용성(data utility)으로 제시하고 있다(IOM, 2012). 즉 빅데이터를 잘 활용하는 것이야말로 의료계가 당면한 문제를 해결할 수 있는 가장 기본적인 방법으로 제시하고 있는 것이다. 최근 우리나라에서도 이러한 의료최적화(healthcare optimization)를 위한 빅데이터 활용에 대한 연구 및 논의가 활발하게 진행되고 있다. 더욱이 2013년 6월 우리나라 정부가 발표한 정부3.0 정책 중 공공데이터의 민간활용 활성화, 새로운 정보기술을 활용한 맞춤형 서비스 창출, 빅데이터를 활용한 미래지향적 행정 구현 등은 이를 더욱더 촉진시킬 것이라 관련 전문가들은 예상하고 있다.

종합하면, 보건의료 빅데이터의 가치가 제대로 발현되기 위한 전제 조건인 현 시점에서 가장 절실한 비즈니스 과제 해결은 의료최적화 문제해결로 이어지고, 다양한 데이터 접근에 대한 인프라 구축은 이미 산재해 있는 양질의 데이터의 활용과 이에 대한 접근을 위한 제도의 활성화와 연결될 수 있을 것이다. 마지막으로 보건의료 빅데이터 활용기술을 두루 갖춘 강력한 분석 능력은 보건정보관리자로서 지녀야할 능력에 해당되며, 그 능력을 갖춘 보건정보관리자는 현재의 보건의료정보관리자보다 더욱 더 다양한 역할을 수행할 수 있을 것이다.

참고문헌

1. 강성홍 외, 병원경영 정보관리, 고려의학, 2002
2. 김광재 외 9인, 지식경제시대의 서비스 사이언스, 생능출판사. 2011
3. 주영민, SERI 경제포커스, 삼성경제연구소, 제 408호, 2013.1.29,
4. Ball MJ, Jacobs S. (1980). Hospital information systems as we enter the decade of the 80s. Proceedings of the IEEE Fourth Annual Symposium on Computer Applications in Medical Care, New York: Institute of Electrical and Electronic Engineers.
5. HealthIT.gov (2013). About ONC. [Internet]. USA: [cited 2013 September 12] Available from http://healthit.hhs.gov/portal/server.pt/community/healthit_hhs_gov__onc/1200
6. IBM Global Services. (2012). Analytics: The real-world use of big data-How innovative enterprises extract value from uncertain data. USA: NY; IBM Institute for Business Value Report. Available from http://www.ibm.com/smarterplanet/global/files/se__sv_se__intelligence__Analytics_-_The_real-world_use_of_big_data.pdf
7. Institute of Medicine. (2012). Best Care at Lowe Cost.
8. R.S. Mans, M.H. Schonenberg, M. Song, W.M.P. van der Aalst, P.J.M. Bakker. Application of Process Mining in Healthcare -A Case Study in a Dutch Hospital, BIOSTEC 2008, CCIS 25, pp. 425-438, 2008
9. The Lewin Group. (2005). Health Information Technology Leadership Panel Final Report.
10. W. Aalst, et al. (송민석, 정재윤 번역). (2012). Process Mining Manifesto. [Internet]. IEEE CIS Task Force on Process Mining. Available from http://www.win.tue.nl/ieeetfpm/lib/exe/fetch.php?media=shared:pmm-korean-v1.1.pdf

연습문제

1. 보건정보시스템의 계층적 구조에 대해서 설명하시오.

2. 데이터베이스 모델링 방법에 대해서 설명하시오.

3. 클라이언트 서버 컴퓨팅에 대해서 설명하시오.

4. 사용자 인터페이스 설계방법에 대해서 설명하시오.

5. 의사결정지원시스템에 대해서 설명하시오.

6. 정보보안 기술에 대해서 설명하시오.

7. 데이터 마트에 대해서 설명하시오.

8. 데이터웨어하우스에 대해서 설명하시오.

9. OLAP에 대해서 설명하시오.

10. 데이터마이닝에 대해서 설명하시오.

11. 프로세스 마이닝에 대해서 설명하시오.

12. GIS에 대해서 설명하시오.

13. 시뮬레이션에 대해서 설명하시오.

14. 서비스 사이언스에 대해서 설명하시오.

찾아보기

INDEX

보건정보관리

2014년 09월 30일 초판인쇄
2014년 10월 10일 초판발행

지은이 : 김유미 · 박일수 · 곽미숙 · 김미선 · 김예은
김선림 · 윤은주 · 임현숙 · 임지혜 · 박종호

펴낸이 : 이상태
펴낸곳 : 청구문화사
주　소 : 120-831 서울특별시 서대문구 성산로 11길 15
전　화 : 02) 332-0541(代)　FAX : 02) 337-9577
등　록 : 1990년 11월 2일 제9-247호

정가 30,000원

ISBN 978-89-5616-629-2　93510